头颈部动脉血运重建
——图解脑卒中预防和治疗

Arterial Revascularization of the Head and Neck
——Text Atlas for Prevention and Management of Stroke

头颈部动脉血运重建
——图解脑卒中预防和治疗

Arterial Revascularization of the Head and Neck
——Text Atlas for Prevention and Management of Stroke

原　著　Horia Muresian
主　译　焦力群　杨　斌　蔡艺灵

北京大学医学出版社

TOUJINGBU DONGMAI XUEYUN CHONGJIAN——TUJIE NAOCUZHONG YUFANG HE ZHILIAO

图书在版编目（CIP）数据

头颈部动脉血运重建：图解脑卒中预防和治疗 /（罗）霍瑞尔·穆瑞桑（Horia Muresian）原著；焦力群，杨斌，蔡艺灵主译. —北京：北京大学医学出版社，2020.1

书名原文：Arterial Revascularization of the Head and Neck——Text Atlas for Prevention and Management of Stroke

ISBN 978-7-5659-1988-6

Ⅰ. ①头… Ⅱ. ①霍… ②焦… ③杨… ④蔡… Ⅲ. ①脑血管疾病－防治－图解 Ⅳ. ① R743-64

中国版本图书馆 CIP 数据核字（2019）第 081924 号

北京市版权局著作权合同登记号：图字：01-2018-2338

Translation from the English language edition:
Arterial Revascularization of the Head and Neck
Text Atlas for Prevention and Management of Stroke
edited by Horia Muresian
Copyright © Springer International Publishing Switzerland 2016
This Springer imprint is published by Springer Nature
The registered company is Springer International Publishing AG
All Rights Reserved

Simplified Chinese translation Copyright ©2019 by Peking University Medical Press.
All Rights Reserved.

头颈部动脉血运重建——图解脑卒中预防和治疗

主　　译：焦力群　杨　斌　蔡艺灵
出版发行：北京大学医学出版社（电话：010-82802495）
地　　址：（100191）北京市海淀区学院路 38 号　北京大学医学部院内
电　　话：发行部 010-82802230；图书邮购 010-82802495
网　　址：http://www.pumpress.com.cn
E-mail：booksale@bjmu.edu.cn
印　　刷：北京金康利印刷有限公司
经　　销：新华书店
责任编辑：畅晓燕　　责任校对：靳新强　　责任印制：李　啸
开　　本：889mm×1194mm　1/16　　印张：23　　字数：670 千字
版　　次：2020 年 1 月第 1 版　2020 年 1 月第 1 次印刷
书　　号：ISBN 978-7-5659-1988-6
定　　价：280.00 元

版权所有，违者必究

（凡属质量问题请与本社发行部联系退换）

译者名单

主　　译　焦力群　杨　斌　蔡艺灵

译者名单（按姓名汉语拼音排序）

　　　　　　白雪松（首都医科大学宣武医院）
　　　　　　蔡艺灵（战略支援部队特色医学中心）
　　　　　　樊　琪（北京中医药大学东直门医院）
　　　　　　高志波（阜阳市人民医院）
　　　　　　贾赫尘（首都医科大学宣武医院）
　　　　　　焦力群（首都医科大学宣武医院）
　　　　　　李　龙（首都医科大学宣武医院）
　　　　　　厉宗祥（淄博市第一医院）
　　　　　　林　甜（战略支援部队特色医学中心）
　　　　　　刘一然（首都医科大学宣武医院）
　　　　　　罗继昌（首都医科大学宣武医院）
　　　　　　彭忠勇（贵阳市第二人民医院）
　　　　　　魏广鑫（潍坊市人民医院脑科医院）
　　　　　　文婉玲（战略支援部队特色医学中心）
　　　　　　玄　璿（战略支援部队特色医学中心）
　　　　　　杨　斌（首都医科大学宣武医院）
　　　　　　杨博文（首都医科大学宣武医院）
　　　　　　张彦杰（焦作市第二人民医院）
　　　　　　张照龙（战略支援部队特色医学中心）

译者前言

依稀还记得，应该是18年前的春天，我和同事结伴进京赶考，我报考的导师是凌锋教授。最后一门专业课，开始才半小时我就出来了，不是太好，而是不会，作为原来更多接触肿瘤的一个年轻神经外科大夫而言，确实太多脑血管病的内容不明白，尤其是最后一道问答题，"缺血性脑血管病可以有哪些外科和介入的治疗方法？"我只写下几个字"搭桥手术、颈动脉内膜切除、支架"，感谢当年凌导和李萌教授的宽容，让我有机会进入这个领域，跟随这个亚专业一起成长。

缺血性脑血管病的外科和介入治疗，尤其在中国，几乎都是在这近20年中迅速发展起来的，一如我的成长过程。2001年，当我进入宣武医院学习时，听着凌导讲片子，一根根弯弯绕绕的血管宛如天书；2004年，当我加入缺血组，每当要做颈动脉内膜切除手术，监护室的同事们就如临大敌，非常紧张。而就在昨天，张鸿祺主任在很少有中国医生参与投票的世界神经介入联合会（WFITN）执行委员选举中，再次连任全球仅有的5个执行委员之一；今天，我刚刚完成了连续三届的WFITN大会邀请主题发言；上周，我们成功举办了宣武医院首届颈动脉内膜切除术（CEA）学术周，一周时间完成了20台CEA手术和大量的理论授课。正如凌导所说的，我们这一代人的成长是她最大的成就，而中国脑血管病的救治正是随着一代代医生的成长而发展起来的。40年前，臧人和教授在杂物间开始尝试颅内外动脉搭桥手术，那时的中国还未开放；30年前汪忠镐院士、周定标教授开始CEA手术，都在慨叹中国颈动脉狭窄治疗的困难；20年前，凌锋主任开始活跃在神经介入的国际学术界，总是感觉中国有志于此的医生太少了；如今，我们争取在成长的道路上不负前辈。

我所在的团队，是凌锋教授在2000年建立起来的，从一开始没有固定床位、介入放射医生为主、每年一二十例手术和介入治疗，到现在，已经是包括7名神经外科医生、1名神经内科医生和2名介入放射医生的大团队，41张床位、年手术量超过2000例，这19年历程反映出该领域在中国的发展，是时代创造了我们的进步。

我们一直想把这些年的经验和教训总结一下，呈现给更多的医生，但学识有限，总觉得自己所学不敢轻易付诸铅字，所以还是在不断加强学习。恰在此时，看到这样一本英文专著 *Arterial Revascularization of the Head and Neck——Text Atlas for Prevention and Management of Stroke*，这是罗马尼亚一位很有经验的外科医生 Horia Muresian 教授出版的英文专著，他在颈动脉和椎动脉的手术方面很有心得，在写作和医学摄影方面也极具专长。同时，这本书充分传达了这样一个理念，对于脑血管病，多学科联合攻关才能够取长补短，真正实现以疾病为中心的治疗。

感谢杨斌医生的辛勤工作，将这本厚厚的大部头著作组织翻译，感谢几个团队的医生，包括我们的团队——首都医科大学宣武医院神经外科，以及战略支援部队特色医学中心神经内科和其他几个单位的神经外科，正是大家的协同努力，才能将这本书变为中文，让更多的中国医生受益。感谢蔡艺灵教授，为这本书的翻译付出辛勤的工作。感谢我们团队所有的医生、护士，以及每个人的家庭，感谢每一位仔细阅读这本书的医护人员，认真读书是医者永远的功课，保持学习状态是对患者最大的负责。

焦力群

2019 年 10 月 24 日于意大利那不勒斯

原著前言

本书由一支脑血管病临床诊疗专家团队根据日常的医疗实践活动总结而成。医疗实际需求、非正式沟通、个人经验分享，以及为了更好地解决一些疑难病例等多方面需求促成了这一团队的成立。刚开始还是一种"临时"的方式，但逐渐发展成了一个专家网络。在这里，他们的临床经验持续增长，最终为患者提供更适合的治疗建议、更有针对性的治疗方案，并使患者获得更好的结果。同时，我们也对进一步的研究持开放态度。

虽然目前的指南并不完整或全面，但与个人或单中心研究经验相比，大型随机研究的重要性仍然是不言而喻的。但同时，由于指南的推荐意见通常有严格的条件限制，因此在复杂的现实病例中还需具体情况具体分析。由于每例患者的临床影像及特征复杂多变，所以有时很难做出治疗决定。下文将介绍一些诊疗过程中需考虑的最重要的问题，以及目前指南中的局限性。

谈到脑卒中，大家首先想到颈动脉分叉，其次是心脏（栓塞源），最后是椎基底动脉系统。颈动脉狭窄不能以一种简单而机械的方式看待：在动脉粥样硬化斑块导致的卒中里，血管狭窄的严重程度和炎症反应所处进程也是独立的危险因素[1]。斑块的特征（体积、表面、脂质核心、出血、长度、位置）与卒中风险直接相关[2]。虽然狭窄程度较高时，斑块表面血流应力较大，更容易发生斑块破裂，但低度狭窄并不代表随后的卒中风险就小[3]。机械和血流动力学因素及颈动脉分叉的解剖变异在动脉粥样硬化斑块的发展和并发症的发生上都扮演了重要角色[4]。目前轻度颈动脉狭窄也有手术适应证[5]。单纯考虑到主动脉弓和颈部血管解剖上的个体差异，颈

---

1. Tang TY, Howarth SP, Miller SR, Graves MJ, U-King-Im JM, Li ZY, Walsh SR, Patterson AJ, Kirkpatrick PJ, Warburton EA, Varty K, Gaunt ME, Gillard JH. Correlation of carotid atheromatous plaque inflammation using USPIO-enhanced MR imaging with degree of luminal stenosis. Stroke. 2008;39(7):2144–7. doi: 10.1161/STROKEAHA.107.504753.

2. Takaya N, Yuan C, Chu B, Saam T, Underhill H, Cai J, Tran N, Polissar NL, Isaac C, Ferguson MS, Garden GA, Cramer SC, Maravilla KR, Hashimoto B, Hatsukami TS. Association between carotid plaque characteristics and subsequent ischemic cerebrovascular events: a prospective assessment with MRI – initial results. Stroke. 2006;37(3):818–23.

3. Wasserman BA, Wityk RJ, Trout HH 3rd, Virmani R. Low-grade carotid stenosis: looking beyond the lumen with MRI. Stroke. 2005;36(11):2504–13.

4. Schulz UG1, Rothwell PM. Association between arterial bifurcation anatomy and angiographic plaque ulceration among 4,627 carotid stenoses. Cerebrovasc Dis. 2003;15(4):244–51.

5. Kobayashi M, Ogasawara K, Inoue T, Saito H, Suga Y, Ogawa A. Endarterectomy for mild cervical carotid artery stenosis in patients with ischemic stroke events refractory to medical treatment. Neurol Med Chir (Tokyo). 2008;48:211–15.

动脉狭窄的程度不能作为治疗的一个绝对指征[6]。双侧颈动脉狭窄的疾病与全身性多发的动脉疾病有关，有较高的非卒中死亡的风险[7]，有必要进行更积极的药物治疗和其他类型的手术，如双侧颈动脉内膜切除术。许多单侧的椎动脉病变常常被忽视，因为普遍认为存在对侧椎动脉的代偿，然而患侧椎动脉的栓塞及血栓的延伸是椎基底动脉系统卒中的重要因素。高度狭窄或闭塞的椎动脉可能从颈动脉系统盗血（即使锁骨下动脉不闭塞）。Willis动脉环及其主要分支动脉的变异在治疗决策中也十分重要。动脉粥样硬化患者的全身状态以及合并症存在高度的个体化，因此做出一个临床诊疗决策并非易事。

这本书的作者们组成了一个多学科小组，在脑血管疾病的诊治方面有着十余年丰富的临床经验，包括药物治疗（包括溶栓）、血管内介入治疗和外科手术。大多数患者血管系统都存在危急情况，或确诊为急症，或有严重的动脉粥样硬化。这本书的目的就是跟同道们一起分享我们团队的经验，以帮助读者能做出针对每例患者的最佳治疗方案。

Horia Muresian
The University Hospital of Bucharest
Bucharest，Romania

---

6. Macchi C, Lova RM, Miniati B, Gulisano M, Pratesi C, Conti AA, Gensini GF. Is the percentage of stenosis of the internal carotid artery a reliable measure of the risk of ischemic stroke? A morphometric study by duplex ultrasound of aortic arch branches in 500 normal adults. J Cardiovasc Surg (Torino). 2002;43(1):71–6.
7. Touze' E, Warlow CP, Rothwell PM. Risk of coronary and other non-stroke vascular death in relation to the presence and extent of atherosclerotic disease at the carotid bifurcation. Stroke. 2006;37:2904–09.

目 录

第 1 章　脑血液循环 1
第 2 章　脑血管供血区和主要的神经血管综合征 43
第 3 章　卒中亚型 63
第 4 章　脑血管重建术的手术入路 67
第 5 章　脑血管疾病诊断方法：超声 101
第 6 章　经血管内途径：从诊断到治疗 123
第 7 章　脑血管疾病诊断方法：CT 和 MRI 151
第 8 章　药物——脑卒中治疗和预防的基础选择 183
第 9 章　颈动脉外科手术和支架术的麻醉：神经监测及围术期护理 201
第 10 章　颈动脉血管成形术和支架置入术 215
第 11 章　颈动脉内膜切除术 229
第 12 章　椎动脉血运重建 253
第 13 章　扩大范围的脑血管血运重建 265
第 14 章　头颈部动脉夹层 289
第 15 章　颅外颈动脉瘤和椎动脉瘤 311
第 16 章　无症状颈动脉和椎动脉狭窄 325
第 17 章　动脉粥样硬化的实验研究在未来精准医学中的价值 327
第 18 章　脑卒中的个体化防治策略 351
索引 353

脑血液循环

第 1 章

Horia Muresian

李 龙 译 杨 斌 审

与身体其他局部循环一样，脑循环有其独特性和无与伦比的调控机制。另外，大脑还有其独特的作用，它掌管着人体心血管和呼吸控制系统的中枢。大脑和脊髓被包裹在坚硬的骨质和硬脑膜结构中。正如几个世纪前 Monro-Kellie 学说所设想的：颅腔容积基本保持恒定[1]。因而，脑实质、脑脊液与血液三者之间必然保持一定的生理平衡。脑实质是由神经细胞、神经纤维、神经胶质、细胞间液和血管组织构成，均被脑膜包裹着。简单来说，脑实质、脑脊液、动脉和静脉腔之间必然会达到一定的生理平衡。它们之间自然出现相互的体积改变，例如，正常情况下，脑内静脉在未增加血流阻力的情况下容积缩小，从而引起小动脉的扩张。另外，在病理情况下，血管过度扩张及其并发的血管源性水肿会增加颅内压，导致严重的神经系统并发症，甚至最终导致死亡。

大脑虽然仅占机体总重的 2%，但其代谢率却极高，能接收 15%～20% 的心排血量，耗氧量占机体的 18%；中枢神经系统（CNS）静息血流量及单位体重耗氧量仅次于肾及心肌。脑动静脉差异巨大，仅次于心肌及骨骼肌[2]。高心排血量及恒定血流是维持大脑氧化代谢的必要条件。无论是在静息时还是运动时，或是剧烈或极限运动中，心排血量在脑循环中的分配几乎是恒定的，然而，在运动时，心脏冠状动脉循环血量或分配至骨骼肌的血量会大量增加，而分配至内脏、肾及皮肤的血量会随之减少[3]。

静息状态下，由于大动脉承受近半数的血管阻抗，所以脑血管承受阻力适中。然而，致使血管收缩的众多刺激因素中，仅少数有影响血流的功能；脑循环血管壁的主动收缩反应一般较为轻微，且脑血管不具有交感缩血管放电的性质。引起血管舒张的各因素综合作用形成了脑血管的基本状态。

颈动脉和椎基底动脉系统是促进大脑血管形成的两大动脉系统。这两大动脉系统均属于主动脉弓上系统，且在极早期发育阶段，由于含氧血液被优先输送至大脑，所以颈动脉和椎基底动脉系统形成了特定的组织形态及血流分配（潜水物种也具有同样的生理适应特征，如乌龟和鳄鱼）。脑动脉系统的一些重要特征如下：主动脉弓上系统形成大量的各个方向的吻合和交通，包括颈内动脉和颈外动脉之间、颈动脉和椎动脉之间、锁骨下动脉和椎动脉或颈外动脉之间，及左右两侧动脉之间。静脉引流也是如此，在正常情况或不同疾病状态下动静脉血液会出现一定量的混合。脑血管有明显的对称性，当动脉/静脉血流中存在堵塞时，能自行代偿，如基底动脉主干、Willis 动脉环、前交通动脉、上矢状窦、海绵窦及翼丛。颈动脉与椎基底动脉系统血量的比例，左、右椎动脉之间的差异性，颈内静脉血管直径差异，以及颈内静脉与颈外静脉之间的反比关系等，均存在着广泛的个体差异。还有大量脑血管的起源、走行和终止的解剖变异，其中也包括存在颈动脉-椎动脉系统之间发育不全的吻合支。因而，脑血管是千变万化的，对于不同生理或病理条件下的反应是不同的。

大脑动脉的这些分支血管最终发出软脑膜动脉，分布在大脑表层的软脑膜中，周围有脑脊液围绕。这些动脉也发出较小的穿支动脉，包含在 Virchow-Robin 间隙里（蛛网膜下腔的延续），并渗透入脑实质组织中最终成为脑实质的小动脉；后者表面包绕着星形胶质细胞的终足，促使形成血脑屏障。星形胶质细胞在毛细血管的功能中发挥重要作用，调节脑血流，维持水、电解质平衡。这些穿支动脉及大脑实质中的动脉为终末血管[4]。

脑动脉和小动脉有着发育良好的内弹力膜但无外弹力膜；血管中膜弹性极小。由于缺少外弹力膜，脑动脉更容易破裂。中膜平滑肌细胞以0°倾角呈环形排列。较大的软脑膜静脉也有类似结构，管壁很薄，缺乏瓣膜。

脑内毛细血管密度很高，基本每个神经元都有自己的毛细血管。不同条件下毛细血管密度不同：慢性缺氧会使毛细血管密度增加，但高血压会导致血管减少。神经血管单元（见下文）是由血管内皮细胞、血管壁细胞（血管平滑肌细胞和周细胞）、神经胶质细胞（星形胶质细胞和小胶质细胞）及神经元组成。大脑动脉中，血管壁厚度主要由平滑肌细胞组成。在脑部毛细血管中，平滑肌细胞被周细胞取而代之，并黏附于血管基底膜。周细胞胞质发出多个突起包绕内皮细胞；相对其他器官和组织，脑组织中周细胞/内皮细胞比例较高[5]。毛细血管这种特殊结构（由平滑肌细胞转变为周细胞）的意义仍不明确。在所有层级的脑血管结构中，壁细胞均被星形胶质细胞终足进一步包裹，并且非常靠近神经元和小胶质细胞[6]。

大脑半球静脉引流可按图1.1分类。皮质浅静脉引流皮质和皮质下白质。深静脉和中央静脉（室管膜下静脉、大脑内静脉、基底静脉、Galen大脑大静脉）引流侧脑室和第三脑室及基底池周围的深部白质和灰质。皮质静脉汇入上矢状窦。所有静脉系统（深、浅）均向窦汇、乙状窦引流，最终汇入颈内静脉。小脑由小脑下静脉及枕窦引流。引流脑干的静脉汇入岩下窦和横窦。

脑侧支循环系统十分发达，各级别均存在吻合血管。位于颈动脉和椎动脉系统之间的颈和颅外血管吻合在先前提过（颈内动脉-颈外动脉，颈外动脉-椎动脉）。颅内最主要的吻合血管是Willis动脉环（其本身解剖变异极大），在此以远，还有大量软脑膜吻合血管，因而大脑前、中、后动脉的远端血流能相互沟通。其代偿能力很大程度上取决于软脑膜血管吻合的数量及直径。静脉侧支循环也同时存在[7]。与身体其他器官不同，大脑不存在淋巴引流系统。

由于血-神经组织界面（血脑屏障、血脊髓屏障，血视网膜屏障）或血-脑脊液界面存在选择性的"屏障"，才能对大脑、脊髓及视网膜中神经组织的特殊生理环境起到保护作用。这些选择性界面维持着神经元的水和电解质平衡，防止血浆蛋白和血细胞随意进入脑实质。血脑屏障（blood-brain barrier，BBB）是位于脑血管管腔与脑实质之间的一种选择性屏障。其各种结构如下所述。细胞间的紧密连接构成了内皮细胞间隙的天然屏障。内皮细胞和周细胞外面包裹着内皮基底膜，最后，星形胶质细胞终足包裹着所有这些结构，这种复合结构即为"神经血管单元"。缺乏窗孔（fenestration）的脑血管内皮却有着数量繁多的线粒体，但胞饮率却很低。室周器官（circumventricular organ，CVO）、最后区、正中隆起、神经垂体、松果体、穹窿下器官和终板均缺乏血脑屏障；循环物质能够扩散到这些结构但不超过室周器官范围，因此便于大脑与外周血之间激素的释放和运输[8]。血脑屏障允许氧气、二氧化碳和小分子脂溶性物质通过，而亲水性分子（葡萄糖、氨基酸）不可自由通过。血脑屏障转运蛋白同时调节神经递质的再摄取和失活。其主要机制涉及特定载体介导转运、受体介导转运、主动外排转运系统及跨细胞转运。亲水性分子（如蛋白质）和一价阳离子（钠离子、钾离子）不能自由通过血脑屏障。因此，血液中的渗透压与驱动水进入脑实质的静水压相互抵消，这种保护性作用防止了血管源性水肿的发生[9]。脑血管内皮细胞的这种保水能力（针对高静水压）又被称为导水力，包括对跨细胞和细胞旁转运的渗透性。脑实质小动脉与星形胶质细胞有着密切联系。星形胶质细胞能够释放血管活性因子，并调节局部血流量使之与神经元需求相匹配[10]。

脉络丛上皮细胞构成血-脑脊液屏障，而蛛网膜上皮构成脑脊液-血屏障。在这两个屏障中，上皮细胞之间为紧密连接。脑脊液存在与细胞间液相同的电解质成分。脉络丛毛细血管是带窗孔的。脑脊液生成速率很高，达600 ml/d[11]。脑脊液不仅仅是血浆滤液，也不只是具有机械的缓冲作用，从生理学和生物化学的角度看，它代表了生物学与医学中的三个重要话题，即主动运输、呼吸和神经病学[12]。脑脊液与房水（aqueous humor）（及外淋巴液）之间有惊人的相似性。脑脊液与房水一样可被看作是一个二室系统：与后房相似的室腔，与前房相似的蛛网膜下腔。脑脊液主要在脉络丛形成，脉络膜外组织也起重要作用：室管膜细胞分泌占脑脊液总量的35%[13]。脑脊液更新的半衰期是270 min。人体脑室腔内脑脊液容积约为23 ml，但大脑和脊髓的蛛网膜下腔内容积为117 ml。脑脊液压力约为150 mmH$_2$O——这几乎是静脉中的2倍。脑脊液压力基本不会受到动脉血压的影响，但依赖于静脉压及头部血容量。

软脑膜动脉和小动脉受源自颈上神经节（交感神经）、蝶腭神经节、耳神经节（副交感神经）和三叉神经节（感觉）的外源性神经纤维支配。"外源"神经支配的模式和密度存在相当大的空间异质性，头端大于尾端，颈动脉分布区域大于椎基底动脉区域。另一方面，脑实质小动脉和皮质微血管受到来自蓝斑、中缝核、基底前脑甚至来自邻近皮质神经元的"内在"神经支配。该"内在"神经支配似乎是为了调节星形胶质细胞而非实质小动脉。"外源"交感神经支配的主要作用是提升自动调节阈值，进而防止静脉压升高、血脑屏障破坏和脑水肿形成。副交感神经刺激通过血管扩张作用增加脑血流量。三叉神经系统是脑循环中唯一的感觉（传入）系统，它负责传导感觉性刺激，如偏头痛发作。脑内的协调性血流反应通过以下两方面介导，一方面通过动脉节段由远及近的主动或血流介导的血管舒张反应，另一方面是通过在灌注量下降时肌源性的血管收缩以提高血液灌注量[14]。

无论灌注压力如何变化，血流量维持相对恒定，这被称为脑血流自动调节。当灌注压维持在60～160 mmHg，脑血流量基本稳定在每分钟每100 g脑组织50 ml，即50 ml/（100 g·min）（随灰质和白质之间的差异而变化），超出此界限后脑血流量随平均动脉压发生线性变化。脑血流量的减少由氧摄取量增加进行代偿。当氧摄取量增加无法代偿新陈代谢需要时，会出现脑缺血表现：头晕，精神状态改变，最终引发脑梗死。自动调节机制还没有被完全解释清楚，如为什么去除交感神经与副交感神经的动物体内仍存在自动调节。除了一氧化氮和H$^+$、K$^+$、氧气和腺苷等调节方式外，肌源性调节反应似乎发挥主要作用。失去肌张力（而非痉挛）能够使脑血流量增加3～4倍——这种现象即为自动调节突破[15-16]。这种调节现象导致的临床疾病有高血压脑病、子痫、可逆性后部脑病综合征（PRES）、可逆性后部脑水肿综合征、可逆性后部白质脑病综合征（RPLS）、高灌注综合征和脑部毛细血管渗漏综合征。(然而，这些命名似乎并不十分恰当，因为这些综合征并不总是可逆的，且不局限于白质或脑后部区域。)

目前为止，上述所提到的脑循环特点中，可以明确的是脑循环同其他血管分布区域的绝对相似很难做到，并且意义有限。脑循环与冠状动脉循环因具有相似性而常被进行比较。就这两者而言，最末端的动脉分支均为末梢血管，且闭塞可产生缺血性梗死。接下来很快便会发生出血性转化。周围组织仍旧存活，但处于一种休眠的、无功能状态。权宜的治疗措施可以限制由缺血产生的危害，停止缺血过程，恢复周围组织的活力。然而，这两大区域性血液循环在本质上却是不同的。脑部微循环与冠状动脉微循环在宏观、微观和功能上互不相同。病变在冠状动脉微循环更易识别、更易治疗。另外，脑梗死可能是缺血性的，缺血伴随后续的出血性转变，或是出血性的——与冠状动脉系统有不同的病理生理机制。此外，即使是脑动脉粥样硬化，仅仅根据狭窄程度定义可能低估颅内大动脉粥样硬化的程度与作用：晚期动脉粥样硬化在不伴重度狭窄的情况下可能累及多个动脉节段[17]。另一方面，许多其他机制在卒中发展阶段中也起到一定作用，例如隐源性卒中发生的几率占缺血性卒中的30%～40%[18]。静脉性梗死在脑循环中发生也更为常见。

临床和外科解剖

与身体其他部位不同，颈部结构的个体差异更大，这与身体构造、姿势、运动和生理行为如吞咽、发声、深呼吸等相关。疾病、疼痛、病理性痉挛和恶性收缩也能引起特殊的形态。不同的疾病过程能够影响颈部构成，一方面，可导致血管引流障碍、水肿，或压迫神经或内脏结构；另一方面，即使是正常的解剖结构或病变结构也需要适当固定头部和颈部位置，以便在手术或诊断性询问时进行适当暴露。

颈部在下述标志之间呈现出一个粗略的四边形轮廓：前部，正中线；后部，斜方肌前缘；下部，锁骨；上部，下颌骨底至乳突间连线。胸锁乳突肌将此区分为两个三角形区域：前部与后部。胸锁乳突肌本身就处于颈部十分重要的位置，它形成一个独立区域，即胸锁乳突区。由此产生的较大的三角形区域又被细分为以下区域（图1.2）。

颈前三角

二腹肌三角被限定于下颌骨底（上界）、茎突舌骨肌和二腹肌后腹（后界）以及二腹肌前腹（前界）范围之内。此区域所包含的重要结构有面神经及颈横神经分支、下颌下腺、面部静脉（腺体表面）、面部动脉（腺体深处）、颏下动脉、下颌舌骨肌动脉及神经、腮腺下部和颈外动脉（因其穿入腮腺）。颈内动脉（及颈内静脉和迷走神经）被茎突舌肌、茎突咽肌和舌咽神经从颈外动脉浅层分隔开来。

颏下三角被限定在二腹肌前腹和舌骨范围之内。此三角区域的重要结构包括下颌舌骨肌（形成口腔底部）和颈前静脉源头。

颈动脉三角是胸锁乳突肌前缘（后界）、二腹肌后腹和茎突舌骨肌（上界）以及肩胛舌骨肌上腹（前界）围成的区域，包括颈总动脉的末端部分和颈动脉分叉，颈外动脉通常位于颈内动脉前侧及内侧，然而临床上经常能遇到有关分叉高度、颈外和颈内动脉分支的相对位置变异。颈外动脉的其他分支也可出现在该三角区域：甲状腺上动脉、面动脉、舌动脉、咽升动脉、枕动脉。其相应静脉单独或不同程度融合地汇入颈内静脉，最常见的就是所谓的甲状舌面干。将这些静脉分离，颈动脉分叉就更加清晰了。颈动脉分叉正常高度通常是以甲状腺上动脉根部为标志。颈动脉分叉位置较高，甲状腺上动脉根部便从颈总动脉分离。颈内静脉除三角区域的较高部分外，均被胸锁乳突肌覆盖。将头部置于中间位置时，术中颈动脉分叉更容易显露；因为静脉和胸锁乳突肌覆盖动脉，为了有足够的手术显露范围而对这些结构所做的过度牵引可能导致一些隐患，尤其是颈内静脉血栓的形成。颈淋巴结紧邻颈静脉，位于胸锁乳突肌下。淋巴结明显肿大可能导致颈动脉分叉暴露困难。舌下神经出现在颈内静脉与颈内动脉之间，穿过颈内与颈外动脉发出颈袢上根；后者的神经结构位于颈动脉鞘前部（颈袢后根与颈内静脉相邻）。颈袢分离有时对于更远端的颈内动脉显露和舌下神经的轻微调动与保护十分必要。喉上神经在舌骨下方发出内支，在更下方发出外支。在颈动脉分叉解剖时，后者的神经分支必须受到保护：外支损伤会导致环甲肌麻痹，导致发声器官的张力减低，并降低发声能力。迷走神经、颈内静脉和交感干均被胸锁乳突肌覆盖。

肌三角被限定在肩胛舌骨肌上腹（上界）、胸锁乳突肌前缘（后界）和前正中线（前界）之间。肌三角的重要结构有甲状腺（和甲状旁腺）、喉部、气管、咽、舌骨下肌群和喉返神经。

颈后三角

枕三角被限定在胸锁乳突肌后缘（前界）、斜方肌前缘（后界）和肩胛舌骨肌下腹（下界）之间。枕三角的重要结构包括副神经（从乳突下方2～3 cm处进入胸锁乳突肌，沿肩胛提肌走行至斜方肌深处；邻近还有一些淋巴结。副神经可能进入颈内静脉深处或表层）。颈丛浅支在胸锁乳突肌后缘愈发明显，所以其中部便于行局部麻醉（颈浅丛神经阻滞）。

锁骨上三角位于肩胛舌骨肌下腹（上界）、胸锁乳突肌后缘（前界）和锁骨（下界）之间。锁骨上三角内重要结构有锁骨上神经、第1肋及前斜角肌止点、膈神经、锁骨下动脉的第三部分（在斜角肌前、中段之间），与臂丛（上、中干）、颈横动脉紧密相邻。肩胛上血管和锁骨下静脉通常在锁骨后，而不在此三角区内。锁骨下动脉、椎动脉起始部及第一段的外科手术入路需要更加宽广的解剖视野，超过了此三角区界限，需要广泛牵引或切断胸锁乳突肌的锁骨端和肩胛舌骨肌下腹的肌肉。

胸锁乳突肌区与肌肉相对应，由于颈部的活动，胸锁乳突肌区可能或多或少会覆盖周围区域及其结构。大多数情况下胸锁乳突肌能够覆盖颈内静脉和邻近的淋巴结。在胸锁乳突肌起始处的胸骨头和锁骨头之间，颈内静脉呈现轻度扩张（颈内静脉下球），且在此水平很容易接近颈内静脉（解剖或插管）。

上述所有区域及"三角区"均为颈部主要解剖结构的定位提供了理论基础。然而，因为这些软组织标志随颈部活动而移动较大，因此使人为的区域划分的应用性降低。从外科实用性角度看，回顾颈部三大解剖手术分区显得尤为重要[19-20]。

颈部三大解剖手术分区

颈部外科手术三大区域的另一分类在图1.3中做出了详细阐述。

Ⅰ区从颈底延伸至锁骨上方1～2 cm，其上部界限与肩胛舌骨肌下腹相对应。Ⅱ区从锁骨上方1～2 cm至下颌骨底（及下颌角与乳突间连线）。Ⅲ区从下颌骨底延伸至颅底。

颈总动脉、锁骨下动脉和椎动脉起源均在Ⅰ区。然而，Ⅰ区左侧椎动脉根部及颈总动脉根部的手术暴露需要进行正中胸骨切开或活门状切开。右侧，头臂干可以通过下颈部的切口进行游离、切开和夹紧。但是为了安全地接触到主干根部，有必要采用局部胸骨切开。

Ⅱ区颈动脉的适度暴露（颈总动脉、分叉、颈内与颈外动脉根部），使用颈部单个纵、斜或横切口就足够了。

Ⅲ区颈内动脉更高位的暴露可能需要其他手段，包括下颌骨部分切除术、下颌关节半脱位及颈部切口耳前或耳后延伸（我们主张后者；见下文）。Ⅱ区颈部单个切口延伸至Ⅲ区能够同时进入颈动脉分叉和椎动脉枕骨下部（V3段）。

在此处我们需要再进一步回顾临床和外科解剖的细节。

颈筋膜及颈筋膜层

颈部的重要血管、神经和内脏结构均集中在颈中部及颈前部，周围有颈左、右、后部的肌肉与骨包绕。中央一组肌肉组织包裹着颈椎，并黏附于颅底、肋骨及邻近椎骨，其包括竖脊肌（后部）、颈长肌和头长肌（前部）及肩胛提肌和斜角肌（侧方）[21]。它们的封套筋膜——椎前筋膜——黏附于颅底、椎体、前纵韧带和项韧带。椎前筋膜覆盖颈丛分支起源（包含膈神经）；椎前筋膜向下覆盖臂丛根部及锁骨下动脉，且向远端延伸为腋神经血管鞘。该腋鞘是一种重要的临床结构间隙，促进疾病病理物质的播散，有利于各种局麻技术中麻醉剂的扩散。颈筋膜中层包裹着内脏组织（以及舌骨下肌群），因此也被称为内脏筋膜。后部间隙位于颊咽筋膜和椎前筋膜之间，被疏松结缔组织所占据，因而能够使内脏结构（咽、喉、气管）在吞咽、深呼吸时进行正常生理活动；另一方面，它也为病原菌、空气或胃肠道内容物在颈部与纵隔之间的传播提供了渠道，如在食管损伤后。颈筋膜浅层形成了一个完整的筋膜鞘，自颅底后部、颧弓及下颌骨底延伸至胸骨、锁骨、肩峰及肩胛骨。

颈动脉鞘

颈动脉鞘包裹着颈动脉、颈内静脉和迷走神经，主要由结缔组织构成。颈动脉鞘位于椎前肌、颈部内脏部位和胸锁乳突肌之间的细长三角空间内，显露起来相对简单。术后及放疗诱导的瘢痕可能会增加神经血管成分暴露的难度。颈部淋巴结明显肿大可能会使得分离和暴露血管更加困难（图1.4）。

颈动脉

颈总动脉（common carotid artery，CCA）自其起源至分叉处呈轻微倾斜走势（分叉处常位于甲状软骨上缘，即与颈椎第3和第4椎体之间相对应）。它可与椎动脉（vertebral artery，VA）相区别，后者起源略偏外侧，并向第6颈椎横突孔会聚，这与CCA走行在一定程度上相反；此种位置关系在脑血管造影图像上尤为明显。颈总动脉与颈内动脉（internal carotid artery，ICA）通常无颈部分支。甲状腺上动脉根部有时可能位于颈总动脉末端。事实上，甲状腺上动脉标志着颈动脉分叉的正常水平。在分叉位置过高时，甲状腺上动脉仍起自正常水平，即颈总动脉而非颈外动脉（external carotid artery，ECA）。甲状腺中动脉有时也起源于颈总动脉，与甲状腺中静脉相对应。少数情况下，甲状腺上动脉的胸锁乳突肌支可能直接起自颈总动脉。在分叉部，颈外动脉位于前内侧，而颈内动脉位于后外侧；但仍能遇到分叉部位众多的解剖变异，最常见的是两条动脉处于同一矢状面（颈内动脉位于后方），或分叉处出现"倒置"情况——颈内动脉位于后内侧。这样的变异会在诊断性问诊或外科手术过程中产生误导（图1.5）。颈内动脉根部的扩张——颈动脉窦/颈动脉球——在大多数人中很快便能显现（在颈动脉分叉呈矢状面或倒置时，颈动脉球则不那么明显）。颈外动脉因其颈支数目众多，很容易被辨认出。颈内动脉实际上在颈部较高位置继续保持颈总动脉的方向，在血管造影中也比较明显。为了谨慎起见，解剖颈动脉三角时不应深入至颈内动脉与颈外动脉之间的角落，因为这样可能会损害许多重要结构：喉上神经、颈动脉窦神经、颈动脉球血管和神经及咽升动脉根部。这些细小血管的出血会给外科医生带来很多麻烦。应当在外膜周层解剖颈动脉分叉且应根据需要进行解剖：术前成像和术中轻微触诊能为手术过程中所需暴露范围提供依据，降低栓塞风险或对邻近解剖成分的损害。

颈总动脉和颈内动脉通常不发出颈支。颈内动脉至海绵窦段的管径几乎是不变的，在海绵窦段会出现比较明显的分支。颈内动脉横穿颞骨岩部的颈动脉管。在此水平处，包绕结构使得此段颈内动脉坚硬，从而消减了脉动作用与周期性心脏收缩性血管扩张作用。由于血管管道变硬，压力脉冲振动转变为血流波动。更远处，颈内动脉位于海绵窦内，在这里数量众多的纤维束会将动脉和静脉丛固定在邻近的骨质成分和硬脑膜上。因而，血管管腔会保持开放状态而不会塌陷。由于周围静脉丛的存在，颈内动脉变得弹性巨大并易于扩张。正是在此部分颈内动脉呈现出三个不同的弯曲，且每一弯曲都在不同平面。每个弯曲都有一个小的半径以减少血流变化：随着颈内动脉血流速率变大，动脉在扩张的同时也变长；这三处弯曲也随之变窄，且整个颈内动脉海绵窦段也变得同波纹管一般，发挥可变液压阻力的作用。

总之，颈内动脉岩段能够减弱动脉壁搏动，海绵窦段通过阻碍血液过量流动从而控制和均衡末端血流。前向血流阻力增加转向后部，进而转向颈动脉分叉，且部分血流改道至颈外动脉。

由于椎动脉解剖与颈动脉相似，类似的机制也能够被运用到椎动脉之中。尽管椎动脉肌支数目繁多，椎动脉管径在其颈部几乎不变。椎动脉在 $C_{1\sim2}$ 水平穿过坚硬的硬脑膜骨管。椎动脉在颈上段（$C_{1\sim2}$）和寰枕处的弯曲为颈部进行复杂的活动（屈伸、侧旋、侧屈和复杂的组合动作）提供了额外的长度。就功能而言，这些弯曲可以被看作类似于颈内动脉海绵窦部分。基底动脉干横截面通常稍小于两侧椎动脉面积之和。两条大脑后动脉面积之和仍小于基底动脉干面积，且对前向血流有更大的阻力。然而，与颈动脉系统不同，一条椎动脉血流的减少可被对侧椎动脉所代偿。此外，海绵窦段的颈内动脉弯曲不会受头颈部活动的影响。

颈内静脉

颈内静脉（internal jugular vein，IJV）似乎旋绕着颈动脉轴。在颅底位置，颈内静脉位于颈内动脉后方，在动脉和茎突之间，其后方有面神经及副神经。舌咽、迷走神经、舌下神经和交感神经链位于颈内静脉及颈内动脉之间（图1.6）。颈部下方，颈内静脉位于颈内动脉及颈总动脉侧面；而在颈根部，颈内静脉位于颈总动脉前方。颈动脉三角内，只有颈袢后根（舌下神经袢）与迷走神经伴随着颈内静脉。迷走神经位于颈内静脉深面。颈内静脉与颈外静脉之间有众多吻合，颈内静脉与颈外静脉包裹着其间的胸锁乳突肌。在颈动脉三角上方，下颌后静脉是颈内静脉与颈外静脉间的重要吻合。颈前静脉则是上述两大静脉系统间的另一吻合。由于静脉通过硬膜窦引流不同，两侧颈内静脉存在着生理性不对称。在多数人中，颅底颈静脉孔也呈现左右不对称性（图1.7）。颈内静脉与颈外静脉在直径上呈反比关系。手术中对颈内静脉过多的骚扰或过长时间的牵引可能引发术后血栓的形成。面静脉（或甲状舌面干）是深部颈动脉分叉的重要标志。几乎所有颈内静脉属支均能到达其前部及内侧。因此，需要长节段分离颈内静脉时，在其后部进行可能更加方便，这样能避免所有静脉属支的损伤。但是，大多数淋巴管与颈淋巴干紧邻颈内静脉后部。手术摘除一侧颈内静脉（为治疗肿瘤性疾病进行根治性颈淋巴清扫术）可能不会对患者产生特殊影响；即使如此，前向或逆行血栓和脑水肿形成的风险应当铭记于心，并通过使用抗凝、头部抬高和利尿剂等进行预防。术前静脉造影或多普勒检查能够为确定优势侧颈内静脉及颈外静脉状态提供数据资料。

进行外科手术时，颈内静脉变异一定要谨记于心：颈内静脉穿过前部（浅层）进入颈动脉分叉可能会让路径更加困难（图1.8）。

颈部神经

构成颈丛和臂丛的脊神经出现在椎前肌之间。斜角肌间隙是很好的参考点，它位于颈下部及颈中部。外科手术时，可以从前部接近胸锁乳突肌，尽可能少地干扰颈浅丛神经。胸锁乳突肌后手术入路的优点是不会干扰颈内静脉属支，但会干扰颈浅丛。在进行颈下部外科手术时，如暴露锁骨下动脉和椎动脉时，可能会损伤臂丛和膈神经。胸长神经（$C_{5\sim7}$）支配前锯肌，常需要特殊的参考：胸长神经位于中斜角肌，且在手术治疗胸廓出口综合征时可能受到损伤（损伤后可能导致翼状肩胛）。

脑神经需要单独考虑。针对颈动脉和椎动脉颅外血管病变的手术有可能干扰第Ⅶ对（面神经）、第Ⅸ对（舌咽神经）、第Ⅹ对（迷走神经）、第Ⅺ对（副神经）及第Ⅻ对（舌下神经）脑神经及其分支，尤其是迷走神经的喉上及喉返神经分支。对以上任何神经的损伤都会对患者造成严重伤害[22]。

面神经自茎突孔发出，进入腮腺，并在腺体组织中形成分支。面神经丛位于动静脉浅层，在腮腺处汇合。可由耳前切口进入颈内动脉和颅底，在此情况下，应当充分辨认和保护面神经及其分支。面神经下颌缘支在二腹肌三角区靠近下颌角处，支配笑肌及下唇和下颚的肌肉（颏肌、降下唇肌、降口角肌）。在进行颈内动脉大范围、高水平暴露或广泛牵拉时，面神经下颌缘支会受到损伤，嘴角会偏向未被影响的一侧（图1.9）。

舌咽神经发自颅底，位于颈内静脉与颈内动脉之间。然后它与茎突舌肌和茎突咽肌一起在颈内动脉和颈外动脉之间的夹角区域（"颈动脉叉"）从颈内动脉的侧方穿过。舌咽神经螺旋式上行至茎突咽肌前面，下行至舌骨舌肌后缘下方。舌咽神经在极少数情况下会受到外科手术损伤；损害其分布于舌和咽部的感觉和运动纤维会导致饥饿或口渴，及吞咽困难[23]。

迷走神经位于颈内动脉与颈内静脉之间。有时，迷走神经在较靠前的平面走行，这很容易与颈袢混淆（图1.10）。尽管其主干很少受到损伤，迷走神经的一些重要分支可能会受到直接损伤或迟发性大面积损伤。喉上神经外部分支支配环甲肌，尽管其损伤不会导致声带麻痹，但会引起发声器的张力改变及声强减小——更严重的话会导致双侧损伤。喉返神经损伤后果更加严重、更容易致残，但喉返神经不易受到直接损伤；在颈中部对迷走神经干进行外科治疗的危险性更高。在对主动脉弓与左锁骨下动脉根部进行大面积解剖过程中，左喉返神经易受直接损伤。在对头臂干和右锁骨下动脉根部进行大面积解剖过程中，右喉返神经更易受到直接损伤。还应当考虑到右侧非折返性喉下神经的存在，尤其是在迷行右锁骨下动脉（aberrant right subclavian artery，ARSA）的情况下[24-26]。迷走神经颈上心支向前至颈总动脉并至心脏神经丛。

副神经位于颈内静脉后部，穿过胸锁乳突肌，沿肩胛提肌走行，分布至斜方肌。副神经可能会在颅底部位损伤（颈内动脉远端暴露）或在椎动脉（V3段）枕下入路时损伤。有时，副神经可能具有颈前路径且更易受损（图1.11）。

舌下神经发自舌下神经管，位于颈内静脉和颈内动脉之间，它在舌动脉及静脉水平处穿过颈内动脉及颈外动脉，通常在进入下颌舌骨肌深面前位于茎突舌骨肌和二腹肌深面。术中离断舌静脉时（为了更好地暴露颈内动脉），应当特别当心损伤舌下神经。舌下神经医源性损伤会导致单侧舌麻痹、萎缩，双侧损伤导致患者严重致残。

交感干位于更深层面，位于椎前筋膜，通过椎前肌与颈椎横突相分离。交感干在颈部上方依附于颈动脉鞘，在此处位于颈内动脉后部、迷走神经内侧。在颈下部，交感干位于迷走神经外侧、颈内静脉后部。在颈根部即朝向胸廓出口位置，交感干与颈动脉及颈静脉血管相分离，与第一肋骨紧密相邻，位于胸膜顶、颈长肌与前斜角肌之间。这样一来，一方面交感干与神经节之间便有了密切的解剖关系，另一方面椎动脉起始部、甲状腺下动脉与颈总动脉近心端之间解剖上也密切相关。颈部交感干通过颈静脉神经、颈内动脉神经、颈外动脉神经和咽喉支实现对头颈部的自主支配。椎丛和椎神经也发自交感干。颈部交感干也能够自主支配上肢和胸部内脏，包括心脏。交感干上部或颈胸神经节损伤可诱发Horner综合征。

来自舌咽、迷走神经、颈上交感神经节的支配颈动脉体和颈动脉窦的末梢神经位于颈内动脉及颈外动脉之间。应当特别注意颈动脉窦神经（Herring神经）。距离分叉2 cm或更远进行游离可防止无意损伤这些细微但重要的结构。颈动脉窦神经中断或颈动脉分叉的过度分离后可能会出现正常血压调节反射缺失。双侧颈动脉内膜切除后尤其容易出现直立性低血压。

颈部内脏组织包括喉部、气管上部、咽及食管起源、甲状腺和甲状旁腺——均被颈筋膜中层包裹。过度解剖或对这些组织进行手术操作可能会导致颈部血肿、喉水肿、发音困难、吞咽困难，更有甚者在术后随时有可能会出现急性呼吸功能不全或误吸。

下颌后间隙（图1.12）是乳突及下颌支之间的狭窄空间，存在数目众多、作用重大的神经结构，在很大程度上限制了颈内动脉远端的手术入路。然而，运用两大手术原则即可避免上述情况：通过在颈动脉管或其岩部进行颞骨钻孔，扩大下颌后间隙或选择从颈内动脉较高处入路。最新血管内手术已经减少了对此种开放性外科手法的需求。下颌后间隙的较好入路也可以通过以下方法达到，将一些正常情况下通过颈内动脉的组织分隔开：舌及下颌后静脉、枕动脉、二腹肌后腹、茎突舌骨肌。仅在外膜周层进行解剖可防止对此狭窄区域内数目众多、功能重要的神经结构造成直接损伤。

椎动脉（如图1.13、图1.14）起源于颈部深处，由锁骨下动脉第一段发出，通常与胸廓内动脉根部相对（位于比甲状腺下动脉更深的平面，有时二者容易被混淆）。胸廓内动脉、甲状颈干、肋颈干、椎动脉均以放射状方式起源于锁骨下动脉，且椎动脉在其上方和后方发出。椎动脉在此处并无颈支，因而很容易与起源于锁骨下动脉的其他动脉区分。椎动脉起始部局限于以颈长肌（内侧）及前斜角肌（外侧）为界的狭窄空间内。颈长肌和前斜角肌在第6颈椎（C_6）前结节（颈动脉结节）交汇，但在胸廓出口处分离：颈长肌在上胸椎继续延续，前斜角肌横插第一肋骨。因而产生的立体角被下方的胸膜顶占据，其上为锁骨下动脉弓。左右胸膜腔之间的狭窄空间即为上纵隔与颈部自由联通的区域。椎动脉成弓形越过胸膜顶以到达颈长肌和前斜角肌之间的角落，并到达第6颈椎横突孔。此部分很容易被解剖，尽管如此，还是要小心谨慎以避免损伤为数众多的邻近组织。锁骨下静脉与颈内静脉在更靠前的平面交汇，颈总动脉位于内侧。在左侧，胸导管从颈动脉和锁骨下动脉之间更深处发出；从内侧穿过，接近椎动脉起始部；于颈静脉-锁骨下静脉汇合处终止。颈交感干及神经节位于椎动脉内侧，而迷走神经位于更内侧的位置。椎静脉位于椎动脉前方且与锁骨下静脉汇合，靠近胸导管终止处。椎静脉是辨认椎动脉的标志。膈神经从侧上方至内下方在前斜角肌上方走行，在颈下部靠近椎动脉位置。膈副神经有时极易辨认，可能会制约在此位置上进行的解剖。斜角肌脂肪和淋巴管垫充满了斜角肌与椎骨之间前部及浅层区域，含有甲状颈干分支，且被颈筋膜中层及肩胛舌骨肌下腹覆盖。锁骨上神经与颈外静脉在此区域表层穿过。可通过分离胸锁乳突肌的锁骨起源以更好地进入此区域，同时也能暴露颈总动脉。

椎动脉常穿过第六颈椎的横突孔，当然也有众多变异。通常，椎动脉会穿过第六颈椎（C_6）至第一颈椎（C_1）的所有横突孔及相应椎间隙（横突间隙），伴随着一个或多个静脉通道与椎神经（交感神经纤维伴随椎动脉及其分支）。颈脊神经自椎动脉后部出椎管，部分封闭在每一颈椎横突前后结节之间的骨槽之中。横突间隙水平静脉属支及动脉分支丰富；因而，在骨槽而非横突之间用咬骨钳去除部分骨质是进入椎动脉更好且避免出血的方法。若患者颈部较短或动脉起始部狭窄，有必要对椎动脉进行大范围暴露。而进行颈深丛神经阻滞以及为了避免无意刺穿椎动脉，通过触摸这些骨性标志是一种很好的引导方法。

寰椎（C_1）横突孔比枢椎（C_2）横突孔位置更加靠外侧：在此处，椎动脉呈现为截然不同的侧方和后方走行。椎动脉环绕寰椎侧块，穿过寰枕后膜，而穿过硬脑膜，通过枕骨大孔进入颅内，然后自后方转向前方（图1.15）。在脑桥下缘，左右椎动脉合成一条基底动脉。椎动脉末端弯曲（颅外）使得颈部可以进行广泛而复杂的运动。这段椎动脉位于由头后大直肌（内侧）、头上斜肌（上部及侧面）和头下斜肌（下部及侧面）界定的枕下肌群三角区域内。此三角区域位于头半棘肌和斜方肌深处。严格的后部入路暴露椎动脉只有当同时需要打开后颅窝时才更多考虑。

少数情况下，左侧椎动脉在主动脉弓水平、左颈动脉和左锁骨下动脉根部之间，会有单独的起源。这种变异必须在造影检查时找到和辨认出。椎动脉的起源、通路和终止的许多其他变异已有相关报道[27-33]。

颈动脉和椎动脉由于实际原因（临床、诊断和外科）被分为不同节段。在阐明接近上述动脉的手术方法之前，对这些动脉分段进行简要介绍和描述是十分有必要的。

颈动脉分段

左颈总动脉（CCA）有一部分位于胸腔内，因为左CCA发自主动脉弓（正常情况下）或头臂干或颈总动脉干（最常见的根部变异）。颈动脉在到达颈底前位于上纵隔内。左膈神经与左CCA在其主动脉起源处距离接近，左喉返神经位于左锁骨下动脉与颈总动脉之间。气管、头臂干位于左颈总动脉右侧。

左右CCA颈段显示出相似的分布与关系，同时，在颈部均呈倾斜侧向走行至颈动脉分叉处。

颈内动脉分段（图1.16）

颈内动脉（ICA）出于临床、外科和诊断原因被分为以下节段：颈段、岩段、海绵窦段、脑池段及脑段。

- 颈段起于颈动脉分叉水平，终止于颈动脉进入颈动脉管处。颈内动脉根部及起始部极易分离暴露；颈内动脉远端（如二腹肌和茎突舌骨肌上方）的外科手术入路则需要其他方法（见下文）。
- 岩段位于颞骨岩部的颈动脉管内。颈内动脉在前部及内侧有所弯曲。离开骨管后，它进入颅腔，于充满纤维软骨的破裂孔上方向上及内侧走行。最终，自小舌与蝶骨岩突之间穿过。在此水平，只有通过颞骨的钻孔才能接触到动脉。
- 海绵窦段被窦内皮所覆盖。颈内动脉上升至后床突，经过蝶骨体侧面，然后转向前部从侧面至蝶鞍。然后颈内动脉急剧弯曲，转回其前床突根部，直接指向后方（颈动脉弯曲）。
- 脑池段：起自海绵窦后，穿过硬脑膜内侧至前床突后，从视神经下方通过。
- 脑段（终段）：颈内动脉自蛛网膜下腔上升至其分叉处，参与大脑动脉循环（Willis环）。在此终段水平出现的四条重要分支有：大脑前动脉、大脑中动脉（代表所谓的终端分支），及后交通动脉和脉络膜前动脉。

眼动脉发出视网膜中央动脉，后者能够轻易、直接地通过眼底镜检查发现，为脑内循环提供了重要线索。眼动脉分支与面动脉的分支（内眦动脉）相吻合，因而建立了颈内动脉和颈外动脉之间的重要交通。通过该吻合的血液流动方向在多普勒检查时很容易显现出来，且为左、右颈动脉之间脑内侧支循环提供重要细节，也可以反映出颈内动脉狭窄的严重程度及颈内动脉狭窄的血流动力学意义。

随着时间的推移，各种不同原则、不同目的、针对不同范围的分类方法都有了详尽的阐述。Fisher分类法（逆行方式）解决了早期血管造影成像对于局部肿瘤病理及其对于颈内动脉影响的需求[34]。以下分类方法主要针对颅内动脉瘤问题：Gibo分类法[35]、Bouthillier分类法[36]，以及后来的显微外科手术法和Ziyal等提出的针对颅内ICA技术[37]。还有其他更多的细化分类，例如Lasjaunias和Santoyo-Vazquez[38]强调颈内动脉各段的胚胎起源，解决各类脑血管发育及变异问题。Bouthillier分类法是目前使用最广泛的颈内动脉分类法：第一段（C1），颈段；第二段（C2），岩段；第三段（C3），破裂孔段；第四段（C4），海绵窦段；第五段（C5），床突段；第六段（C6），眼段；第七段（C7），交通段。Fisher分类法受其不太精确的解剖细节所限制，因为各段计数方向恰与血流方向相反。尽管Bouthillier分类法被广泛应用，也受到来自Ziyal等分类法的挑战，其不承认颈内动脉存在明确的破裂孔段。由Shapiro等[39]提出的血管内（和基于血管造影的）分类法指出颈内动脉分为七段，而无对应数字：颈段、岩段、海绵窦段、眼段、后交通段、前脉络膜段及终段（也许能够更好地用于血管内治疗）。但分类方法均不是绝对的，因为各类疾病（尤其是动脉瘤）均能改变局部解剖关系。脑膜垂体干起源及眼动脉起源的改变等可强制性或人为性改变此类分区。有些颈内动脉分支在血管造影中并不明显（如颈鼓支），其他标志也是如此（岩舌韧带具体位置、近侧硬膜环位置等）。关注于胚胎学框架的分类方法具有有限的外科或血管内相关性，不存在满足所有目的的全部包含的分类方式。

椎动脉分段（图1.17）

下面将介绍广泛使用的有关椎动脉分段的实用分类方法[40-41]。

- V0段即起始段。椎动脉根部有时被称作V0段。特为椎动脉此段命名的原因在于需要注意锁骨下动脉及主动脉弓（在椎动脉起源于主动脉的情况下）邻近部位；椎动脉邻近部位的损伤可能会限制甚至导致外科手术或血管内治疗无法进行。
- V1段即横突前段或骨外段。这是外科手术中最常接触的部分。椎动脉自其起源上升至前斜角肌和颈长肌之间的立体角内。它被椎静脉覆盖。V1段在年龄增长或动脉粥样硬化性疾病时呈现明显的扭结。椎动脉此段活动性最大，允许其在颈总动脉或锁骨下动脉进行再植。但有时此段也会与甲状腺下动脉混淆。甲状腺下动脉位于更浅层（椎动脉前部），几乎在颈总动脉后方从外侧横穿至内侧，并发出众多颈部分支。另一重要细节是椎动脉是锁骨下动脉的第一个（最近端的）分支。

- V2段即横突孔段（或骨内段）。椎动脉自第6颈椎横突孔穿入。颈神经根部及脊神经节位于椎动脉后部。由于需要切除部分骨质，对外科医生而言在外科手术中进入此段需要付出更大努力。由于静脉属支及动脉肌支数目众多，因而进行横突间暴露更为困难。因此，此段椎动脉的病变采用血管内技术解决更为快捷有效。椎动脉伴随着静脉丛和源自颈神经节的交感神经，后者构成了椎动脉神经。椎动脉此段向颈神经、脊椎、椎间关节、颈部肌肉和颈髓发出分支。有一明显分支在第5颈椎（C_5）水平与脊髓前动脉吻合。颈深动脉和颈升动脉与椎动脉之间也形成吻合，提供向椎动脉远端（V3段）的平行动脉通路。但如果椎动脉起始部（V0和V1段）出现闭塞的情况下，这种吻合可能会加重盗血综合征。
- V3段即寰椎段或远端颅外段。椎动脉从侧面走行，然后垂直穿过寰椎（C_1）横突孔；穿过横突孔后，椎动脉向内侧环绕寰椎侧块，穿过寰枕后膜，在枕骨大孔水平进入硬脑膜和蛛网膜。椎动脉枕下部分从枢椎（C_2）横突孔至寰枕后膜，为一较长节段，在此节段能够进行搭桥手术的适度暴露。术中应当注意辨认并阻断数目众多的肌支及关节支。
- V4段即颅内段或硬膜内段。椎动脉此段全部位于蛛网膜下腔内。在椎动脉汇合成基底动脉之前，左右椎动脉均在颅内部位发出一些重要分支：脊髓后动脉、小脑后下动脉（PICA）和脊髓前动脉。当小脑后下动脉起源较低时，可能会妨碍在颅内椎动脉水平进行外科手术。

椎动脉的解剖变异

椎动脉起源变异 最常提起的变异便是左椎动脉直接起自主动脉弓（这通常代表主动脉弓分支变异），且最常见的位置是左颈总动脉与左锁骨下动脉之间；极少数情况时起源于左锁骨下动脉以远。右椎动脉可以起源于升主动脉，位于右锁骨下动脉与颈总动脉之间（或者当头臂干缺失时，起自双颈动脉干之间）、左颈总动脉与左锁骨下动脉之间，或甚至位于左锁骨下动脉远端。右椎动脉左侧起源时，椎动脉呈现食管后走向[42]。极少数情况下，会出现椎动脉在双侧均有起源[43-44]。椎动脉还可能从甲状颈干以远发出，即从甲状颈干、肋颈干或从甲状腺下动脉发出。有时候，甲状腺下动脉还可能从椎动脉发出。这些锁骨下起源变异可能会对外科手术产生误导，因此要正确辨认椎动脉，必须对椎动脉至C_6横突孔的更远端部位进行暴露。极少数情况下，椎动脉还可能发自颈总动脉、颈外动脉或颈内动脉。

骨间/横突段（V2）变异 椎动脉可能穿过C_3至C_7颈椎任何横突孔；当进入上一颈椎横突孔前，椎动脉在横突孔间走行，这时在颈长肌下方从前方进入颈椎时椎动脉容易受到损伤。极少情况下，纤维带可能会在舒展颈部时间断挤压椎动脉。在椎间盘水平，椎动脉可能迂曲成袢，有时受骨刺赘生影响。在此水平可见椎动脉开窗畸形（图1.18）。

枕下段（V3）变异 椎动脉在$C_{1\sim2}$水平可出现重复畸形和开窗畸形：一部分椎动脉按原路径走行，而另一椎动脉在硬膜内走行。当后者椎动脉持续存在时被称作"硬膜内椎动脉"。寰枕后膜钙化会阻碍术中椎动脉的暴露。

硬膜内/颅内段（V4）变异 此段的开窗常常与动脉瘤及夹层有关[45]。椎动脉可能在发出小脑后下动脉、枕支或脊髓动脉后终止——这种现象通常是单侧的，双侧者极为罕见[46]。闭锁的椎动脉是不会加入基底动脉干（BT）的，但发育不良的椎动脉会加入基底动脉干，尽管与优势侧椎动脉相比口径会变小（小2～3.5 mm）。通常情况下，左椎动脉占据主导地位。令人意外的是，在椎动脉盗血综合征出现时，左右椎动脉口径趋于一致，包括在V2段。

主要脑动脉供血区域的变异（图1.19）

相对于常见的主要脑动脉区域的划分[47]，人群中脑血管各自供血范围的特征存在许多个体间与个体内

（左-右、前-后）差异[48]。事实上，基于脑梗死的脑分水岭缺血的诊断要更加复杂，因此相对不变的教科书式区域划分是有误导性的[49]（图1.19）。另外，由于血流动力学的改变以及狭窄/闭塞性动脉疾病[50-51]，脑动脉供血区域也可能产生变化。血流、动脉直径、目标组织的阻力与体积等参数之间也呈现复杂的相关性。另外，众所周知在大脑皮质灰质、白质及基底核灰质的血流和血管阻力之间存在巨大差异。上文也提过，脑部血流量保持恒定，大致是每100 g 脑组织每分钟50 ml。灰质中平均流量高达白质中流量的3.9倍，且基底核中平均流量略高于大脑皮质流量[52-53]。相应的，灰质中血管密度也略高。关于个体内变异，同名动脉直径差异最大的是大脑前动脉。因而，Willis 动脉环中最密切相关的一条动脉是前交通动脉[54]，这也能够解释动脉瘤在此处发生率较高的原因[55]。更重要的是，前交通动脉发出重要分支供应视交叉、终板、下丘脑、Broca 斜带、扣带回、胼胝体膝及穹窿柱，当这些分支血管因动脉瘤破裂或手术操作而损伤时，都可能导致严重的功能缺陷，最常见的是精神-器质性综合征[56]。

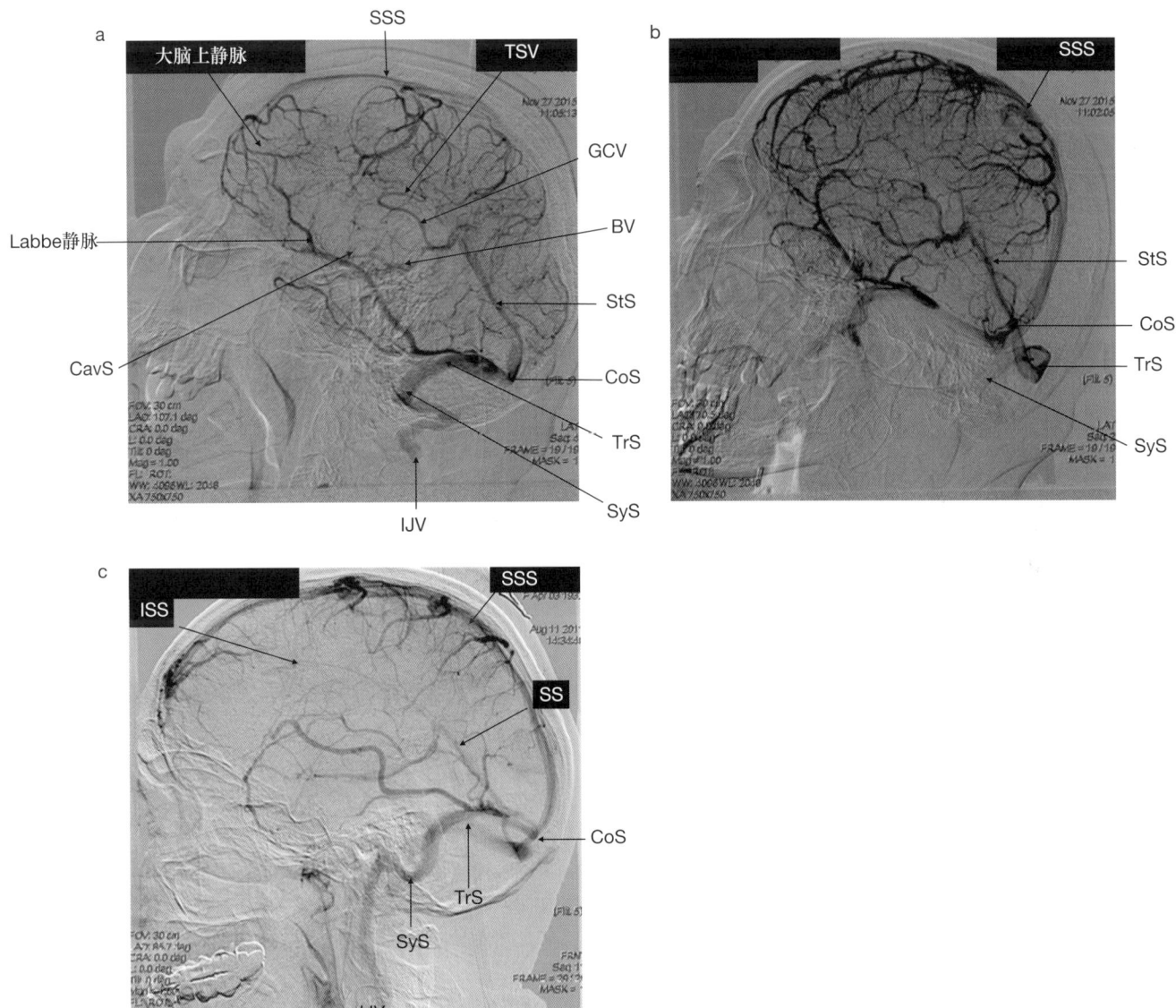

图 1.1 大脑静脉。**a.** 主要大脑静脉侧位视图。大脑上静脉汇入上矢状窦（SSS）。丘脑纹状体静脉（TSV）汇入 Galen 大脑大静脉（GCV）；在汇入 Rosenthal 基底静脉（BV）后，它们组成直窦（StS）。直窦与横窦（TrS）在窦汇（CoS）水平合并。横窦继续与乙状窦（SyS）汇合成颈内静脉（IJV）。其中一个具有代表性的血管吻合是 Labbe 静脉。海绵窦（CavS）的大致位置也显示于图中。**b.** 斜位投影能够更好地显示窦汇。**c.** 大脑静脉补充侧位视图，显示下矢状窦（ISS），以及上述提及的静脉窦（如上所示）。**d.** 常规血管造影中静脉血流的各个阶段。详情参见上面的图例和缩写。**e.** 小脑静脉的连贯显示，最终流入颈内静脉。也是侧位视图

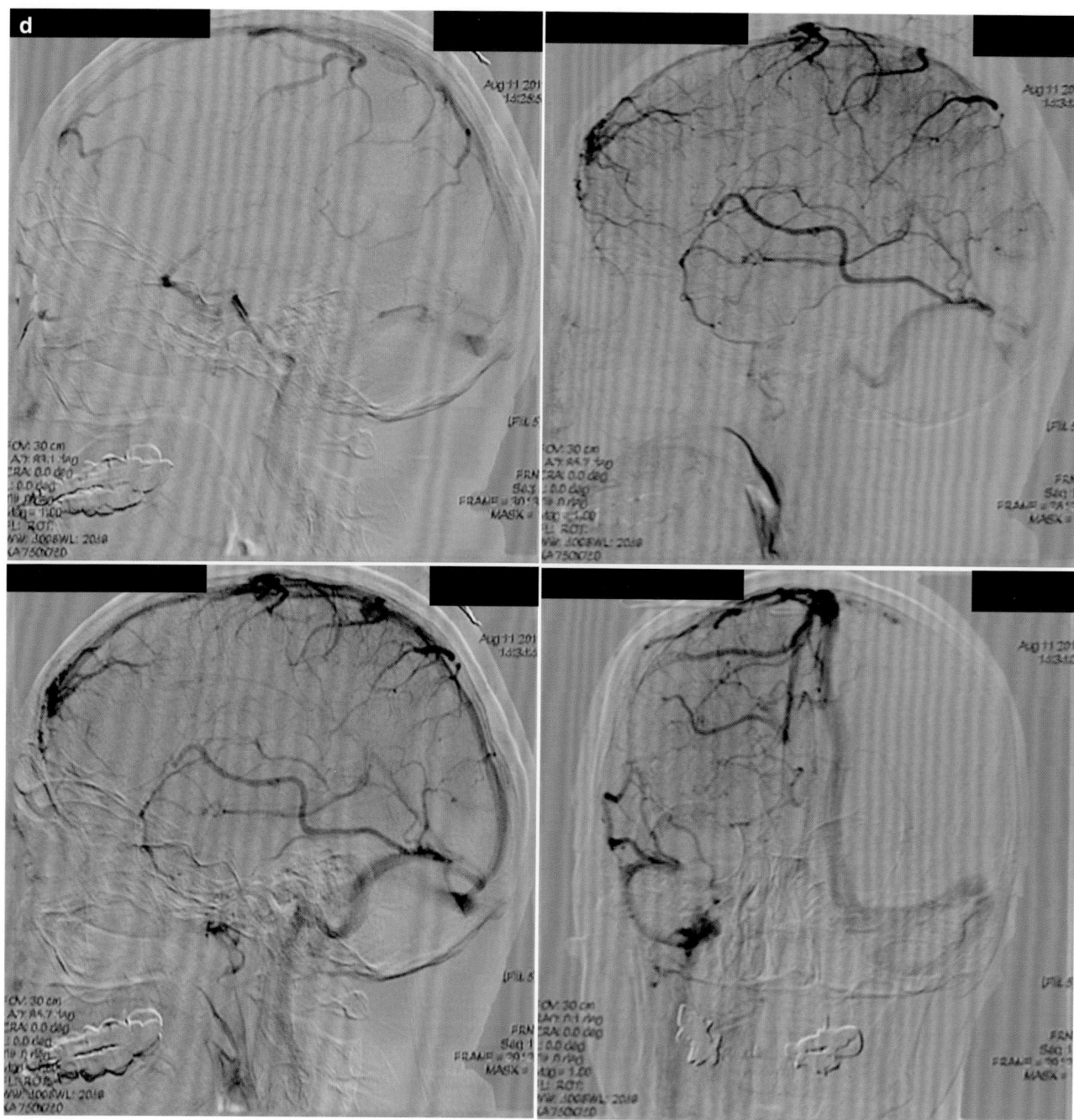

图 1.1（续）

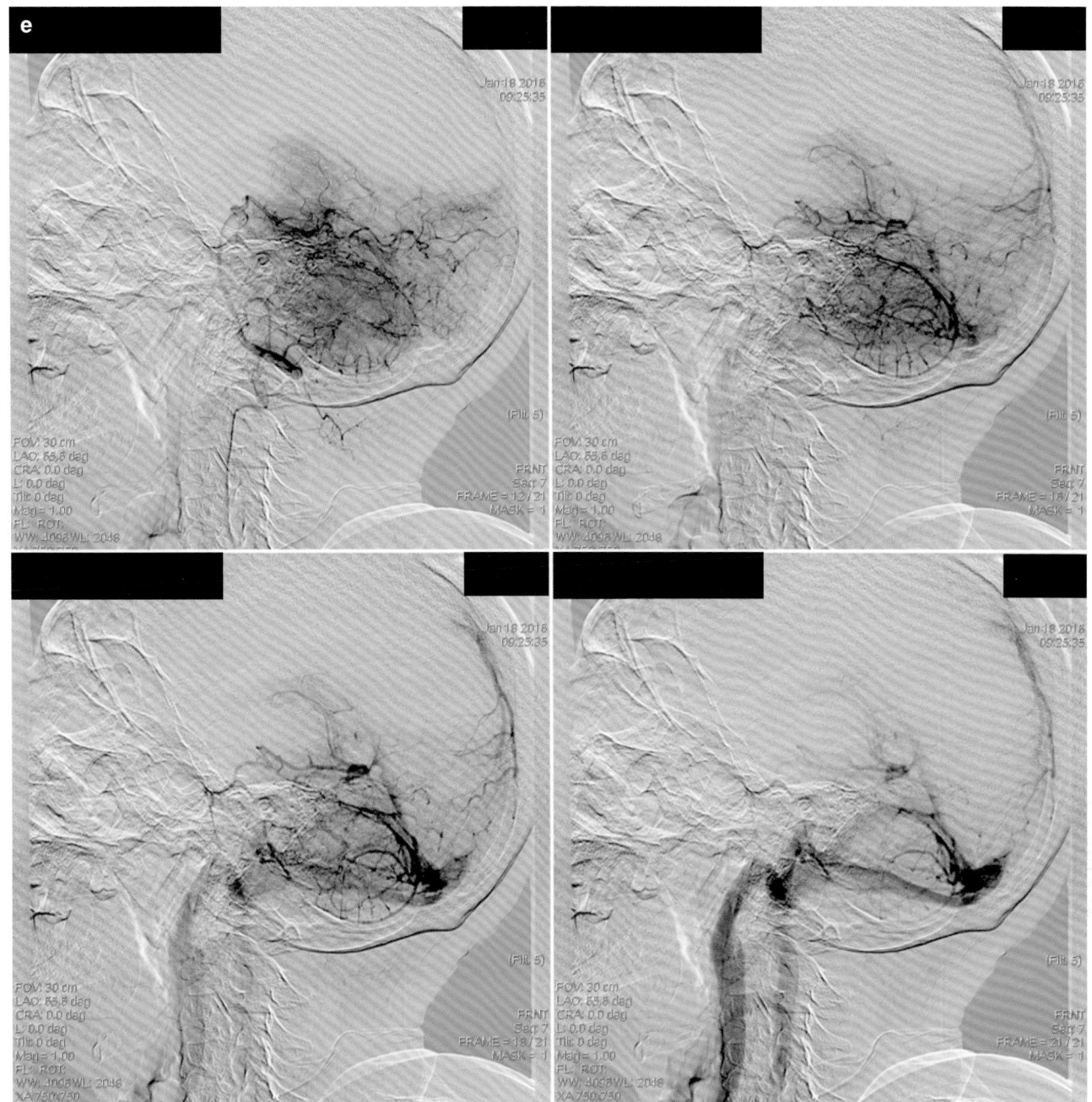

图 1.1（续）

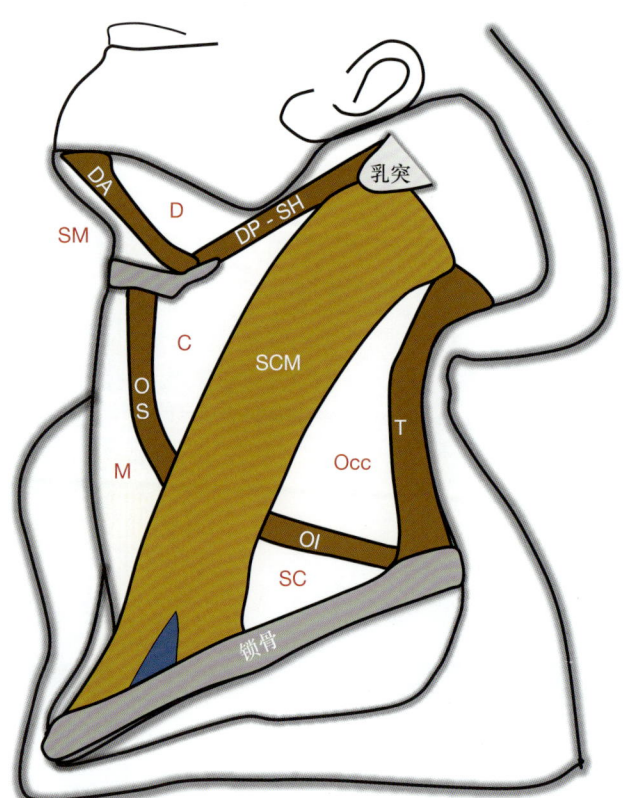

图1.2 颈部三角区示意图。图示颈左侧，头处于伸展位并向对侧旋转。DA，二腹肌前腹；DP-SH，二腹肌后腹和茎突舌骨肌；OI，肩胛舌骨肌下腹；OS，肩胛舌骨肌上腹；SCM，胸锁乳突肌（或区域）；T，斜方肌。三角区域如下所示：C指颈动脉三角，D指二腹肌三角，M指肌三角，Occ指枕三角，SC指锁骨上三角，SM指颏下三角。较小的锁骨上三角位于胸锁乳突肌的锁骨头与胸骨头之间，用蓝色表示；颈内静脉（"颈内静脉下球"）位于其下

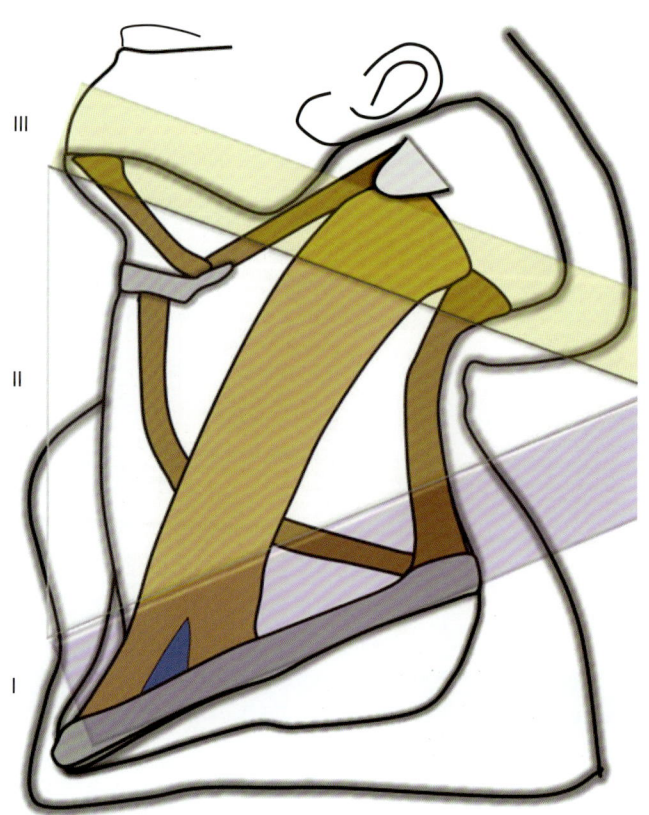

图1.3 颈部三大外科手术区。Ⅰ区在锁骨上方延伸1～2 cm，用紫色表示。该区域大致对应肩胛舌骨肌下腹。位于胸锁乳突肌两头之间的小三角区域也包含在此区域中。Ⅰ区内接近颈内静脉比较容易。Ⅱ区（浅灰色）在Ⅰ区上方延伸，至下颌骨下缘延长线水平。要注意头部在伸展时，Ⅱ区后方区域变小。Ⅲ区（黄色）对应颅底

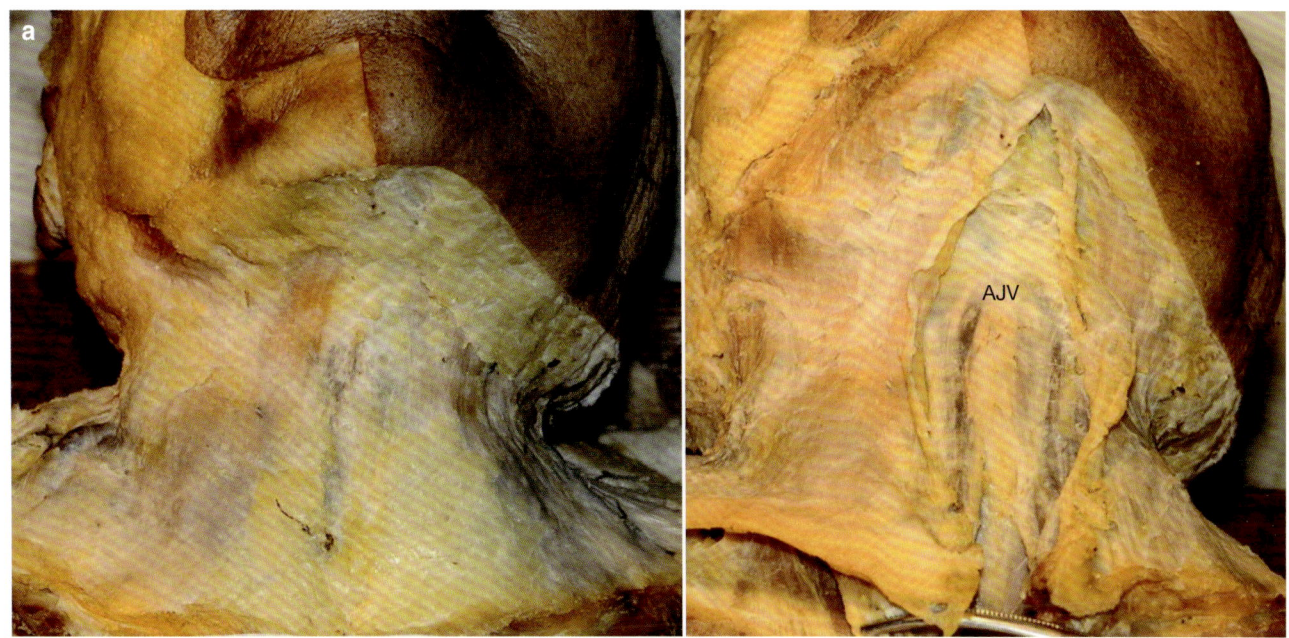

图 1.4 颈动脉鞘和颈筋膜。**a.** 颈筋膜浅层及颈阔肌。颈前静脉（AJV）也可看到。**b.** 颈动脉三角部分区域位于肩胛舌骨肌（下腹）上方。肩胛舌骨肌被颈筋膜中层（内脏层或气管前层）覆盖并限定在该位置。颈前静脉（AJV）在肩胛舌骨肌下腹汇入颈内静脉。部分颈外静脉（EJV）自图像侧面可见。SCM，胸锁乳突肌（切断并上翻）。**c.** 颈动脉三角及颈动脉鞘。切口更深，位于肩胛舌骨肌下腹（OI）上方。打开颈动脉鞘便有可能直接见到颈总动脉（CCA）及其分叉、颈内静脉（IJV）、颈襻（舌下神经襻*）。需要注意颈动脉鞘的致密组织（以手术镊提起）。**d.** 再深入切开，颈动脉分叉、迷走神经（X）、交感干（S）便都可以显现；后者被颈筋膜椎前层覆盖（切开颈筋膜椎前层以露出交感干）。右侧为术中影像以做比较（术中影像里，由于被颈筋膜气管前层覆盖，交感干并非直接可视）。**e.** 颈筋膜气管前层覆盖舌骨下肌群、甲状腺和甲状旁腺、气管及喉部。甲状腺与甲状腺上、下血管和喉返神经（Recc）均可见。CCA，颈总动脉；ITA，甲状腺下动脉（注意它横行从外侧向内侧走行）；ITV，右侧甲状腺下静脉；X，迷走神经

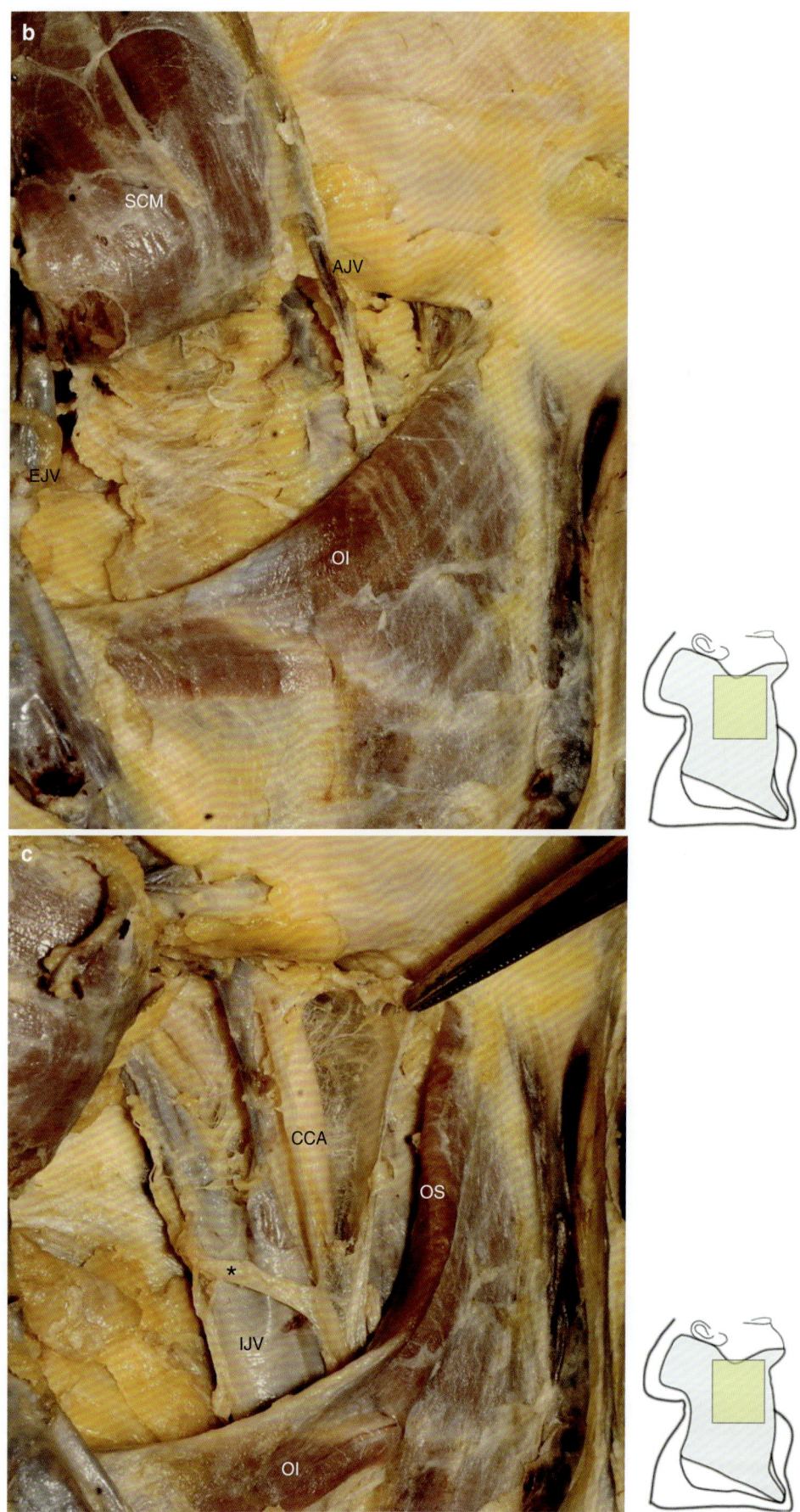

图 1.4（续）

第 1 章 脑血液循环

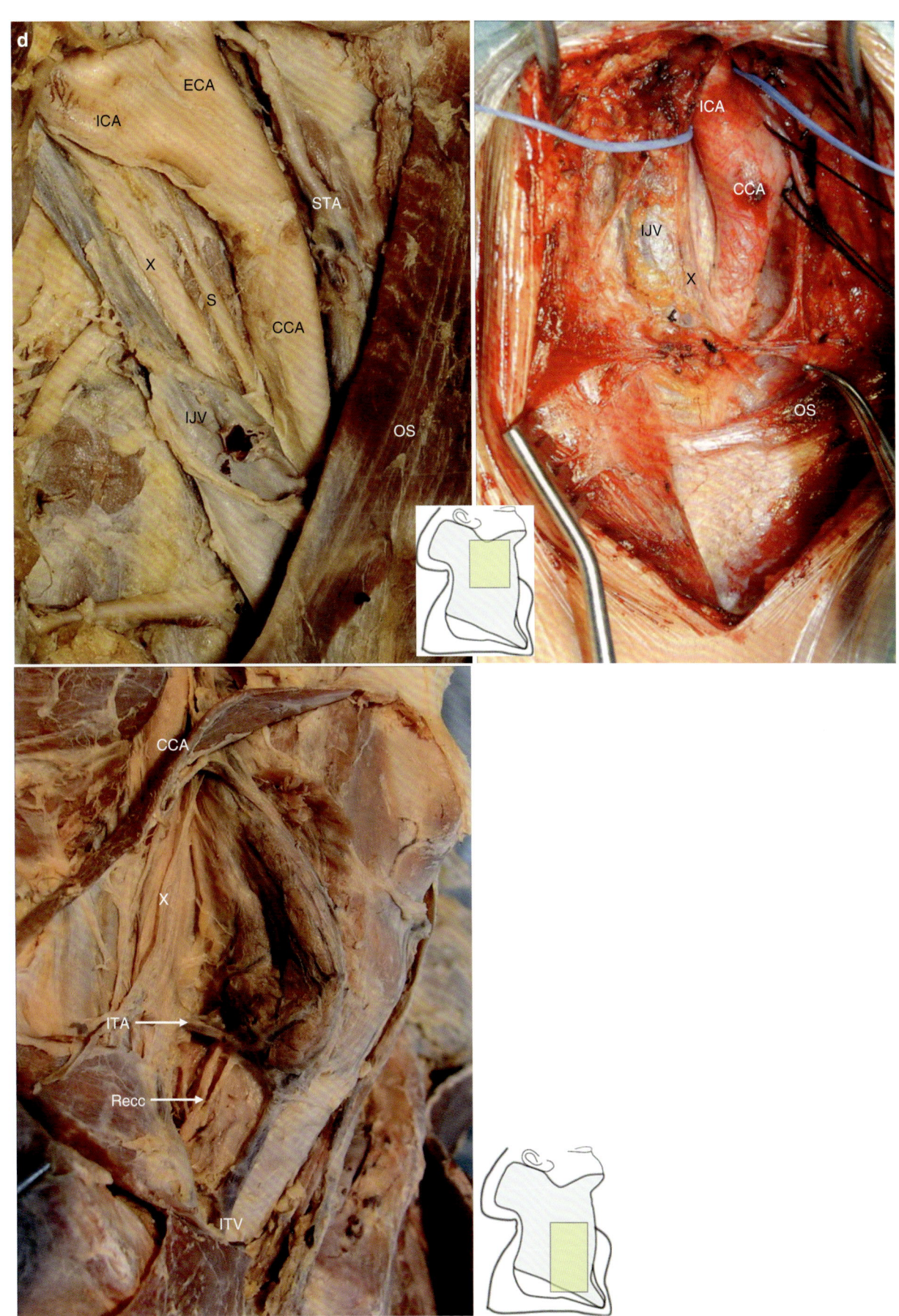

图 1.4（续）

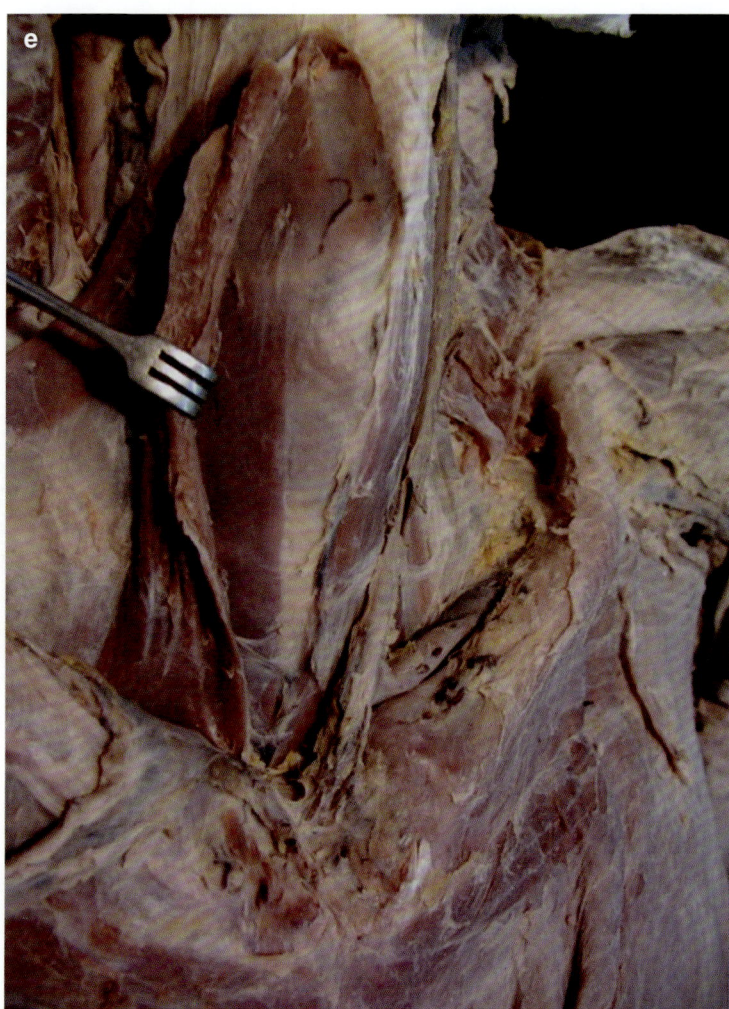
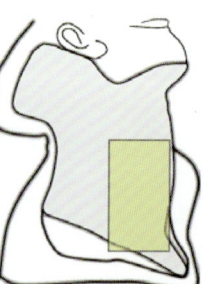

图 1.4（续）

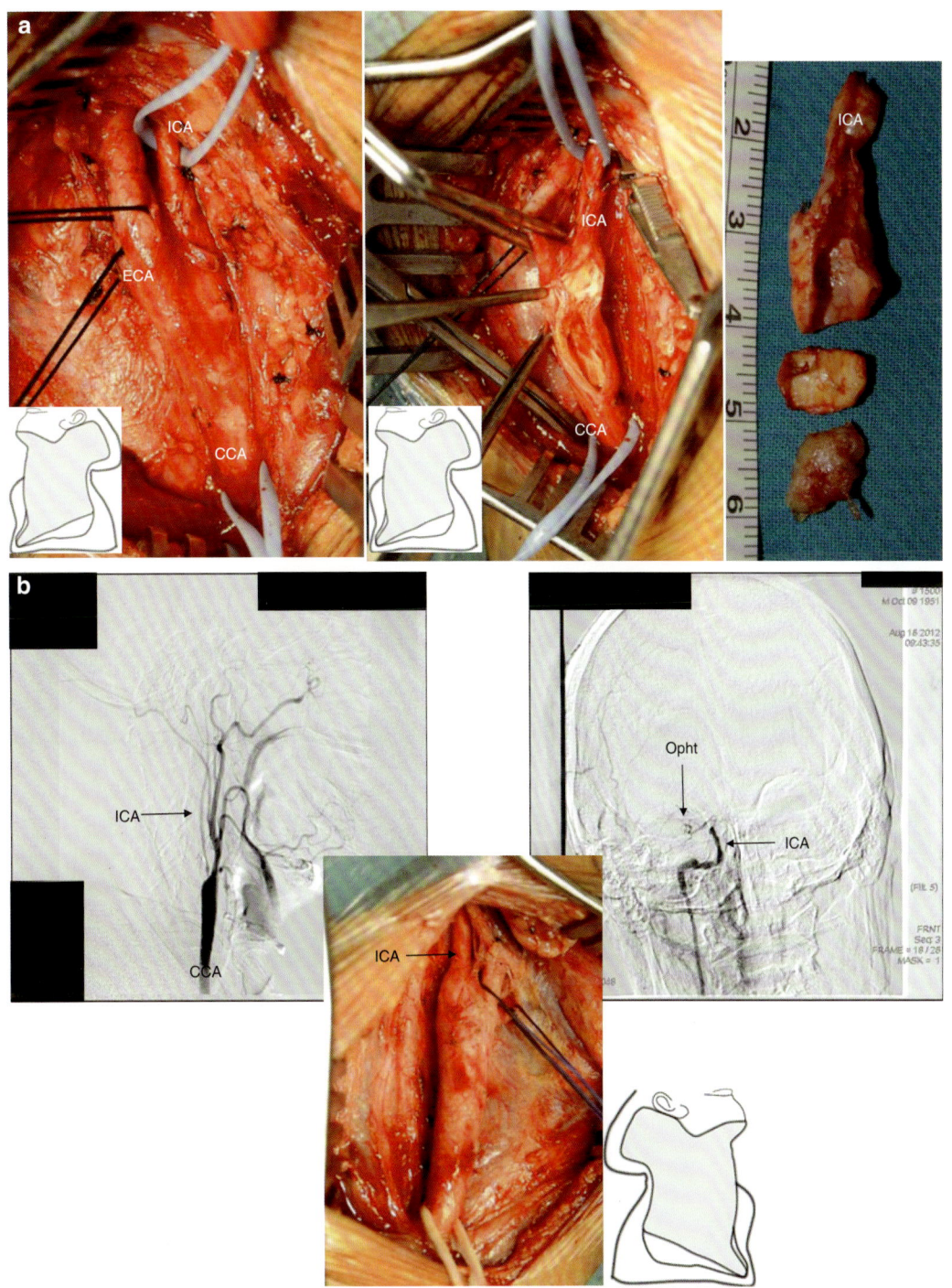

图1.5 颈动脉分叉变异。**a.** 颈内动脉（ICA）发育不良。与颈外动脉（ECA）相比，颈内动脉的管径明显减小（颈内动脉直径大约是颈外动脉直径的一半）。也需要注意颈动脉球不够明显。一条长长的动脉粥样硬化斑块占据了颈动脉分叉大部分位置及颈内动脉近段部分。图示术中左颈动脉分叉及切除的斑块。**b.** 发育不良的细长颈内动脉（ICA）终止于眼动脉（Opht）。**c.** 颈总动脉（CCA）发育不良。颈总动脉管径几乎与颈内动脉相同。右侧颈总动脉与颈内动脉直径正常，右侧颈动脉系统是整个大脑的主要供血动脉，且左侧大脑前动脉（ACA）与大脑中动脉（MCA）靠右侧颈内动脉供血。**d.** 颈动脉球缺失。此处并没有颈动脉球，且颈动脉分叉像双筒枪一般，颈内动脉与颈外动脉管径几乎相同。**e.** 颈动脉分叉倒置。右侧颈动脉分叉术中情况。颈外动脉位于前外侧，而颈内动脉位于后内侧。在此情况下也应注意，无明确颈动脉球。**f.** 颈动脉分叉倒置：颈内动脉与颈外动脉处于同一矢状面。颈外动脉叠加在颈内动脉之上。STA，甲状腺上动脉。牵动颈动脉分叉可以暴露位于更深位置的颈内动脉。**g.** 双侧颈动脉分叉倒置。颈内动脉在两侧均位于后内侧。甲状腺上动脉横穿颈动脉分叉。**h.** 颈总动脉迂曲与低位分叉，大致位于$C_{4\sim5}$水平。**i.** 矢状位分叉，可见颈外动脉位于前方，颈内动脉位于后方。喉上神经（SLN）从颈内动脉与颈外动脉之间穿过

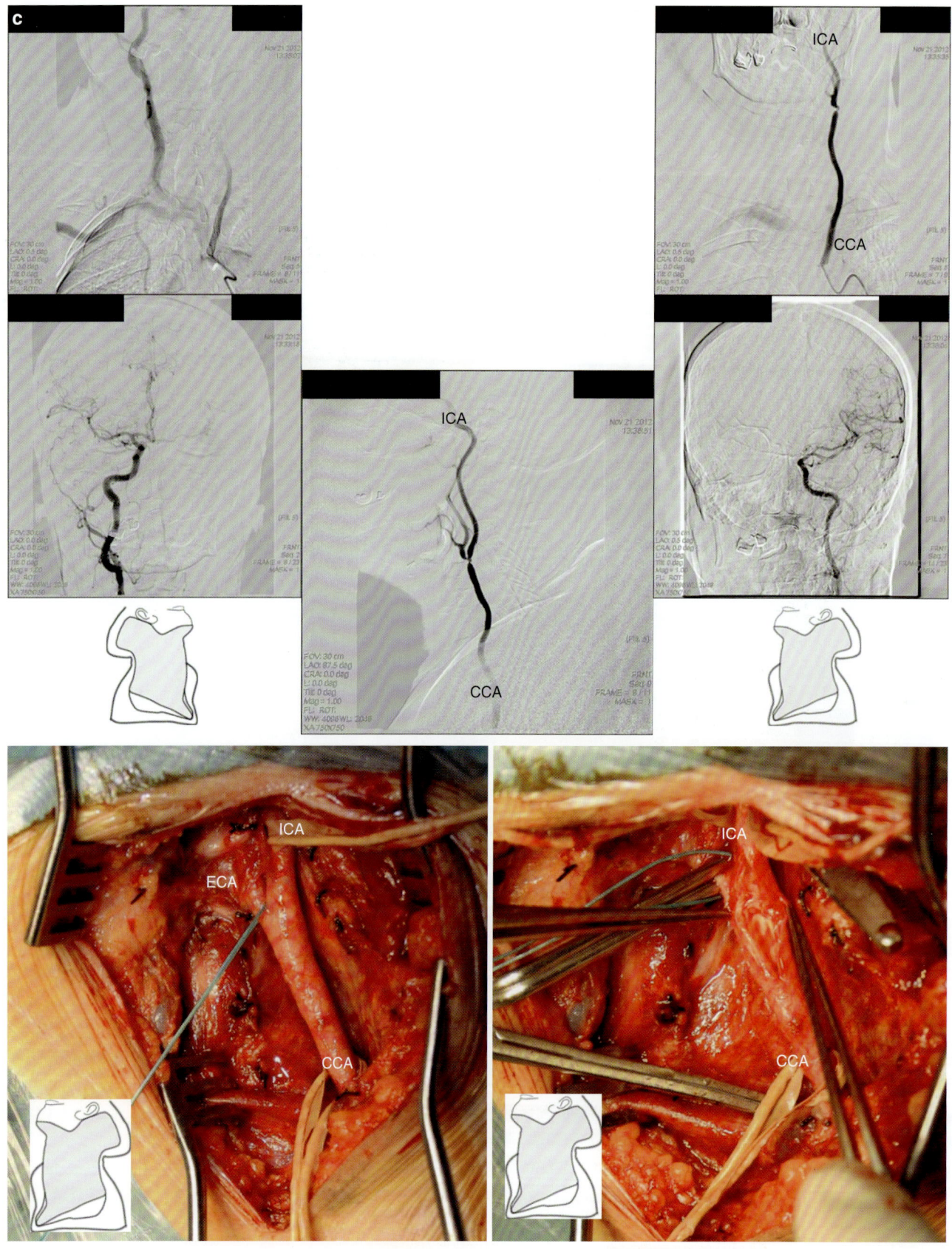

图 1.5（续）

第 1 章 脑血液循环

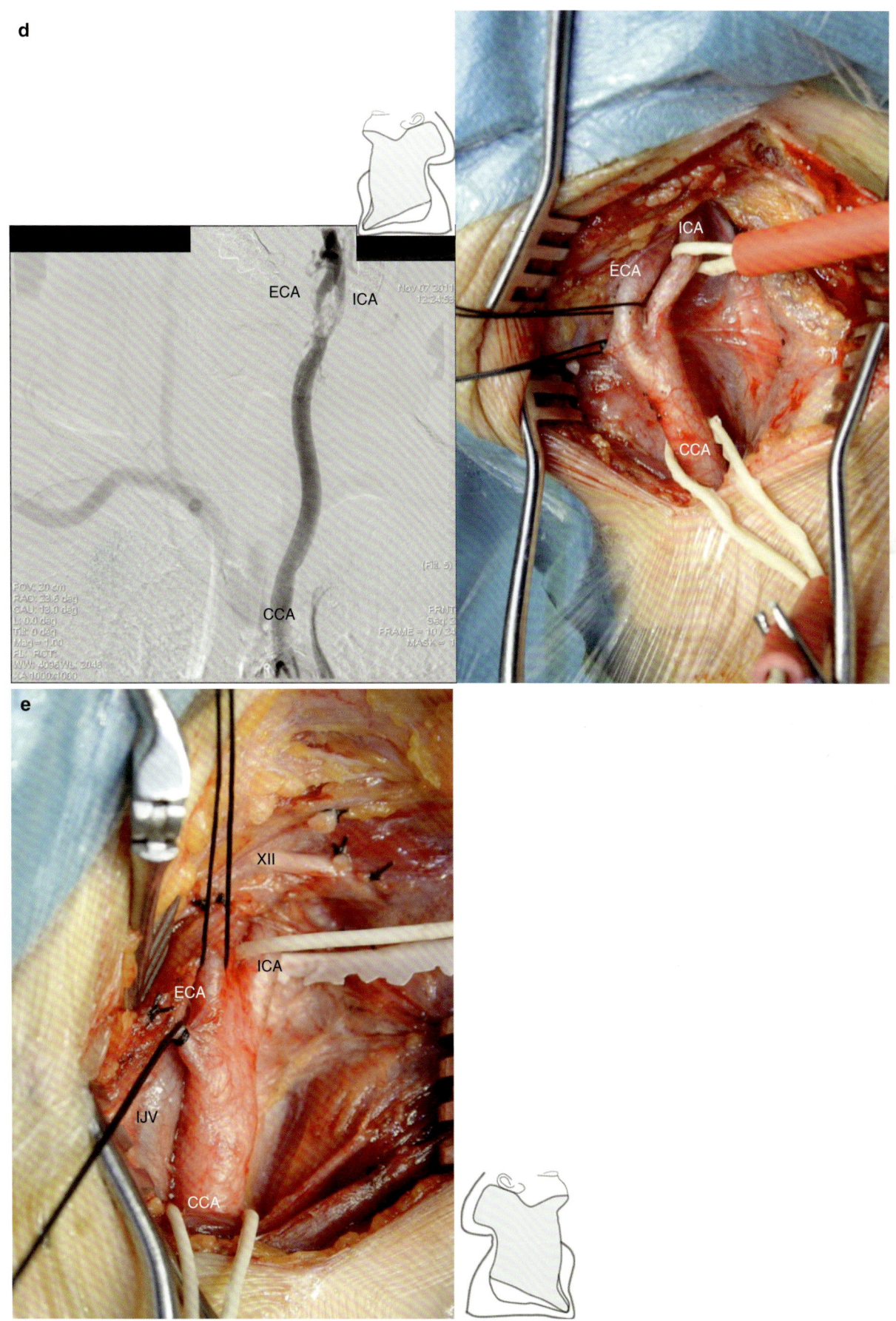

图 1.5（续）

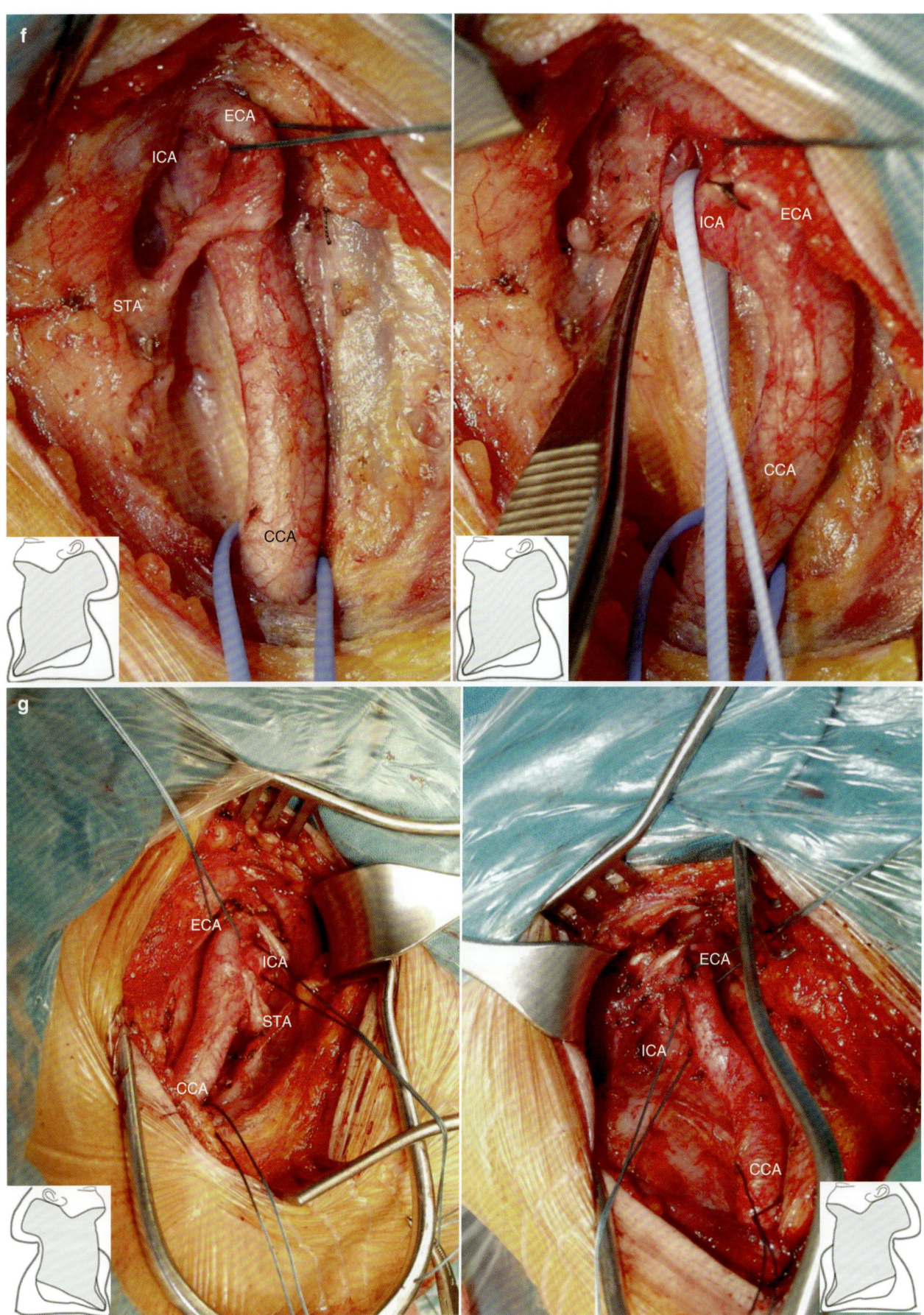

图 1.5（续）

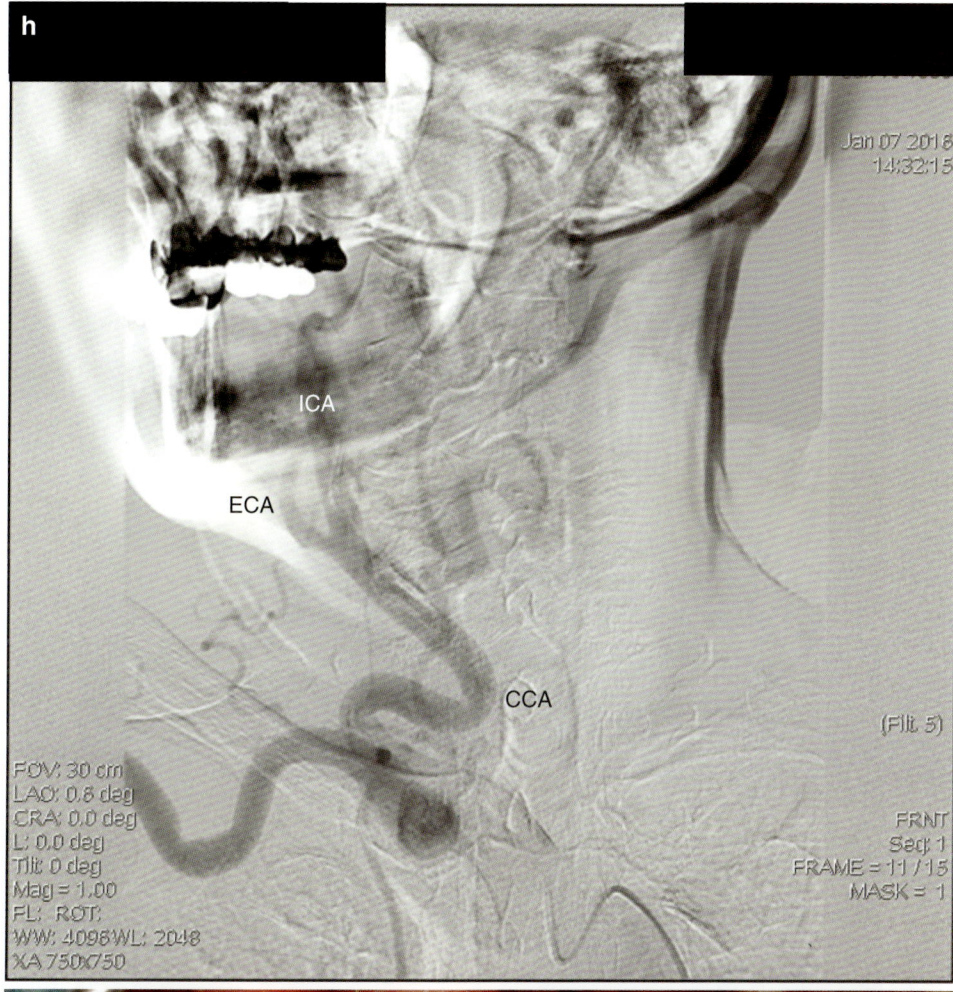

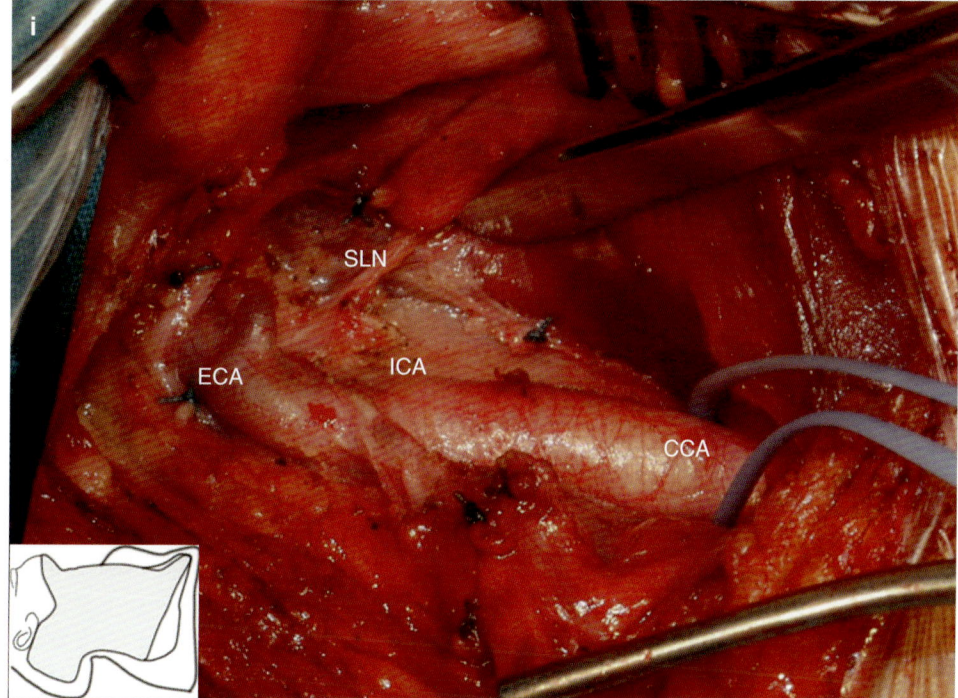

图 1.5（续）

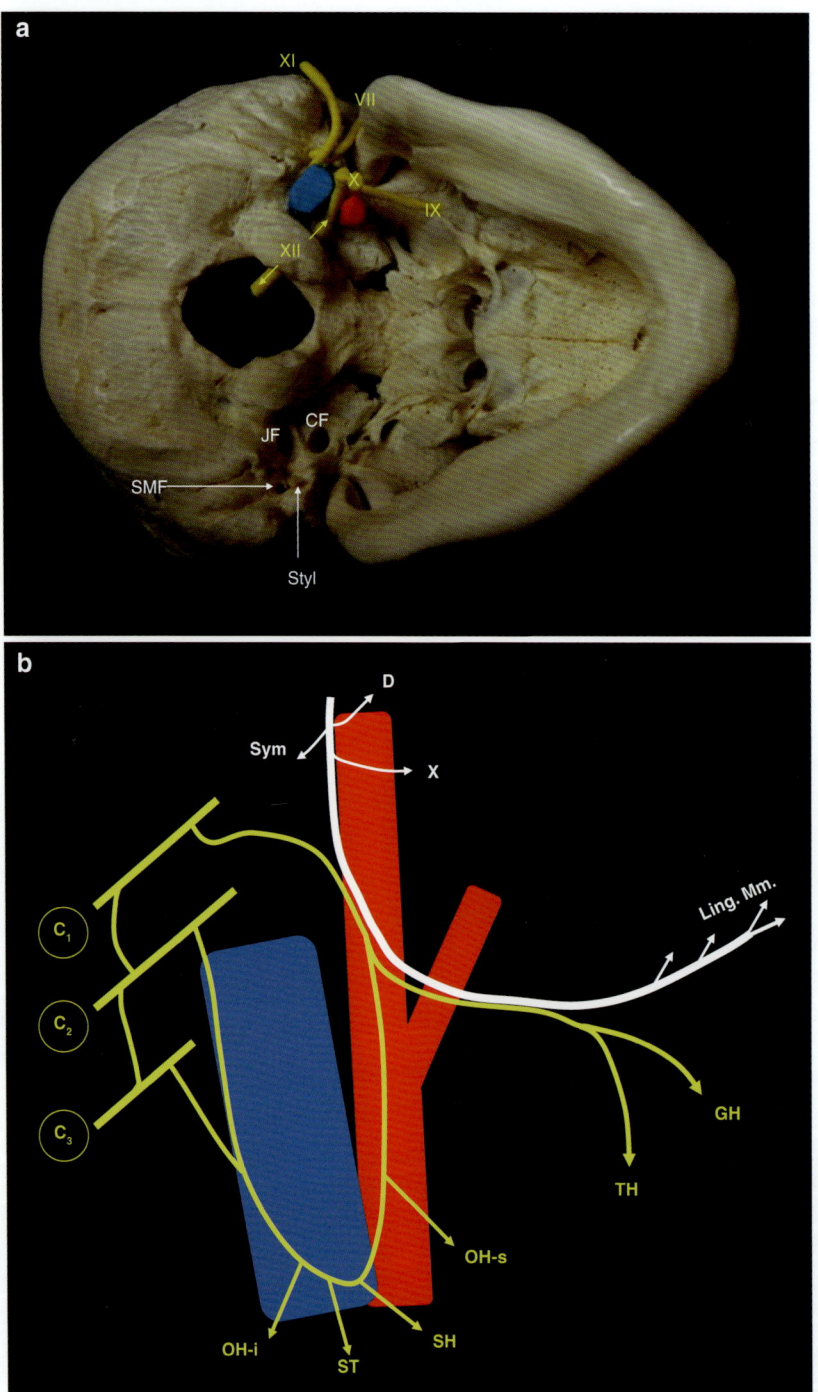

图1.6 颅底解剖学关系。**a.** 重建并显示颅底重要结构示意图。红色表示颈内动脉（ICA），蓝色表示颈内静脉（IJV）。颈内动脉在颈动脉孔（CF）位置与交感神经纤维（未显示）一同进入颅骨。颈内静脉在颈静脉孔（JF）水平离开颅骨，与舌咽神经（Ⅸ）、迷走神经（Ⅹ）、副神经（Ⅺ）共享同一个孔道。在多数情况下舌咽神经、迷走神经位于颈静脉前，而副神经位于颈静脉后。舌下神经（Ⅻ）从髁前管（舌下神经管）于颈内动脉后部经过，舌咽神经与迷走神经从颈内动脉上方下降至分叉水平，最终从外侧向内侧通过。面神经（Ⅶ）通过茎乳孔（SMF）时被茎突（Styl）和肌肉与颈内动脉分离。**b.** 舌下神经及颈袢（舌下神经袢）图解。颈动脉血管为红色，颈内静脉为蓝色。舌下神经为白色，颈前支为黄色。舌下神经的分支 D 表示硬膜支，Sym 表示至交感干的交通支，X 表示至迷走神经上节的交通支。末端分支为舌内肌支（Ling. Mm.）。颈袢上根起源于 C_1 腹支，而颈袢下根起源于 C_2 和 C_3。袢分支配舌骨肌群：肩胛舌骨肌下腹（OH-i）、肩胛舌骨肌上腹（OH-s）、胸骨甲状肌（ST）、胸骨舌骨肌（SH）、甲状舌骨肌（TH）、颏舌骨肌（GH）。颈袢从颈内静脉上部经过，但仍能遇到众多变异

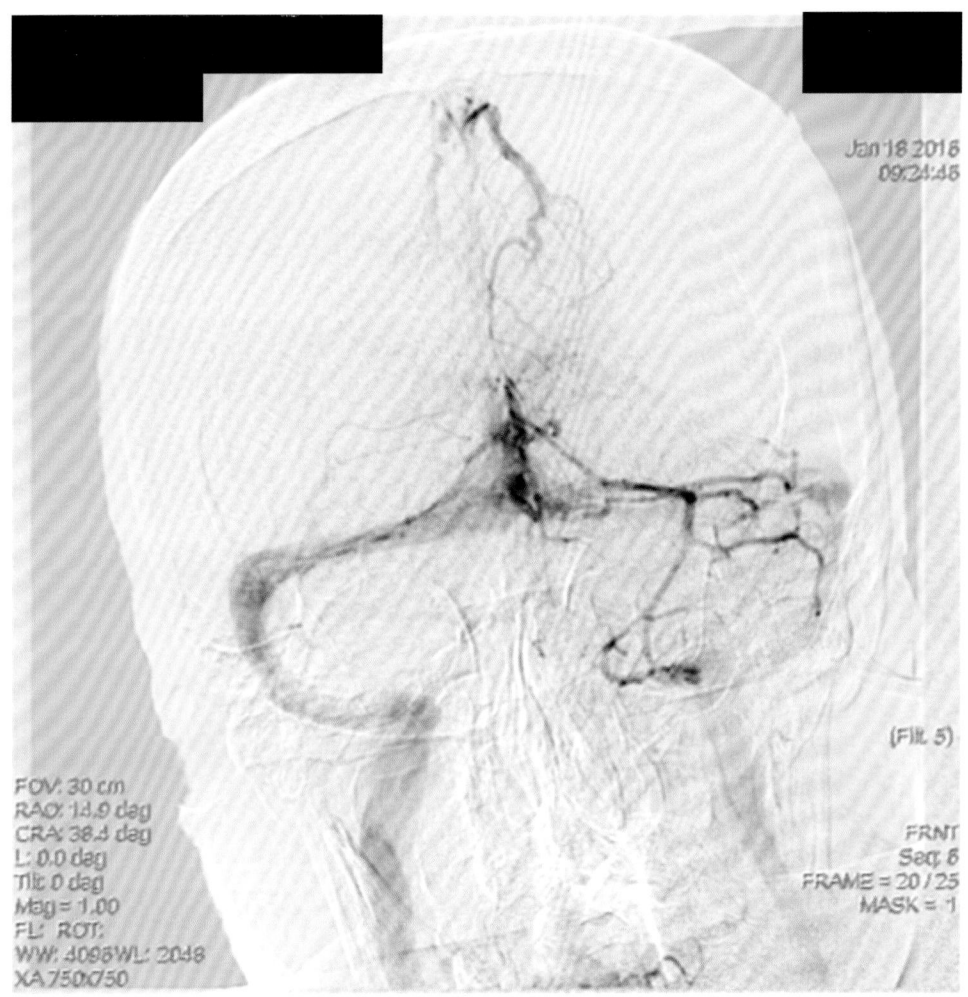

图 1.7 颈内静脉的自然不对称性。双侧颈内静脉常常不对称，反映了两侧横窦及乙状窦之间的差异。双侧颈静脉孔（颈内静脉上球的位置）也是不一致的。了解这种差异的存在，在颈内静脉血栓形成（如优势侧颈内静脉闭塞）、中心静脉置管及外科手术时具有重要的临床意义。有时，颈内静脉上部管径很小，在上颈部接受较大属支（下颌后静脉、甲状舌面干）后才变得明显。这些变异对外科手术都具有重要意义（见图 1.8）

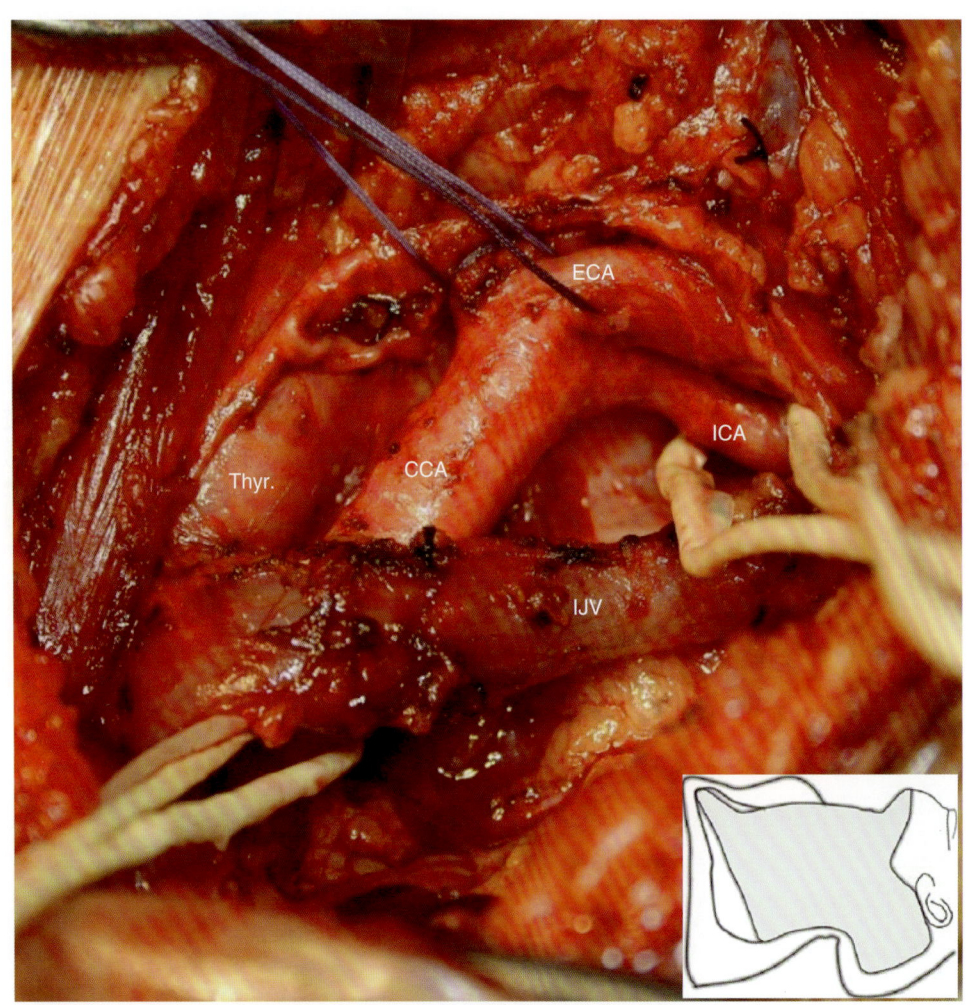

图 1.8 更多的颈内静脉解剖变异。颈内静脉自外至内跨过颈动脉分叉，相对于颈总动脉呈前内侧位置。这种变异在临床上有两点需要注意：首先，在外科手术中对颈总动脉进行暴露时，必须注意保护颈内静脉。而且，由于颈内静脉相对位于颈总动脉前方，术中可能会被误认为是一侧支而被不经意结扎。其次，若颈内静脉位于颈总动脉前内侧时，颈内静脉置管会有困难（容易穿破颈总动脉）。关于其他变异，请参看图 1.10 b 和 c

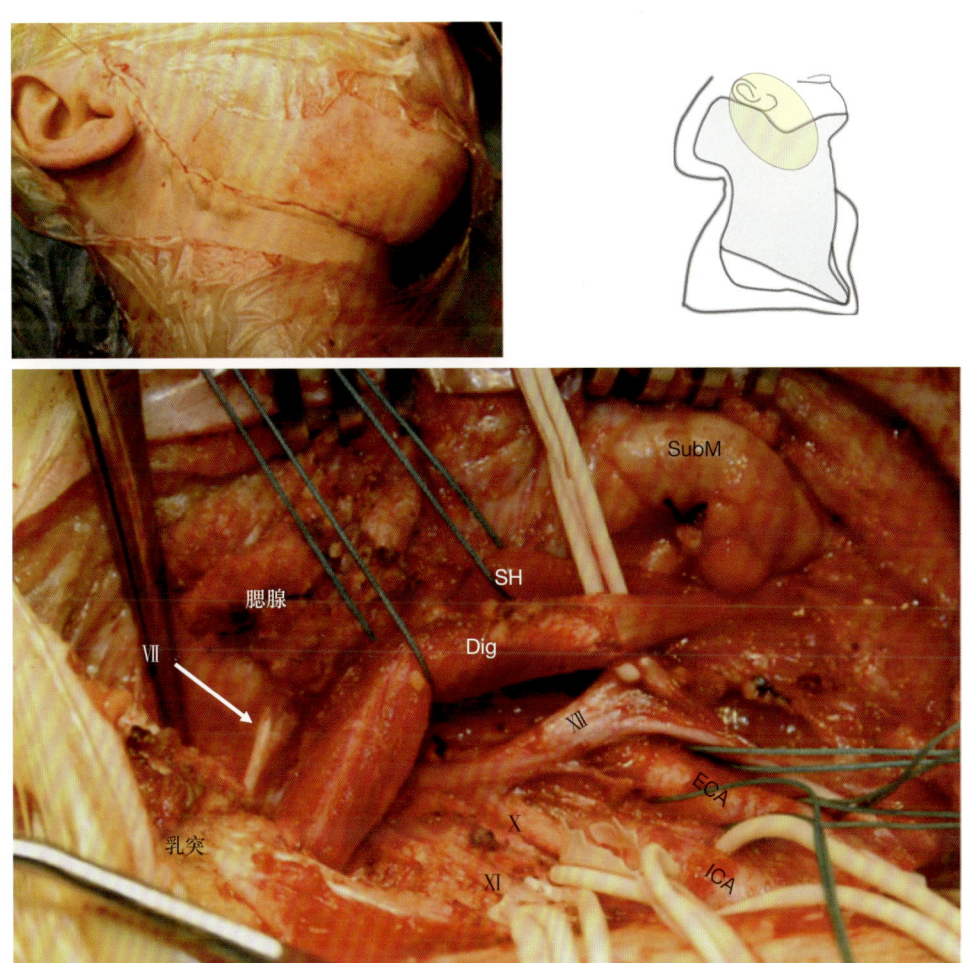

图 1.9 面神经颅外部分及颅底解剖关系（术中所见，右侧颈部切口耳前延伸）。这个角度在暴露高位颈内动脉的时候也讨论过。颈动脉分叉部（颈内动脉与颈外动脉）完全暴露，迷走神经（Ⅹ）、副神经（Ⅺ）及舌下神经（Ⅻ）分别被弹力带缠绕。二腹肌后腹（Dig）和茎突舌骨肌（SH）均被游离出来且轻轻牵开（这样的话就可以避免切断这些肌肉）。面神经（Ⅶ，箭头指示处）自其出口茎乳孔处、乳突深部被暴露。面神经经过下颌后间隙进入腮腺。图中也可见颌下腺（SubM）。面神经主干已清晰可见并得到充分保护，最终会在腮腺实质处分叉

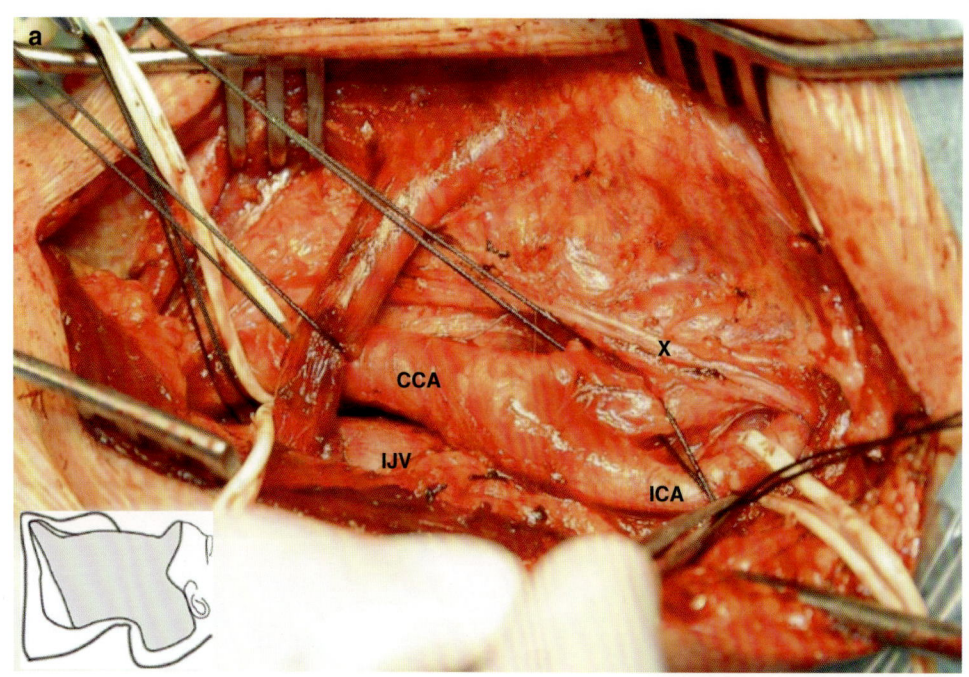

图 1.10 迷走神经（X）在颈部的变异。正常情况下迷走神经在颈部处于颈内动脉（及颈总动脉）与颈内静脉之间，处于比血管略靠后的平面上。然而，有时迷走神经会处于不同位置。这种变化与外科手术密切相关，外科医生必须要能意识到改变的解剖关系，以避免损伤迷走神经。局部麻醉过程中，当麻醉师试图浸润颈动脉窦和颈动脉球区域时，迷走神经的意外阻断可能随之发生。**a.** 迷走神经从前部、内侧及浅层位置穿过颈动脉分叉。**b.** 迷走神经穿过颈动脉分叉。在这种情况下要注意，颈内静脉也处于异常位置，例如，位于颈外动脉与颈总动脉的前部及内侧。连续图像显示手术入路，与此同时移动颈动脉分叉及迷走神经，这样便可进行内膜切除术和人工合成补片植入

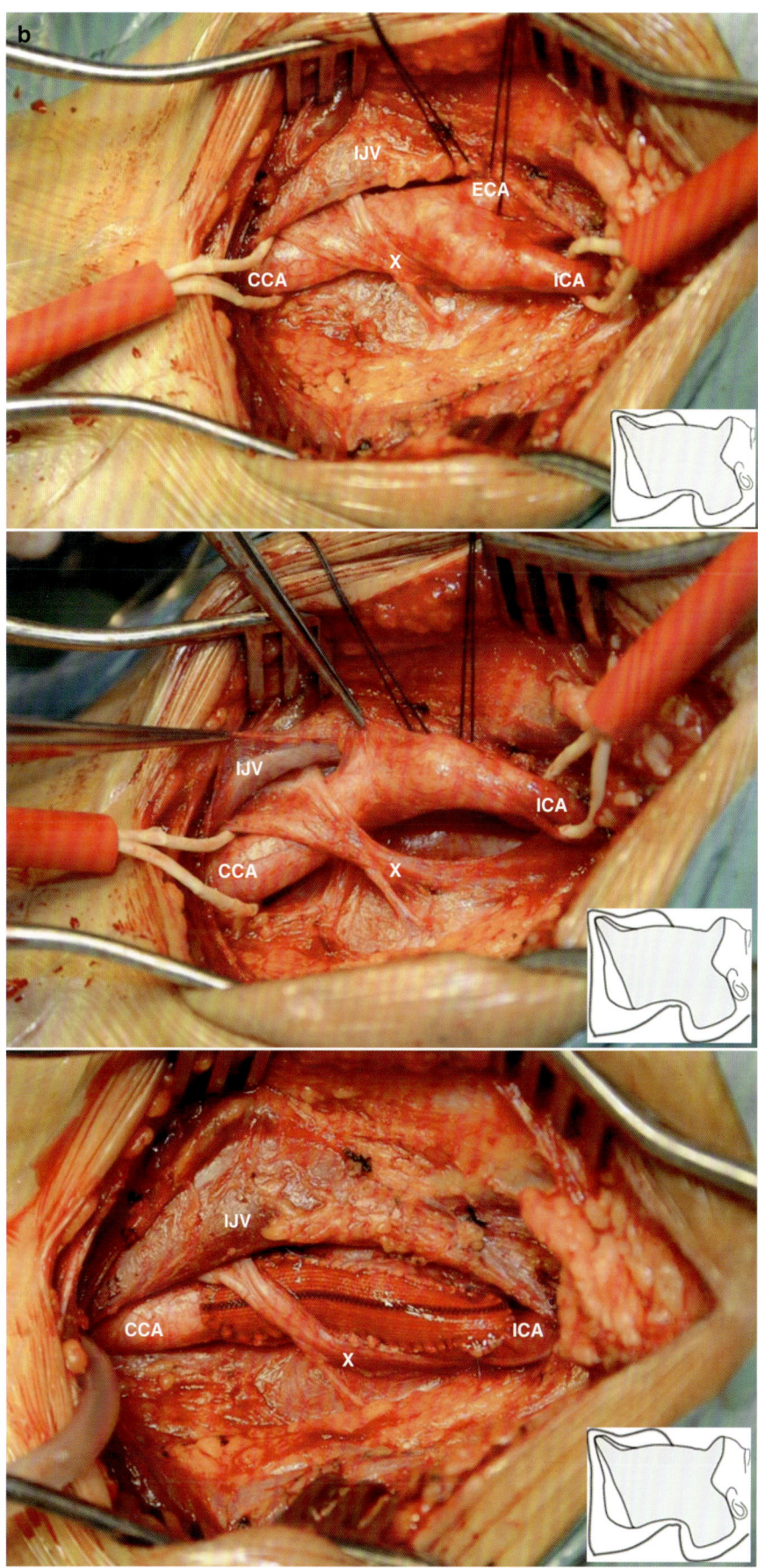

图 1.10（续）

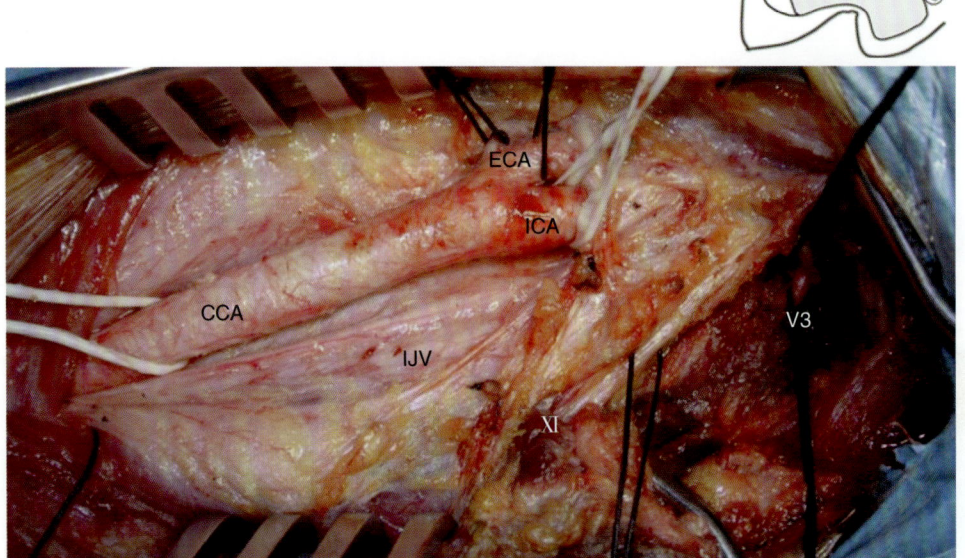

图 1.11 副神经位于颈前位置。副神经（Ⅺ）可能位于颈前位置，且在进行颈淋巴结切除术暴露颈动脉分叉时容易受到损害。在图示病例中，在接近枕下椎动脉（V3）时，位于颈前位置的副神经可能会受到进一步损害

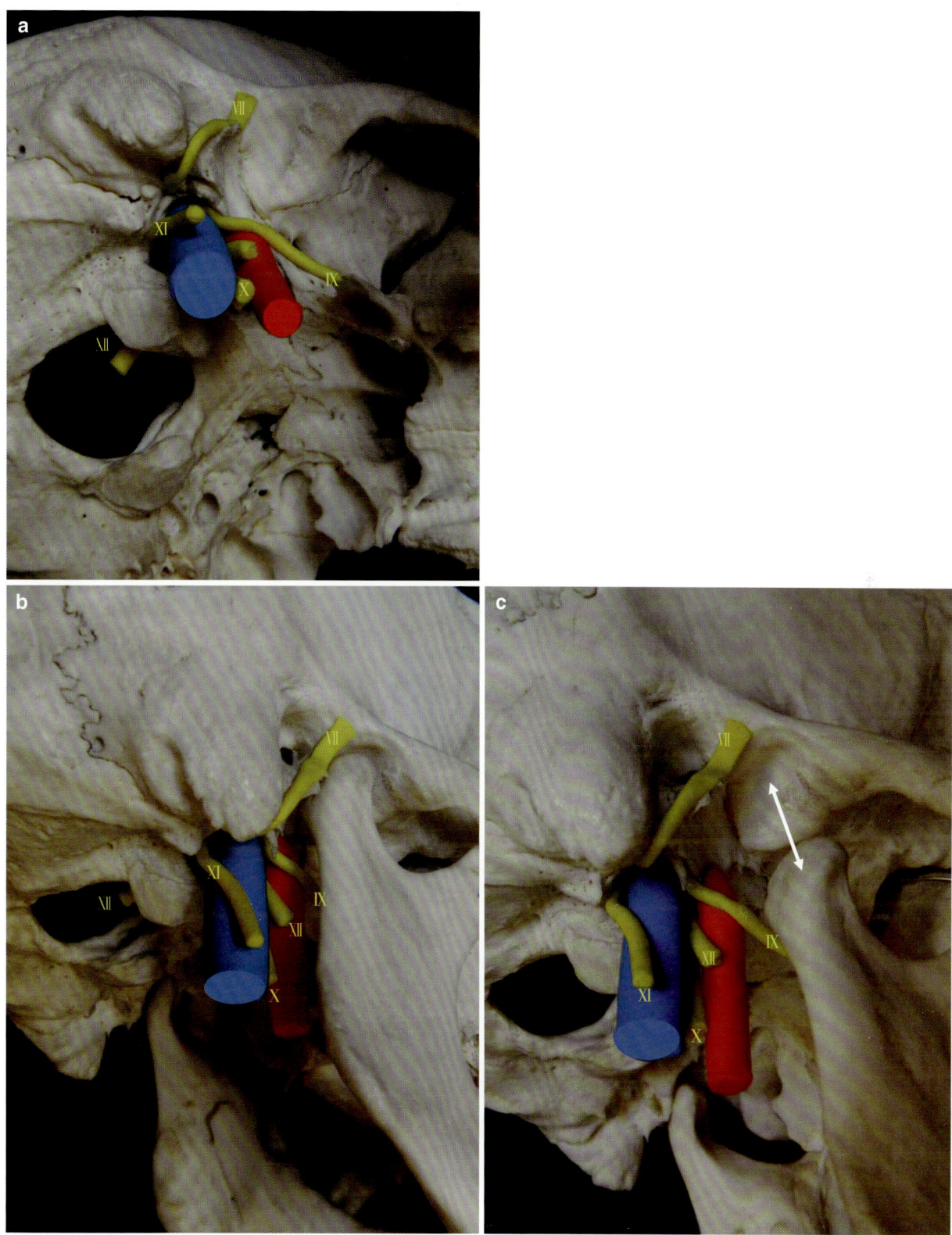

图1.12 下颌后间隙。重建示意图如图1.6所示。**a.** 颅底仰视图,下颌骨已切除。颈内静脉(蓝色)与颈内动脉(红色)被众多神经包围。迷走神经(Ⅹ)及舌咽神经(Ⅸ)从颈静脉前出颅腔,副神经(Ⅺ)从颈静脉后出颅腔。舌下神经(Ⅻ)通过一个单独的管道(舌下神经管)出颅,从颈内动脉与颈内静脉间经过。茎突肌将面神经(Ⅶ)与其余结构分离开。面神经经过下颌后间隙到达腮腺。**b.** 侧视图(下颌骨在位)。注意乳突与下颌骨之间的狭窄区域及颈内动脉深部。**c.** 下颌骨脱位(双向箭头),下颌后间隙便能扩大,但通常不会大于2 cm,因为面神经易被拉长而受损害。要暴露颈内动脉远端通常需要将茎突肌分离

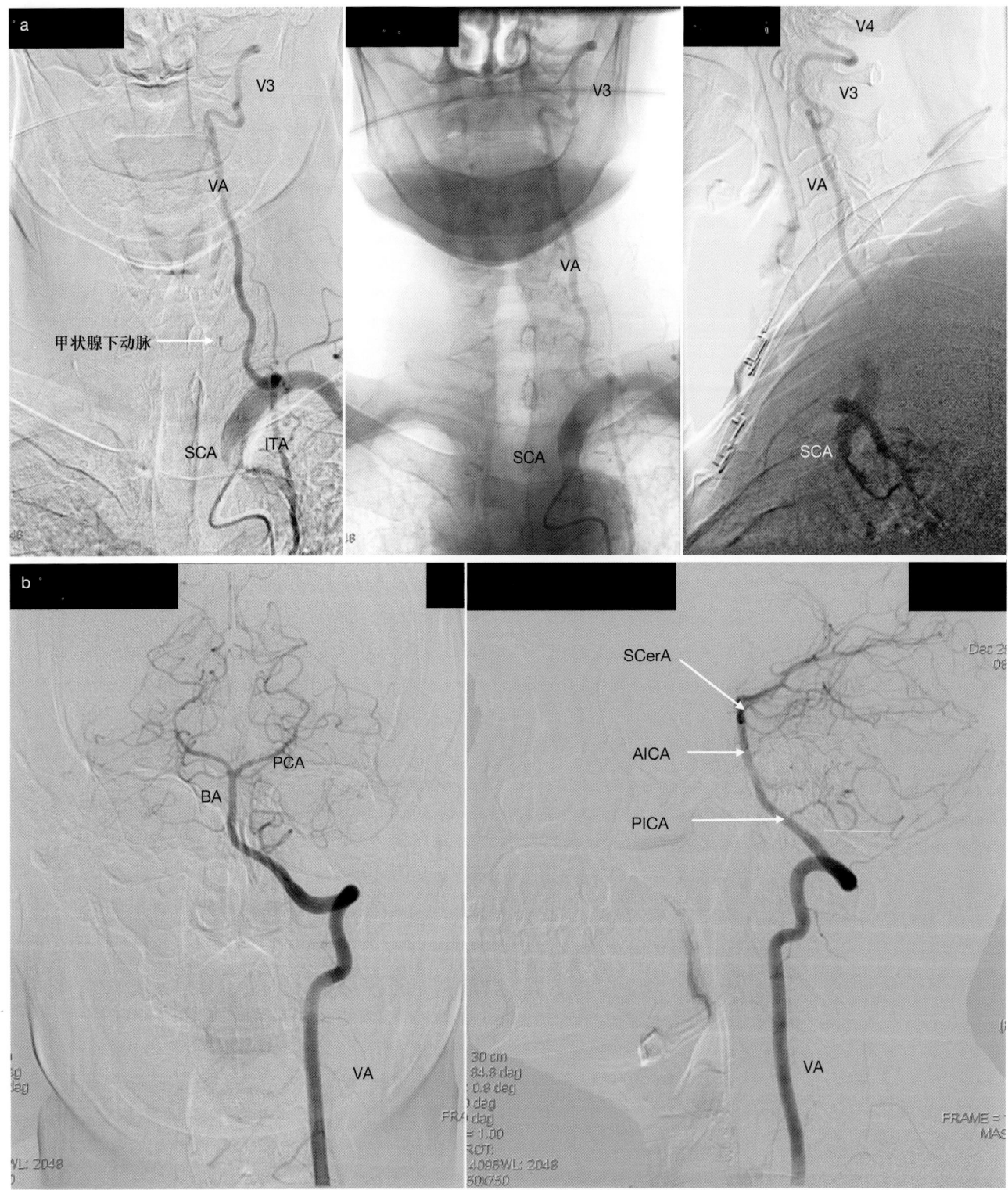

图 1.13 椎动脉（1）。椎动脉（VA）血管造影。**a.** 椎动脉常起自锁骨下动脉（SCA）第一部分，与胸廓内动脉（ITA）相对。椎动脉起始更远端为甲状颈干和肩胛上动脉。椎动脉第一部分（V1）处于较深平面，位于前斜角肌与颈长肌之间。椎动脉进入颈椎 C_6 横突孔（尽管有众多不同入口变异）。椎动脉 $C_{1\sim 2}$ 及枕下弯曲均可见（V3 和 V4）。**b.** 造影所见椎动脉远端节段。正位及侧位投影。VA，椎动脉；BA，基底动脉；PICA，小脑后下动脉；AICA，小脑前下动脉；SCerA，小脑上动脉；PCA，大脑后动脉

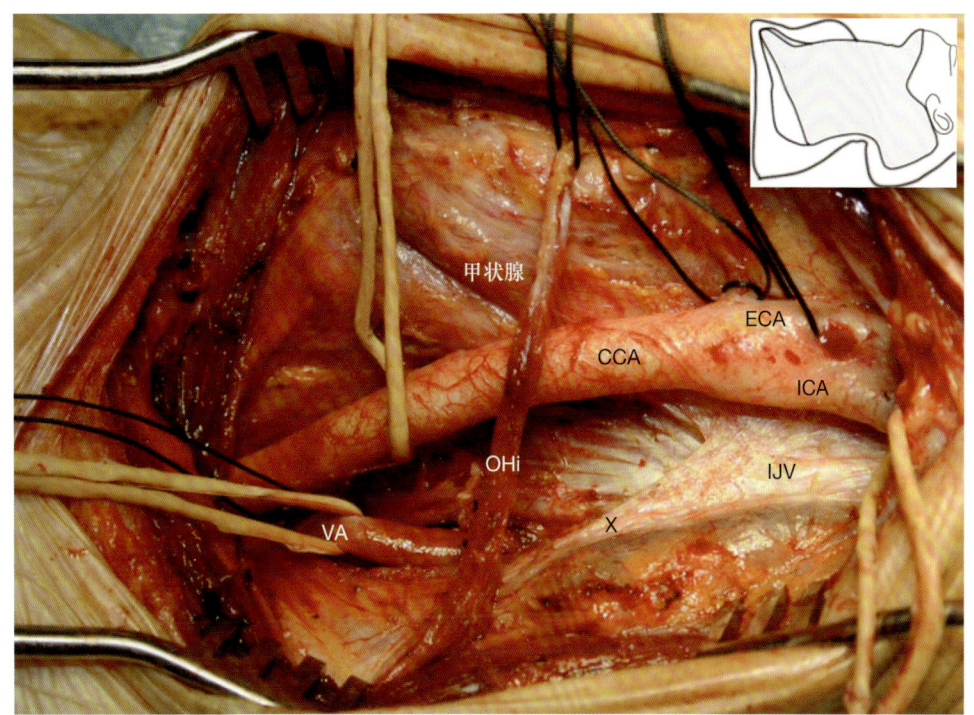

图 1.14 椎动脉（2）。椎动脉第一段（V1）术中显示，自锁骨下动脉的起始处至 C_6 横突孔入口处。颈动脉及颈动脉分叉在肩胛舌骨肌下腹（OHi）的上下部均被游离（颈筋膜气管前层/脏层被分离）。通过颈总动脉和颈内静脉之间的入路到达椎动脉［与迷走神经（X）一同被牵拉］。骨管被颈长肌（LC）、前斜角肌（AntSc）根部所覆盖。注意颈总动脉与椎动脉的紧密关系，可行椎动脉再植入颈总动脉术

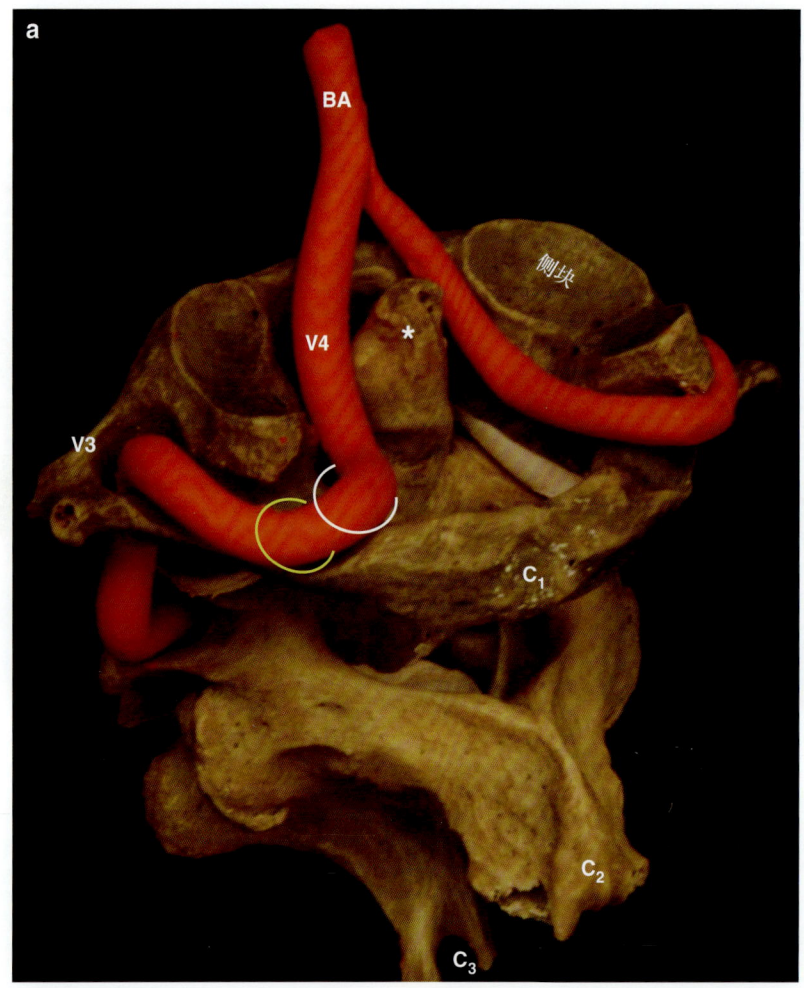

图 1.15 椎动脉（3）。a. 椎动脉末段（上部），其环绕寰椎（C_1）侧块且穿过寰枕后膜（黄色环）及硬脑膜（白色环）。注意其与枢椎（C_2）齿突、寰椎侧块、寰椎关节面及枕骨紧密相邻。枢椎棘突也十分显著，可作为放射学定位标识。也应注意颈椎棘突是两半的。左右椎动脉也呈现不对称性。b. 同样的前三节颈椎及椎动脉前位视图。注意枢椎横突孔的方向及孔上部均朝向侧面。寰枕横突比其余颈椎更加靠外侧，仅在乳突以下可触及（为外科手术及局部麻醉提供良好标记）。c. 同样的前三节颈椎后位视图。暴露椎动脉这些节段的手术入路十分繁琐，因为椎动脉位于更深平面且被枕下肌覆盖。d. 椎动脉及颈神经的解剖关系。颈椎横突包含颈神经槽，位于椎动脉后部。由于两个结构之间的空间非常狭窄，颈神经丛阻滞可能导致不慎刺穿椎动脉。同样的，也有可能穿透蛛网膜下腔。e. 椎动脉枕下段及解剖关系。椎动脉最上部被枕下肌覆盖。椎动脉可在"椎动脉三角"中暴露，此三角区由下斜肌（ObI）、上斜肌（ObS）、头后大直肌（RCPM）界定。在中部，部分头后小直肌（RCPm）被头后大直肌（RCPM）覆盖。在椎动脉三角之中，椎动脉也被寰枕后膜覆盖。头两个颈神经恰好位于椎动脉后部（C_1 和 C_2）

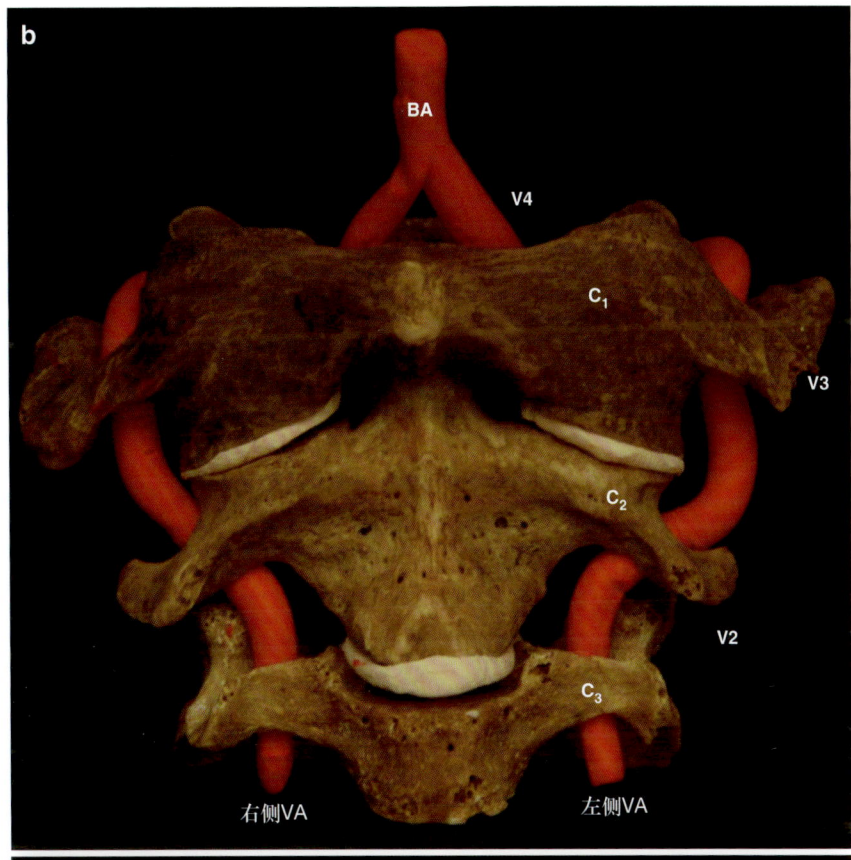
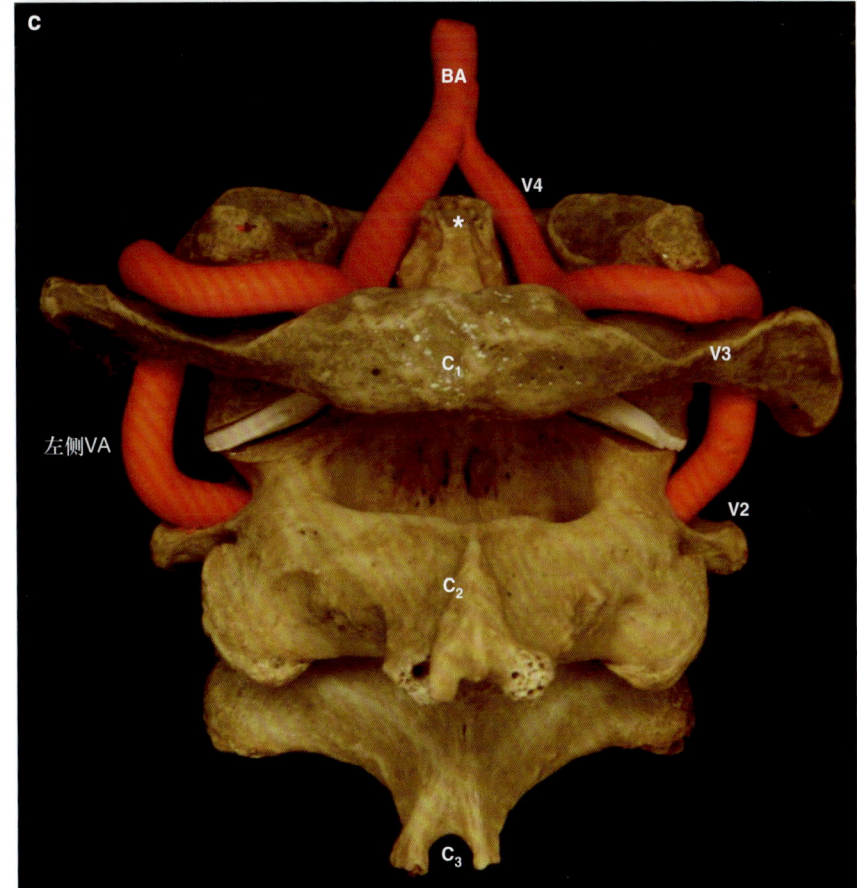

图 1.15（续）

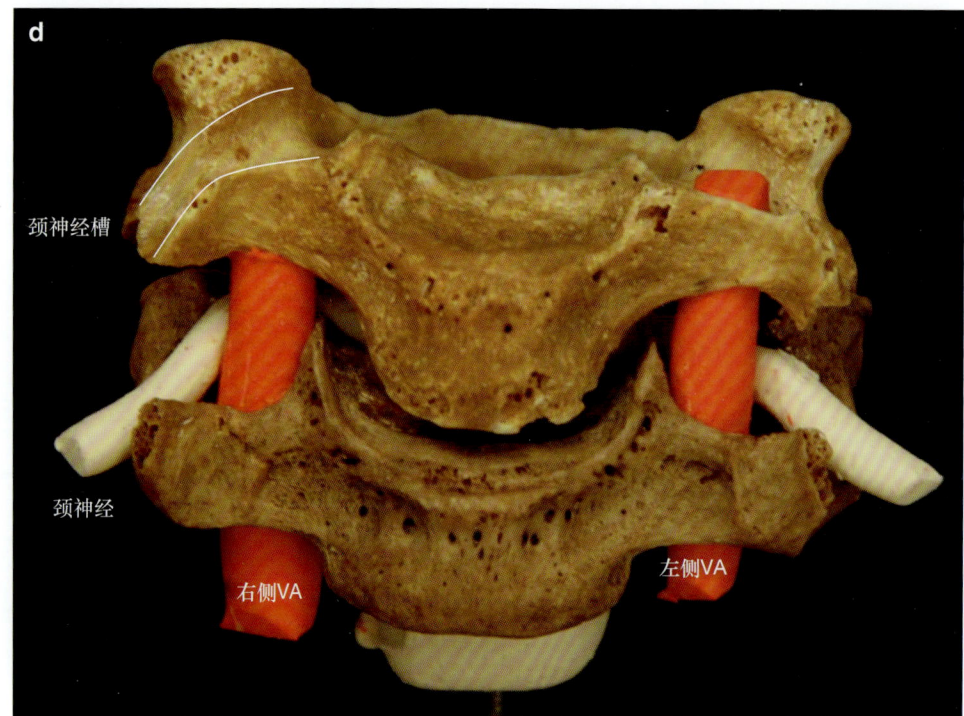

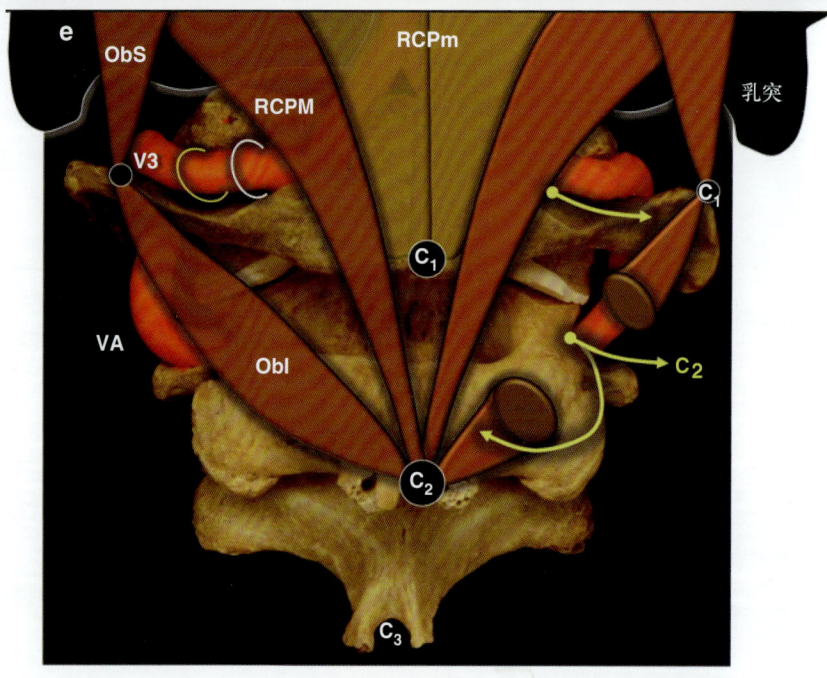

图 1.15（续）

第 1 章 脑血液循环

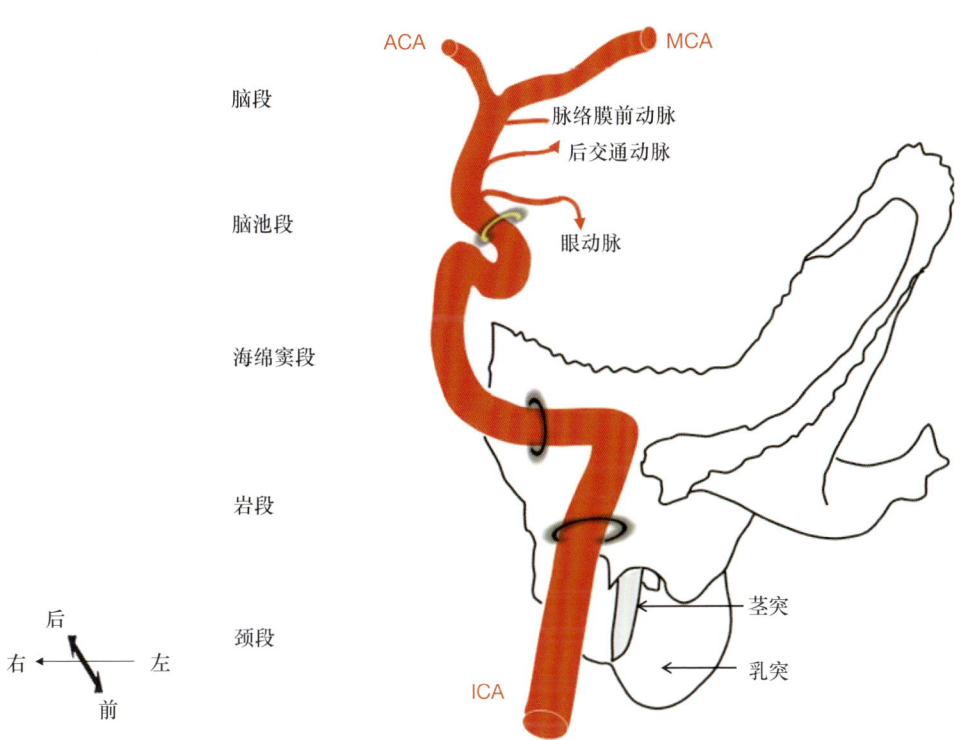

图 1.16 颈内动脉分段。图示左侧颈内动脉前面观及血管的主要曲线。根据目的不同进行的颈内动脉分类法（详见正文）已有详尽描述。在此仅展示主要部分，远端的三段出于神经外科和血管内治疗目的经常被细分。ACA，大脑前动脉；MCA，大脑中动脉

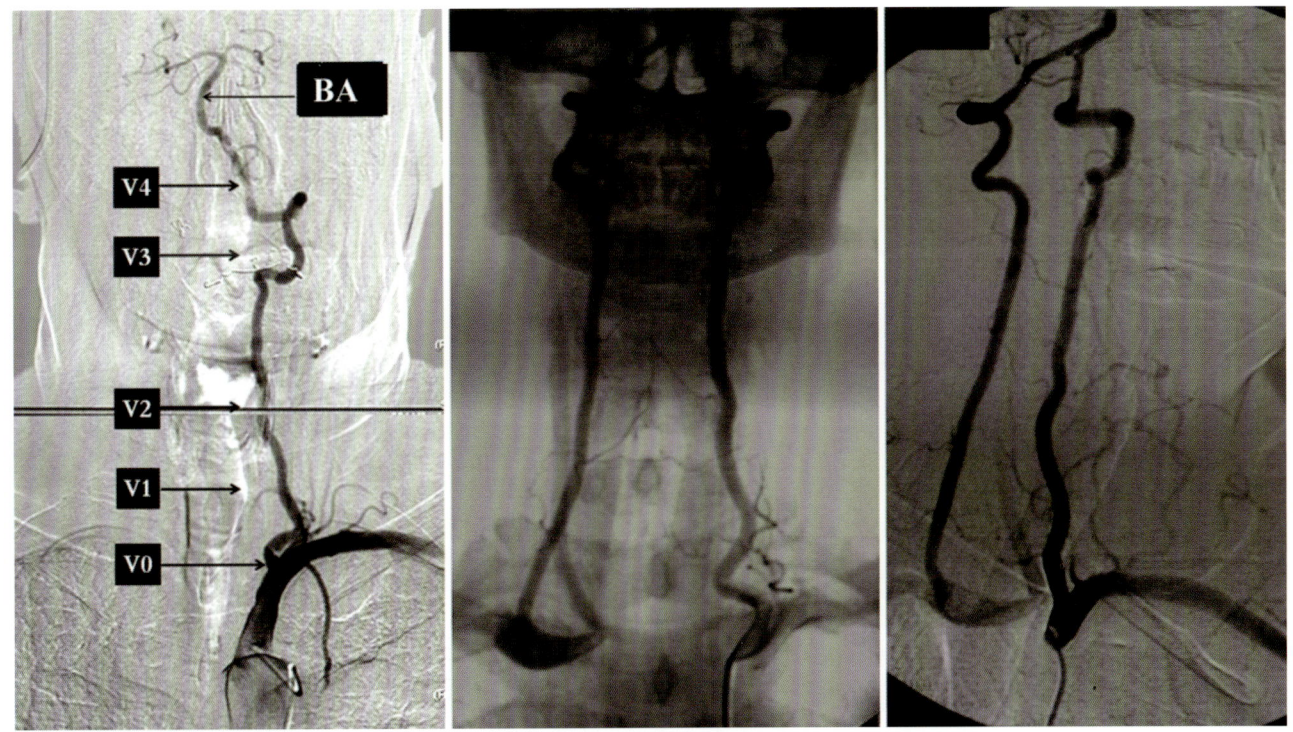

图 1.17 椎动脉分段。左图示正常表现的椎动脉血管造影图像及其分段：V0 指其起始段，V1 指横突前段（骨外段），V2 指骨内段，V3 指寰椎段，V4 指颅内段，最终汇入基底动脉（BA）。其余两张图像表示由于头臂干闭塞产生椎动脉盗血导致的左、右椎动脉同时可视化现象。注意左、右椎动脉管径相同。选取此病例目的是为了显示椎动脉的众多肌支以及与锁骨下动脉分支和颈动脉的吻合（通常见不到）

图 1.18 颅外椎动脉的开窗。VA（和 BA）颅内段的开窗比颅外 VA 的开窗更多见。在前后位投照上观察到 V2 节段的明显狭窄（白色箭头）。在侧位视图中，相同区域显示了 VA 的开窗。**a**. 数字减影血管造影图；**b**. 未减影的血管造影图

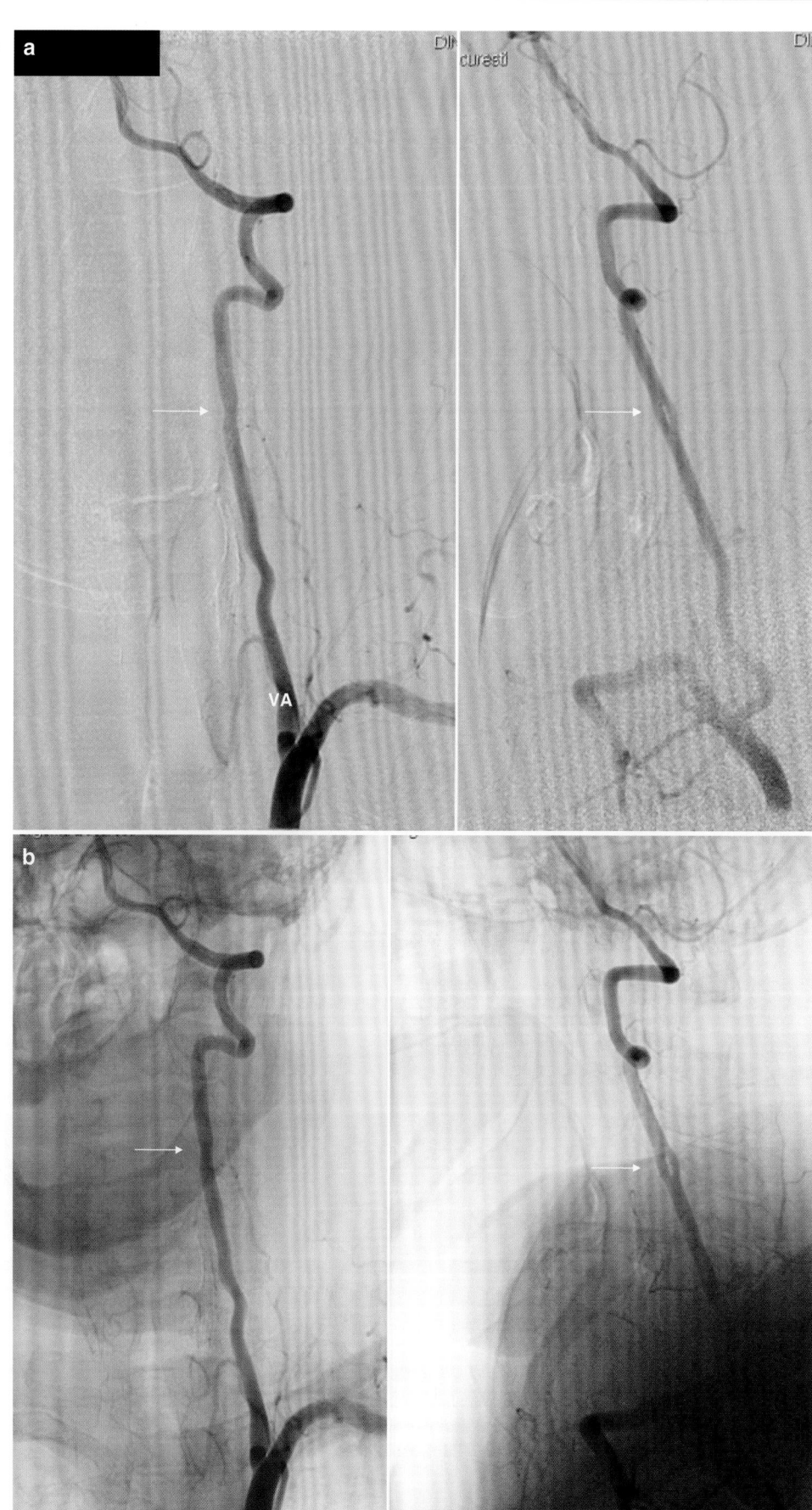

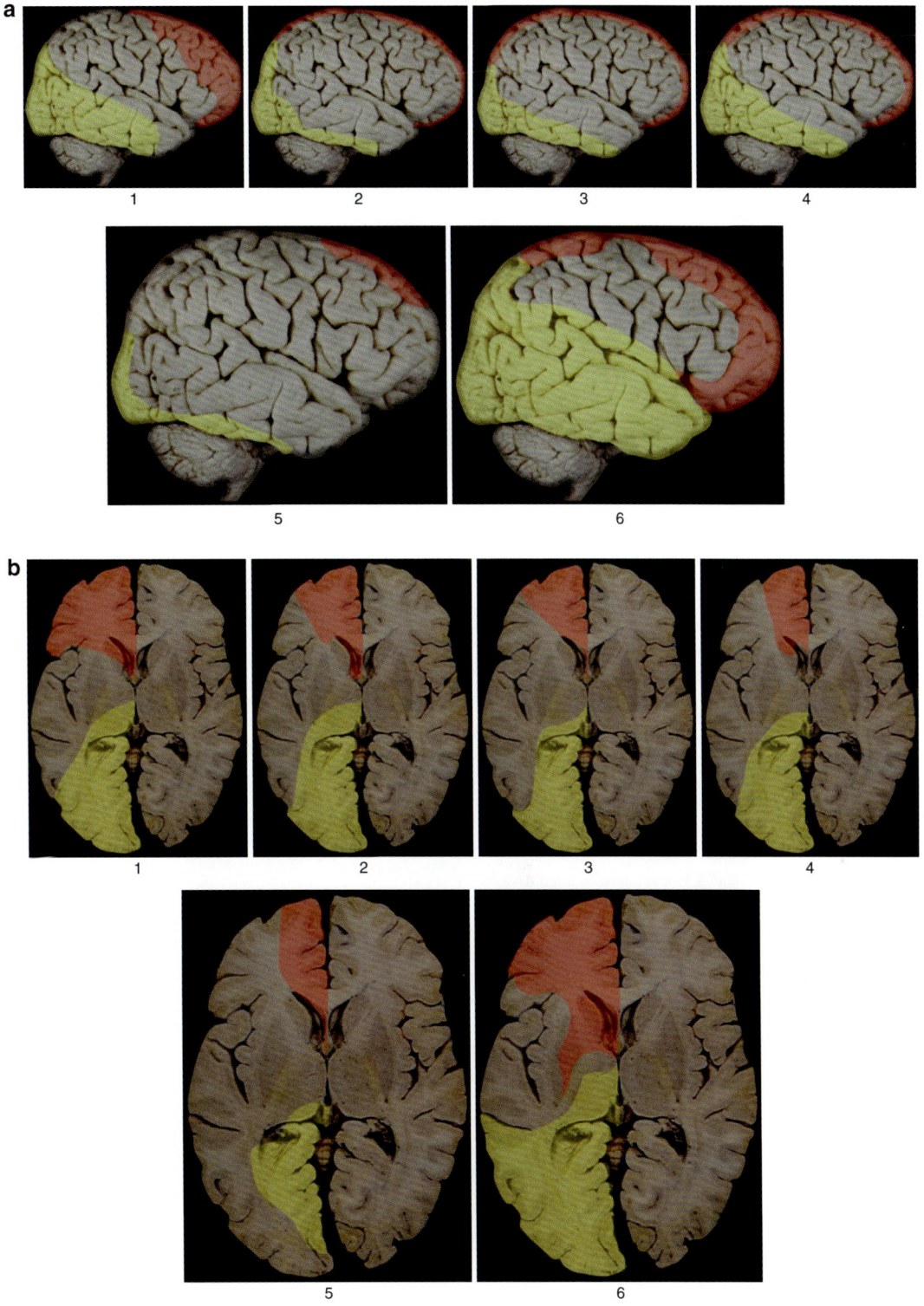

图 1.19 主要脑动脉供血区域变异。示意图代表大脑主要动脉供血区域：大脑前动脉（ACA）为红色，大脑后动脉（PCA）为黄色，大脑中动脉（MCA）无颜色。**a.** 主要显示大脑半球外侧。**b.** 大脑半球中间部分的水平截面，显示主要颅内结构（丘脑核、基底节、内囊、视放射、侧脑室前角和后角、第三脑室、岛叶等）。数字 1～4 对应各类研究中，对各主要大脑动脉的参与情况进行了分析。数字 5 和 6 提示大脑中动脉最大（5）及最小（6）的分布情况，正如 Beevor CE 证明的那样（于 1991 年被 vander Zwan 和 Hillen 所引用）。应注意此处并不存在固定标志，并且除了个体间差异，血管分布也存在左-右差异现象

参考文献

1. Milnor WR. Regional circulations. Chapter 44. In: Mountcaslte VB, editor. Medical physiology. St. Louis/Toronto/New York: The C.V. Mosby Company; 1980. p. 1094–7.
2. Milnor WR. Normal circulatory function. Chapter 40. In: Mountcaslte VB, editor. Medical physiology. St. Louis/Toronto/New York: The C.V. Mosby Company; 1980. p. 1033–46.
3. Wade OL, Bishop JM. Cardiac output and regional blood flow. Oxford: Blackwell Scientific Publication; 1962.
4. Nishimura N, Schaffer CB, Friedman B, Lyden PD, Kleinfeld D. Penetrating arterioles are the bottleneck in the perfusion of neocortex. Proc Natl Acad Sci U S A. 2007;104:365–70.
5. Allt G, Lawrenson JG. Pericytes: cell biology and pathology. Cells Tissues Organs. 2001;169:1–11.
6. Winkler EA, Sagare AP, Zlokovic BV. The pericyte: a forgotten cell type with important implications for Alzheimer disease? Brain Pathol. 2014;24(4):371–86. doi:10.1111/bpa.12152.
7. Liebeskind DS. Collateral circulation. Stroke. 2003;34:2279–84.
8. Ueno M. Molecular anatomy of the brain endothelial barrier: an overview of the distributional features. Curr Med Chem. 2007;14:1199–206.
9. Kimelberg HK. Water homeostasis in the brain: basic concepts. Neuroscience. 2004;129(4):851–60.
10. Drake CT, Iadecola C. The role of neuronal signaling in controlling cerebral blood flow. Brain Lang. 2007;102:141–52.
11. Nilsson C, Stahlberg F, Thomsen C, Henriksen O, Hering M, Owman C. Circadian variation in human cerebrospinal fluid production measured by magnetic resonance imaging. Am J Physiol. 1992;262:R20–4.
12. Maren TH. Cerebrospinal fluid, aqueous humor, and endolymph. In: Mountcaslte VB, editor. Medical physiology. St. Louis/Toronto/New York: The C.V. Mosby Company; 1980. p. 1218–52.
13. Milhorat TH, Hammock MK, Fenstermacher JD, Levin VA. Cerebrospinal fluid production by the choroid plexus and brain. Science. 1971;173(3994):330–2.
14. Iadecola C, Yang G, Ebner TJ, Chen G. Local and propagated vascular responses evoked by focal synaptic activity in cerebellar cortex. J Neurophysiol. 1997;78:651–9.
15. Kontos HA, Wei EP, Navari RM, Levasseur JE, Rosenblum WI, Patterson Jr JL. Responses of cerebral arteries and arterioles to acute hypotension and hypertension. Am J Physiol. 1978;234:H371–83.
16. Euser AG, Cipolla MJ. Cerebral blood flow autoregulation and edema formation during pregnancy in anesthetized rats. Hypertension. 2007;49:334–40.
17. Gutierez J, Kelkind MS, Virmani R, Goldman J, Honig L, Morgello S, Marshall RS. A pathological perspective on the natural history of cerebral atherosclerosis. Int J Stroke. 2015;10(7):1074–80. doi:10.1111/ijs.12496.
18. Schulz UG, Rothwell PM. Differences in vascular risk factors between etiological subtypes of ischemic stroke: importance of population-based studies. Stroke. 2003;34:2050.
19. Monson DO, Saletta JD, Freeark RJ. Carotid-vertebral trauma. J Trauma. 1969;9:987–99.
20. Snyder WH, Thal ER, Perry MO. Peripheral and abdominal vascular injuries. In: Rutherford RR, editor. Vascular surgery. Philadelphia: WB Saunders; 1983.
21. Wind GG, Valentine RJ, editors. Anatomic Exposures in Vascular Surgery. Wolters Kluver / Lippincott Williams & Wilkins. Philadelphia, Baltimore, New York, London, Buenos Aires, Hong Kong, Sydney, Tokyo. 2013. pp 23–49. ISBN 978-1-4511-8472..
22. Hertzer NR, Feldman BJ, Beven EG, Tucker HM. A prospective study of the incidence of injury to the cranial nerves during carotid endarterectomy. Surg Gynecol Obstet. 1980;151:781–4.
23. Rosenbloom M, Friedman SG, Lamparello PJ, et al. Glossopharyngeal nerve injury complicating carotid endarterectomy. J Vasc Surg. 1987;5:469–71.
24. Masaru T, Hasegawa J, Sagai S, Nokanome A, Katagiri K, Ishida E, Kanno R, Hasegawa T, Kobayashi T. Nonrecurrent inferior laryngeal nerve without vascular anomaly as a genuine entity. Tohoku J Exp Med. 2008;216:133–7.
25. Geraci G, Lo Nigro C, Sciuto A, Arone E, Modica G, Sciume C. Non-recurrent laryngeal nerve coexisting with ipsilateral recurrent nerve: personal experience and literature review. G Chir. 2011;32(5):251–4.
26. Muresian H. Aberrant right subclavian artery and fluoroscopy in the dissection laboratory. Clin Anat. 2011;24(4):507–8.
27. Satti SR, Cerniglia CA, Koenigsberg RA. Cervical vertebral artery variations: an anatomic study. AJNR Am J Neuroradiol. 2007;28(5):976–80.
28. Chen CJ, Wang LJ, Wong YC. Abnormal origin of the vertebral artery from the common carotid artery. AJNR Am J Neuroradiol. 1998;19(8):1414–6.
29. Burger IM, Siclari F, Gregg L, Gailloud P. Bilateral segmental agenesis of the vertebrobasilar junction: developmental and angiographic study. AJNR Am J Neuroradiol. 2007;28(10):2017–22.
30. Caldemeyer KS, Carrico JB, Mathews VP. The radiology and embryology of anomalous arteries of the head and neck. AJR. 1998;170:197–203.
31. Itoyama Y, Kitano I, Ushio Y. Carotid and vertebral rete mirabile in man. Case report. Neurol Med Chir (Tokyo). 1993;33:181–4.
32. Yagi K, Satoh K, Satomi J, Nagahiro S. Primitive vertebrobasilar system associated with a ruptured aneurysm. AJNR Am J Neuroradiol. 2004;25(5):781–3.
33. Woodcock RJ, Cloft HJ, Dion JE. Bilateral type 1 proatlantal arteries with absence of vertebral arteries. AJNR Am J Neuroradiol. 2001;22(2):418–20.
34. Fischer E. Die Lageabweichungen der vorderen Hirnarterie im Gafässbild. Zentralbl Neurochir. 1938;3:300–13.
35. Gibo H, Lenkey C, Rhoton AL. Microsurgical anatomy of the supraclinoid portion of the internal carotid artery. J Neurosurg. 1981;55:560–74.
36. Bouthillier A, Van Loveren HR, Keller JT. Segments of the internal carotid artery: a new classification. Neurosurgery. 1996;38:425–32.
37. Zial IM, Ozgen T, Sekhar LN, Ozcan OE, Cekirge S. Proposed classification of segments of the internal carotid artery: anatomical study with angiographical interpretation. Neurol Med Chir Tokyo. 2005;45(4):184–90.
38. Lasjaunias P, Santoyo-Vazquez A. Segmental agenesis of the internal carotid artery: angiographic aspects with embryological discussion. Anat Clin. 1984;6:133–41.
39. Shapiro M, Becske T, Riina HA, Raz E, Zumofen D, Jafar JJ, Huang PP, Nelson PK. Toward and endovascular internal carotid artery classification system. AJNR Am J Neuroradiol. 2014;35:230–6.
40. Berguer R. Vertebral artery reconstruction for vertebrobasilar insufficiency. In: Ernst CB, Stanley JC, editors. Current therapy in vascular surgery. Toronto: Decker; 1987. p. 62–5.
41. Rohkamm R. Color atlas of neurology. New York: Thieme Stuttgart; 2004. p. 10–4. ISBM 3-13-130931-8.
42. George B, Bruneau M. Vertebral artery. In: Tubbs RS, Soja MM, Loukas M, editors. Bergman's Comprehensive Encyclopedia of Human Anatomic Variation. Wiley-Blackwell. 2016. p. 1456. ISBN: 978-1-118-43035-4.
43. Schwarzacher SW, Krammer EB. Complex anomalies of the human aortic arch system: unique case with both vertebral arteries as additional branches of the aortic arch. Anat Rec. 1989;225(3):246–50.
44. Shhadeh A, Sair HI, Kanamalla US. Bifid direct aortic arch origin of left vertebral artery: a unique vascular variant. J Vasc Interv Radiol. 2007;18(8):1051–3.
45. Bernard TJ, Mull BR, Handler MH, Harned RK, Filley CM, Kumpe

DA, Tseng BS. An 18 year old man with fenestrated vertebral arteries, recurrent stroke and successful angiographic coiling. J Neurol Sci. 2007;260(1–2):279–82.
46. Burger IM, Siclari F, Gregg L, Gailloud P. Bilateral segmental agenesis of the vertebrobasilar junction: developmental and angiographic anatomy. AJNR. 2007;28(10):2017–22.
47. Netter FH, Caplan LR. Cerebrovascular disease, Section III, Plate 8. In: Netter FH, Jones HR, Dingle RV, editors. The Netter collection of medical illustrations. Vol 1. Nervous system. Part II, Neurologic and neuromuscular disorders. MediMedia USA, Inc. Copyright ©1986 Elsevier; 1986.
48. van der Zwan A, Hillen B, Tulleken CAF, Dujovny M. A quantitative investigation of the variability of the major cerebral arterial territories. Stroke. 1993;24:1951–9.
49. van der Zwan A, Hillen B. Review of the variability of the territories of the major cerebral arteries. Stroke. 1991;22:1078–84.
50. Hoksbergen AWJ, Legemate DA, Ubbink DT, Jacobs MJ. Collateral variations in circle of willis in atherosclerotic population assessed by means of transcranial color-coded duplex ultrasonography. Stroke. 2000;31:1656–60.
51. Hendrikse J, Hartkamp ML, Hillen B, Mali WP, van der Grond J. Collateral ability of the circle of Willis in patients with unilateral internal carotid artery occlusion. Border zone infarcts and clinical symptoms. Stroke. 2001;32:2768–73.
52. Wilkinson IMS, Bull JWD, Du Boulay GH, Marshall J, Ross Russell RW, Symon L. Regional blood flow in the normal hemisphere. J Neurol Neurosurg Psychiatr. 1969;32:367–78.
53. Imai A, Meyer JS, Kobari M, Ichijo M, Shinohara T, Oravez WT. LCBF values decline while Li values increase during normal human aging measured by stable xenon-enhanced computed tomography. Neuroradiology. 1988;30:463–72.
54. De Silva KR, Silva R, Gunasekera W, Jayesekera RW. Prevalence of typical circle of Willis and the variation in the anterior communicating artery: a study of a Sri Lankan population. Ann Indian Acad Neurol. 2009;12:157–61.
55. Keedy A. An overview of intracranial aneurysms. Mcgill J Med. 2006;9(2):141–6.
56. Crowell RM, Morawetz RB. The anterior communicating artery has significant branches. Stroke. 1977;8:272–3.

脑血管供血区和主要的神经血管综合征

第 2 章

Horia Muresian

白雪松 译　杨斌 审

　　脑循环系统是主动脉弓上系统的一部分，后者包含直接或间接来源于主动脉弓的所有动脉供血区。和上肢、颈部（包括颈部内脏结构）或者上纵隔的动脉系统不同，脑血管具有重要的特殊作用（见第 3 章），这也反映在导致卒中的独特机制上。许多颅内和颅外因素会导致卒中的发生和进展，极少是由单个责任病变部位或者单一机制导致。动脉于心脏水平开始发出许多分支，终止于远端小的颅内穿支；在这些水平上的任何病变都会造成或者加重脑血管事件。例如，缺血性脑卒中的发生机制中动脉到动脉的栓塞可能伴随着狭窄处动脉粥样硬化延伸导致的邻近穿支病变，这种机制的存在对缺血事件的预后有重要影响[1]。此外，心源性脑栓塞也可能表现为各种类型卒中和特定区域的缺血，这主要与栓子大小不同和大脑 Willis 动脉环分支的优势血流不同有关[2]。

　　脑缺血后主要的临床神经症状取决于缺血区域的动脉供血模式（例如，特定的皮质区、中央区和传导束），并且与侧支循环的范围和状态也相关。个体之间的差异有三个关键点：动脉分布、侧支循环和脑实质；因此，针对每个患者都需要仔细全面地询问病史来判定病变部位和卒中的可能原因。治疗指征和预后与个体多样性密切相关，并受其影响，因此，在多中心之间或患者之间进行精确而全面的比较难以实行。在本章，上文提到的那三个因素都将被考虑进去。

大脑的动脉供血

　　颈内动脉（ICA）在发出眼动脉后又发出下列分支（图 2.1）：大脑前动脉（anterior cerebral artery，ACA）、大脑中动脉（middle cerebral artery，MCA）、后交通动脉（posterior communicating artery，PCommA）和脉络膜前动脉。在这四支中，MCA 最大并且是 ICA 的直接延续。ACA 和 MCA 共同作为 ICA 的终末分支。后续综合描述 ACA、前交通动脉（anterior communicating artery，ACommA）和 MCA。ACA、ACommA 和 MCA 的主要中央支将会在之后 Willis 动脉环的描述中详细给出。

　　大脑前动脉（ACA）在接下来按外科手术及血管内治疗的目的分段（图 2.2）：A1 段，从它的起始端到前交通动脉（ACommA）；A2 段，从 ACommA 到胼缘动脉的起始处（即胼胝体膝部水平）；A3 段，胼缘动脉的末端（ACA 伴随胼胝体作为胼周动脉延伸至楔前叶和边缘叶，即 Brodman 7、31 和 23 区）。与其他脑动脉一样，ACA 分别发出皮质支和中央支（即深部支）。皮质支根据供给区命名：眼眶支（额叶、嗅觉皮质、直回、眶内侧回）、额支（胼胝体、扣带回、额内侧回、旁中央小叶）和顶支（楔前叶）。额支和顶支供给皮质外侧和上部各分区（对应 Brodman 9、8、6、4、3、1、2、5 和 7 区）。通常，ACA 的皮质区供给代表下肢的皮质运动和躯体感觉区。ACA 的中央支穿过前穿质并且分布在胼胝体（嘴部）、透明隔、壳核（前部）、尾状核（头）和内囊（前肢）。前内侧纹状体动脉来自 A1、A2 段或者 ACommA，并且分布于尾状核头、内囊和壳核的前部。

　　两条 ACA 通过前交通动脉（ACommA）联系在

一起。ACommA 的形态不一：或短或长，缺失或双重。它不应被简单视为是两条 ACA 间的解剖联合，因为它发出重要的分支供给视交叉、终板、下丘脑、Broca 斜角带、扣带回、胼胝体膝部和穹窿柱。由于动脉瘤破裂或者手术操作造成这些血管损伤会导致严重的临床神经功能缺损，最可能出现精神-器质性综合征[3]。

大脑中动脉（MCA）顺着 ICA 向大脑外侧裂走行；从这个方向来看，ACA 似乎形成一定程度折返（图 2.3）。MCA 走行于外侧裂且通过岛叶表面。因此，MCA 被分为：M1，蝶窦段；M2，脑岛段；M3，岛盖段，在岛叶上潜行后走向脑表面的颞叶和额叶之间；M4，终末段或者皮质段。在 M2 段以上，MCA 可能分成 2 支或者 3 支，分别为上干，下干，偶尔出现中间干。皮质支供给额叶（中央前回、中回、额下回），顶叶（中央后回、顶上小叶、顶下小叶）和颞叶（颞叶皮质侧面）。通常，MCA 供给躯体感觉皮质（除下肢区域外）、听觉区和岛叶。中央支、外侧纹状/豆纹动脉供给内囊、豆纹复合体和尾状核。

椎动脉（vertebral artery, VA）和它们的延续——基底动脉（basilar artery, BA）的供血范围包括生命中枢在内的广大供血区（图 2.4 a 和 c），如脊髓上部、脑干、大脑半球后部和小脑。在汇入 BA 前，VA 发出许多分支。前、后脊髓动脉参与了供给脊髓的纵向动脉系统：不成对的脊髓前正中动脉和两条成对的脊髓后动脉；这些纵向通道都被 VA 的 V2 段、颈升动脉、肋间动脉和腰动脉的分支所供血。小脑后下动脉（posterior inferior cerebellar artery, PICA）是 VA 最大的分支，有时候它也会缺失。在其他情况下，VA 可能会以 PICA 作为终支（图 2.4 b）。除了小脑，PICA 也为延髓和第四脑室脉络丛供血。小脑动脉之间常常相互吻合。

基底动脉（BA）循着脑桥前正中沟至脑桥上部，分成大脑后动脉（posterior cerebral artery, PCA）。BA 发出脑桥支、迷路动脉、小脑前下动脉（anterior inferior cerebellar artery, AICA）和小脑上动脉（superior cerebellar artery, SCerA）。

BA 分叉成两条终末支：大脑后动脉（PCA）。PCA 的分段为：P1，从起始处到与后交通动脉（PCommA）的交汇处；P2 段，从 PCommA 的交汇处到中脑周围池；P3 段，距状皮质部分（皮质区，在枕叶内侧的距状裂内）。PCA 的皮质支包括颞支（供应海马钩回、海马旁回、枕颞内侧回、枕颞外侧回）、枕支（供应楔叶、舌回、枕叶后外侧面）和顶枕支（供应楔叶、楔前叶）。PCA 供应视皮质区和视路的其他结构。中央支供应丘脑、下丘脑、苍白球和第三脑室侧壁、膝状体外侧、第三脑室脉络丛、侧脑室下角、穹窿、上丘或下丘、内侧膝状体和松果体。

来自 Willis 动脉环的中央支如下（图 2.5）：

- 前内侧（AM）组：起源于 ACA、AComA。供应视交叉、终板、透明隔、旁嗅觉区、穹窿前柱、扣带回、胼胝体嘴、壳核前部、尾状核头，以及下丘脑前部、视前区和视上区。
- 后内侧（PM）组：起源于 PCommA 和 PCA（P1）。供应下丘脑、垂体、丘脑前内侧部、乳头体、丘脑底部、第三脑室侧壁、丘脑内侧和苍白球。
- 前外侧（AL）组：起源于 MCA（M1）。纹状动脉、外侧纹状动脉，或豆纹动脉。供应后纹状体、外侧苍白球，以及内囊的前肢、膝部和后肢。
- 内侧纹状动脉：起源于 MCA 或 ACA。供应尾状核头部、壳核头部，以及内囊的前肢和膝部。
- 后外侧（PL）组：起源于 PCA（P2）。供应大脑脚、上丘或下丘、松果体、后丘脑和内侧膝状体。

侧支循环

侧支循环是指当主要通道的血流受限时，所有稳定、补充或替代的动、静脉系统。在缺血区的剩余灌注既是代表剩余血流量的重要指标，也是出现缺血后脑出血的重要原因。侧支循环也能加速邻近区域破裂血栓的清除[4-5]。侧支循环的代偿能力取决于血管直径和主要血管的开放程度，以及血流动力学、代谢和神经机制[6]。例如高血压可能损害侧支的形成，并且还会增加卒中风险[7]。然而，侧支循环状态、脑血流和临床症状之间的直接关系还不清楚。目前用于显示侧支循环或其某方面特征的方法和手段都还有局限性，而且对所有脑血管病患者进行侧支循环系统评估仍不切实际。另外，区分先天形成和缺血后形成的侧支也是非常困难的。梗死后血流的方向可能会改变，可能与代谢相关[8]。在急性脑缺血中，侧支循环的灌注起到了重要的作用，但是在另一方面，在大脑的某一确定区域，持续的灌注究竟来源于哪里，目前并不明确。

侧支血管的类型、尺寸（直径和长度）和位置也具有临床和手术意义。侧支血管有多种分类方式。第一种分类是根据连接的位置：颅外或者颅内。第二种分类将血管分为初级、次级和罕见的或者不稳定的侧支（对于后者，见下文的残余吻合）。

颅外吻合位于颈部或者头部水平。因为颈总动脉（CCA）和颈内动脉（ICA）不发出任何颈部分支，颈部吻合支都在颈外动脉（ECA）、椎动脉（VA）、锁骨下动脉和它们的分支之间形成。颈部吻合支通常不增加颅内动脉灌注，但是在一些情况下，血液能够通过下列血管从脑循环分流：通过 VA、枕动脉、颈升和颈深动脉之间的吻合发生的锁骨下动脉盗血（图 2.6）。在头部水平的吻合支包括颅外-颅内交通支（这些也称为外周吻合）（图 2.7）：

- 来自面动脉：角动脉、面动脉（ECA）的终支通过连接来自眼动脉（ICA）的鼻背支来吻合。这一吻合可以用超声影像评估，在血流动力学和临床方面意义重大。在临床背景下，"眼动脉逆流"（即从 ECA 到 ICA 的反向血液流动）象征着同侧的 ICA 显著狭窄或者闭塞。另一方面，ICA 严重狭窄或者闭塞能够很好地通过 Willis 环代偿，并且在超声检查中眼动脉能够一直显示"正向"。在眼眶水平，许多其他吻合支在眶上动脉（颞浅动脉分支，ECA）、上颌动脉分支（ECA）和眼动脉眶支（ICA）之间可以见到。后者这些吻合不像前述吻合支那样相互贯通。然而，在选择性 ICA 造影中若发现缺乏脉络膜红晕（而选择性 ECA 造影出现脉络膜红晕），表明眼部有来自 ECA 的异常供血，提示 ICA 严重狭窄或者罕见的 ICA 发育不良。
- 来自上颌动脉组（ECA）：蝶腭动脉（上颌动脉的终末支）与眼动脉（ICA）的筛骨分支相吻合。脑膜中动脉（上颌动脉分支）与来自眼动脉（ICA）的泪腺动脉相吻合。来自咽升动脉的脑膜支与来自颈内动脉和上颌动脉（ECA）的脑膜支相吻合。前鼓室支和茎乳动脉（来自上颌动脉，ECA）与在鼓室的颈鼓动脉相吻合。腭大动脉的返支（上颌动脉，ECA）和在翼管内的来自 ICA 的翼管动脉相吻合。
- 咽升动脉（ECA）发出脑膜后动脉，通过颈静脉孔或者髁管进入颅腔，与后颅窝的硬脑膜支（VA）相吻合。
- 枕动脉（ECA）发出分支通过乳突孔或者顶孔进入颅腔，与来自脑膜中动脉或者 VA 的脑膜支相吻合。枕动脉通过水平段的后吻合神经根支与椎基底动脉系统保持联系[9]。

所有这些侧支循环都有着许多个体内和个体间的差异。实际上，大多数吻合形成血管丛，有着微小的动脉分支供血：眼血管丛，即所谓的颈动脉网（rete mirabile caroticum）（虽然在其他物种中已发现这种动脉网，但在人类大脑中还没有证实）；顶盖丛，由来自小脑后下动脉的幕上支和来自小脑上动脉的幕下支之间吻合形成（都来自椎基底动脉系统）。有时甚至最重要的吻合支在面动脉和眼动脉之间可能也会缺失，因为面动脉可能在发出唇支后就终止了（因此，超声影像可能报告眼动脉缺失而造成误导）。

脑膜可以有广泛的侧支循环形成。一些"预形成"的交通支也可能发生变化：如脑膜中动脉（ECA）和泪腺动脉（ICA）返支之间的吻合可能扩大，导致泪腺动脉起源自脑膜中动脉。另一方面，脑膜动脉吻合的募集和强化不仅发生于脑缺血事件后，而且也随着颅内血管畸形和脑膜瘤的发展而发生。在颅前窝水平，硬脑膜通过前、后筛动脉（来自眼动脉，ICA）以及直接来自 ICA 的分支和来自脑膜中动脉（ECA）的分支来供血。在颅中窝，来自上颌动脉（ECA）和咽升动脉（ECA）的脑膜分支以及来自 ICA 和泪腺动脉（眼动脉，ICA）的分支汇聚和吻合。在颅后窝，在 ECA、ICA 和 VA 之间有各种形式的吻合形成：枕动脉、咽升动脉（ECA）、脑膜垂体干（ICA）和脑膜后动脉（VA）。因此，大脑的骨性结构和硬膜囊并不能成为血管完全不能通过的屏障。同样，许多静脉导管和侧支静脉通道一般都是存在的。由于颅骨骨折造成的显著出血就是一个很好的例子，提示颅部有丰富的动/静脉血管网形成和动/静脉血流的自由交通。相似地，这种特征也会导致颅外来源的感染易于扩散至脑膜。

以上描述的吻合支大都被称为次级吻合支，而位于大脑底部构成 Willis 动脉环（circle of Willis, CoW）的吻合被称为初级 / 主要吻合支。CoW 类似于一个环，它本质上是一个由血管组成的七边形：两条大脑后动脉（PCA）、两条后交通动脉（PCommA）、两条大脑前动脉（ACA）和一条前交通动脉（ACommA）。CoW 是前循环（ICA）和后循环（VA 和 BA）以及大脑两侧之间最重要的侧支循环通路。

在胚胎发育中，大脑前循环（颈内动脉）系统是最先出现的，并且输送血流给生长中的大脑。后循环仅仅由前循环系统的穿通支和颈动脉-椎动脉交通支（三叉、耳、舌下和寰前动脉）滋养的原始小动脉网组成。随着后脑和枕叶的发育，后循环系统越发明显，并且颈动脉-椎动脉交通退化，而椎基底动脉系统逐渐独立出来，和锁骨下动脉联系在一起[10]。后交通动脉起源于颈内动脉，发育并且与远端基底动脉（BA）相接。寰前动脉存在于椎动脉发育完全之前（寰前动脉的一部分合并于 VA 的 V3 段和枕动脉的远端部分）[11]。最初，组成 CoW 的动脉如下：ICA 的前部分支发出 ACA、MCA 和脉络膜前动脉；ICA 的后部分支发出胎儿期的 PCA 和脉络膜后动脉。后交通动脉向后延伸部分将形成成对的纵向通道。后者合并形成 BA。BA 的近端部分（即尾部）通过寰前动脉仍与 ICA 相连。椎动脉（VA）以纵向吻合支的形式存在于背主动脉的上颈段动脉之间；椎动脉最终通过第六节间动脉使其下部与锁骨下动脉系统相连接。CoW 环的形成最终取决于许多特定通道的选择性保留和其他血管的退化，并且这也能解释为什么会遇到许多解剖上的差异。Willis 环在左-右和前-后结合处有着很大的解剖差异。CoW 解剖差异的识别和分类必须考虑以下因素：

- 组成 CoW 的各条动脉是存在还是缺如；
- 每条组成动脉的尺寸：直径和长度；
- 非预期 / 不典型的特征：不正常的血管通路，开窗，特殊走行或者与邻近结构的解剖关系，尤其是与脑神经之间。

通常观念认为，正常的 CoW 应含有所有的组成动脉，但其实发育不全的现象（直径＜1 mm）时有发生，尤其是在 ACommA 或者 PCommA 上。所有组成血管的直径也极其不同，反映出在 CoW 的发育中个体的差异，这些也会与新形成分支的大小匹配。同样重要的，在人的一生中动脉都在经历着重塑（图 2.8），并且代偿性动脉扩张是否有利仍然未知[12]。动脉的完全缺失是非常罕见的，包括 ACommA[13]。

CoW 组成血管和新生主要分支的几何结构在动脉硬化和动脉瘤的发生、发展上都有特定意义。钝性分叉角度更容易形成动脉硬化[14]。子-母动脉直径比例的改变导致湍流的增加，这由雷诺数的增加以及相继的血管壁剪应力改变所证实[15]。血管壁剪应力增大后，分支点从最佳分叉的几何结构偏离，动脉瘤就易于形成[16]。当分支点的压力偏低、流速变高时，血管壁在其一侧的剪切力就会增大，例如，当动脉供血于动静脉畸形区，此时动脉瘤的发生率较高，并且，这种特殊情况也在实验中重现和评估过[17]。

CoW 的解剖变异（图 2.9）

CoW 的供给和下级动脉的变异

- 重复 MCA。两条独立的 MCA 从颈内动脉发出[18]。
- 来自 ACA 的副 MCA[19]。
- 奇 ACA（双侧 A2 段融合，ACommA 缺失）。
- 双半球 ACA：双侧 A2 段都存在，但是其中一侧 A2 段对供给半球起主要作用（而另一侧似乎发育不良或终止于胼胝体膝部）。
- 第三 A2 段（小的、内侧 ACA）起源于 ACommA（在许多脊椎动物中这是正常情形）[20]。
- ACommA 的变异与 CoW 的变异共同存在。
- BA 开窗 /BA 重复，在靠近两条椎动脉交汇处经常出现。
- VA 的变异，在第 1 章中已提到过。
- 胚胎 PCA（PCA 不是来源于 BA，而是来源于 ICA）。这种变异也可能同时发生于两侧 PCA。
- PCA 上重复的 P1 段和 P2 段。
- PCA 的 P1 段缺失通常伴随着 PCommA 发育不良和胚胎 PCA。

永存动脉 / 永存的颈动脉-椎基底动脉吻合支

- 原始三叉动脉（trigeminal artery, TA），是最常见的持续存在的颈动脉-椎基底动脉吻合支。各种类型都有报道。类型 I：TA 在 SCerA 和 AICA 之间汇入 BA。类型Ⅱ：TA 在 SCerA 根部的远端汇入 BA。类型Ⅲ：TA 供给 SCerA 和对侧 PCA。TA 也可能直接供给 SCerA、AICA 或者 PICA，绕开 BA。

- 舌下动脉（hypoglossal artery，HA）。舌下动脉通过舌下神经管使得颈内动脉颈段和 BA 联系起来。VA 的 PCommA 可能一侧或双侧缺失。与胚胎时期 HA 穿过前内侧到达舌下神经根不同，成人 HA 穿过后内侧到达舌下神经根。
- 寰前动脉（proatlantal artery，ProA）。一条或者两条 VA 发育不全。类型Ⅰ：ProA 来自 ICA。类型Ⅱ：ProA 来自 ECA。这两种类型都是经过枕骨大孔进入颅腔，并且汇入 VA 的 V4 段（类型Ⅰ）或者 VA 的 V3 段（类型Ⅱ）。
- 耳动脉（otic artery，OA）。它联系着 ICA 的岩部与 BA，穿过内耳道。
- 镫骨动脉。这条持续存在的原始动脉主要供给眼和发育不良的 ICA[21]。

侧支循环的出现、发育程度和功能特点都具有非常重要的临床意义，因为患者最终的结局可能在很大程度受到可代偿的血管通路的影响[22]。现今评价方法不断在演变。实际上，能够通过血管造影看见吻合支。然而，血管造影下未看见侧支血管并不能反映其缺失，因为造影受血流影响（血流也决定于靶脑组织的代谢状态，反过来，最终取决于缺血性病变的类型）。局部侧支循环的血管造影分级系统能够预测梗死的位置和范围[23]，并且可能在大型临床试验中加以证实。CT 血管造影术可以提示侧支循环的存在，但其作用有局限性，特别是无法提示其功能状态以及侧支循环对于维持和（或）恢复受损脑组织的作用。诊断性影像显示脑实质（CT、MRI）[24]提供了重要的细节，尤其是判断缺血的范围及程度、缺血半暗带体积，以及伴随的有害影响方面，例如脑水肿和通过增加的氧摄取分数（PET）显示"贫困灌注"等情况。局部灌注图像代表了非侵袭性动脉自旋标记 MR 图像方法，能够看清脑组织的侧支灌注[25-26]。CT 血管造影提供了良好的观察者间信度，但是使用不同的 MR 图像特征时信度降低。一些其他技术也被用在临床前评估上：激光散斑对比图像（LSCI）、双光子激光扫描显微镜检查（TPLSM）和多普勒光学相干断层扫描（DOCT）[28]。

各种治疗方法都旨在用来改善缺血性卒中的侧支血流：容量增加和血液稀释、血管扩张、诱导高血压、通过生长因子改善侧支血流、蝶腭神经节的刺激、暂时性阻断腹主动脉、体外反搏。想进一步了解，请参阅相关参考文献[28]。

靶组织血管化

如前所述，主要的临床神经症状与动脉供血模式直接相关，也与靶组织血管化程度（如特定的皮质区域、中央区等）和侧支循环的范围和特点（以及可能的代偿血流）有关。当具体到特定患者时，个体间和个体内的多样性是非常重要的和有意义的考虑因素。关于主要临床卒中综合征的概要在表 2.1 列出。一些最常遇到的综合征在表 2.2、2.3、2.4、2.5 和 2.6 中列出。

表 2.1 临床卒中综合征

主要受累动脉	分支	临床特征
颈内动脉	大脑前动脉（ACA）和大脑中动脉（MCA），脉络膜前动脉，眼动脉	症状严重程度取决于侧支循环代偿情况：ACA 或 MCA 灌注区可呈现从无症状闭塞到致死性梗死的不同表现。大部分 ICA 急性闭塞的病例中，最常见的结果是 MCA 灌注区梗死，也可表现为分水岭梗死（ACA/MCA、MCA/PCA 或者 MCA 深穿支/皮质梗死）。在一些颈动脉重度狭窄或闭塞的患者中，也可出现一过性单眼视力丧失（黑矇）或前循环缺血性视神经病变
大脑前动脉	皮质支	对侧肢体无力伴/不伴感觉缺失
		左侧肢体运动障碍，步态损害（步态失调）
		对侧抓握反射
		意志缺失，无动性缄默，情感淡漠，在少数情况下出现精神欣快，去抑制，伴有言语反复及健忘症的精神障碍

表 2.1（续）

主要受累动脉	分支	临床特征
		小便（有时大便）失禁
		不同侧别受损所表现出的其他特殊体征：
		左侧受损：初始缄默，然后可能进展为构音障碍或经皮质运动性轻微失语
		右侧受损：意识模糊和躁动，偶伴对侧肢体短暂的舞蹈手足徐动症
		双侧受损：双侧轻偏瘫伴假性截瘫，无动性缄默，严重的情绪障碍，木僵，营养障碍，长期尿失禁
	深穿支	内囊前肢、下丘脑和尾状核前部受损
		一过性轻偏瘫，构音障碍，意志缺失或者意识模糊，或者相反：躁动或过度应激，或对侧肢体舞蹈手足徐动症
		左侧受损致轻微失语，右侧受损致左侧视力短暂缺失
大脑中动脉	皮质支	对侧面部、上下肢瘫痪（以上肢和面部显著）
	深穿支	对侧面部、上下肢感觉受损（实体辨别觉、触压觉丧失）
	主干	眼向对侧共轭凝视麻痹
		同向偏盲（有时为上象限同向偏盲）
		优势半球受累：运动性失语（Broca 失语），Wernicke 失语，辨语聋，命名障碍，无意义发音，Gerstmann 综合征（失写、计算障碍、手指失认、左右失认）
		非优势大脑半球：失认症（形态综合不能），病觉缺失，偏身失认
		单侧忽视，左半外部空间失认，穿衣障碍，建造障碍
		半视野定位不准确，激动亢奋状态
		视动性眼球震颤缺失或受损
		基底节和内囊梗死伴对侧肢体严重的运动功能受损（偏瘫常均一分布在面部和上、下肢），右大脑半球病变导致构音障碍，或左大脑半球病变导致一过性缄默症或运动性失语。感觉缺失少见且多为一过性
		严重的运动功能受损（对侧偏瘫），向病变侧凝视，健侧偏盲，缄默症，左大脑半球受损导致混合性失语（Broca 和 Wernicke 失语），疾病失认症，右大脑半球受损导致半身躯体认识不能，由于水肿和脑疝引起的潮式呼吸、木僵和昏迷，常为致死性
脉络膜前动脉		面部和上、下肢轻偏瘫
		严重的感觉缺失，但常为一过性
		同向偏盲
		其他皮质高级功能缺失
大脑后动脉	皮质支	对侧同向偏盲或者象限盲
		不规则视觉幻象，视物变形症，视物显远症，持续幻视，视物重复症，视像存留，轮廓扭曲症，单眼复视
		运动知觉受损
		发作性全面性遗忘症或者长期记忆障碍
		地形定向力障碍
		左侧病变：记忆障碍（口语材料），完全失读症，视觉性失语（视觉性忘名病），经皮质感觉性失语
		偏侧色盲，颜色忘名病，视觉半边忽视，急性意识模糊状态，急性谵妄，阅读障碍不伴失写

表 2.1（续）

主要受累动脉	分支	临床特征
		右侧病变：记忆障碍（非口语材料），视觉半边忽视，视像存留，精神意向受损（Charcot-Wilbrand 综合征）
		双侧病变：皮质盲伴视力缺陷失认，或管状视野伴双侧外周视野受限和中心视力保存；Balint 综合征（动眼失用，视觉性共济失调，视觉图像组合失认）；上下性偏盲；面容失认症，视觉对象失认；记忆障碍
	深穿支	对侧丘脑综合征：感觉缺失（所有形式），自发疼痛和感觉迟钝，舞蹈手足徐动症，轻微意向性震颤，手部的假手足徐动症姿势，认知受损，意识模糊，躁动
		下丘脑或中脑锥体束产生的轻微偏瘫
		垂直眼球运动瘫痪或轻度瘫痪，眼球反侧偏斜，中脑受损时可能第三对脑神经麻痹伴对侧共济失调或轻微偏瘫
椎动脉		可能（但是少见）颈髓梗死
		延髓和小脑病变，但有时伴有脑桥、中脑、大脑后动脉梗死
		延髓受损常见于橄榄体后区域，导致 Wallenberg 综合征。在受损侧可有 Horner 综合征、前庭征伴眼球震颤、小脑征、疑核麻痹伴构音障碍、发声困难和吞咽困难，疼痛和温度敏感三叉神经感觉迟钝，在身体对侧可有完全疼痛缺失和温度敏感
		小脑梗死常见于小脑后下动脉供血区，相关症状有眩晕、呕吐、颈背头痛、小脑性共济失调、摔落和异常步态，可能进展为脑干受压和小脑扁桃体疝，进而导致心脏呼吸骤停
基底动脉	中下部分	伴延髓、脑桥和小脑病变，常表现为双侧瞳孔缩小（针尖样瞳孔），各种动眼神经麻痹（频发展神经麻痹，向病变侧的共轭凝视，眼球反侧偏斜，脑桥麻痹性外斜视）
		眼球浮动，眼球震颤，角膜反射减弱或消失，面神经末梢瘫痹，发音困难，吞咽困难，并发多种肢体运动缺陷最终导致四肢瘫痪，闭锁综合征，小脑共济失调，去脑强直，呼吸障碍，严重者最终可导致昏迷和死亡
	上部	病变区域在中脑、小脑上动脉及大脑后动脉，伴双侧分散斜视和瞳孔放大，多向眼球震颤，眼下斜，核上性垂直凝视麻痹，四肢轻瘫，前庭反射消失，各种视野缺陷或皮质盲（如患者合作可以查出），嗜睡，去大脑僵直，呼吸和循环异常，昏迷和死亡
小穿支动脉	腔隙性脑梗死	单纯运动障碍
		单纯感觉障碍
		笨拙的手、构音障碍
		震颤性轻偏瘫
		运动合并感觉障碍
		假性延髓麻痹伴多发腔隙性梗死

表 2.2 延髓内侧综合征（Dejerine）

临床表现/特点	侧别	受损结构	阻塞动脉
偏侧舌轻瘫 ± 萎缩	同侧	舌下神经（XII）	椎动脉
轻偏瘫或偏瘫/无面瘫[a]	对侧	皮质脊髓束	基底动脉近端
偏身感觉减退（或麻木），包括触觉、本体感觉和振动觉[b]/无面瘫[c]	对侧	内侧丘系	

[a] 位于脑桥的三叉神经运动核未受累
[b] 疼痛和温度觉保留：脊髓丘脑束未受累
[c] 三叉神经核脊髓束位于更外侧

表 2.3　延髓外侧综合征（Wallenberg）

临床表现 / 特点	侧别	受损结构	阻塞动脉
面部痛、温觉丧失	同侧	三叉神经（Ⅴ）脊髓束或核	椎动脉
肢体和躯干痛、温觉丧失	对侧	脊髓丘脑侧束	小脑后下动脉
小脑性共济失调，辨距不良，轮替运动障碍	同侧	小脑下脚	延髓上、外侧、下动脉
恶心、呕吐、眩晕、眼球震颤、复视		前庭神经核	
腭肌阵挛		被盖中央束	
吞咽困难，声音嘶哑，软腭和咽轻瘫，咽反射减弱	同侧	疑核：迷走神经（Ⅹ）、副神经（Ⅺ）和舌咽神经	
味觉丧失	同侧	孤束核：舌咽神经（Ⅸ）和迷走神经（Ⅹ）特殊脏器传入（味觉）纤维	
Horner 综合征	同侧	下行交感神经纤维	

表 2.4　脑桥内侧综合征（Foville）

临床表现 / 特点	侧别	受损结构	阻塞动脉
痉挛性轻偏瘫	对侧	皮质脊髓束	基底动脉旁中央支
触觉、振动觉和立体觉缺失	对侧	内侧丘系	
斜视 / 复视	同侧	外直肌麻痹	
面神经麻痹	同侧	面神经（Ⅶ）核	

表 2.5　脑桥外侧综合征

临床表现 / 特点	侧别	受损结构	阻塞动脉
躯干和肢体痛、温觉丧失	对侧	脊髓丘脑侧束	小脑前下动脉
面部痛、温觉丧失（面部偏侧感觉障碍）	同侧	三叉神经（Ⅴ）脊髓束或核	
共济失调（肢体共济失调和步态）	同侧	下或中大脑脚	
上或下面部麻痹 泪液、唾液分泌消失 味觉丧失（舌前 2/3） 角膜反射消失	同侧	面神经（Ⅶ）核及纤维	
眼球震颤、恶心、呕吐、眩晕	同侧	前庭神经核及纤维	
听力丧失或耳鸣	同侧	蜗神经核及纤维	
Horner 综合征	同侧	下行交感神经纤维	

表 2.6　动眼神经交叉性偏瘫（Weber 综合征）

临床表现 / 特点	侧别	受损结构	阻塞动脉
震颤麻痹	对侧	黑质	小脑后下动脉旁正中分支，基底动脉分叉
轻偏瘫	对侧	延髓交叉前的皮质脊髓束	
下半面部和舌的轻瘫	对侧	皮质延髓纤维	
眼肌麻痹［除了下斜肌和外直肌以外，所有眼球外肌麻痹。眼球内肌（固定瞳孔）和上睑提肌（眼睑下垂）麻痹］	同侧	动眼神经（Ⅲ）纤维	

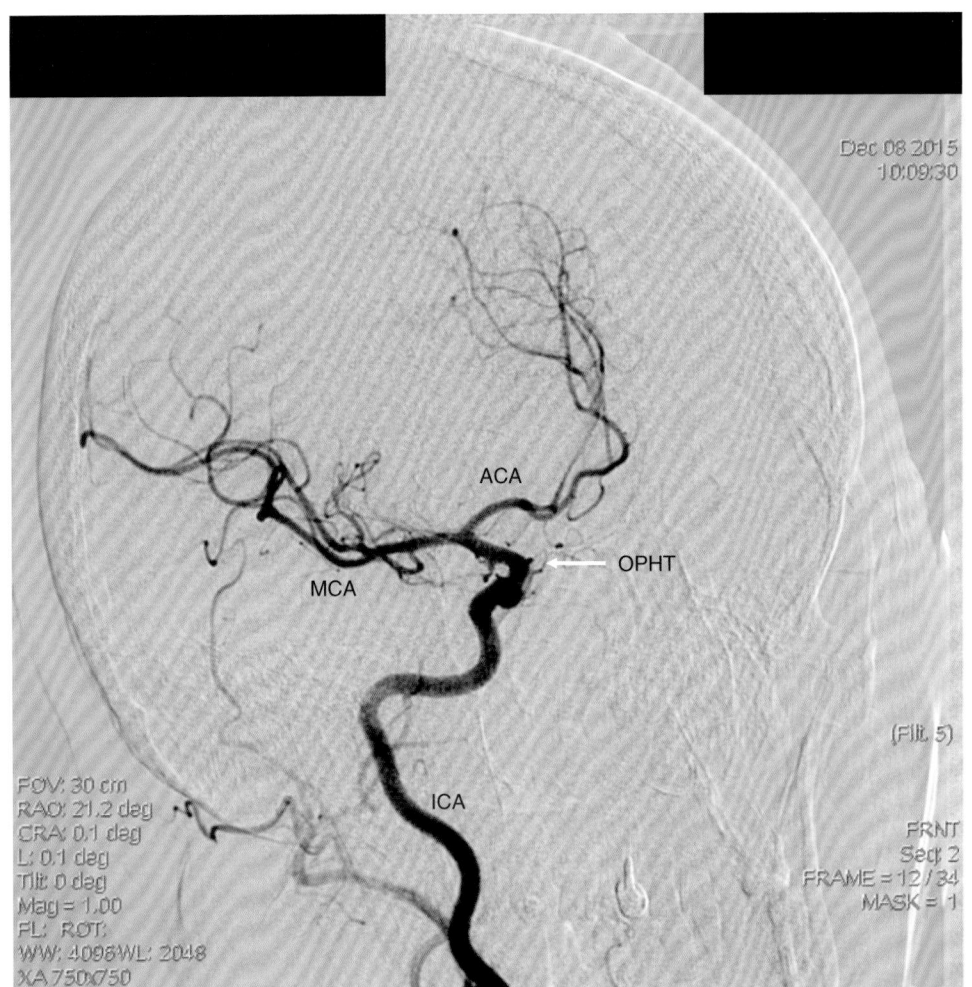

图 2.1 颈内动脉分支的大致位置。颈内动脉（ICA）在分出眼支（OPHT）后，分为大脑前动脉（ACA）和大脑中动脉（MCA）。注意 ICA 的弯曲走行和分叉的 ACA 和 MCA。MCA 常呈双干

图 2.2 大脑动脉的主要分支。**a.** 侧位图像。此角度下能清楚地看到 ACA 的走行。A1 段从起始处到与前交通动脉的汇合点；A2 段到达胼缘动脉水平，A3 段到其终止处。**b.** 大脑动脉主要分支的前后位图像。MCA 的分段显示得非常清楚：M1 蝶窦段/水平段，M2 脑岛段，M3 岛盖段，M4 皮质段。M2 以远常呈双分叉

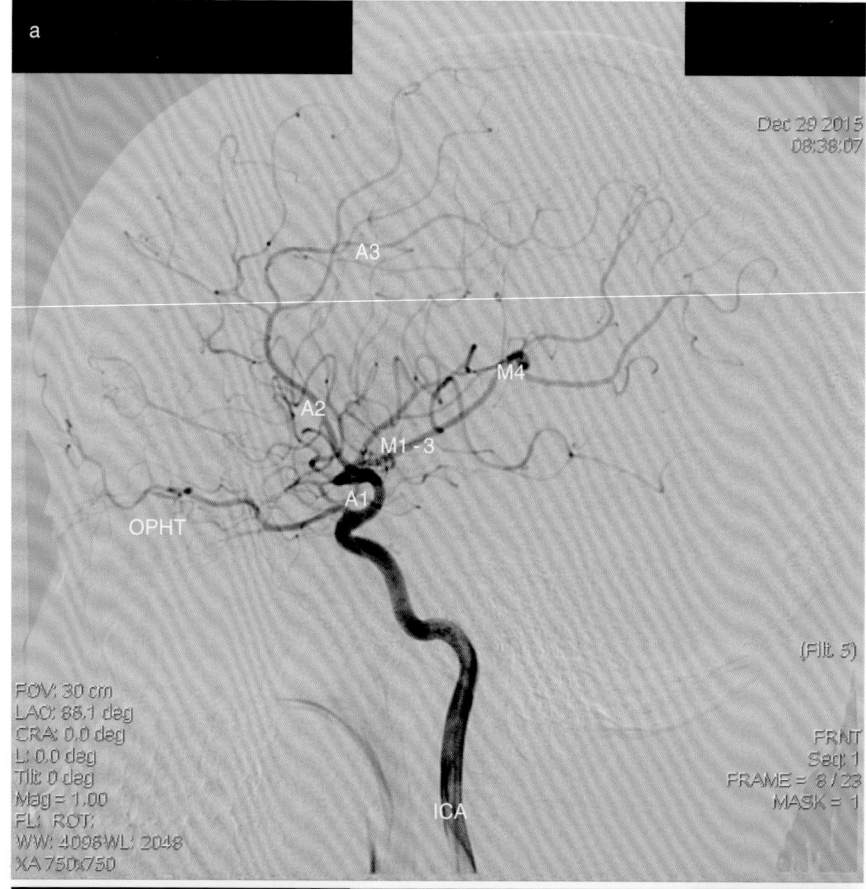

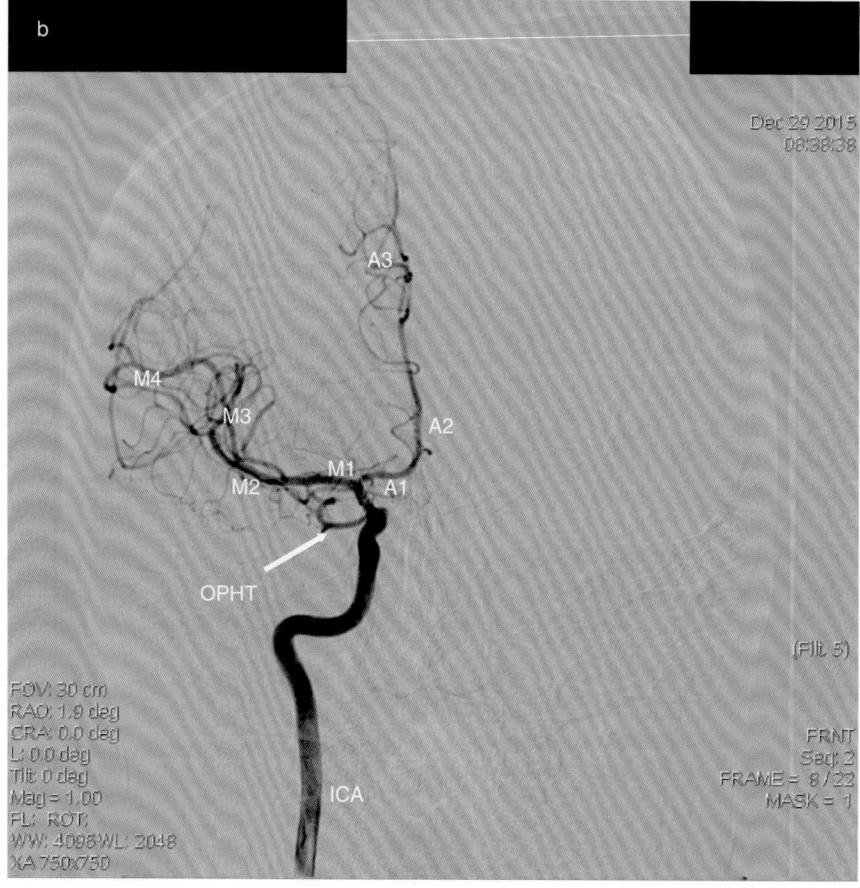

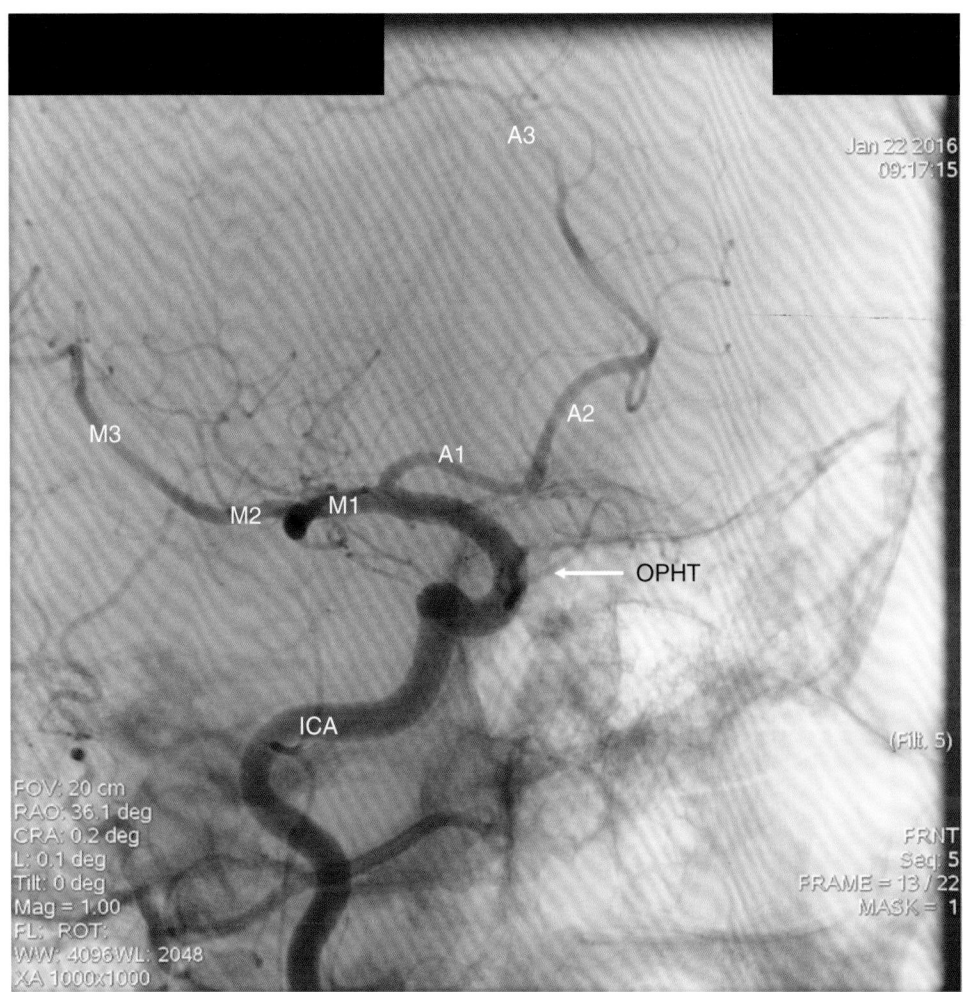

图 2.3 ICA 终末段斜位像。注意 MCA 延续了 ICA 的主要方向，相比于 ACA 管径更粗；这个细节解释了在 MCA 供应的区域更容易发生栓塞

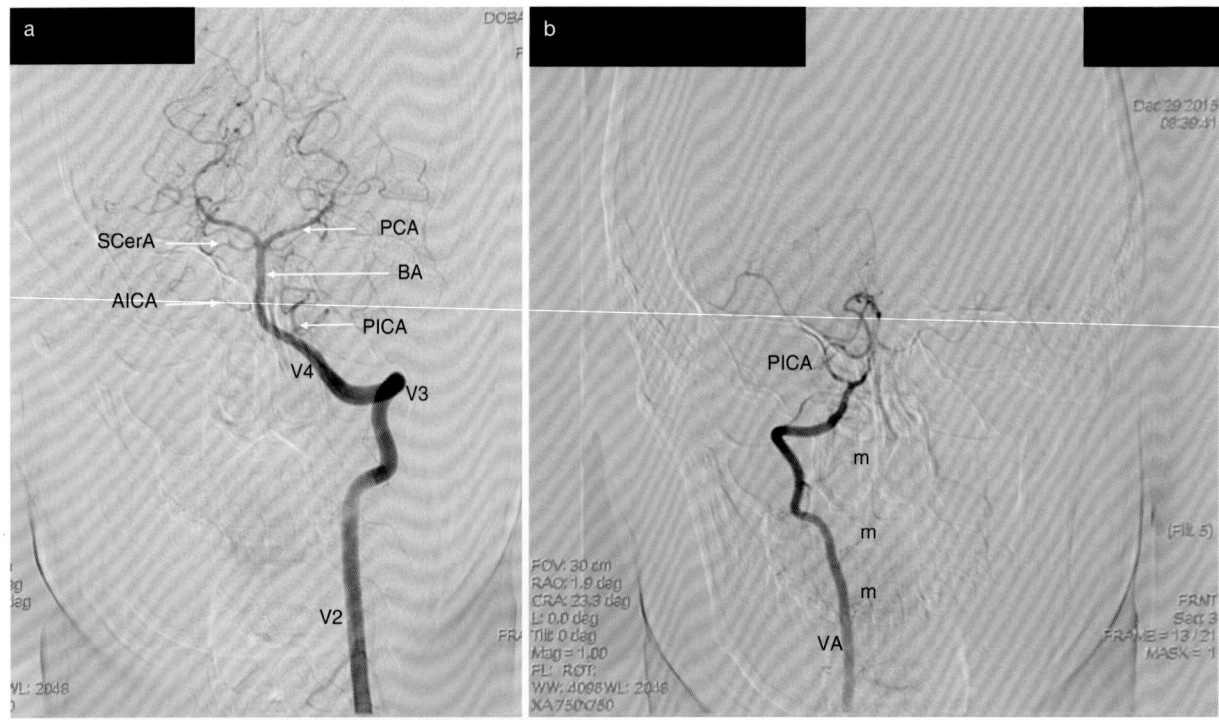
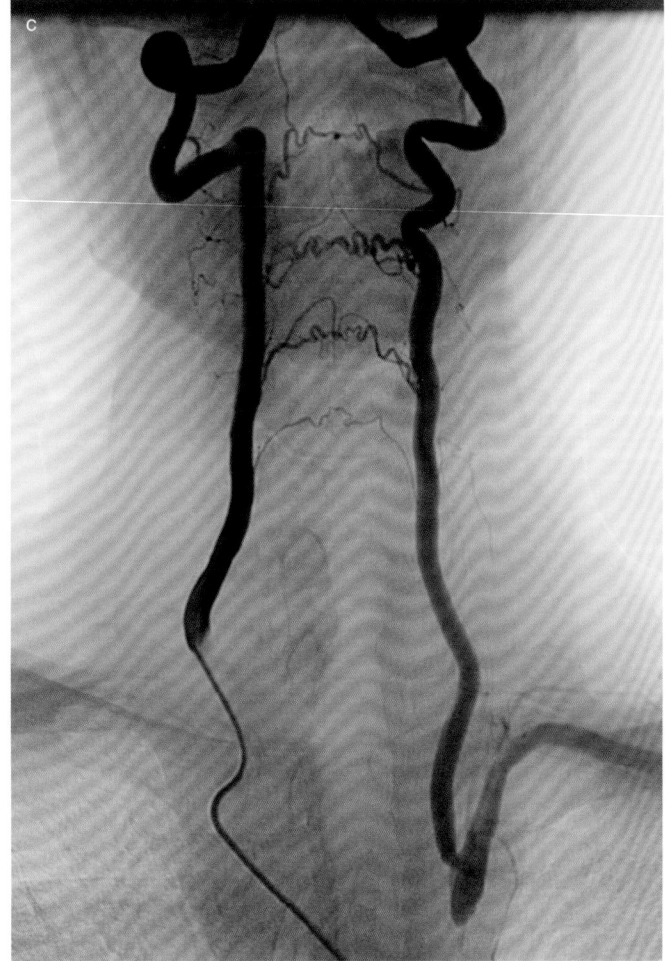

图2.4 椎动脉和基底动脉的分支。**a.** 前后位像，左侧椎动脉（VA）延续至基底动脉（BA）。后者发出小脑前下动脉（AICA）和小脑上动脉（SCerA）。椎动脉发出小脑后下动脉（PICA）。基底动脉分叉成两条大脑后动脉（PCA）。VA 的 V2～V4 段都有标注。**b.** 对侧纤细的 VA 终末处与 PICA 相接。注意细小的肌支（m）。**c.** VA 的肌支和脊髓支，在合并左侧 VA 闭塞和椎动脉盗血综合征时显示得更加明显

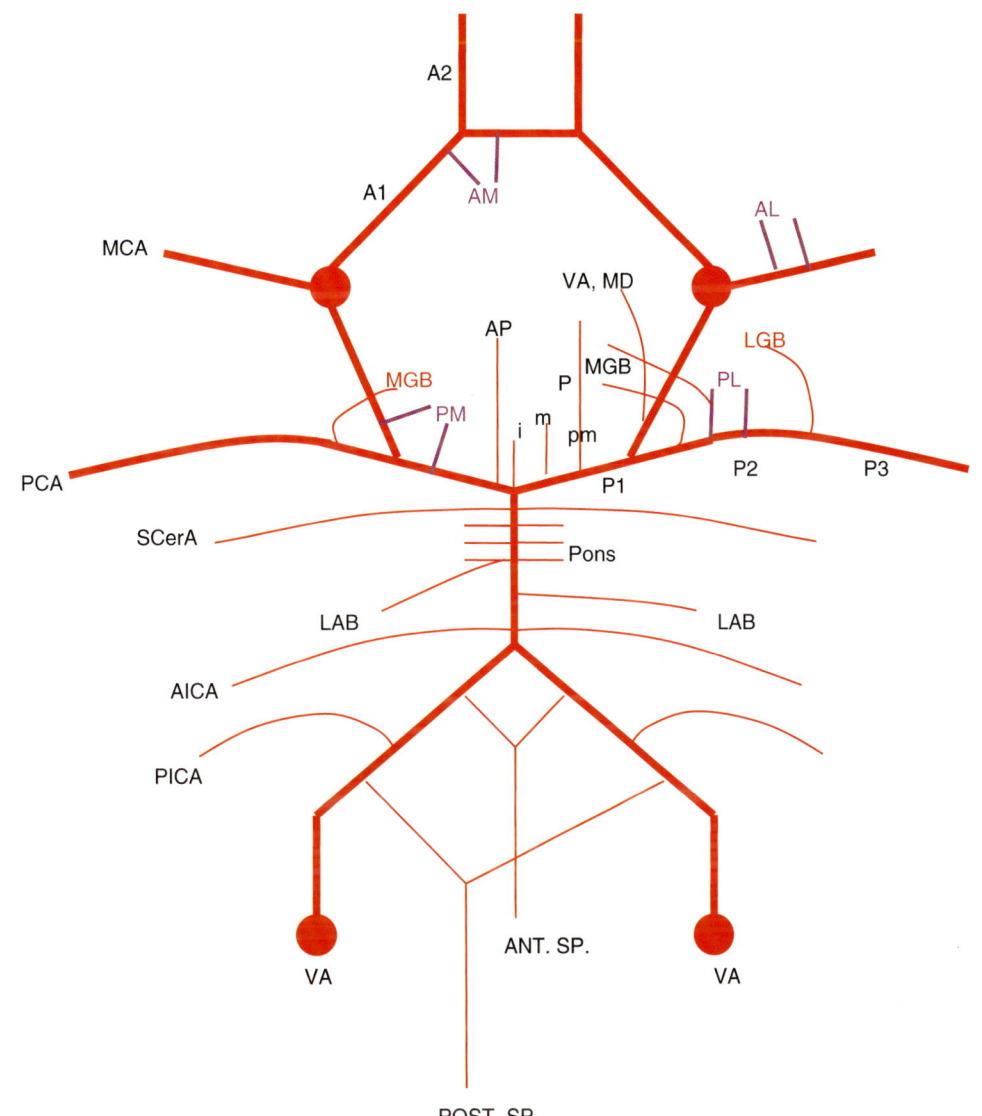

图 2.5 Willis 动脉环的中央支。VA 和 ICA 都被标识为红色的圆盘。ACA 和 MCA 为大脑前和大脑中动脉，PCA 为大脑后动脉，A1 和 A2 为 ACA 的节段，P1～P3 为 PCA 的节段。VA 发出前、后脊髓支（ANT.SP 和 POST.SP）和小脑后下动脉（PICA）。基底动脉发出小脑前下动脉（AICA），小脑上动脉（SCerA）刚好在 VA 的分叉处。当迷路动脉（LAB）不单独从 BA 发出的时候，脑桥支（Pons）也可能发出迷路动脉。Willis 环的中央支分为前内侧（AM）组、前外侧（AL）组、后内侧（PM）组、后外侧（PL）组，并且被标为粉红色。基底核、丘脑和丘脑底核的主要血管也被标记出（VA, MD：腹前和背中央；P：丘脑枕；MGB 和 LGB：内侧和外侧膝状体）。AP 为 Percheron 动脉（丘脑穿通动脉，供给双侧丘脑底部、下部和前内侧丘脑区域）

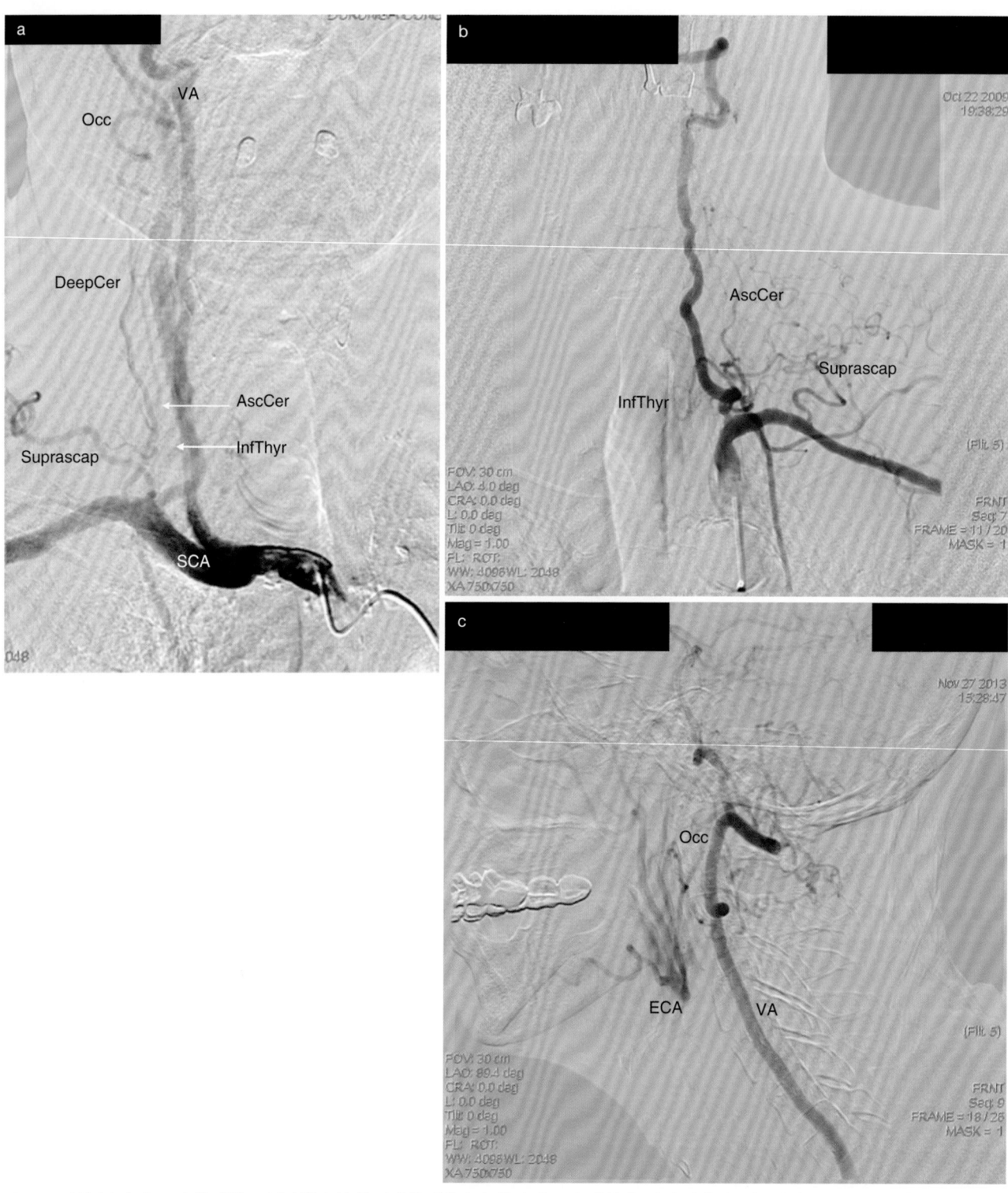

图 2.6 颈部吻合支，为椎动脉、颈动脉和锁骨下动脉系统之间的吻合。在动脉主干（颈动脉、椎动脉、锁骨下动脉）闭塞或者严重狭窄时，这些吻合支很明显并且有助于动脉盗血。从造影上可以清楚看到血流方向。**a.** 平行于 VA 的吻合支通道：锁骨下动脉的颈深支（DeepCer）和颈升支（AscCer），与来自 ECA 和 VA 的枕动脉（Occ）相吻合。有时，闭塞的 SCA 也会通过肩胛上动脉（Suprascap）的吻合支供应。InfThyr：甲状腺下动脉（来自甲状腺颈干）。**b.** 当 SCA 和 VA 出现狭窄时，在颈部基底处和上肢根部会有明显的分支，提供重要的侧支循环通道。**c.** 在枕骨下水平 VA 和 ECA 之间的吻合支，见于 ECA 起始处闭塞。ECA 和它的主要分支由来自 VA 的侧支循环充盈，大部分都是通过枕动脉

第 2 章 脑血管供血区和主要的神经血管综合征

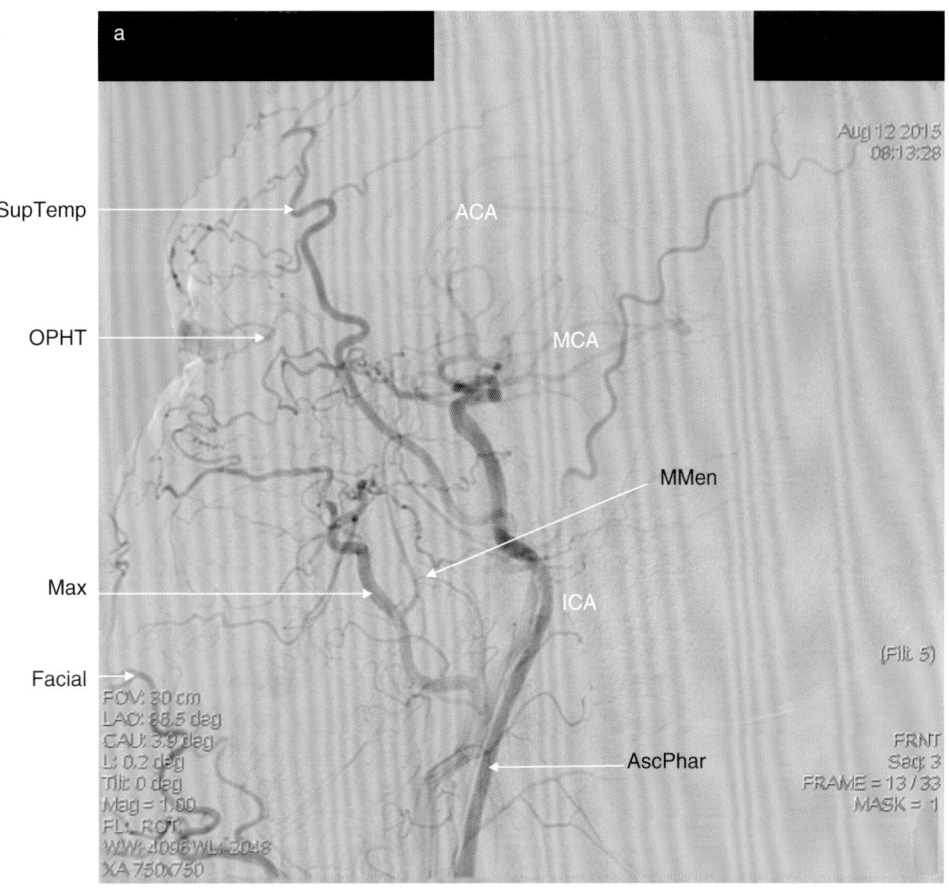

图 2.7 颅内外侧支循环。**a.** 侧位像。由于 ICA 起始段重度狭窄，导致 ICA 和其主要分支（ACA、MCA 和眼动脉）显影不良。ECA 及其分支较明显。主要的侧支循环都是由面动脉（Facial）和它的鼻背分支、上颌动脉（Max）及其蝶腭动脉和脑膜中动脉（MMen）分支以及颞浅动脉（SupTemp）供应。注意咽升动脉（AscPhar）显影良好，平行于 ICA 并且提供额外的侧支通路。**b.** 前后位像。注意脑膜水平（Mening）的吻合支。**c.** 颈动脉分叉处的侧位像。注意 ICA 起始部重度狭窄，不累及颈动脉球。咽升动脉（AscPhar）显影良好。ECA 和甲状腺上动脉以及来自 ECA 的面支、舌支和颞浅支也均显影。这种情况尤其有趣，反映了在 ICA 严重狭窄的情况下咽升动脉直径（显著增大）。注意邻近 ICA 狭窄处的远端出现一定程度扩张，而越往远端，又逐渐变窄。当测量狭窄程度时，对于选择 ICA 的哪段直径作为最具代表性的部位是非常困难的，因为在狭窄后的节段会出现扩张。**d.** 软脑膜血管。造影晚期可清楚地看到这些血管。尤其是 ICA 存在重度狭窄时，这些血管变得明显且容易辨认。在没有 ICA 狭窄的人群中，注意正常充盈的眼动脉和 ECA 的吻合支（血流方向从 ICA 到 ECA 的分支，白色箭头）

图 2.7（续）

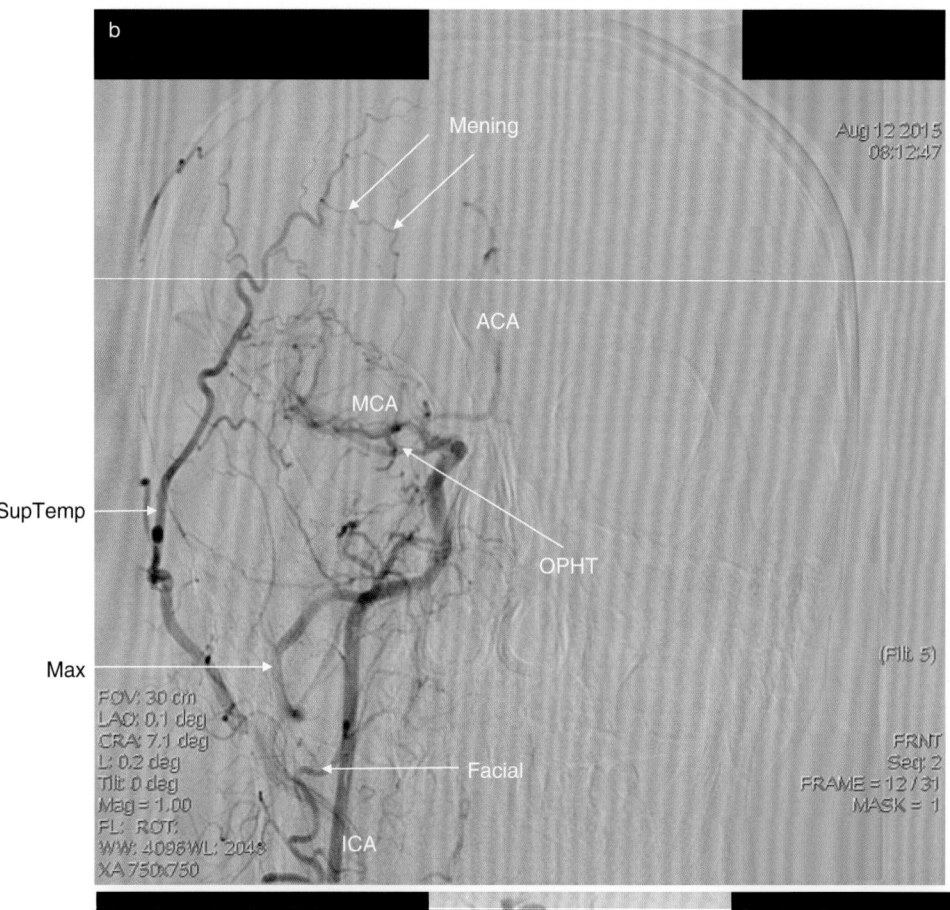

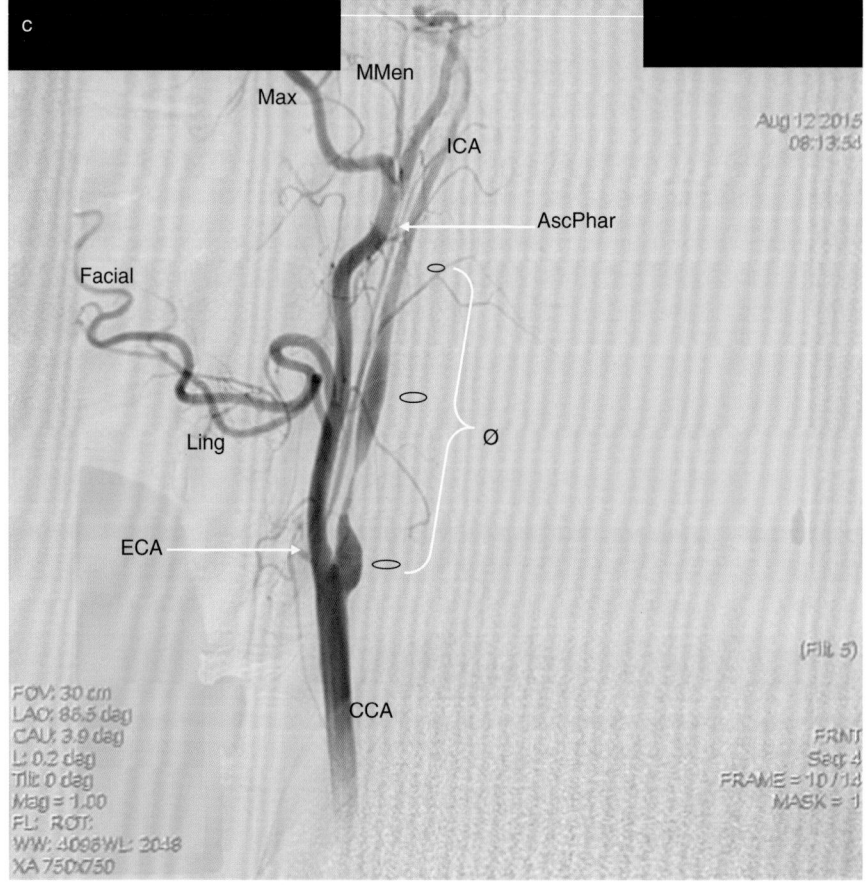

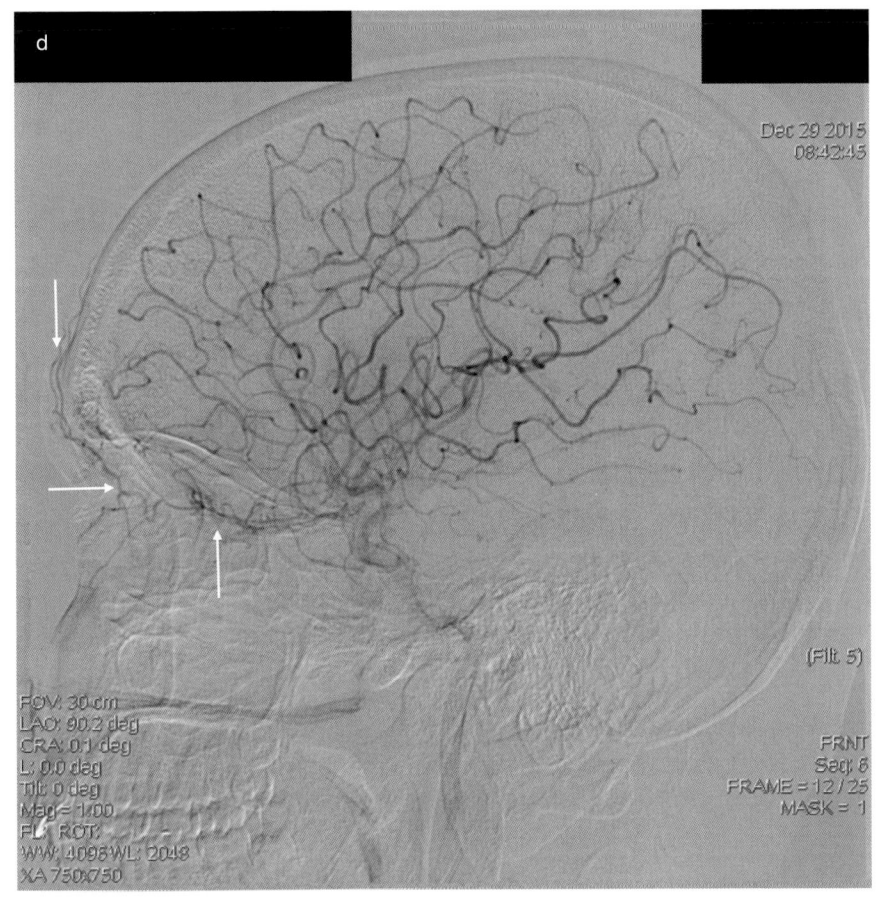

图 2.7（续）

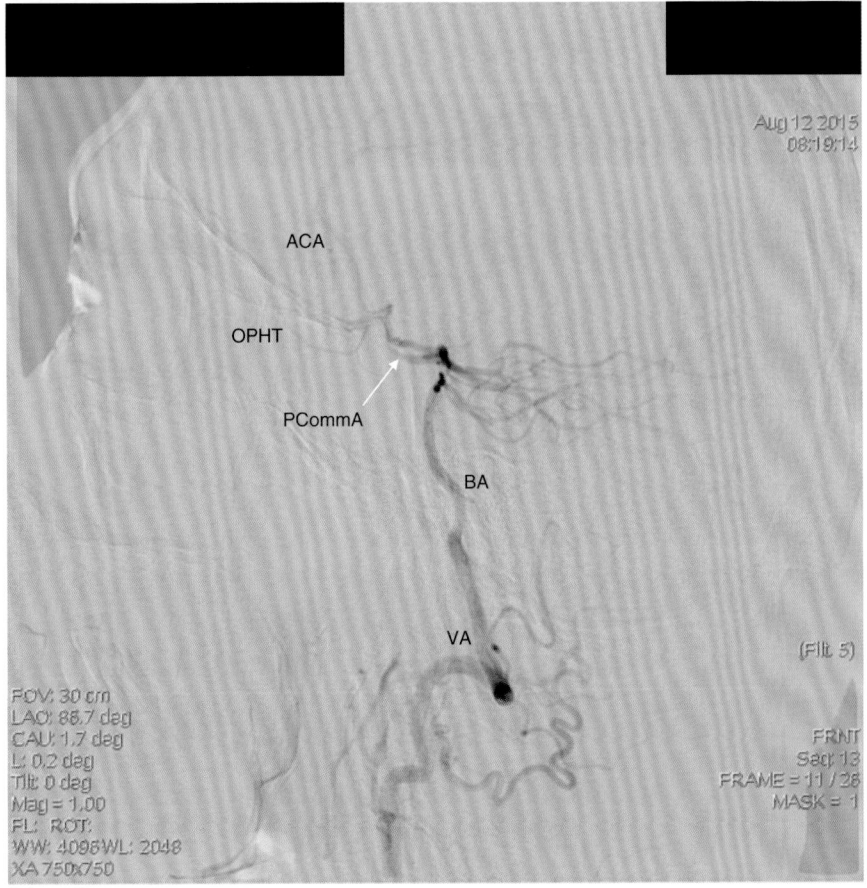

图 2.8 后交通动脉的代偿性扩张。组成 Willis 环的动脉段的直径会随着年龄、疾病和血流动力学情况发生重大变化。在颈动脉或者椎基底动脉系统存在重度狭窄或闭塞时，可见后交通动脉（PCommA）。图中病例表示 ICA 存在重度狭窄时，选择性 VA 造影显示 ACA 通过 PCommA 充盈

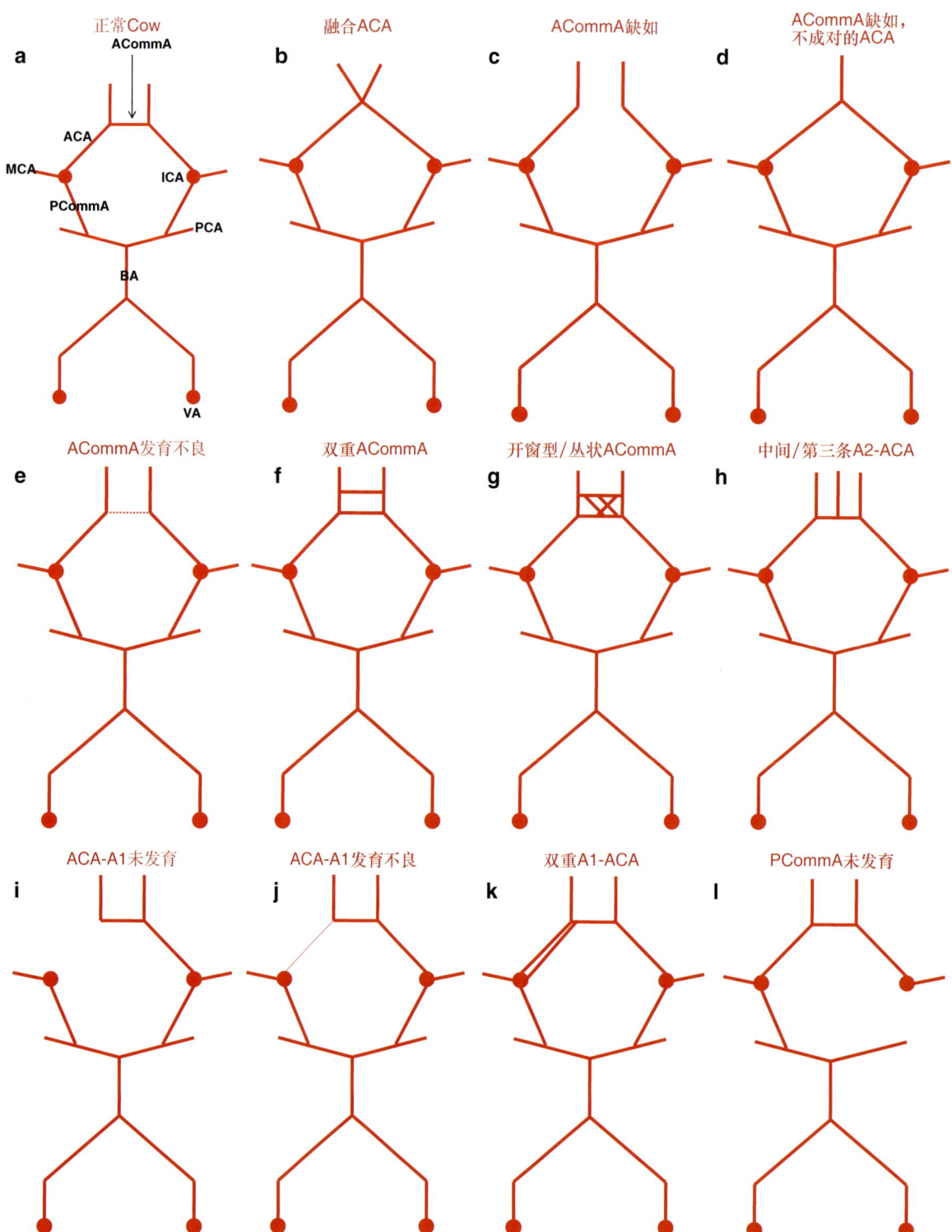

图2.9 Willis 动脉环的变异。Willis 动脉环（CoW）及其组成节段的示意图。供血动脉被标注为红色圆盘：颈内动脉（ICA）、椎动脉（VA）和基底动脉（BA）。ACA、MCA 和 PCA 分别为大脑前、中、后动脉。ACommA 和 PCommA 分别为前、后交通动脉。图 a 为正常 CoW。图 b 到 k 为 CoW 前部分的变异：**b.** 相互融合的 ACA；**c.** ACommA 缺如；**d.** ACommA 缺如和不成对的 ACA；**e.** ACommA 发育不良；**f.** 双重 AcommA；**g.** 开窗型或者丛状 AcommA；**h.** 中间（第三条）ACA；**i.** ACA 的 A1 部分未发育；**j.** ACA 的 A1 部分发育不良；**k.** ACA 出现双重 A1 部分。图 l 到 v 为 CoW 后部分发生的变异：**l.** PCommA 未发育；**m.** PCommA 发育不良；**n.** 开窗型 PCommA；**o.** 胚胎型 PCommA，由 ICA 充盈（黑色箭头）；**p.** PCA 的 P1 部分未发育（这种情况类似于胚胎型 PCommA）；**q.** PCA 的 P1 部分发育不良；**r.** P1 部分重复；**s.** P1 段开窗；**t.** P1 段和 SCerA（小脑上动脉）共同起源；**u.** 两条分离的 PCA；**v.** 两条分离的 PCA，其中一条由颈动脉系统供应，另一条来自基底动脉。注意：上述变异均不能仅从解剖学角度来解释，因为血流动力学条件可能会改变，血流方向也会改变。目前尚无完美的诊断技术对所有必要参数进行量化

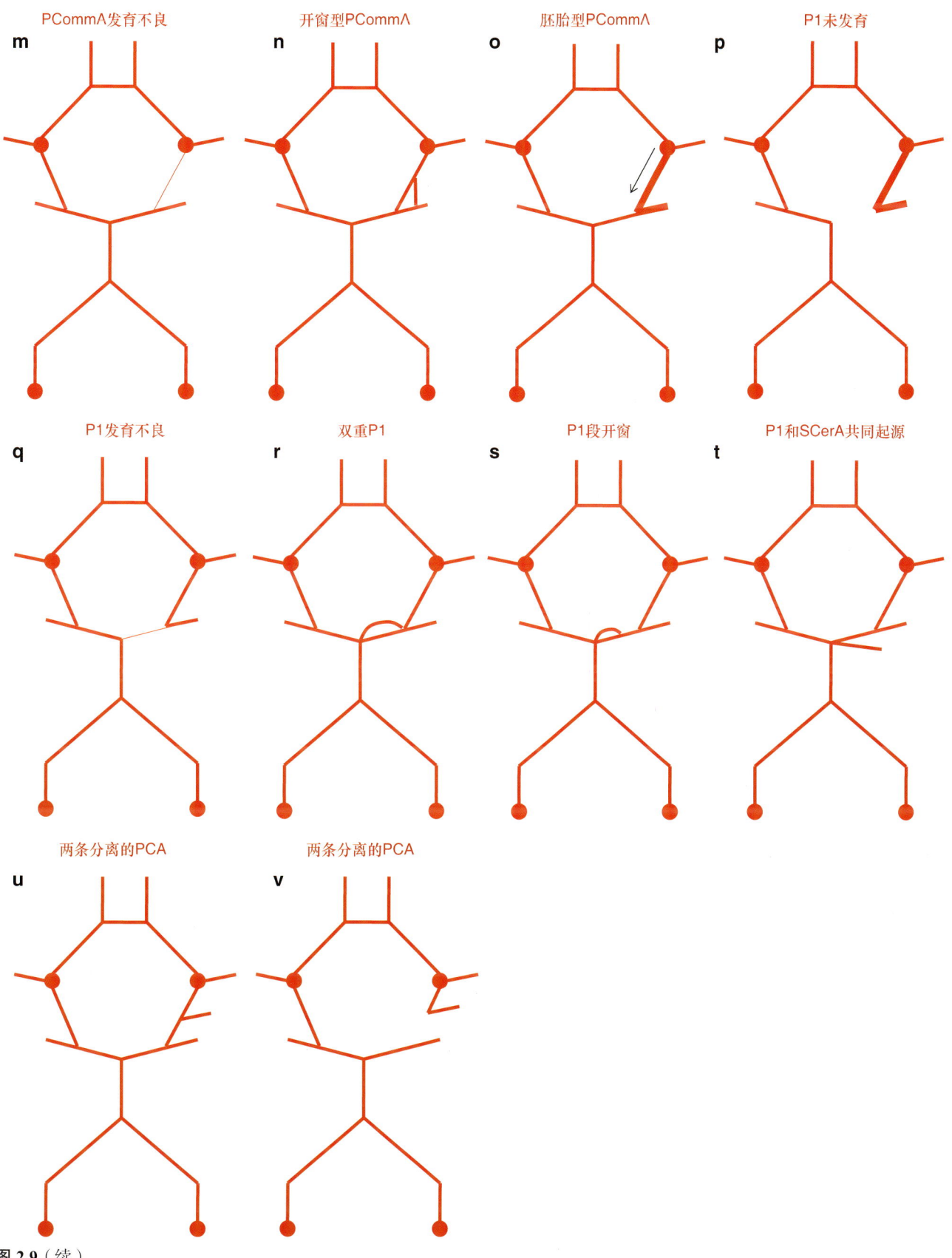

图 2.9（续）

参考文献

1. López-Cancio E, Matheus G, Romano JG, Liebeskind DS, Prabhakaran S, Turan TN, Cotsonis GA, Lynn MJ, Rumboldt Z, Chimowitz M, Warfarin Aspirin Symptomatic Intracranial Disease (WASID) Trial Investigators. Infarct patterns, collaterals and likely causative mechanisms of stroke in symptomatic intracranial atherosclerosis. Cerebrovasc Dis. 2014;37(6):417–22. doi:10.1159/000362922.
2. Chung EML, Hague JP, Chanrion MA, Ramnarine KV, Katsogridakis E, Evans DH. Embolus trajectory through a physical replica of the major cerebral arteries. Stroke. 2010;41:647–52.
3. Crowell RM, Morawetz RB. The anterior communicating artery has significant branches. Stroke. 1977;8:272–3.
4. Caplan LR, Hennerici M. Impaired clearance of emboli (washout) is an important link between hypoperfusion, embolism, and ischemic stroke. Arch Neurol. 1998;55:1475–82.
5. Wang CX, Todd KG, Yang Y, Gordon T, Shuaib A. Patency of cerebral microvessels after focal embolic stroke in the rat. J Cereb Blood Flow Metab. 2001;21:413–21.
6. Liebeskind DA. Collateral circulation. Stroke. 2003;34:2279–84.
7. Hedera P, Bujdakova J, Traubner P, Pancak J. Stroke risk factors and development of collateral flow in carotid occlusive disease. Acta Neurol Scand. 1998;98:182–6.
8. Jongen JCF, Franke CL, Ramos LMP, Wilmink JT, van Gijn J. Direction of flow in posterior communicating artery on magnetic resonance angiography in patients with occipital lobe infarcts. Stroke. 2004;35:104–8.
9. Geibprasert S, Pongpech S, Armstrong D, Krings T. Dangerous extracranial-intracranial anastomoses and supply to the cranial nerves: vessels the neurointerventionalist needs to know. AJNR Am J Neuroradiol. 2009;30:1459–68.
10. Menshawi K, Mohr JP, Gutierez J. A functional perspective on the embryology and anatomy of the cerebral blood supply. J Stroke. 2015;17(2):144–58.
11. Luh GY, Dean BL, Tomsick TA, Wallace RC. The persistent fetal carotid-vertebrobasilar anastomoses. AJR Am J Roentgenol. 1999;172:1427–32.
12. Gutierrez J, Sultan S, Bagci A, Rundek T, Alperin N, Elkind MSV, Sacco RL, Wright CB. Circle of Willis configuration as a determinant of intracranial dolichoectasia. Cerebrovasc Dis. 2013;36:446–53.
13. Alpers BJ, Berry RG, Paddison RM. Anatomical studies of the circle of Willis in normal brain. AMA Arch Neurol Psychiatry. 1959;81:409–18.
14. Ravensbergen J, Krijger JK, Hillen B, Hoogstraten HW. The influence of the angle of confluence on the flow in a vertebrobasilar junction model. J Biomech. 1996;29:281–99.
15. Zamir M, Bigelow DC. Cost of departure from optimality in arterial branching. J Theor Biol. 1984;109:401–9. Karino T, Goldsmith HL. Particle flow behavior in models of branching vessels. II. Effects of branching angle and diameter ratio on flow patterns. Biorheology. 1985;22:87–104.
16. Ingebrigtsen T, Morgan MK, Faulder K, Ingebrigtsen L, Sparr T, Schirmer H. Bifurcation geometry and the presence of cerebral artery aneurysms. J Neurosurg. 2004;101:108–13.
17. Alnaes MS, Isaksen J, Mardal K-A, Romner B, Morgan MK, Inberbrigtsen T. Computation of hemodynamics in the circle of Willis. Stroke. 2007;38:2500–5.
18. Teal J, Rumbaugh CL, Bergeron RT, Segall HD. Anomalies of the middle cerebral artery: accessory artery, duplication, and early bifurcation. Am J Roentgenol Radium Ther Nucl Med. 1973;118:567–75.
19. Watanabe T, Togo M. Accessory middle cerebral artery. Report of four cases. J Neurosurg. 1974;41:248–51.
20. Perlmutter D, Rhoton ALJR. Microsurgical anatomy of the anterior cerebral-anterior communicating-recurrent artery complex. J Neurosurg. 1976;45:259–72.
21. Celebi I, Oz A, Yildirim H, Bankeroglu H, Basak M. A case of an aberrant internal carotid artery with a persistent stapedial artery: association of hypoplasia of the A1 segment of the anterior cerebral artery. Surg Radiol Anat. 2012;34:665–70.
22. Warach S. Thrombolysis in stroke beyond three hours: targeting patients with diffusion and perfusion MRI. Ann Neurol. 2002;51:11–3.
23. Kim JJ, Fischbein NJ, Lu Y, Pham D, Dillon WP. Regional angiographic grading system for collateral flow. Correlation with cerebral infarction in patients with middle cerebral artery occlusion. Stroke. 2004;35:1340–4.
24. Lee CE, NG HB, Yip CW, Lim CC. Imaging collateral circulation: magnetic resonance angiography and perfusion magnetic resonance imaging at 3 T. Arch Neurol. 2005;62(3):492–3.
25. Golay X, Hendrikse J, Lim TC. Perfusion imaging using arterial spin labeling. Top Magn Reson Imaging. 2004;15:10–2.
26. Lim CCT, Petersen ET, Ng I, Hwang PYK, Hui F, Golay X. MR regional perfusion imaging: visualizing functional collateral circulation. AJNR Am J Neuroradiol. 2007;28:447–8.
27. McVerry F, Liebeskind DS, Muir KW. Systematic review of methods for assessing leptomeningeal collateral flow. AJNR Am J Neuroradiol. 2012;33:576–82.
28. Liu J, Wang Y, Akamatsu Y, Lee CC, Stetler RA, Lawton MT, Yang G-Y. Vascular remodeling after ischemic stroke: mechanisms and therapeutic potentials. Progr Neurobiol. 2014;115:138–56.

卒中亚型

第3章

Horia Muresian

彭忠勇 译　杨　斌 审

卒中亚型（表3.1至表3.3）

卒中（脑血管意外、脑血管损害或脑中风）是指由脑供血改变导致细胞死亡的临床病理状态。卒中通常是一个由血管（累及大血管和/或小血管）、凝血系统、血流动力学因素等联合作用的复杂事件。卒中主要包括缺血性卒中和出血性卒中，虽然是两种截然相反的状况，它们之间没有绝对差别。缺血性卒中可以发生出血转化，而出血性卒中可能引起邻近脑缺血、血管痉挛或促使静脉血栓形成。此外，脑静脉梗死则表现为一个特殊的状态。几乎四分之三的卒中为缺血性类型（表3.1）。由于坏死脑组织释放渗透性活性物质（如花生四烯酸、乳酸、电解质），任何类型的梗死都会多多少少伴随脑水肿，进一步的血管损伤和蛋白质漏出进入组织间隙从而加重病情。一些严重的神经系统并发症、昏迷和死亡可能是由于水肿引起的，而不是由于脑组织的受损造成的。

卒中影响大脑所有组织成分，包括神经元、神经胶质和血管。神经元不可再生，而其他成分经过多种变化最终形成胶质瘢痕。脑卒中的主要影响包括梗死相应区域的神经活性改变和深部功能障碍。除了神经功能缺损外，有害的影响可能会改变整个大脑的新陈代谢和脑脊液更新，或引起神经内分泌功能障碍。神经功能的改变是多方面的，包括不同程度的躯体障碍和自主神经功能障碍以及精神障碍。这也反映在了众多用于卒中分级和解决卒中类型及预后的评分和量表上（美国国立卫生研究院成人卒中量表、美国国立卫生研究院儿科卒中量表、欧洲卒中评分量表、加拿大神经功能量表，以及用于检测运动障碍、平衡觉、臂/手功能、灵活性、失语、认知、抑郁程度、生活质量等的特异性神经功能缺损量表）。在卒中（多为栓塞性）发生和发展过程中，在血管内或外科血运重建术后，或溶栓或抗血小板治疗后，缺血和出血之间的平衡非常微妙，常常自发出血性转化（参见第8章）。

缺血半暗带是指围绕完全的和不可逆的缺血坏死区周围的区域。半暗区的组织出现代谢障碍，但结构尚未损坏，在梗死初期短时间内（通常为3～4 h）可通过溶栓药物和血管内治疗或血运重建手术拯救。

特殊的一类患者在卒中发生后出现症状波动，需要区分其原因是梗死区的扩展及半暗带改变，还是梗死区水肿加重或代谢改变。在第一种情况下，快速血运重建是必要的。

腔隙性梗死的特征是梗死面积较小，位置较深（脑干、白质、海马区、基底节和丘脑），主要由大动脉主干的深穿支闭塞所致，一般不伴有脑水肿。如果重要的神经通路被中断，如腔隙性梗死累及内囊或脑干，神经系统的损害可能是巨大的。腔隙性梗死是动脉性高血压病、糖尿病和老年性疾病（脂质透明样变、小动脉玻璃样变）的特征。缺血引起轴突和髓鞘的损害（脑白质疏松症和脑白质病），最终导致血管性痴呆。动脉壁平滑肌细胞破坏失去弹性易于形成动脉瘤，继发微出血或大面积重症脑出血（合并轻微头部外伤）。

出血性脑卒中是指坏死毛细血管或侧支血管的血液外漏（当栓子崩解，梗死区域再灌注时）。从宏观上，出现点状出血斑的区域可能出现面积更大、融

表 3.1 卒中类型与病因

血管自身病变	动脉粥样硬化	缺血性
	脂质透明样变	
	玻璃样变小动脉硬化	
	夹层	
	动脉瘤	
	炎症	
	淀粉样变	
	动静脉畸形	
栓塞性病变/疾病	心脏来源	
	主动脉（升主动脉、主动脉弓、胸主动脉）	
血液流变学因素	血管塌陷	
	高黏血症	
	红细胞增多症	
血管破裂/渗漏	蛛网膜下腔出血	出血性
	脑实质/脑内出血	
血脑屏障破坏	腔隙综合征	
脑静脉血栓形成		

表 3.2 卒中亚型的特征

	出血性		缺血性		
参数	脑实质出血	蛛网膜下腔出血	血栓形成	栓塞	灌注不足
症状动力学	起病不突然，发病时症状未达高峰	突发起病，发病时症状达高峰	症状波动，缓解或进展	突发起病，发病时症状达高峰，多血管区/多部位	弥漫，非局灶性
局灶性神经系统体征	逐渐进展（数分钟至数小时）	无或不相关	波动性（断续进展），数小时至数天间断进展	发病时症状达高峰，可很快改善	特征性：双侧
头痛		发病时症状达高峰，头痛剧烈、广泛			
年龄	青少年和青年		40岁以上。40岁以下，有严重危险因素或家族史的患者		通常年龄较大
短暂性脑缺血发作（TIA）	不是脑出血的特征		同一个血管区域	多个血管区域（心脏和主动脉栓子来源）	没有特征性

表 3.3 提示特定类型卒中的症状

症状	卒中类型
发病时头痛	蛛网膜下腔出血（SAH）
头痛：进行性，并有神经系统体征	脑实质出血（ICH）
恶心、呕吐	SAH/ICH、椎基底动脉缺血性大卒中
癫痫发作	SAH/ICH、栓塞
意识下降/昏迷	SAH/ICH、缺血性大卒中/脑桥卒中
发热	栓塞/心内膜炎
感染	血栓形成

合性的出血（尤其是坏死性灰质）。出血转化是溶栓、抗凝治疗或血管内治疗或外科血运重建术后可能发生的并发症。出血性卒中分两种亚型：脑实质出血（intracerebral hemorrhage，ICH）和蛛网膜下腔出血（subarachnoid hemorrhage，SAH）。ICH 是指小动脉和细小动脉直接出血进入脑组织。血液在几分钟到数小时内积聚，因此，神经系统症状和体征不是突然发作，在发病时不是高峰，而是逐渐进展。SAH 是脑动脉瘤破裂的直接后果；血液进入蛛网膜下腔，颅内压迅速增高很快进入昏迷和死亡。突发剧烈的广泛性头痛是 SAH 的特点，而神经系统体征不明显。在脑膜脑出血，出血发生在脑内和蛛网膜下腔，有 ICH 和 SAH 的联合体征和症状。脑出血一般不会表现为短暂性脑缺血发作（transient ischemic attack，TIA）。

缺血性脑卒中可能起病突然（如栓塞）或在几小时之内发病（动脉粥样硬化）。后一种情况发生前可能有或无短暂性脑缺血发作。缺血区域在 24~48 h 出现不清晰的分界和软化。显微镜检查显示轴突肿胀、髓鞘崩解和退化及白质空泡化。缺血性脑卒中早期，CT 通常为阴性（尤其是脑干梗死）；在这期间，MRI 更敏感，梗死在 MRI T2 像上显示低密度和明亮信号。

随后，梗死组织出现了更明显的分界；大约 2 周后梗死区域逐步崩解留下一空腔。由于梗死核心崩解，来自外周区域的血管内皮细胞增殖和新生毛细血管充满坏死区。新生血管形成的过程在 2 周左右达到高峰，用成像技术观察到对比度增强。单核细胞-巨噬细胞反应从早期被激活，在 3~4 周达到高峰；神经元和髓鞘的降解产物被吸收和释放，巨噬细胞表现为携带脂质的巨噬细胞。来自周围的星形胶质细胞增生，2 个月左右最终形成胶质瘢痕。

血栓形成性脑卒中伴随大动脉或小动脉堵塞；动脉粥样硬化是动脉闭塞的主要原因。神经症状常有波动，部分缓解，或进展，同时一般对应着特定的脑血管区域。

栓塞性脑卒中起病突然，神经症状在发病时最重，覆盖动脉范围较大或超过多个部位，提示栓塞物质可能来源于心脏或主动脉。快速血运恢复对栓塞性脑卒中有利。

无症状性脑梗死患者没有临床症状和任何明显的临床病史或先前 TIA 发作，是通过神经影像明确诊断。然而，认知功能缺损的存在表明这类特殊的梗死不是完全无症状，因此"隐匿性脑梗死"的命名似乎更合适（多数患者在"改良的简易精神状态检查"和"数字符号替换测验"中评分显著下降）[1]。隐匿性脑梗死比症状性卒中更为常见[2-3]。重度动脉粥样硬化疾病患者在年轻时可能有无症状性脑梗死。心血管健康研究显示，大多数无症状性脑梗死患者是单一的、小的、皮质下的，没有被认为是 TIA 或卒中的急性症状，但有细微的认知改变。无症状性脑梗死、多发性脑梗死和多发白质损害的患者发生卒中[4]和痴呆[5]的风险较高。一个特殊的问题是：无症状性颈动脉狭窄合并隐匿性脑梗死的患者应该被认为是有症状吗？这个问题稍后再讨论。

短暂性脑缺血发作（TIA）是局灶性的、可逆的神经功能缺损，通常持续时间不超过 24 h。TIA 的机制是不确定的。大多数缺血性脑卒中之前都有 TIA，有时是逐渐进展的方式。颈动脉系统 TIA 比椎基底动脉系统 TIA 的表现更为典型（表 3.4）。有时候神经功能障碍的持续时间可能会超出 TIA 常见的症状发作期，应用某些药物后神经功能障碍可复发（如咪达唑仑）[6]。TIA 的诊断并不总是简单的，多种疾病可能与 TIA 混淆：代谢性疾病（低血糖症、急性间歇性卟啉病）、电解质紊乱（低钙或高钙血症、高钾血症）、传染性疾病（弓形虫病、隐球菌性脑膜脑炎、莱姆病、中枢神经系统结核性肉芽肿）、神经和精神疾病（梅尼埃病、多发性硬化、癫痫、过度换气、颈动脉窦过敏、焦虑、癔症）和其他多种原因（颈椎病、硬脑膜结节病、硬膜下血肿、低血容量、药物不良反应）[7]。

一过性黑矇或短暂性视力丧失可以关联和等同于 TIA，建议改称为短暂性单眼视力丧失（transient

表 3.4 椎基底动脉系统 TIA 和颈动脉系统 TIA 临床特征比较

椎基底动脉系统	颈动脉系统
眩晕、头晕、步态不稳	对侧偏瘫（有时，主要是手臂）
同侧面部感觉异常	短暂性单眼视力丧失（黑矇）
对侧肢体感觉异常	言语含糊/表达困难
视力障碍：复视	
声嘶	意识状态无改变
吞咽困难	
少见：偏瘫	
多样性和更少的特征性症状	有更多特征性临床体征

monocular visual loss，TMVL）和短暂性双眼视力丧失（transient binocular visual loss，TBVL）。这一疾病的诊断多为回顾诊断。一般情况下，患者在缓解后才确诊。然而，一些症状和临床体征有助于鉴别短暂性视力丧失的原因和发生机制。由颈动脉病变引起的缺血常表现为 TMVL，起病迅速，像幕布遮蔽一样出现视力下降累及整个视野且持续时间通常少于 10 min。前述症状伴有头痛通常是巨细胞动脉炎的特征表现。视网膜血管痉挛、视网膜性偏头痛也可能是年轻人群 TMVL 的原因。另一方面，TBVL 发生可以由椎基底动脉缺血引起。如果只有一个半球缺血，患者会出现病变对侧同向视野缺损；TBVL 可伴有脑干缺血体征（吞咽困难、构音障碍、眩晕、复视）或脑缺血体征（偏瘫、偏身感觉丧失、失语）。为了鉴别和排除短暂性视力丧失的其他可能病因必须做全面诊断性检查，其中包括眼科疾病（如青光眼、自发性前房积血、玻璃体混浊、先天性视盘异常、压迫性视神经病变、视神经病变、视网膜血管痉挛、视网膜性偏头痛、视网膜静脉阻塞）、巨细胞动脉炎、偏头痛和癫痫发作。即使已知存在颈动脉狭窄，也必须排除眼科和神经系统其他疾病。

迟发性脑卒中（颈总动脉闭塞后几个月发生卒中）的现象可能是由于血栓的远端蔓延或血栓的较远部分栓塞所致[8]。血管反应性受损与颈动脉重度狭窄或闭塞患者同侧缺血性卒中的风险增加有关。

尽管一直在进行颈动脉斑块和冠状动脉循环中斑块的发病机制的比较研究，但前者的情况却不太清楚。颈动脉斑块的破裂是一个多种因素共同作用的结果，其中最相关的和研究最多的是形态（斑块的几何形状、纤维帽的厚度、斑块内出血、内皮侵蚀）、血流动力学（血管壁剪切应力和局部压力，均与斑块的近端部分有关），以及氧化应激和炎症（临床应用 FDG-PET 对高危斑块进行靶向分析，仍有待确定）。在第 18 章给出了有关炎症和氧化应激的详细介绍。斑块内出血是风险的一个重要标志，且诊断性检查应该从理论上明确易损斑块的存在和特征[9-10]。在超过 50% 无症状颈动脉狭窄的患者中，微栓子数量增加（通过超声检测颈动脉和颅内循环），这些患者出现缺血事件的风险更高[11]。溃疡斑块与症状和血栓形成高度相关[12]。

临床症状和体征对诊断问诊的设计是至关重要的。然而，颈动脉杂音、眼球杂音和面部脉搏不对称都不能预测无症状患者未来的卒中风险，所有这些体征都不能明确与狭窄程度及斑块形态之间的精确关系。一般来说，高音调或长时相的杂音表明颈动脉严重狭窄（超过 75% 或残余管径小于 1.5 mm）。这些细节不应限制对患者进行深入和广泛的临床评估，包括触诊脉搏和听诊大动脉（颈动脉、锁骨下动脉、股动脉、腹主动脉和髂动脉）。这些重要的资料可在体格检查中显示出来，不仅与脑循环有关，也与其他动脉系统有关，使临床医生能够对特定患者进行最佳和最合适的诊断探索。

参考文献

1. Saini M, Ikram K, Hilal S, Qiu A, Venketasubramanian N, Chan C. Silent stroke: not listened rather than silent. Stroke. 2012;43(11):3102–4.
2. Longstreth WT, Dulberg C, Manolio TA, Lewis MR, Beauchamp Jr NJ, O'Leary D, Carr J, Furberg CD. Incidence, manifestations and predictions of brain infarcts defined by serial cranial magnetic resonance imaging in the elderly: the Cardiovascular Health Study. Stroke. 2002;33(10):2376–82.
3. Leary MC, Saver JL. Annual incidence of first silent stroke in the United States: a preliminary estimate. Cerebrovasc Dis. 2003;16:280–5.
4. Vermeer SE, Hollander N, van Dijk EJ, Hofman A, Koudstaal PJ, Breteler MM, Rotterdam Scan Study. Silent brain infarcts and white matter lesions increase stroke risk in the general population: the Rotterdam Scan Study. Stroke. 2003;34(5):1126–9.
5. Vermeer SE, Prins ND, den Heijer T, Hofman A, Koudstaal PJ, Breteler MM. Silent brain infarcts and the risk of dementia and cognitive decline. N Engl J Med. 2003;348(13):1215–22.
6. Lazar RM, Fitzsimmons BF, Marshall RS, Mohr JP, Berman MF. Midazolam challenge reinduces neurologic deficits after transient ischemic attack. Stroke. 2003;34:794–6.
7. Fred H. Treacherously inaccurate acronym. Tex Heart Instit J. 2002;29(4):314–5.
8. Furlan AJ, Whisnant JP, Baker Jr HL. Long-term prognosis after carotid artery occlusion. Neurology. 1980;30(9):986.
9. Hosseini AA, Kandiyil N, Macsweeney ST, Altaf N, Auer DP. Carotid plaque hemorrhage on magnetic resonance imaging strongly predicts recurrent ischemia and stroke. Ann Neurol. 2013;73(6):774–84.
10. Altaf N, Kandiyil N, Hosseini A, Mehta R, MacSweeney S, Auer D. Risk factors associated with cerebrovascular recurrence in symptomatic carotid disease: a comparative study of carotid plaque morphology, microemboli assessment and the European Carotid Surgery Trial risk model. J Am Heart Assoc. 2014;3(3):e000173.
11. Babikian VL, Hyde C, Pochay V, Winter MR. Clinical correlates of high-intensity transient signals detected on transcranial Doppler sonography in patients with cerebrovascular disease. Stroke. 1994;25(8):1570.
12. North American Symptomatic Carotid Endarterectomy Trial Collaborators. Beneficial effect of carotid endarterectomy in symptomatic patients with high-grade carotid stenosis. N Engl J Med. 1991;325(7):445. Executive Committee for the Asymptomatic Carotid Atherosclerosis Study Endarterectomy for asymptomatic carotid artery stenosis. JAMA. 1995;273(18):1421.

脑血管重建术的手术入路 第 4 章

Horia Muresian

贾赫尘 译 杨 斌 审

这一章主要涉及颈动脉、锁骨下动脉和椎动脉的手术暴露。颈动脉和椎动脉的入路包含从起始部到颅底的暴露，同时结合解剖、临床和手术细节。上述动脉的大体解剖和毗邻关系已经在第 2 章"脑血管供血区和主要的神经血管综合征"中讲述过了，而本部分内容包括两方面：一是颈动脉和椎动脉从起始部向上至颅底的经典暴露方法；二是根据现实目的的不同所采取的一些其他入路，包括：

1. 最重要的也是最常见的目标——颈动脉分叉、椎动脉的 V0 和 V1 段，以及锁骨下动脉。
2. 其他动脉节段：颈总动脉、右颈总动脉的起始部、头臂干的分叉、颈内动脉远段、椎动脉的远段和枕下（V3～V4）段。
3. 离术野中心更远的供血动脉节段：升主动脉、头臂干、主动脉弓、左锁骨下动脉和左颈总动脉的起始部和胸内段。
4. 对于同一根或几根血管更大范围的暴露：如同时暴露超过 1 个动脉节段。
5. 特定病变的特殊暴露：动脉瘤和肿瘤
6. 获取搭桥术所用的供体静脉的方法。

主要目标动脉的手术入路

颈动脉分叉的暴露

颈动脉分叉的"正常"水平位于甲状软骨的上缘水平，并包含在颈动脉三角内。然而分叉的高度变化范围很大。较高分叉者，手术入路可能会更加困难甚至无法手术。低分叉则可能伴随着与神经（迷走神经、喉上神经）和静脉存在特殊关系的问题，因此术中需要将低分叉与其他类型的动脉变异区分开来（例如，寰前动脉、显著的甲状颈干、颈外动脉从主动脉弓独立发出、椎动脉额外横断走行）。必须利用术前影像学检查（超声、CT 血管造影、MRI 或血管造影）给外科医生提供明确的细节，包括颈动脉分叉的水平，以及相对 ICA 位置异常的 ECA（矢状分叉、"倒置"分叉）、明显发育不良的 ICA、极度扭曲等。甲状腺上动脉为颈动脉分叉的正常水平提供了一个良好的标志：高分叉者，甲状腺上动脉起源于 CCA；相反，低分叉者，ECA 经过一个较长的主干才发出它的主要分支。

选择切口类型的时候要考虑到术中可能需要额外暴露的结构。对于局限在分叉水平的病变，胸锁乳突肌（sternocleidomastoid muscle，SCM）前部小的纵行、斜行或者横行切口就足够了（图 4.1）。其他情况则推荐长的纵行切口（图 4.2）。整个颈部都需要备皮，包括锁骨上区（以防严重病变的 CCA，需要锁骨下动脉作为一个良好的供体血管）。对于体位，我们提倡仅轻轻伸展并向对侧稍旋转头部使组织保持最小的张力，以避免 SCM 和颈内静脉（IJV）覆盖颈血管（发生于过度旋转头部时）。将手术台弯折成躺椅一样，使患者保持头高位。这样能够保证患者在局部麻醉下保持最大的舒适度，同时有助于通气，减少静脉的压力。两臂内收。在下颌下方，从甲状软骨的上缘水平到 SCM 的前缘做一 3～4 cm 的斜行或横切口。这种切口可能会减少颈部浅表神经分支的损伤，但除了美观，即收缩和瘢痕更轻微以外，没有研究显示其具有任何特殊优势（图 4.3）。如果头部没有过度旋转，可以最小幅度地分离和牵拉 SCM。我们不常规分离颈内静脉而更倾向于将其与 SCM 一同牵开，以尽可能减小对静脉血流的干扰。一些 IJV 的主要属支（甲状腺上、中静脉以及舌静脉、面静脉，或变异的总干）与甲状腺上动脉的胸锁乳突肌支［这支动脉可能更加明显，当颈动脉分叉"倒置"时（即 ECA 在 ICA 的外侧），甲状腺上动脉甚至可能会横跨颈动脉分叉；详见第 1 章］一同选择性结扎。舌下神经袢具有不同的长度和关系。正确识别和保留该神经很重要，主要原因倒不是因为该神经本身的损伤会带来严重后果，而是有助于区分变异的喉上神经或迷走神经（详见第 1 章）。迷走神经可能走行在更靠前的位置，有时附着在颈动脉球上，必须很好地辨认和保护。触碰迷走神经和颈动脉窦区时可能会引起心动过缓；应用局麻药喷撒或浸润该区域和（或）静脉给予阿托品通常可以逆转心律失常。在切口的上极易损伤副神经，特别是如果它走行在颈静脉前或跨颈静脉时。炎症或肿大的淋巴结可能会妨碍对颈动脉分叉的直接暴露，需要选择性切除。必须辨认出异位甲状腺组织。我们常规对任何切除的组织进行术中病理检查，即使仅是出于战略原因进行的切除。随后对远端 CCA、ICA 和 ECA 进行分离（图 4.4）。在阻断血流以前，我们应当尽量减少对这些血管的操作。通过 ICA 壁通常可以很好地看到粥样斑块，以决定需要暴露的 ICA 范围，最理想的是向斑块远端延伸大约 5 mm（一段质量好的 ICA 对于安全阻断和在需要时置入分流是必要的）。ICA 和 ECA 之间的固有夹角常规是不做分离的，以保护颈动脉窦和颈动脉小球神经。

舌下神经伴随枕动脉横跨 ICA 和 ECA。ICA 有时必须暴露到高于舌下神经的水平，分离舌下神经袢有助于游离并轻柔牵拉该神经。喉上神经在分叉深面穿过，但有时可能在 ICA 和 ECA 之间走行，在极少数情况下，从两者前方通过。非折返性喉下神经可能与迷行右锁骨下动脉（ARSA）共同或者作为一个单独的变异出现在右侧。辨认该神经是必要的，尤其是要更广范围地暴露 CCA 和分支时。一般不需要广泛地和环周分离颈动脉分叉，只有在考虑要进行翻转术式或者行切除和搭桥时才进行。关于对窦神经的正确操作，从为了避免术后高血压的目的上来看，窦神经应该切除还是保留，尚没有明确的共识；该问题在行双侧颈动脉内膜切除术时（不论分期或同期）更为重要。咽升动脉（图 4.5）起自颈动脉分叉的固有夹角，或是发自 ECA，或是很少情况下发自 ICA 的起始部（从 ICA 发出的咽升动脉在 ICA 发生近端次全闭塞或闭塞性病变时，可能更利于保持 ICA 的通畅）。如果这支动脉较大，则必须选择性地孤立并阻断，以免在打开颈动脉分叉时回血。高切口或过度牵拉切口上极时可能会损伤面神经的下颌缘支[1]，导致口角歪斜（颊肌功能受损）。

椎动脉的暴露：V0 和 V1 段

椎动脉（VA）从它的起始处到第六颈椎横突孔（V0 和 V1 段）都可以被暴露，或通过锁骨上的一个横行水平切口，或通过颈前的纵行切口（图 4.6）。患者的体位同上述。在我们的经验中，头部的伸展似乎比向对侧旋转有更多的帮助。

VA 的锁骨上入路（图 4.7）这种切口可以很好地将 VA、锁骨下动脉（subclavian artery，SCA）和 CCA 同时暴露。皮肤切口选在锁骨上方 1～2 cm 的胸锁关节的外侧，并向外延伸至颈外静脉的水平（颈外静脉通常可以被保护）；颈外静脉大约指示了锁骨的中点。沿着锁骨上神经的小分支，切开颈阔肌（切口过长时，患者容易发生锁骨下和胸部感觉障碍）。为了更好的暴露，我们切开 SCM 起点的锁骨头，将 SCM 向内侧牵拉。在切开颈筋膜中层后，辨认并部分分离 IJV。可以向上和向侧方牵拉肩胛舌骨肌的下腹，并不需要切断。分离和牵开或切除部分前斜角肌的脂肪垫和淋巴结后，在 IJV 外侧缘和后缘可以见到大量的淋巴结，部分需要被切除以充分暴露 IJV 和下方的 CCA 及迷走神经。肩胛上动脉从内至外横跨该区域，通常需要被结扎。如果需要 CCA 用来做 VA 再植术，需要在颈内静脉和迷走神经后方分离并游离出约 4 cm 长的 CCA。同时需要辨认和结扎胸导管和任何更大的颈部和锁骨上淋巴管。为了更好地暴露 VA 或 SCA，需要在辨认出膈神经之后（神经在前斜角肌的前表面上，自外上向内下走行）切断前斜角肌。前斜角肌和颈长肌之间的固有夹角就是 VA 所在的位置；该动脉解剖层次最深，隐藏在甲状腺下动脉、交感神经纤维、中间颈交感神经节和椎静脉下方。由于 C_6 横突很易触及,这为 VA 提供了一个很好的标志。就在 C_6 的下方,甲状腺下动脉自外向内横向走行;如果该动脉较粗时,很容易被误认为 VA。离断椎静脉可以直接地暴露 VA。(椎静脉也是一个很好的寻找胸导管的标志:该静脉在锁骨下静脉与颈静脉汇合处附近汇入锁骨下静脉。胸导管就在静脉汇合处,并在椎静脉的前方通过。)另外,也可以沿着 SCA 从外向内分离,并辨认 VA 的主要分支。必须要特别注意保护交感神经和副交感神经纤维(颈袢、心脏支、颈中和星状神经节等)。

过多的分离和离断交感神经会导致 Horner 综合征。在进行预计的手术之前,我们推荐对 VA 进行全面的评估(通过触诊和精确测量获得动脉的长度,尤其是从 VA 到 SCA 或 CCA 的距离),有时 VA 血管壁的质量或者长度是不够的。因此,必须在 C_6 横突孔处用咬骨钳开骨暴露 VA。C_6 神经干可能限制 VA 的向上暴露。

VA 的颈前入路(图 4.8) 这种切口同样能够同时暴露 VA、SCA、CCA,向上延伸还可以暴露颈动脉分叉。整个切口沿着 SCM 的前缘,颈部高处则低于下颌角。如果颈动脉分叉不需要暴露,皮肤切口上部则止于甲状软骨水平。切开颈阔肌和颈筋膜,向外侧牵拉 SCM。同样,可以牵开肩胛舌骨肌的上腹而不切断。分离颈动脉鞘后,可以辨认 CCA、颈内静脉和迷走神经。随后分离锁骨上窝的结构。即使是这样的切口,我们也要在辨认到膈神经后切开前斜角肌。该入路的剩余步骤如上所述。如果由于病变在颈动脉分叉,需要暴露至该水平,我们推荐两种入路:要么选择颈前全长切口,要么选择两个水平的平行切口,一个位于锁骨上(暴露 CCA、SCA、VA),另一个位于下颌下(暴露颈动脉分叉)。切口的选择取决于颈部的形态和延伸至 ICA 远端病变的形态。颈前入路很少干扰锁骨上神经纤维,但这样的皮肤切口影响美观,并且瘢痕更容易收缩。

在暴露 VA 或 CCA 时,通常不会危及胸膜顶。对 SCA 进行更大范围的分离则可能会带来破入胸膜的风险。然而,辨认病变比病变本身更为重要。

当创伤需要控制急性出血时,在骨内段(V2)暴露 VA 可能是必要的。通过颈前入路,向对侧(内侧)牵拉颈部内脏、颈血管、IJV 和邻近的交感神经纤维有助于在骨管内暴露 V2。在此过程中需要辨认骨性标志和神经干。打开骨管将导致自 VA 分支和静脉属支的额外出血,而分支血管的大量出血和已经形成的颈部血肿会影响术野。血管内治疗已经减少或消除了这种手术入路的需求,笔者并没有这种手术入路的个人经验。

暴露锁骨下动脉

本段暂不讨论左锁骨下动脉(SCA)开口的入路,该问题将在本章后面讨论。

SCA 的整个颈段都可以通过颈部切口暴露,水平的锁骨上切口(图 4.9)或颈前纵行切口(图 4.10)(见上文 VA 的暴露)均可。通常采取上述同样的步骤,两种切口都可以很好地暴露 SCA 及其主要分支和 CCA。如果考虑需将 SCA 桥接到 CCA 或者行 CCA-SCA 的搭桥,提倡采取同样的颈静脉后入路暴露 CCA。最好的暴露 SCA 的方法是将前斜角肌切断和轻柔地推开膈神经。SCA 的远端与臂丛神经关系密切并且更难暴露。另外,腋动脉可以在锁骨下,即锁骨下肌的下方,在切断锁胸筋膜之后,通过相同的锁骨上皮肤切口(或者少数情况下,需要一个额外的锁骨下切口),很快被分离出来。因此,如果 SCA 第三段(斜角肌外段或斜角肌后段)不适合作为受体血管,腋动脉可以作为一个很好的替代血管(图 4.11)。在创伤患者中,在锁骨上方暴露 SCA 和在锁骨下暴露腋动脉可以避免截骨(图 4.12)。SCA 的锁骨上入路同样可以暴露第一肋骨,并去除该骨以治疗胸廓出口综合征(图 4.13)。

其他动脉节段的手术入路

颈总动脉和右侧颈总动脉开口的暴露

整个右侧颈总动脉(CCA)和左侧 CCA 颈段需从下颈部入路(见第 1 章:颈部三大解剖手术分区,Ⅰ区)通过锁骨上切口或颈前纵行切口暴露。切口的类型和长度取决于特定的疾病和计划的手术术式,在手术中,CCA 与其他动脉节段——颈动脉分叉和 SCA 一起暴露。其余步骤同前所述。必须特别注意左侧的胸导管和两侧的自主神经纤维。严格地围绕外膜分离有助于保护大多数神经结构,即使不能保护所有的神经结构。重要的是要注意左右两侧 CCA 和 SCA 不同的相对位置。在左侧,SCA 位于 CCA 的后方,而在右侧,由于头臂干不是在矢状面分叉的,SCA 更靠 CCA 的外侧。同样，右侧迷走神经与 CCA 的关系更密切；右侧喉返神经恰在头臂干分叉水平绕过右侧 SCA，并与右侧颈总动脉的开口相接触。同样在接近右侧 CCA 的开口时，右侧非折返性喉下神经的存在也必须牢记于心。CCA 在下颈部被两层筋膜所覆盖：浅筋膜和中筋膜，后者"包裹"舌骨下肌群并隐藏了 CCA。增大的甲状腺也可能会部分覆盖 CCA。强调 CCA 和 IJV 的相对位置同样重要：后者在颅底水平位于颈血管的后方，逐渐走向外侧，然后在下颈部走行于 CCA 的前方。因此，CCA 在 I 区位于较深的位置。

除了甲状腺中动脉，CCA 通常不发出颈部分支。有时在高位颈动脉分叉，甲状腺上动脉可作为 CCA 的一个分支，并且距离 ECA 很远。因此，CCA 的内径是恒定的。全面评价 CCA 的质量很重要，因为病变可延伸至 CCA；存在溃疡性斑块和多发的粥样硬化病变时可能需要调整手术细节。

头臂干及其分支的暴露

有时需要暴露这个动脉节段，尤其当病灶只局限在这个水平或当需要头臂干（brachiocephalic trunk，BCT）作为远端搭桥的供体血管时。BCT 的开口无法仅通过颈部切口安全地暴露，至少需要部分上部胸骨切开（图 4.14）。BCT 一般通过右锁骨上切口 / 颈前纵行切口（图 4.15），或两种切口的组合（外侧"铰链"型倒置 L 形切口）进行显露。IJV 需要分离并游离；必须辨认和保护交感神经纤维和迷走神经、喉返神经和膈神经。左侧头臂静脉需要特别的关注，因为其在 BCT 的前方跨过。颈部入路可以充分地暴露除开口部分以外的 BCT。外科医生必须在钳夹阻断 BCT 前触诊检查 BCT 的开口及其与主动脉弓的连接部，以免忽略这些水平的病变。可以用血管束带或在阻断后轻柔地牵拉 BCT。手术团队必须做好紧急开胸的准备，以防 BCT 出血或破裂；因此，患者必须要进行胸部备皮。

在胸主动脉瘤（主动脉弓和降主动脉近端）的复合治疗过程中，行去分支手术做解剖外搭桥时，也要进行 BCT 和 CCA 颈段的暴露。

远端颈内动脉的暴露

远端颈段 ICA 需要在上颈部暴露，即 III 区（见第 1 章），是从下颌底水平向上延伸的区域。较高的动脉粥样硬化病变、动脉瘤、外伤性病变及血管旁肿瘤可能需要这种特殊的 ICA 入路。这种入路有两方面的限制：一方面，局限的下颌后间隙，需要扩展或"清空"其包含的结构；另一方面，由于 ICA 是入颅的，远端阻断和血管手术需要至少 4~5 mm 优质的动脉。在我们的经验中，主要的障碍不是狭窄的下颌后间隙，而是在 ICA 进入颈动脉孔之前 ICA 的长度不足。因此，我们不提倡下颌骨（部分）切除、乳突截骨术或下颌半脱位：我们的标准入路包括颈部切口在耳前延伸和面神经的孤立（见下文）[2-3]。

颈动脉分叉通常通过颈前纵行切口暴露；皮肤切口在下颌角的后方向上延伸，并止于颧弓和耳屏水平（图 4.16）。首先分离颈动脉分叉处和毗邻的脑神经（X、XI 和 XII），并用血管束带环绕，方便下一步游离。二腹肌的后腹也需要解剖、游离，必要时切断（我们认为这个动作不是必需的）。然后将枕动脉和静脉分开，从下部开始分离腮腺并向后方处理。可以通过触诊辨认茎突。随后，辨认出面部神经，分离并小心地游离。通常，面神经的主干可以被分离出 1~1.5 cm 长。首先切断茎突舌骨肌以便辨认舌咽神经。随后，在靠近茎突处离断剩余的茎突肌和茎突舌骨韧带（也可用咬骨钳咬除茎突）。需要特别注意的是，不能通过向下方牵拉来游离 ICA，因此，不能获取额外的长度。钳夹阻断可能会很困难，有时候，可以用 Fogarty 导管进行血管内阻断。然而，如前所述，分离远端的 ICA 必须能够获取至少 4~5 mm 的血管壁。离断茎突肌以及舌咽神经将导致严重的吞咽困难[9]。

暴露椎动脉远端（V3）

远端椎动脉（VA）在行 VA 血运重建时通常都需要暴露[4]。V3 段通常保持开放，因为其与颈动脉系统之间存在着大量的吻合，特别是与枕动脉和颈深动脉（来自 SCA）。C_1 和 C_2 椎体之间存在较宽的间隙，VA 走行更靠外侧，特别是 C_2 神经前支提供了充分的标志，这些为手术入路提供了便利。

患者采取仰卧位，颈部伸展，头部向对侧旋转。头部旋转必须比颈动脉暴露时要更大，而伸展则必须适度。另外，尽可能地降低肩膀同样很重要。如果需要大隐静脉移植，术前将腿备皮。

皮肤切口始于甲状软骨水平的颈前纵行切口，在下颌角下方向后斜行，在乳突下方延长 1 cm（图 4.17a）。患者头旋转的状态下，C_1（寰椎）的横突位于其余颈椎横突的前方。定位 C_1 横突十分重要，因为它很容易与乳突混淆（这就是为什么我们提倡做乳突下切口）。辨认 SCM。分离颈动脉分叉，一般来说，V3 的血运重建要么通过分叉，要么通过 ECA 的分支。辨认和分离第 X、XI、XII 对脑神经。副神经（XI）的特殊位置很重要，因为必须向前方对其进行更广泛的游离，并且必须离断 SCM（至少部分，前半部分）。副神经在少数情况下也可能在颈静脉前走行。它通常在乳突下约 2 cm 处穿过 SCM。分开覆盖 C_1 和 C_2 横突的椎前肌。辨认 C_2 神经的前支，可以很好地指示 VA 的位置。神经可以用血管束带分隔，并轻轻地游离。在 C_1 和 C_2 椎体之间可以很容易地暴露一段约 2 cm 的 VA（图 4.17b）。分离出的节段通常能够提供足够的空间用于适当的钳夹阻断和吻合。有时，较小的肌支可能会出血，为分离增添麻烦。首先吻合桥血管（静脉）的远端（图 4.17c）。

在治疗更远端的病变时，需要暴露 VA 的枕下段（C1 和枕骨之间）[5]。这时手术入路更加困难，因为 VA 的位置更深，需要分离明显的肌群。这种入路的一个优点是可以同时暴露远端 ICA。目前我们还没有进行过这种手术入路。

更远端供血动脉的手术入路

颈部区域以外的许多动脉可能需要手术暴露，大多是用作供体血管，尤其是当不考虑、不适合或无法建立解剖外旁路（如颈动脉-锁骨下动脉、颈动脉-颈动脉、锁骨下动脉-锁骨下动脉搭桥等）时（如主动脉弓综合征）。在这些情况下，其他更远端的动脉则可用于手术重建：升主动脉和主动脉弓、头臂干，以及左 CCA 或 SCA 的起始部和胸内段。这些动脉可以通过胸骨切开、胸廓切开或联合切口（如活瓣胸廓开胸）从胸腔内暴露。

升主动脉是因具有高血流量，相对来说动脉粥样硬化程度较轻，并容易获得，故可以作为一个满意的、优良的供体血管。从升主动脉发出的血管桥很容易通过建立隧道到颈部吻合至 SCA、CCA 或颈动脉分叉。通过外侧钳夹阻断和对血流动力学参数的全面监测，可以在不停跳和不建立心肺旁路的情况下，很容易地完成升主动脉的吻合。升主动脉手术入路通常都需要完整的胸骨正中切口。头臂干（BCT）可以作为一个替代的供体血管。此外，对 BCT 病变需要完全地暴露 BCT 和与之相邻的主动脉。BCT 可以通过局限的胸骨上段切口暴露。左侧 SCA 和左侧 CCA 可以通过左侧的前外侧胸廓开胸或活瓣式切口入路进行暴露。由于绝大多数的入路都是经典的手术术式[6]，我们将只强调一些与临床相关的重要细节。

胸骨正中切开的皮肤切口（图 4.18）是从颈静脉切迹到胸骨体的下段做约 2 cm 的切口，胸骨从上至下分开（这样，不需将剑突分离至白线）。对于需要同时暴露颈部的情况，我们提倡在颈部再做一单独切口（而不做连续的颈胸部切口）。为了更好地辨认主动脉弓的分支，我们将分离并游离左侧头臂静脉。对该静脉更大范围的分离可以在必要时更好地牵拉两个胸骨瓣，例如，要暴露左侧 CCA 或左侧 SCA 和远端的主动脉弓时。BCT 可以通过心包外暴露，但我们提倡全心包切开暴露升主动脉。在选择手术方法之前，术前必须通过超声或 CT 对升主动脉的内径进行评估。我们更喜欢用束带环绕升主动脉，这更有利于从外侧钳夹阻断升主动脉。在进行主动脉的外侧钳夹时，心脏直视也很重要，因为在血流动力学障碍之前，可以很容易观察到心脏的扩张或收缩减少。临时起搏器导线也要插入。从升主动脉的搭桥完成后，保留心包开放，在桥血管和胸骨之间，只有残余的胸腺位于近端。

局限的胸骨上段切开（见上文图 4.14）是从颈静脉切迹至胸骨角的下方（第三肋间）。胸骨中线切口在第三肋间水平向两侧延伸，能够不损伤胸廓内血管。为了更安全和更好地暴露 BCT、右侧 CCA 和 SCA，需继续向右颈部做切口（锁骨上或前部纵行切口）。同前所述，必须保护迷走神经、交感干及其分支。左头臂静脉的属支（尤其是甲状腺下静脉、胸腺静脉），必须要进行辨别和安全地离断。该静脉本身需要进行分离和游离。必要时，在胸骨甲状肌和胸骨舌骨肌的起点离断这些肌肉（为了减少术野的出血，我们通常不离断这些肌肉）。过度牵拉两侧的胸骨瓣也应该避免。胸腺和其残余脂肪组织有时发育很好，需要仔细分离和离断（胸腺有大量细小的血管蒂，而缺乏一个主蒂）。我们建议用两根钢丝呈"X"形关胸。

左前外侧开胸（也见下文：活瓣切口）可以提供暴露左侧 SCA 和左侧 CCA 开口的入路。患者处于仰卧位，两臂内收（置于胸廓两侧）。我们不提倡左臂外展，有两个原因：第一，胸部必须稍向右旋，而左臂可能会不经意地过度外展。其次，手臂外展的体位限制了锁骨上区的暴露。因此，我们将患者置于仰卧位，在左肩和脊柱下方垫一卷垫，但左臂平放在手术台水平。充分暴露左侧胸壁，以保证能进行最大范围的前外侧开胸，且不妨碍暴露颈部。从胸骨左缘到腋前线沿胸大肌的下界，女性则在乳房下方，做弧形切口。进入第四肋间。选择性单肺插管可以辅助合适地分离和暴露左 CCA 和左 SCA，尽管我们仅在特定的情况下令左肺塌陷。在大多数情况下，我们并不离断胸廓内血管。在纵隔胸膜下是可以看见远端主动脉弓及左侧 CCA 和左侧 SCA 开口的。在迷走神经及其返支的远端（即后方）切开胸膜。胸导管是不可见的，但通常走行在左侧 SCA 的后方，随着分离靠近左侧 SCA，理论上要保护胸导管免受损伤。另外，常规要做好胸腔的闭合和引流。

活瓣切口是一种结合了锁骨上颈部切口、局限的胸骨上段切口以及前外侧开胸的组合切口（图4.19）。它主要适用于急诊，例如左侧 SCA 或邻近的主动脉弓大出血，以及获得直接入路以治疗左侧 SCA 起始处动脉瘤、Kommerell 憩室等。它比其他任何的胸部切口都更耗时并且失血量更大。左侧的胸廓内血管也会被破坏。首先要做两个水平切口：前外侧胸廓切口（为了一开始迅速地检查主动脉弓远端、左侧 SCA 及左侧 CCA 的开口）和锁骨上切口（为了暴露颈部的 CCA 和 SCA）。随后是做胸骨上段部分切开，从颈静脉切迹至（通常）第四肋间。为了保证充分地牵拉，离断 SCM 和肩胛舌骨肌。尽管更加麻烦和出血更多，但这个切口能够提供最好的视野，并暴露远端的主动脉弓、左侧 CCA 开口（及近段）和左侧 SCA（及邻近的结构）。另一个优点是由于患者仰卧位，能够允许同时进行头部、颈部、胸部、腹部、四肢的手术，对于不稳定的患者（如创伤和多发创伤）这点非常重要。术后疼痛和通气功能受限可能会引起许多患者的严重问题，不论何时只要有可能，都应该术前置入胸硬膜外导管。

同时或更大范围的动脉暴露

对于主动脉弓上血管系统更广泛和更严重的狭窄和闭塞性疾病，完全修复的需求变得更加显著。在我们的经验中，我们遇到许多患者都有一个或一个以上的颈部血管闭塞，这些患者可以大体分为两组：一组是进展期的动脉粥样硬化性病变，神经功能不稳定，并伴随许多相关疾病，具有较大的麻醉和手术风险。这类患者主要需要改善神经功能状态以及预防复发性卒中。第二组是年轻患者，主动脉弓上血管系统具有进展的和重度的粥样硬化病变，需要全面和长期的动脉修复，主要的目标是能够实现社会和家庭的再适应。

对于第一类患者，大多数的手术计划基本上都是比较局限的，更少创伤，尽可能选用局部麻醉，并采用更多的步骤。复合手术（血管内联合外科）也非常适用。有时在行补充解剖性搭桥后，可以在颈部获取一个足够的单一的动脉干，最终为剩余的动脉提供良好的血流。第二类患者需要完全和扩大的血运重建术，以及扩大的手术暴露，需要全面的术前评估、准备和围术期监测。

对于颈部补充解剖性动脉重建，一个或两个联合切口一般就足够了。SCA、VA、CCA、颈动脉分叉、ICA 和 ECA 可以很容易地通过如上文所述的扩大的单一颈部切口或两个切口进行暴露。如果供血动脉位于一侧，而受体动脉位于颈部的另一侧，通常需要两个局限切口。正如任何双侧复合手术，必须要格外重视对脑神经的保护[7]，以及避免破坏某些脏器的血供，如结扎双侧 ECA 或舌动脉（见第 13 章："扩大范围的脑血管血运重建"中"双侧同期颈动脉内膜切除术"）。根据颈部的形状，单一的水平颈部切口能够暴露双侧的动脉。必须避免采用过于靠近的平行的切口。补充解剖性搭桥理论上具有术后临床和超声下均容易探查的优势。

为了完全的动脉血运重建，供体和受体位点都必须在术前进行临床和影像学的全面评价。还必须考虑到狭窄-闭塞性疾病的自然史：大多数患者在将来还需要再进行其他血管重建，包括肾动脉、腹主动脉和下肢。最重要的是，大多数患者都可能会进行冠状动脉血运重建术。这种情况非常适合进行分期和复合手术，团队合作是必不可少的。心内科、神经科、介入放射科、心血管外科医师必须保持交流，并对治疗流程进行合理的规划，尤其是完成有效的随访。

对于年轻患者，我们推荐完全的动脉血运重建术，升主动脉作为首选的供体动脉（图4.20）。这不会妨碍将来必要时再进行冠状动脉血运重建手术。对于同时合并降主动脉系统严重动脉病变的患者，可以轻松地同时进行升主动脉至股动脉的搭桥（图4.21）。如果BCT质量很好，这个动脉可作为主要血供，并通过局限的胸骨上段切口入路。

特定病变的特殊暴露：颈部动脉瘤、肿瘤

颈部的肿瘤和动脉瘤将要求更大范围的暴露，以保证暴露血管和邻近的神经结构。大多数患者会有一个长的颈部切口，以有效控制病变动脉的近端和远端，辨认并保护伴随的脑神经、颈部神经和交感干（图4.22）。对于肿瘤，IJV和淋巴结构需要完全暴露。对于以上任何情况，单一的颈部切口或两个单独的切口都能满足要求。桥血管的选择也很重要。潜在的感染性动脉瘤或肿瘤是假体材料使用的禁忌证，最好应用自体静脉或同源移植。在部分特定的患者，适合采用联合肿瘤和颈动脉手术（包括同时双侧颈动脉内膜切除术）[8]。

获取静脉桥的入路

静脉血管桥目前并不常规用于脑血管重建，因为有许多类型的人工导管和合成补片可用。有两种特殊的情况仍然很重要：存在感染，以及进行远端VA或远端颈段ICA的搭桥。在感染部位需使用自体静脉是众所周知的。另一方面，如果考虑在远端VA或ICA搭桥，最好的桥血管是自体静脉。普遍推荐的桥血管是隐静脉，而颈浅静脉作为二线选择。隐静脉表现出许多特征，是在不同情况和不同类型的血运重建（下肢、冠状动脉旁路术、颈动脉手术）中研究最多的桥血管。获取隐静脉的部位（大腿或小腿）取决于静脉和靶血管的管径。通过锁骨上切口，也可获取颈外静脉。然而，该静脉更容易扩张，所获得的长度通常不超过4 cm。它的管径和路径有时变异很大。如同其他静脉搭桥的情况一样，静脉瓣膜的方向必须心中有数。如果只需要有限长度的静脉桥，必须要考虑替代的桥血管，例如，小隐静脉（留下大隐静脉在将来供其他类型的搭桥使用）。术前临床和超声建立静脉图谱是必要的。

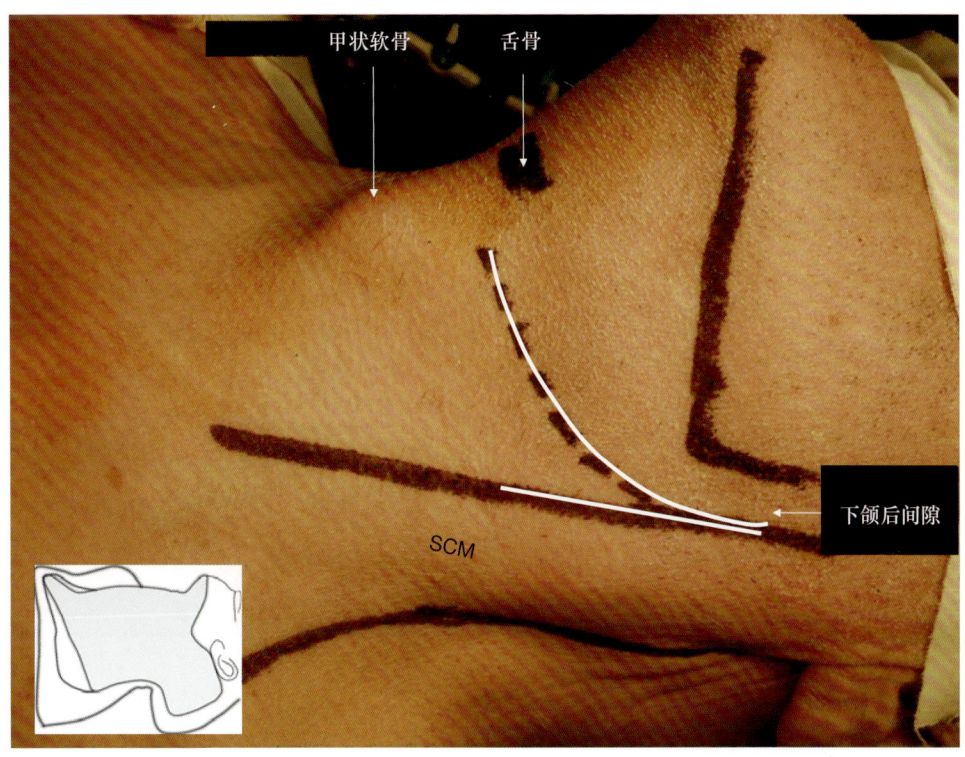

图4.1 颈动脉和分叉的手术入路。在必须暴露颈动脉分叉的情况下，推荐一个更加局限的切口，纵行切口或斜行切口（很少情况下，横切口）。通常，皮肤切口不能超过甲状软骨（下缘）和下颌角（上缘）。SCM，胸锁乳突肌

图 4.2 颈部的颈动脉全程手术入路。通过 SCM 前的纵行切口，可以暴露肩胛舌骨肌上、下的整个颈部的颈动脉。这种更长的切口能够同时暴露 SCA、VA、IJV 和相邻的神经

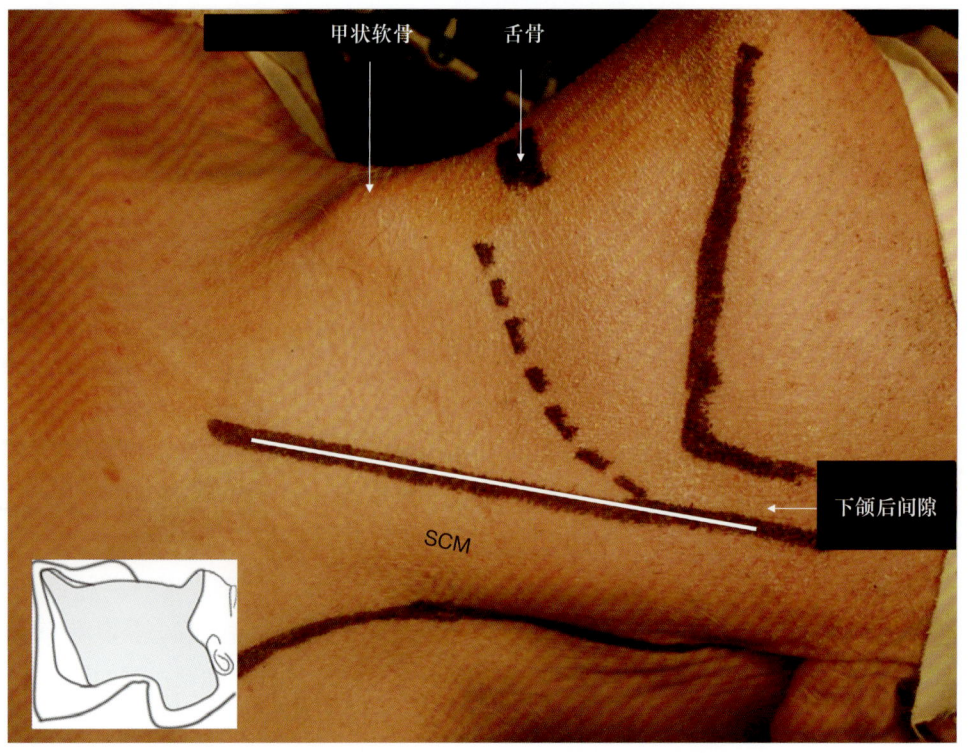

图 4.3 斜行切口的优点。通过斜行切口，可以获得最好的美容效果，符合和遵循皮肤的自然皮纹和褶皱；很少出现瘢痕收缩和瘢痕疙瘩。最重要的，斜行切口可以更少损伤浅神经纤维，更少造成感觉异常

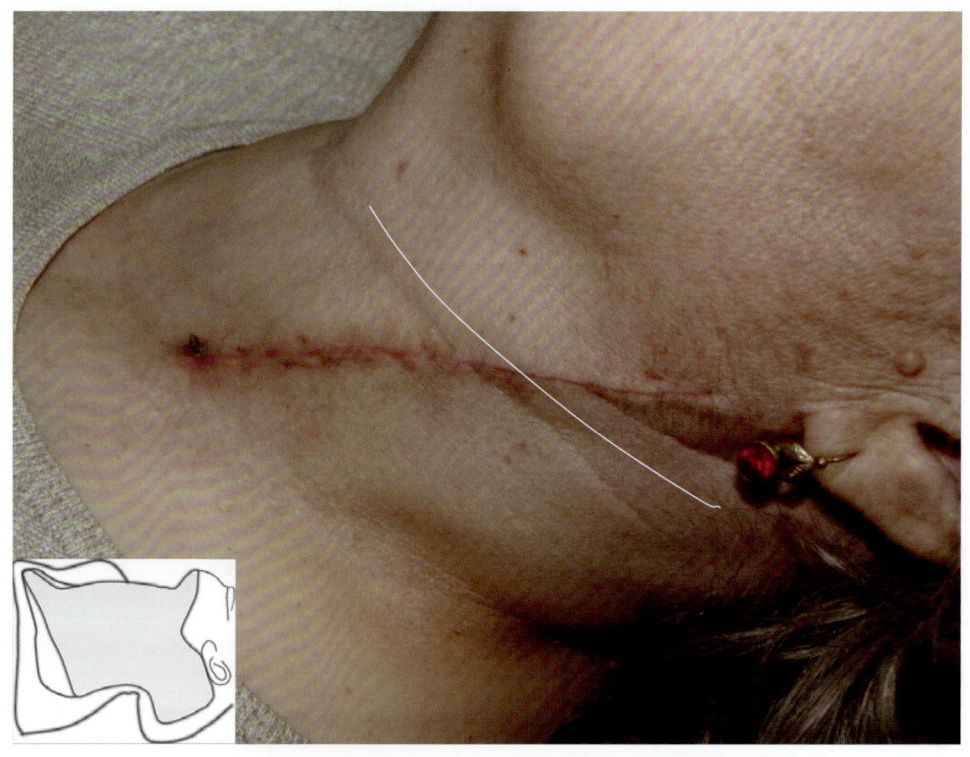

第 4 章 脑血管重建术的手术入路

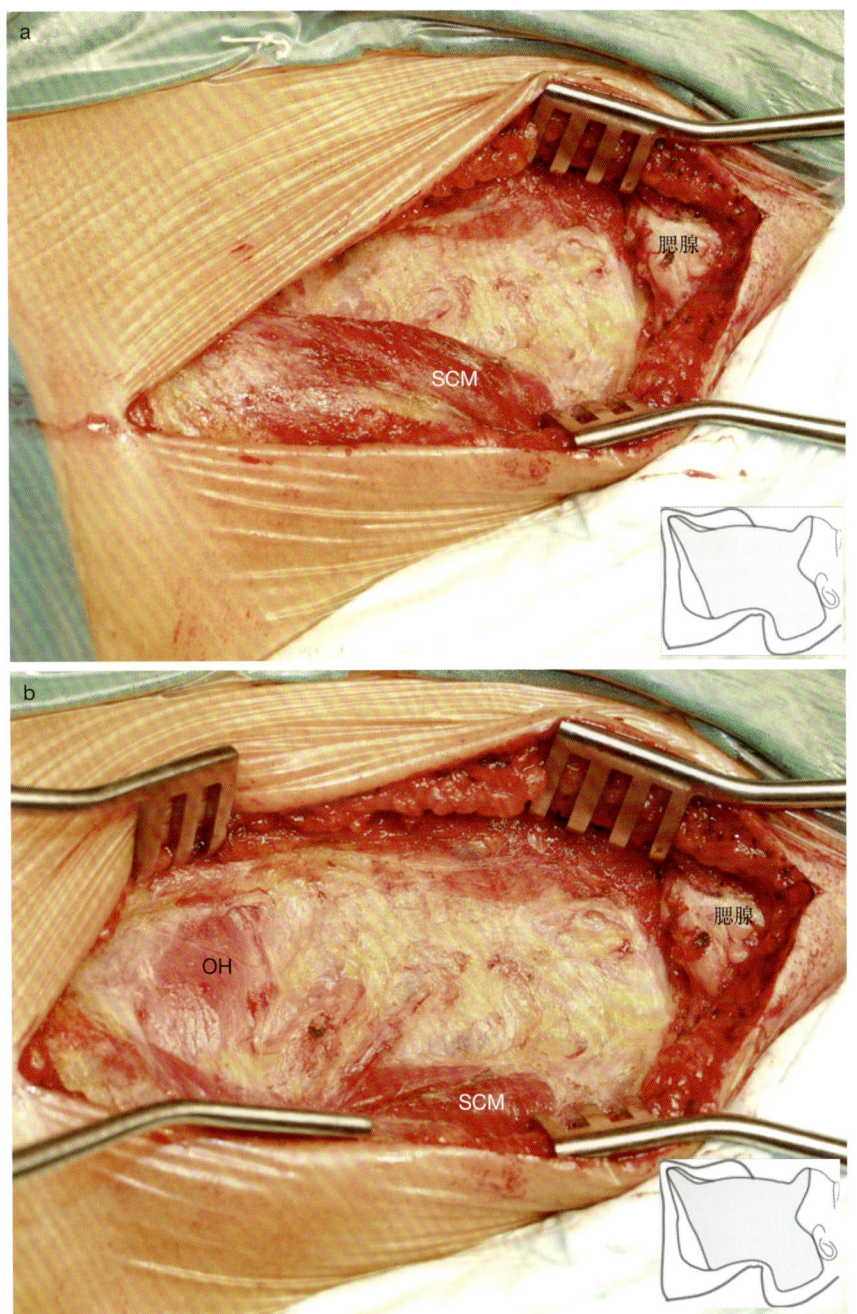

图 4.4 手术暴露和动脉内膜切除术的主要步骤。**a.** 做 SCM 前的纵行切口，深至颈筋膜浅层。如果没有特别的要求，不暴露肩胛舌骨肌以下的区域。为了合适的牵拉，必须将 SCM 从覆盖的筋膜中游离。**b.** 暴露深筋膜和颈动脉鞘。腮腺必须受到保护，尤其是腺体较大者。**c.** 在二腹肌后腹和茎突舌骨肌（DP-SH）的下方，暴露颈动脉分叉（CCA、ECA、ICA）、颈内静脉（IJV）和舌下神经（Ⅻ）。甲状腺上动脉（SupThy）通常用一个单独的束带游离出来，以更好地控制血液反流。**d.** 动脉内膜切除术，另一种颈动脉分叉部的暴露。注意颈袢（舌下神经袢）的双根（用＊标记）。**e、f 和 g.** 在暂时性 CCA-ICA 转流的患者中，颈动脉内膜切除术的流程，斑块的分离和切除。血管的暴露必须考虑额外长度的需要，例如置入转流管，这对于分叉较高或颈动脉斑块较长的病例可能很棘手。**h.** 合成补片的置入，在以间断缝合固定动脉的远端后，从动脉切开的远端开始。**i.** 一个几乎完成缝合的补片，在去除转流之前的照片。**j.** 动脉内膜切除术和直接缝合后颈动脉分叉的术中图像。**k.** 颈动脉球的暴露和动脉切开的切口线。动脉切开必须避开颈动脉窦和球神经。**l.** 在颈动脉壁的实质中做一个切面后，显示斑块的切除。动脉壁的保留部分不能太薄，因为这种情况会导致颈动脉分叉的迟发扩张或缝合的开裂。**m.** 动脉内膜切除术后颈动脉分叉的术中图像。注意 ICA 远端的动脉比内膜切除区域更厚，几乎呈阶梯形。我们常规用 2～4 针的间断缝合来锁住末端动脉，以防止内膜的翻翘。ICA 末端动脉的外侧和前部将被缝合至补片。**n.** 最终结果，补片被置入。注意在许多情况下，如果斑块在 ICA、CCA 或两者上延伸更远，补片可能会更长。补片的宽度，尽管没有很好的规范，必须能够恢复 ICA 起始部和颈动脉球部的空间，必须足够大，以避免成角或 ICA 入口的狭窄，并且保证不造成超过正常大小的颈动脉球部和过窄的 ICA 之间的不匹配。OH，肩胛舌骨肌；SCM，胸锁乳突肌

图 4.4（续）

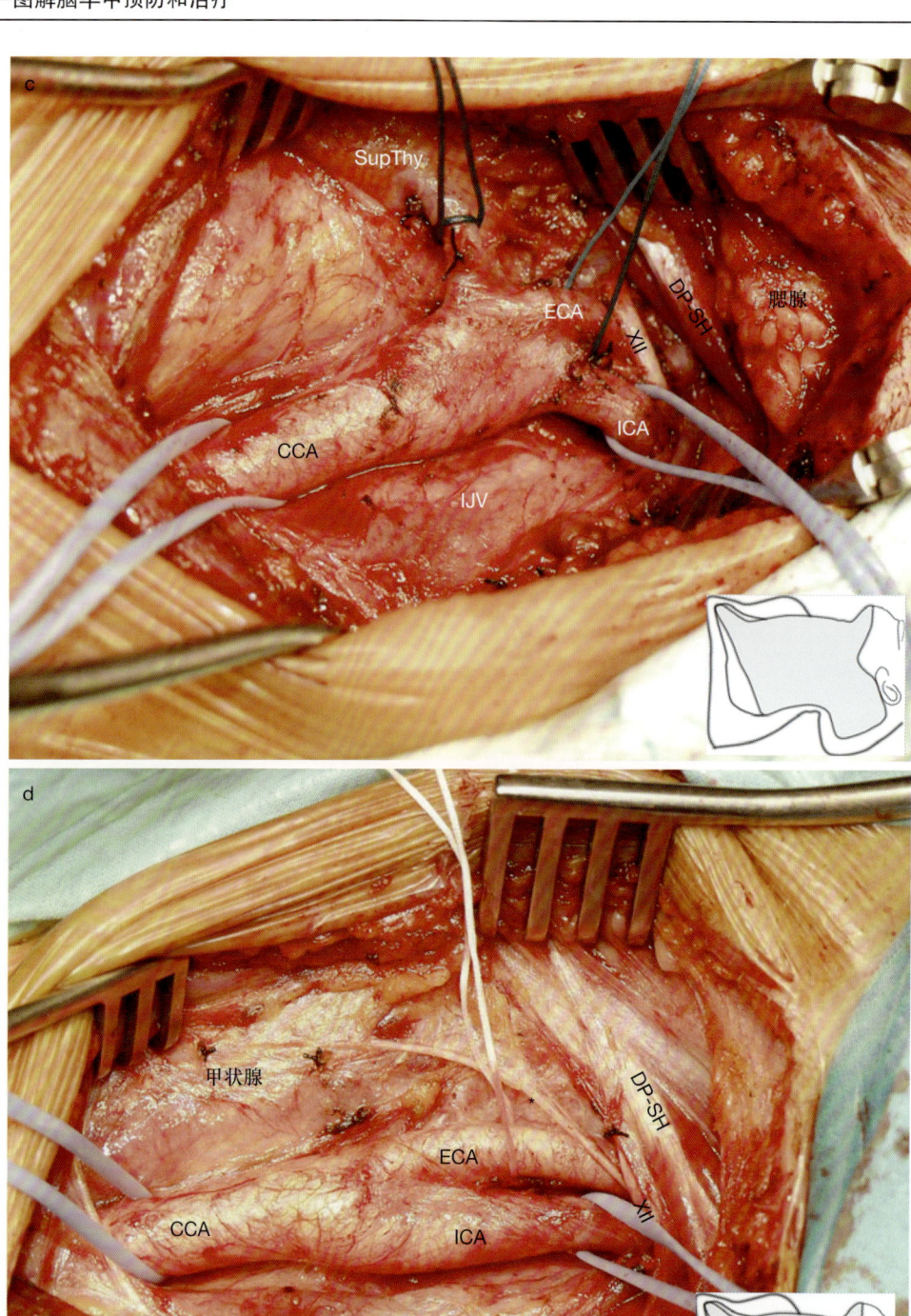

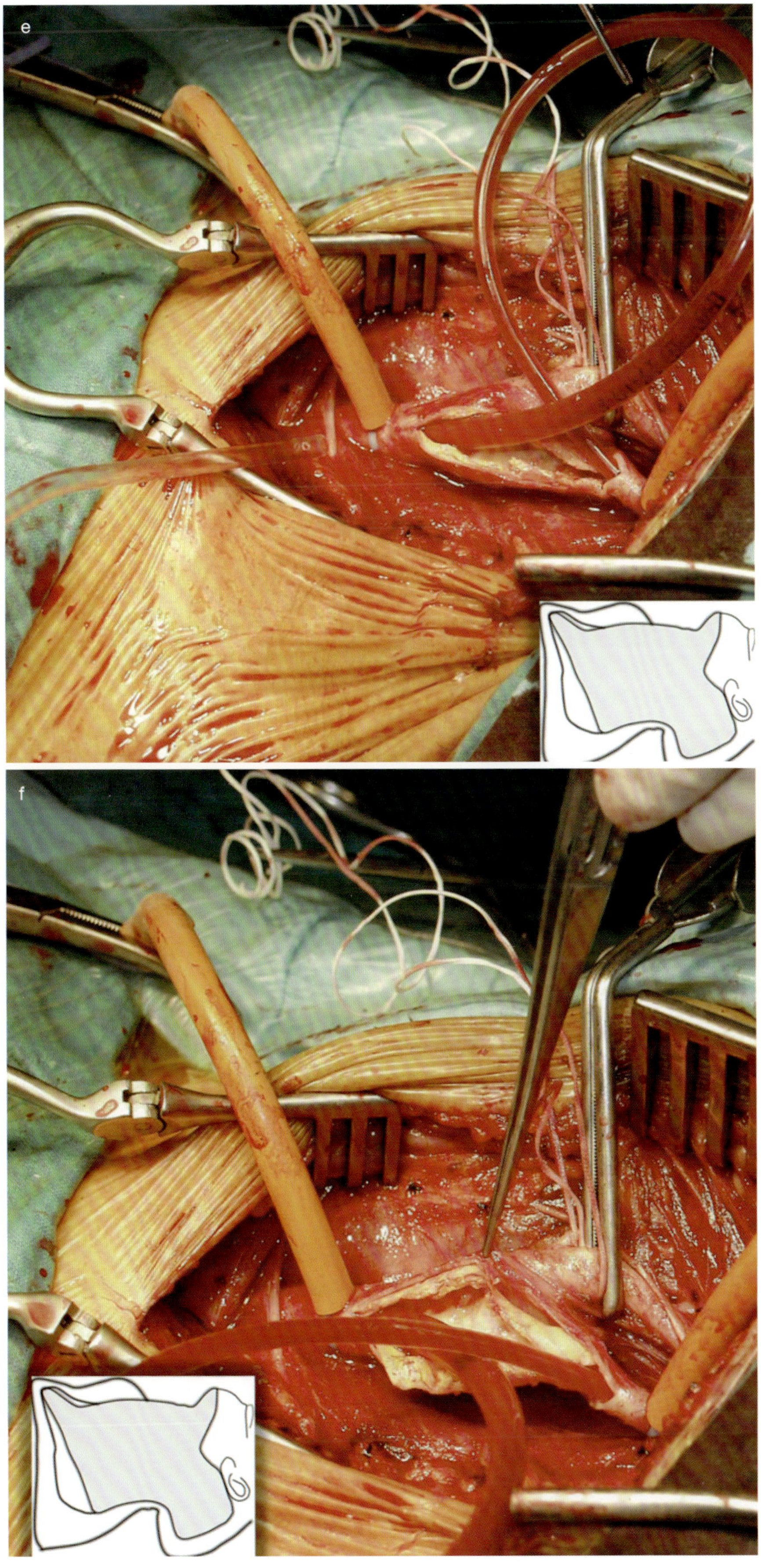

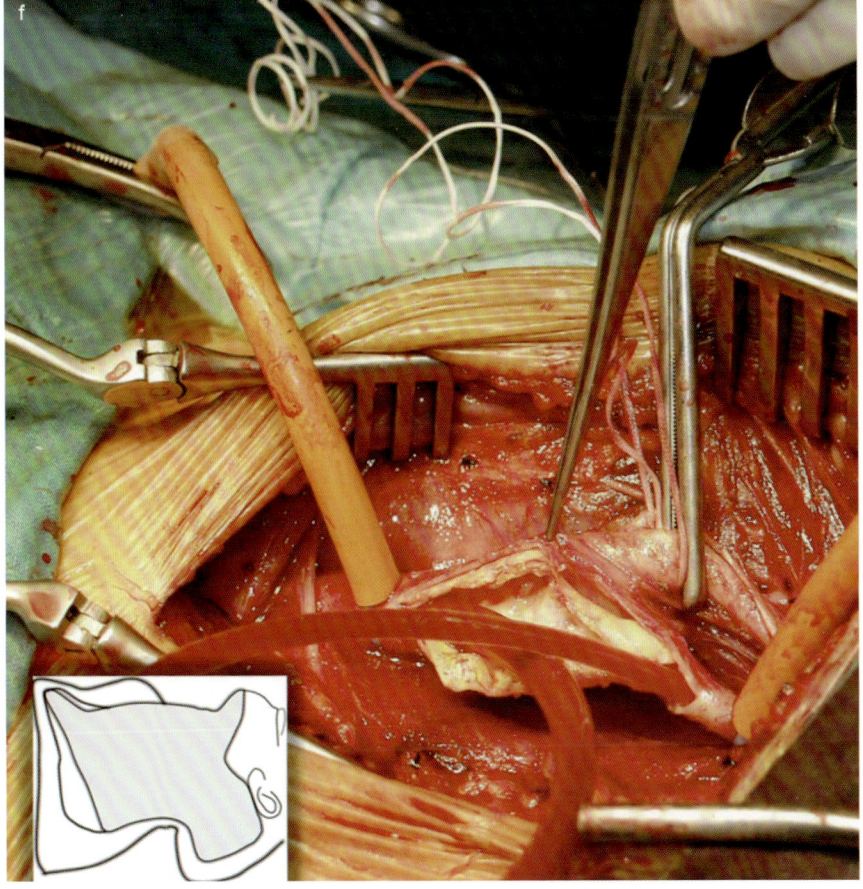

图 4.4（续）

图 4.4（续）

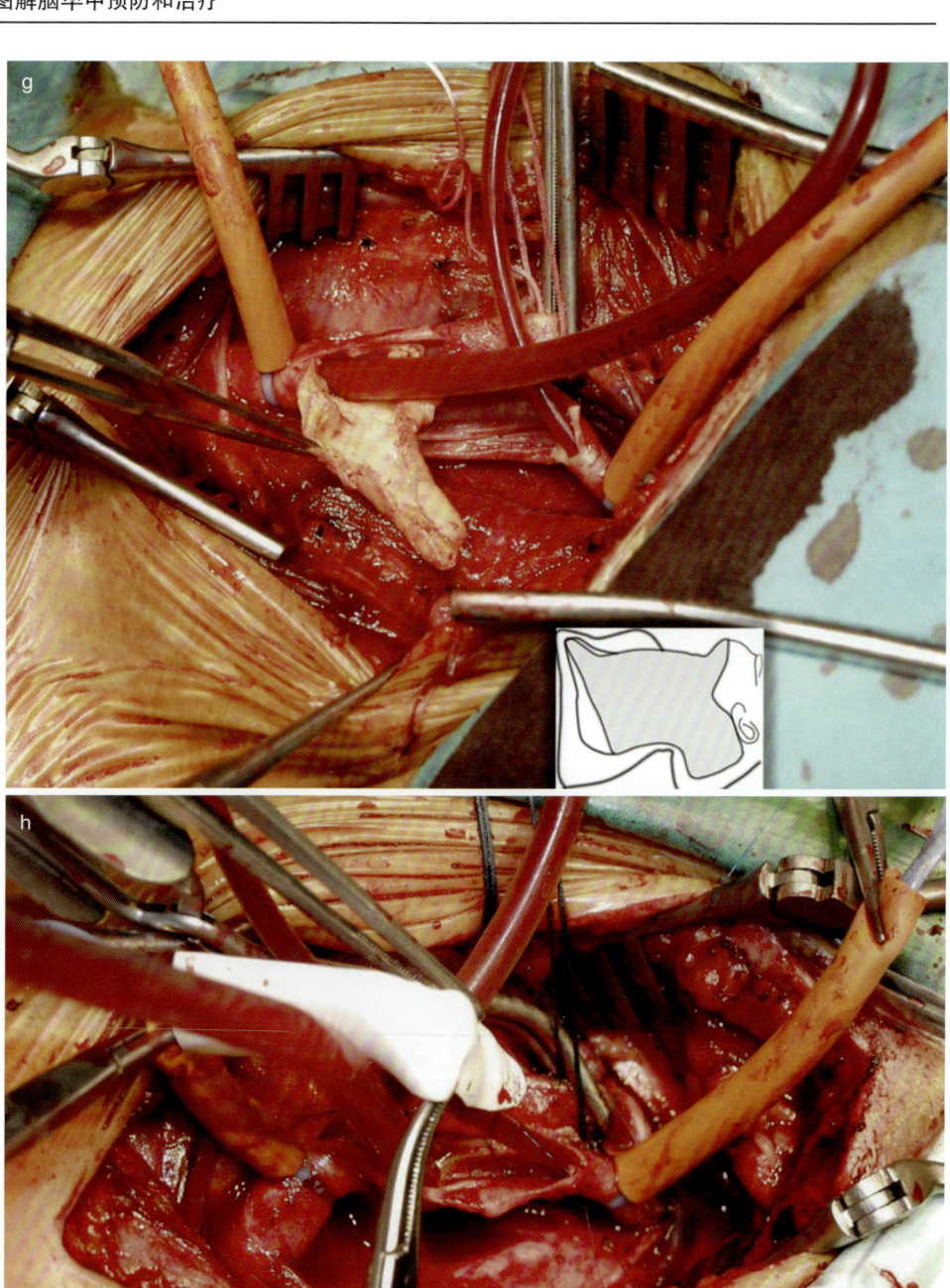

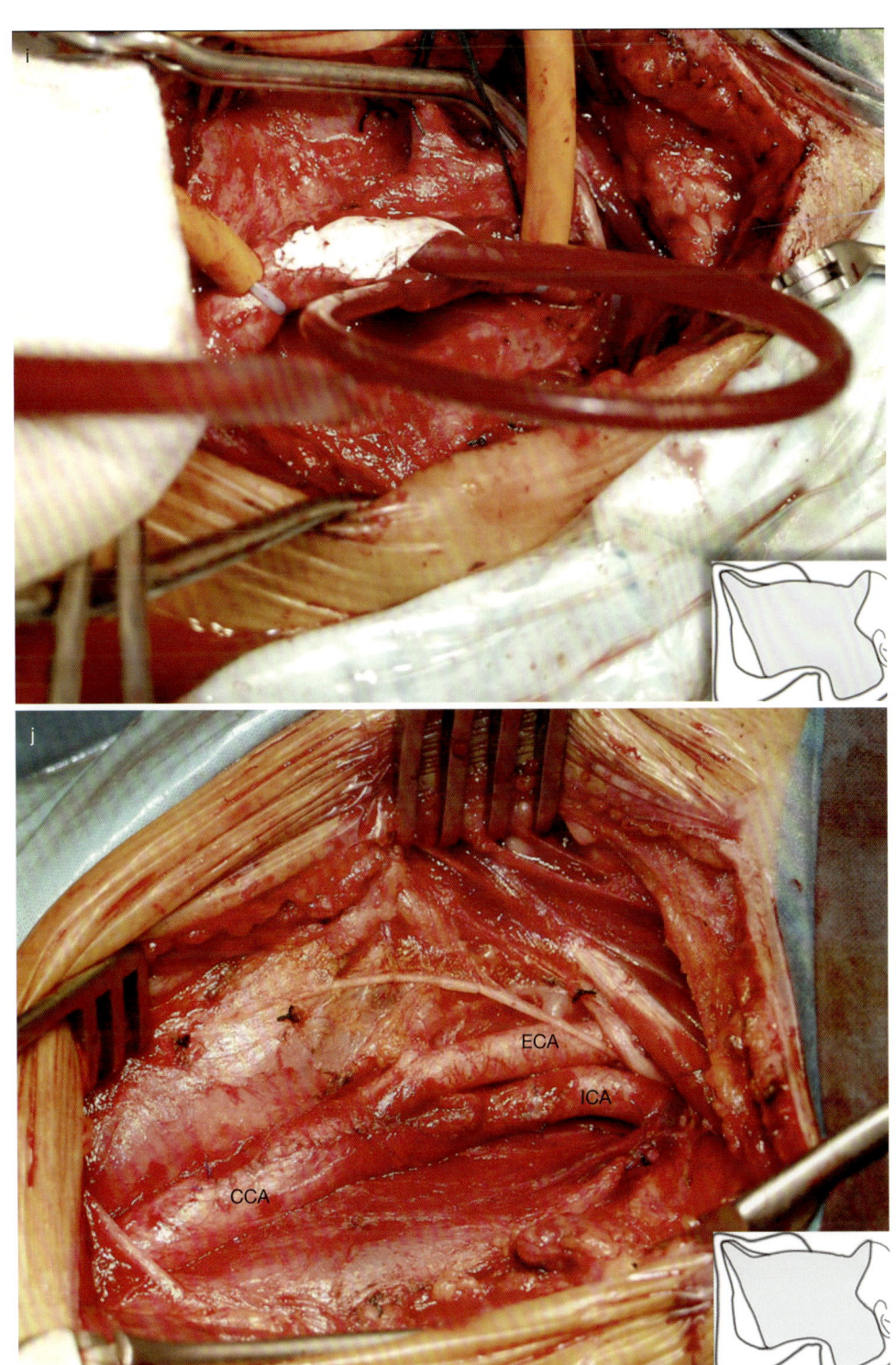

图 4.4（续）

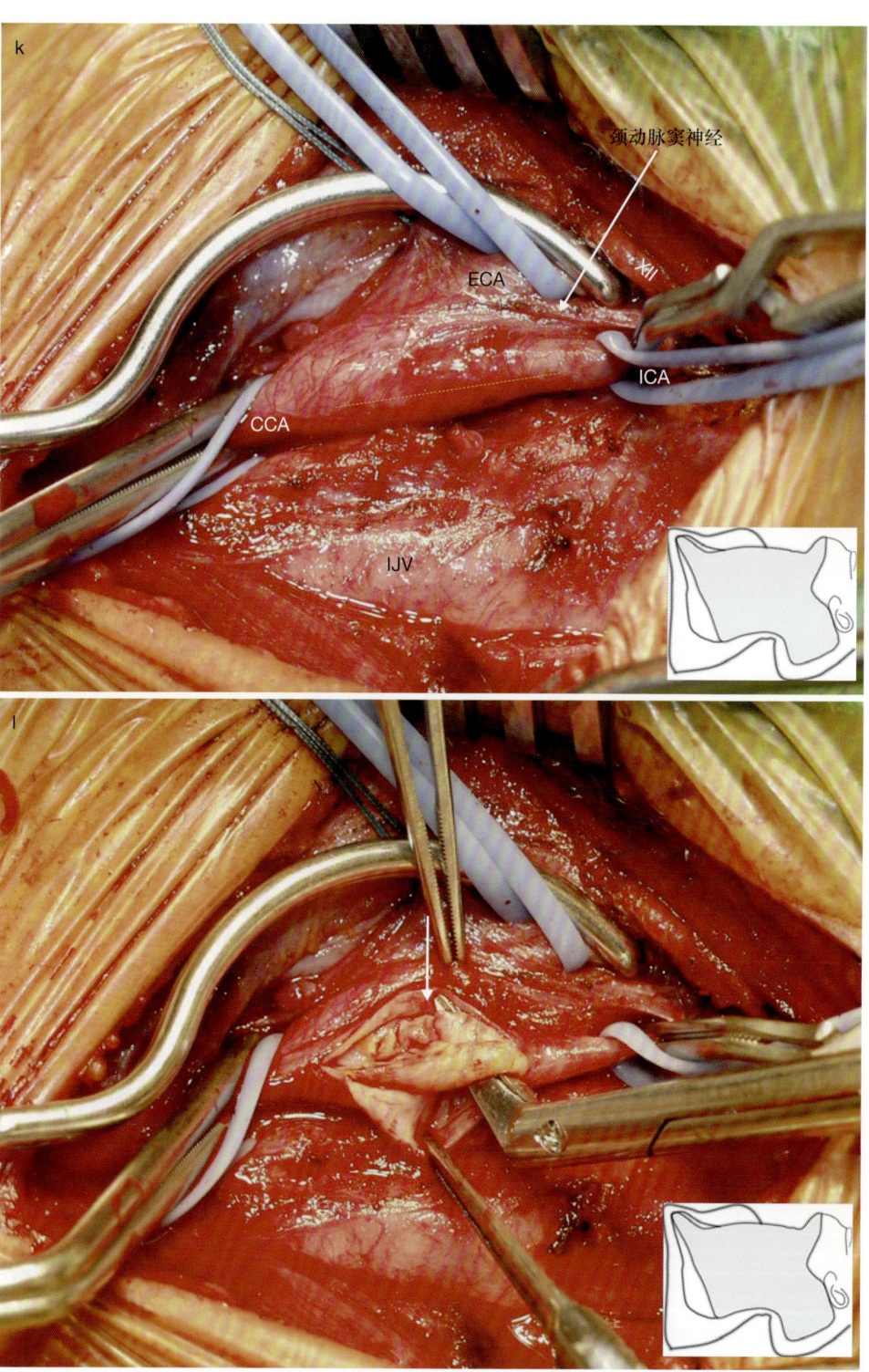

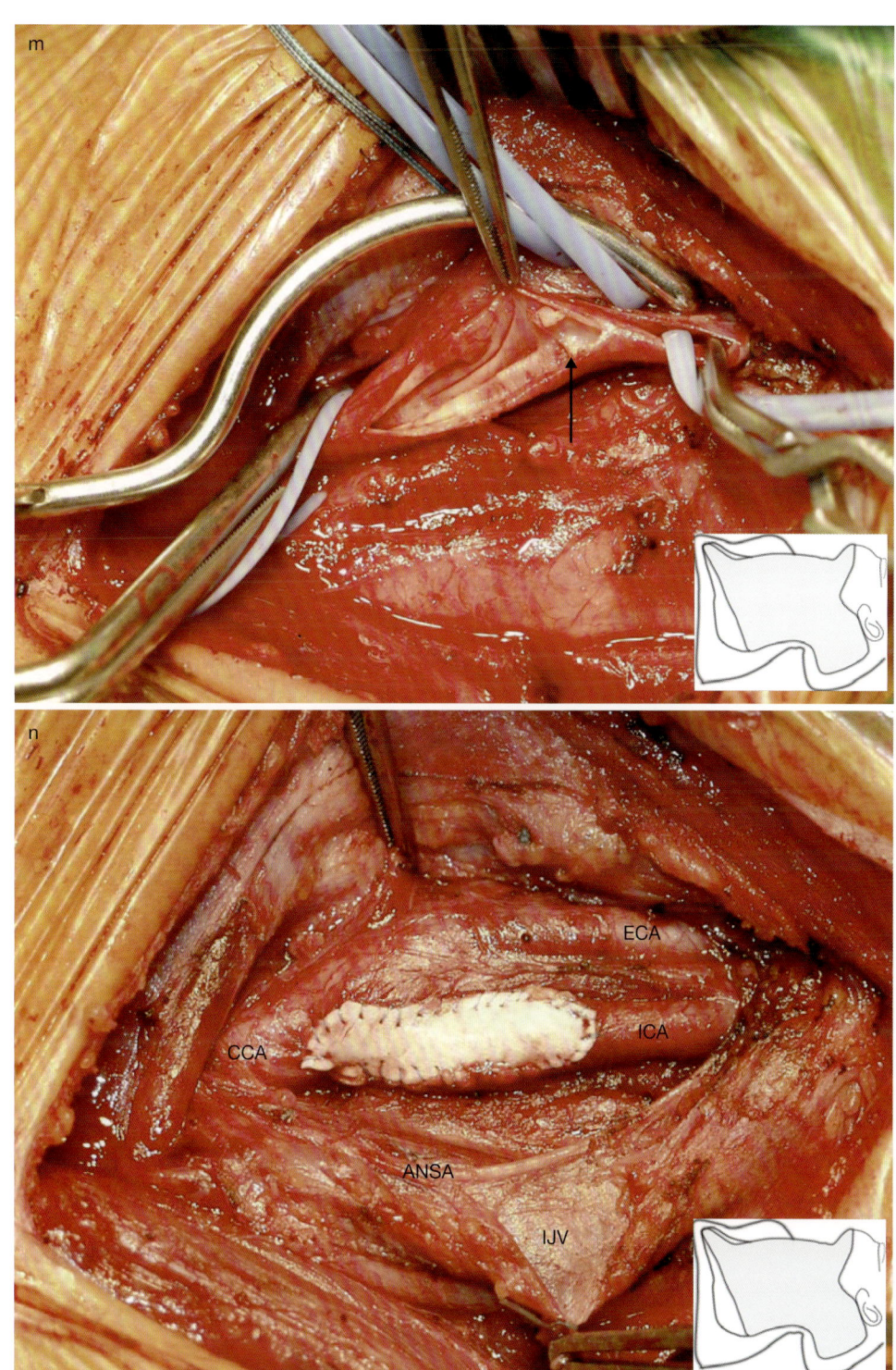

图 4.4（续）

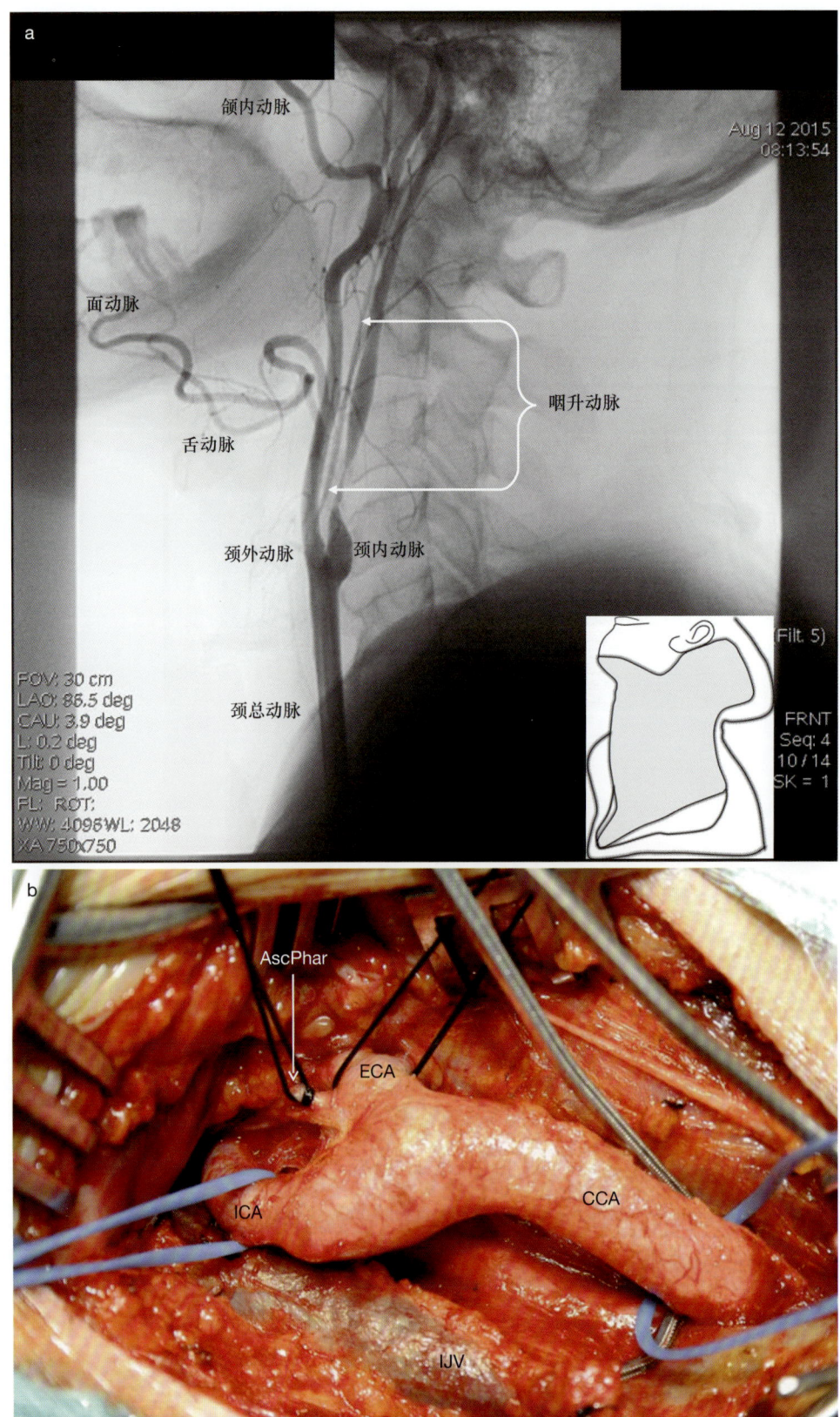

图4.5 咽升动脉。**a.** 发达的咽升动脉（AscPhar）的血管造影，与ICA平行。咽升动脉在ICA严重狭窄的病例中可以与后者颅内段吻合。如果咽升动脉起源于颈内动脉的特别近段（在球部），它甚至可能在ICA最高程度狭窄的情况下，依然保持后者通畅。在手术过程中，较大的咽升动脉必须分离并暂时阻断以避免麻烦的返血。**b.** 右侧颈动脉分叉和较大的咽升动脉的术中图像

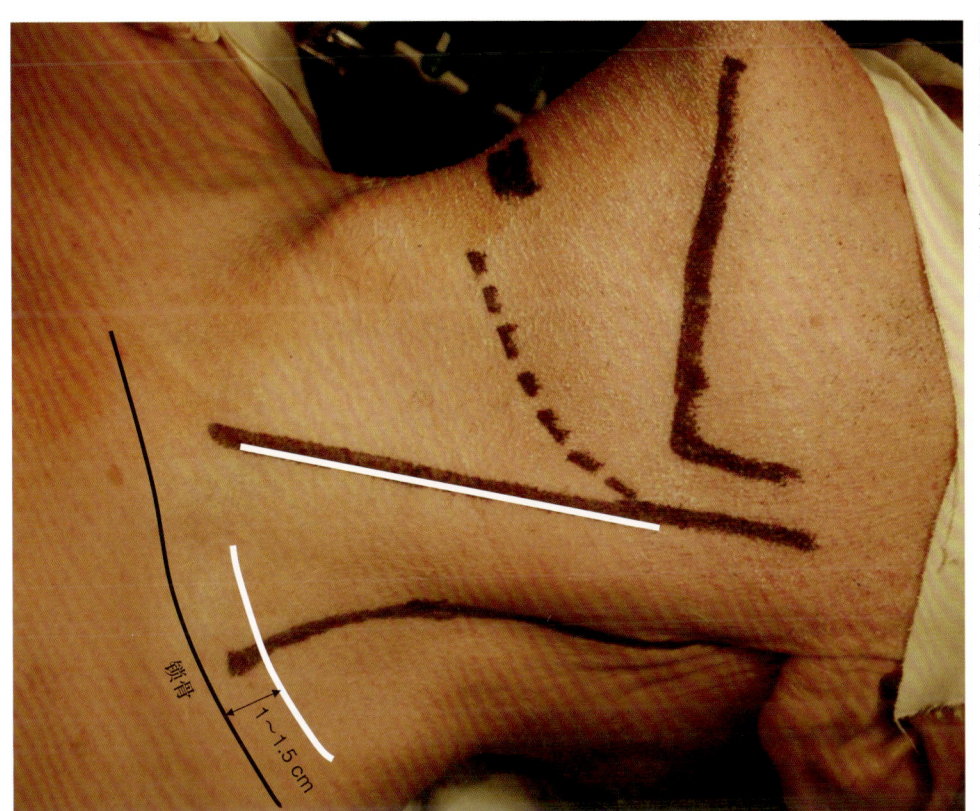

图 4.6 椎动脉的手术暴露。VA 的 V0 和 V1 段可以通过锁骨上的水平切口或开始于胸锁关节水平处的 SCM 前的纵行切口暴露。在这两种情况下，都能够同时暴露 CCA。通过锁骨上入路，还可以暴露 SCA。通过纵行切口可以暴露 VA 的 V2 段（详见正文）

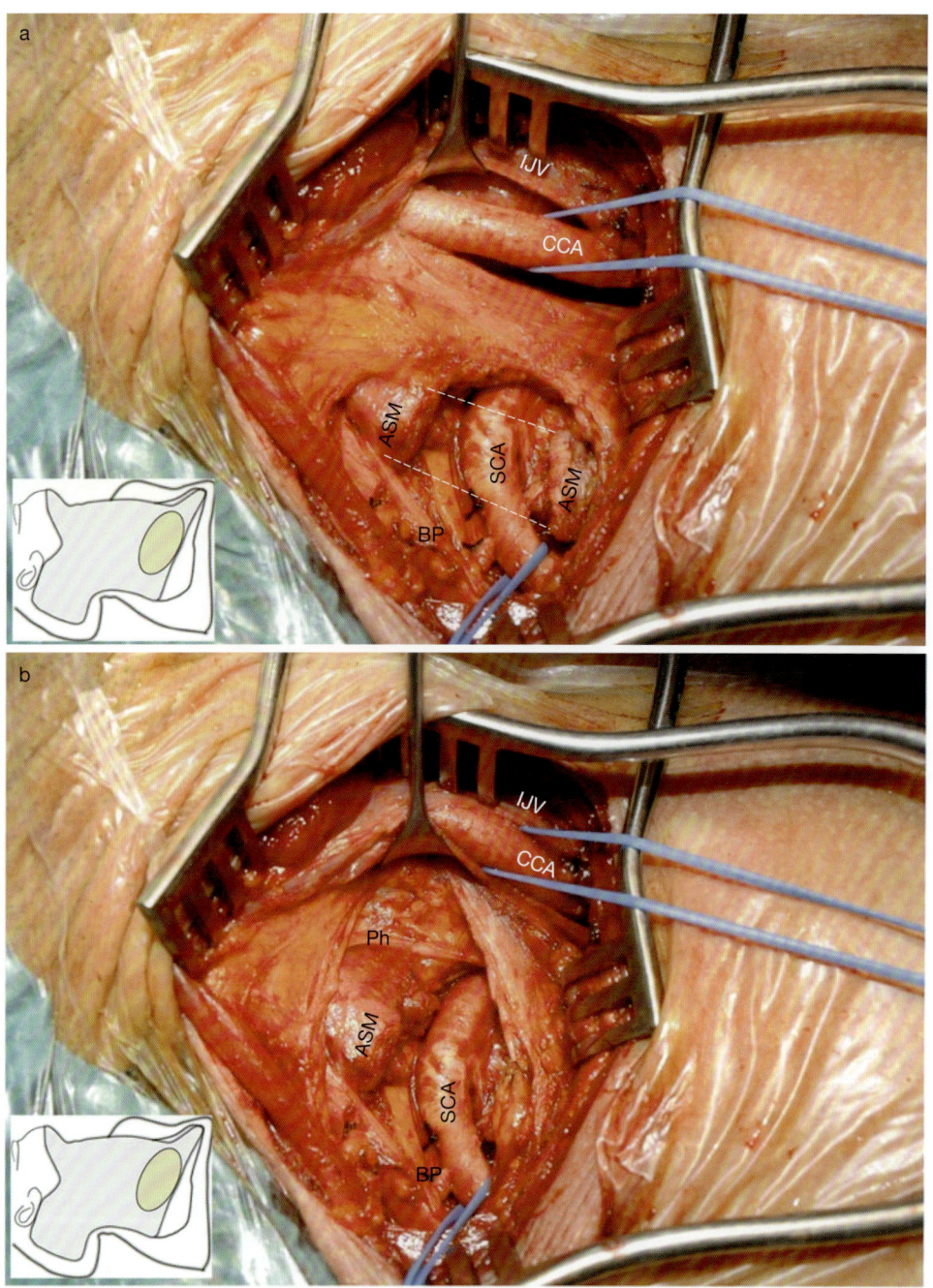

图 4.7 锁骨上入路。术中图像。**a.** 切断 SCM 的锁骨头，能够暴露 CCA 和 IJV。后者被向前内侧牵开；因此，到 CCA 的搭桥或再植要在颈静脉后的位置进行。必须辨认和保护迷走神经。切断前斜角肌（ASM）后可以最好地暴露 SCA，这种方法可以很好地辅助入路。臂丛（BP）在外侧限制了 SCA 的暴露。可以在 CCA 和 SCA 表面向下分离，至头臂干分叉水平（仅指右侧）。**b.** 通过更大范围的牵拉，可以辨认和保护膈神经（Ph）。可以辨别 SCA 的所有分支

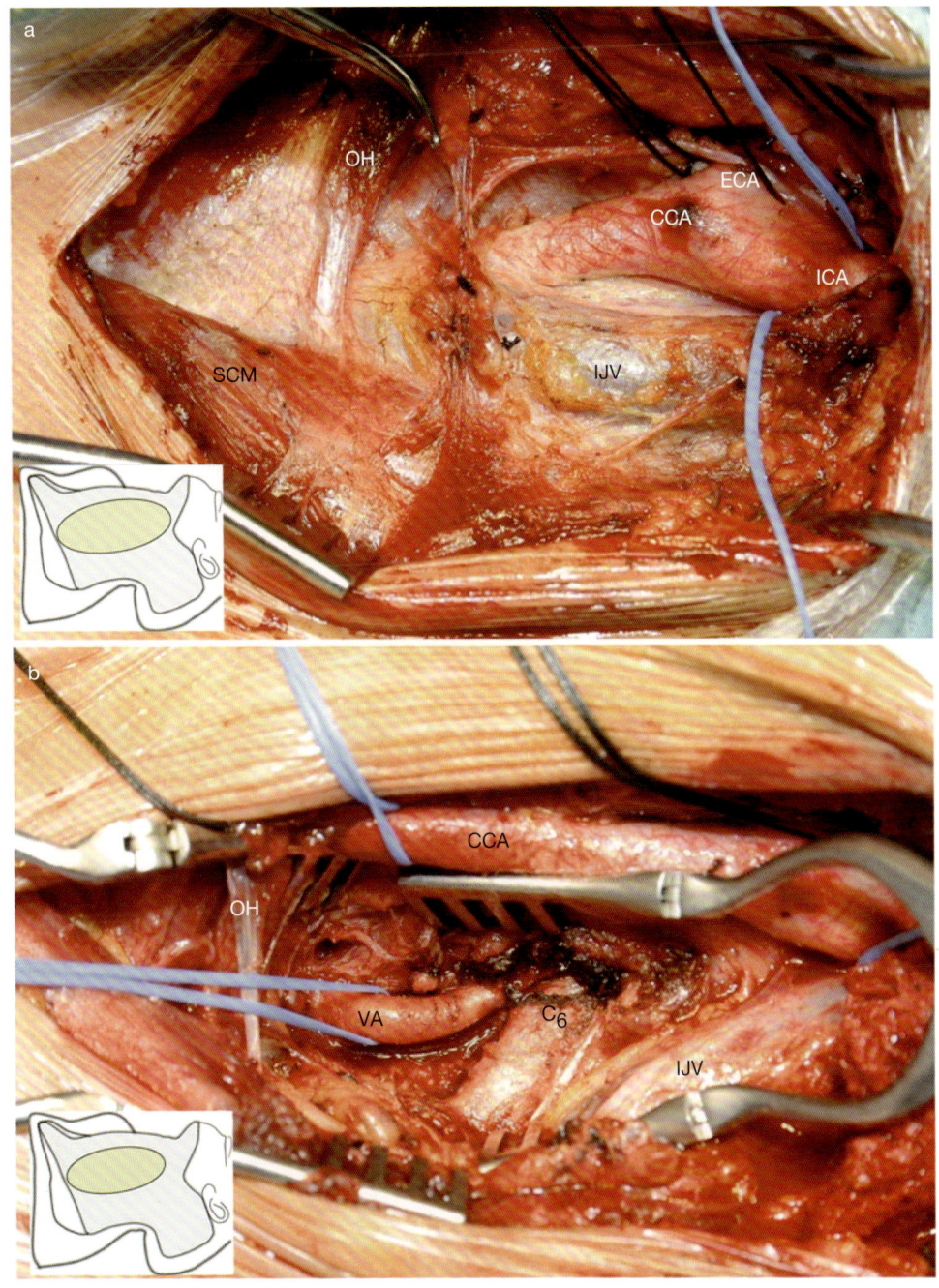

图 4.8 VA 的颈前入路。通过此切口可同时暴露 SCA、CCA 和颈动脉分叉。**a.** 从颈动脉分叉和 CCA 更近端的常规入路开始分离。注意肩胛舌骨肌（OH）仍包含在颈部的气管前（内脏）筋膜内。**b.** 向下方牵拉 OH，在 CCA 和 IJV 之间进行分离。将迷走神经连同 IJV 一起向外侧牵拉。在前斜角肌和颈长肌之间的固有夹角处辨别 VA（二者会聚于 C_6 前结节的水平）。VA 通常被椎静脉覆盖。在中间平面上，甲状腺下动脉在 VA 的前方和 CCA 的后方由外向内穿过。必要时为了手术暴露可以离断甲状腺下动脉。许多交感神经纤维包围着 VA 的这部分，必须尽可能地保留这些神经。从 SCA 向 VA 开口进行分离。必要时可以用咬骨钳打开椎体横突孔

图 4.9 通过锁骨上切口暴露颈部 SCA。切口始于胸锁关节水平，向外侧至锁骨中点（无须离断颈外静脉）。切开颈部气管前（内脏）筋膜，向上牵拉 OH，部分去除或者牵开斜角肌脂肪垫（注意结扎肩胛上血管和淋巴管）。辨认前斜角肌和膈神经（后者由外上至内下走行于肌肉的前表面，尽管可能会遇到变异）。必要时离断斜角肌（我们常规进行此项操作）。紧贴 SCA 分离可以避免意外进入胸膜。通过同样的切口，也可以暴露 CCA 和 VA

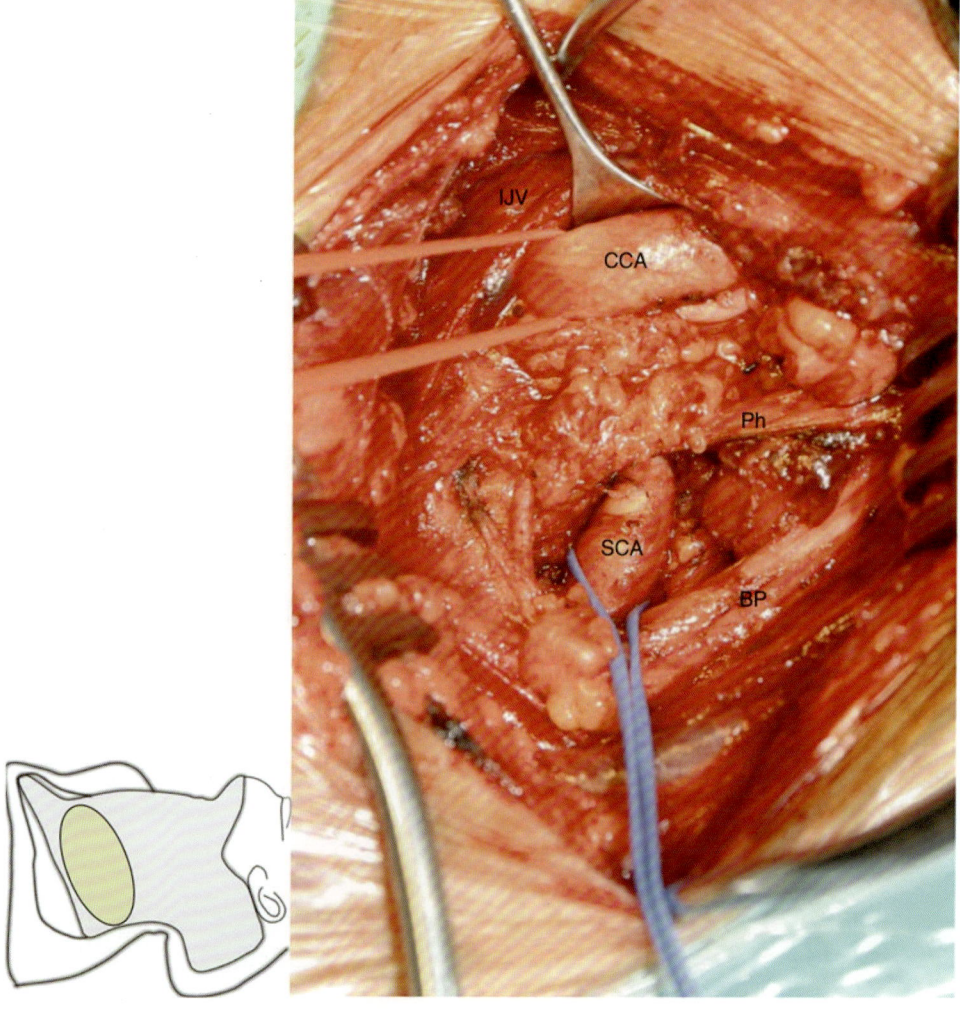

图 4.10 通过纵行切口暴露颈部 SCA。这种切口可以充分并且同时暴露 VA、CCA、颈动脉分叉和 SCA。图中，前斜角肌被离断

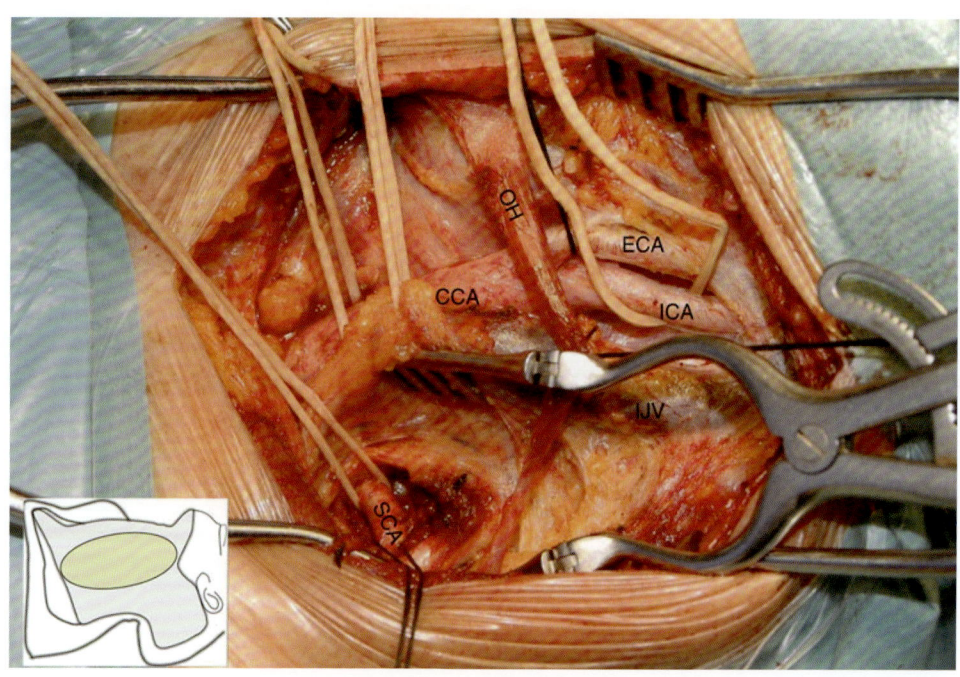

第4章 脑血管重建术的手术入路 87

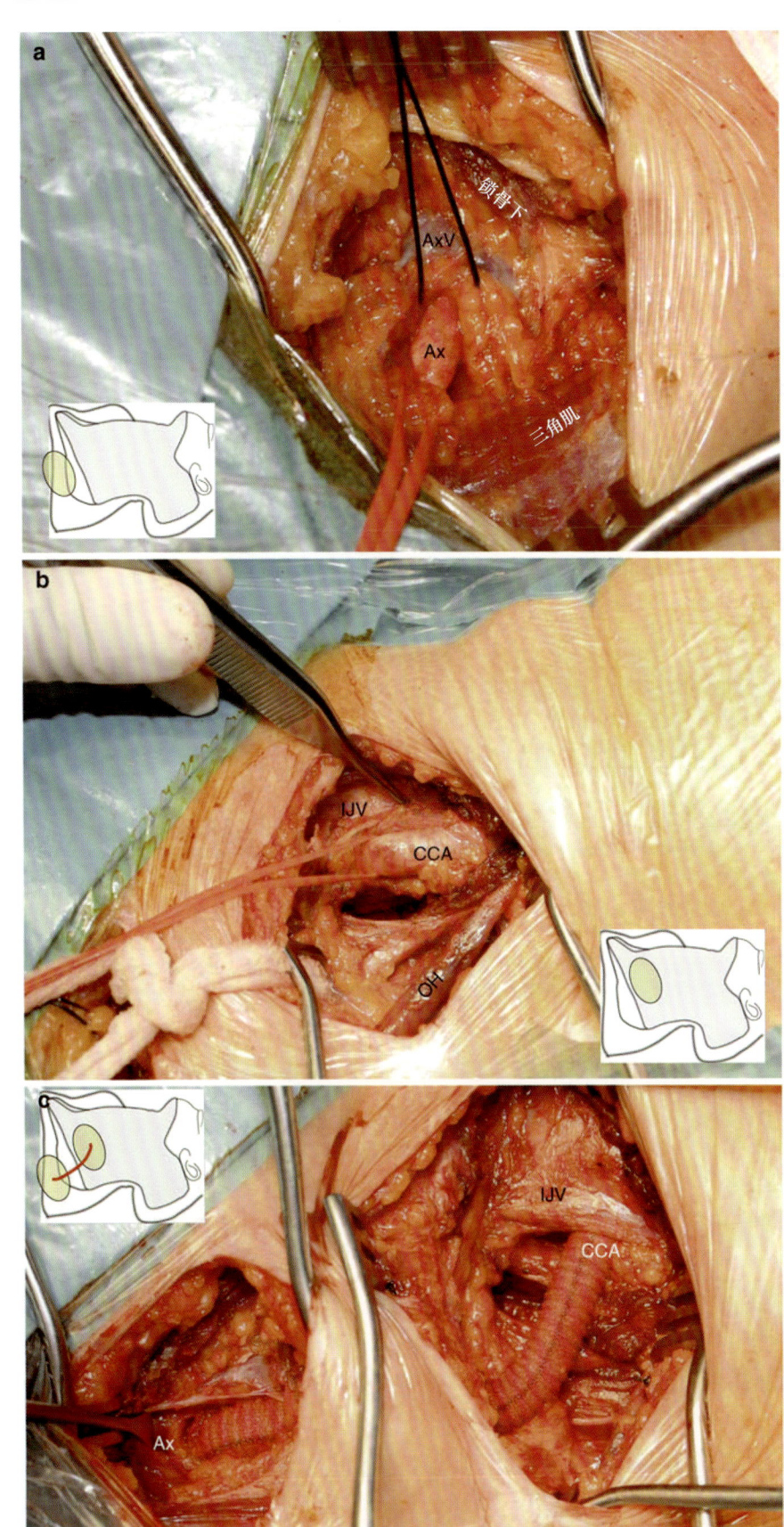

图4.11 腋动脉的暴露。当远端SCA无法暴露或质量不佳时，腋动脉（Ax）是一个很好的备选方案。图示CCA-Ax动脉搭桥。**a.** Ax通过锁骨下切口显露和准备。Ax位于腋静脉（AxV）的外侧。臂丛神经束的鞘包裹了除前部以外的动脉。通常，Ax的分离需在胸肩峰动脉开口的水平（被胸袢横跨）。**b.** 通过锁骨上切口显露CCA（同样，在IJV后方）。**c.** CCA-AX搭桥。血管桥在锁骨下隧道走行

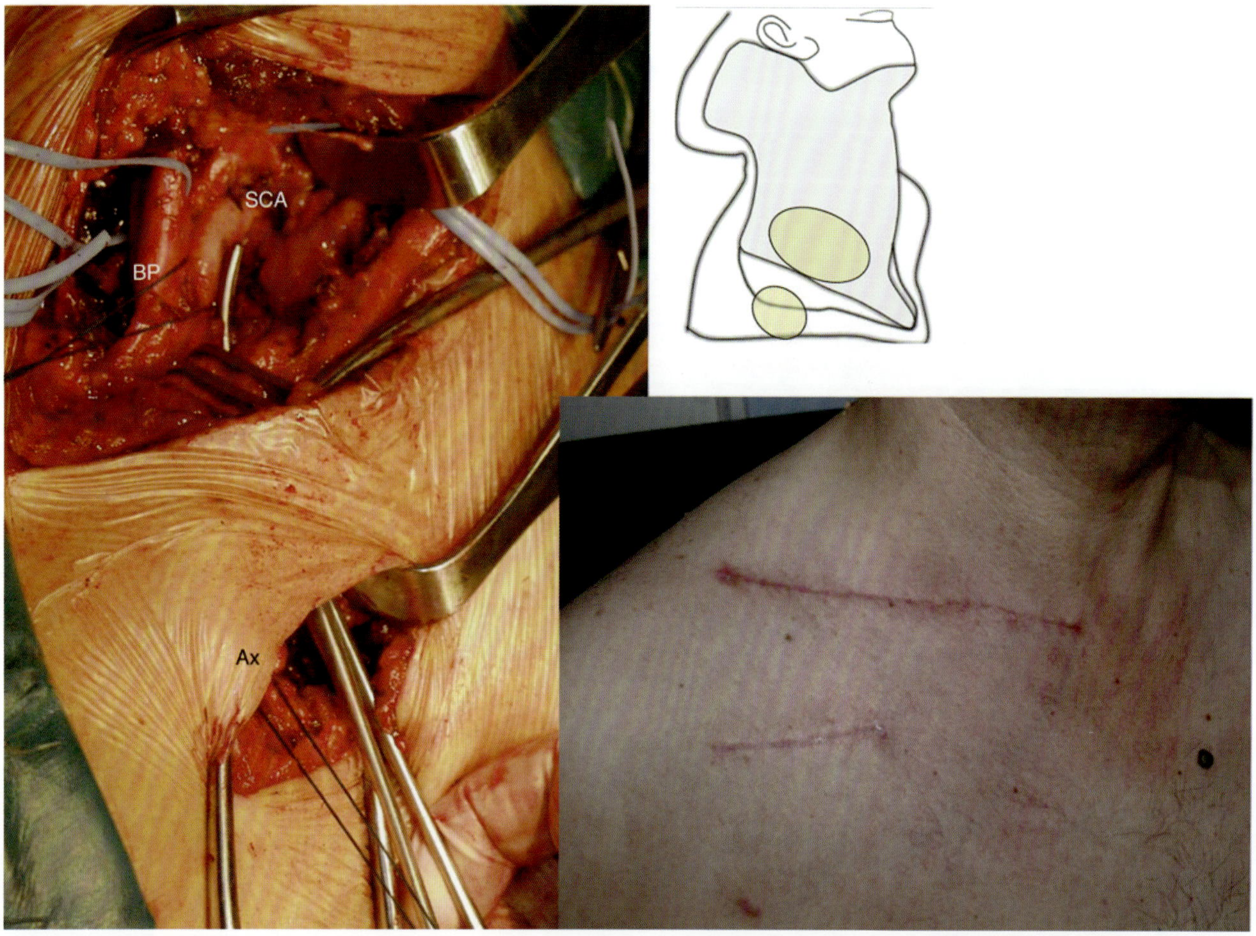

图 4.12 同时的锁骨上、下入路。即使在紧急情况下（如创伤），也不需要离断锁骨，因为两个切口提供很好的入路。任何锁骨下的隧道都必须在动脉表面或仅在其外侧进行，以保护锁骨下静脉

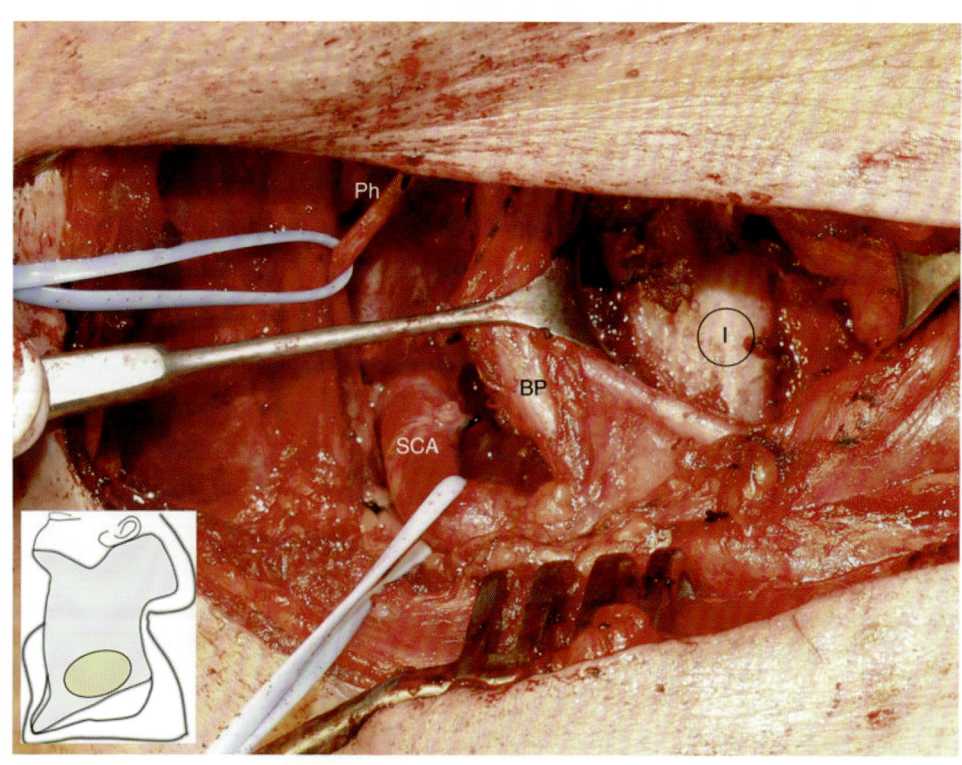

图 4.13 第一肋的暴露。在胸廓出口综合征中，第一肋（或其他颈肋）的去除可通过锁骨上切口进行。分离和保护 SCA 和 BP。可安全地离断前斜角肌。中斜角肌也可以离断，但要注意胸长神经（$C_5 \sim C_7$）在后者中穿过

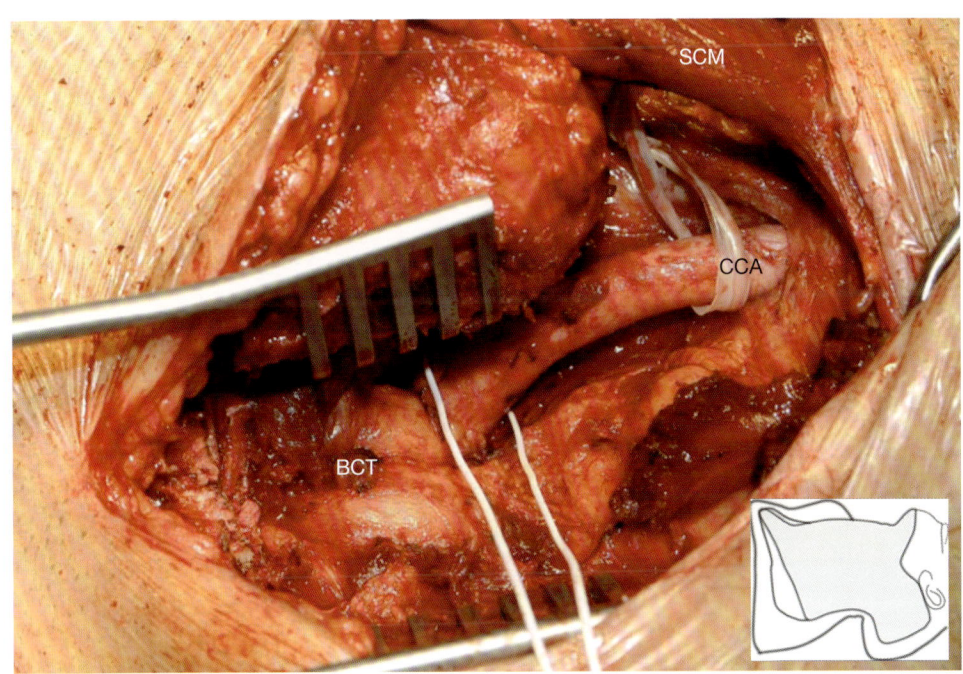

图 4.14 头臂干（BCT）的暴露。胸骨上段切开。仅通过颈部切口很难安全地分离 BCT，需要胸骨上段部分切开，尤其是需要钳夹阻断其开口（或相邻的主动脉）时。胸骨切口可以联合或不联合右锁骨上切口。胸骨被切开至胸骨柄的水平，并部分牵开。必须充分保护右喉返神经、迷走神经、交感神经袢和膈神经。自 BCT 起的桥血管可以很轻松地通向颈部

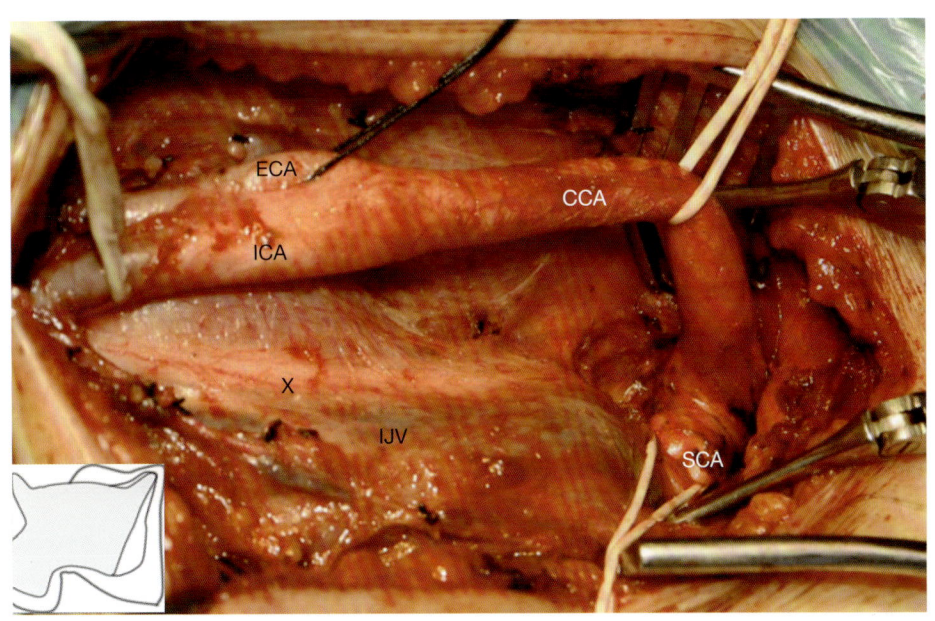

图 4.15 头臂干的暴露。颈部入路。锁骨上横向切口或颈前纵行切口能够显露 BCT 及其分叉（不到从主动脉发出的起始部）。上述提到的神经都必须彻底保护。CCA、VA 和 SCA 得到了良好的显露。如果要暴露更远端的 SCA，则需要向内侧牵拉 IJV

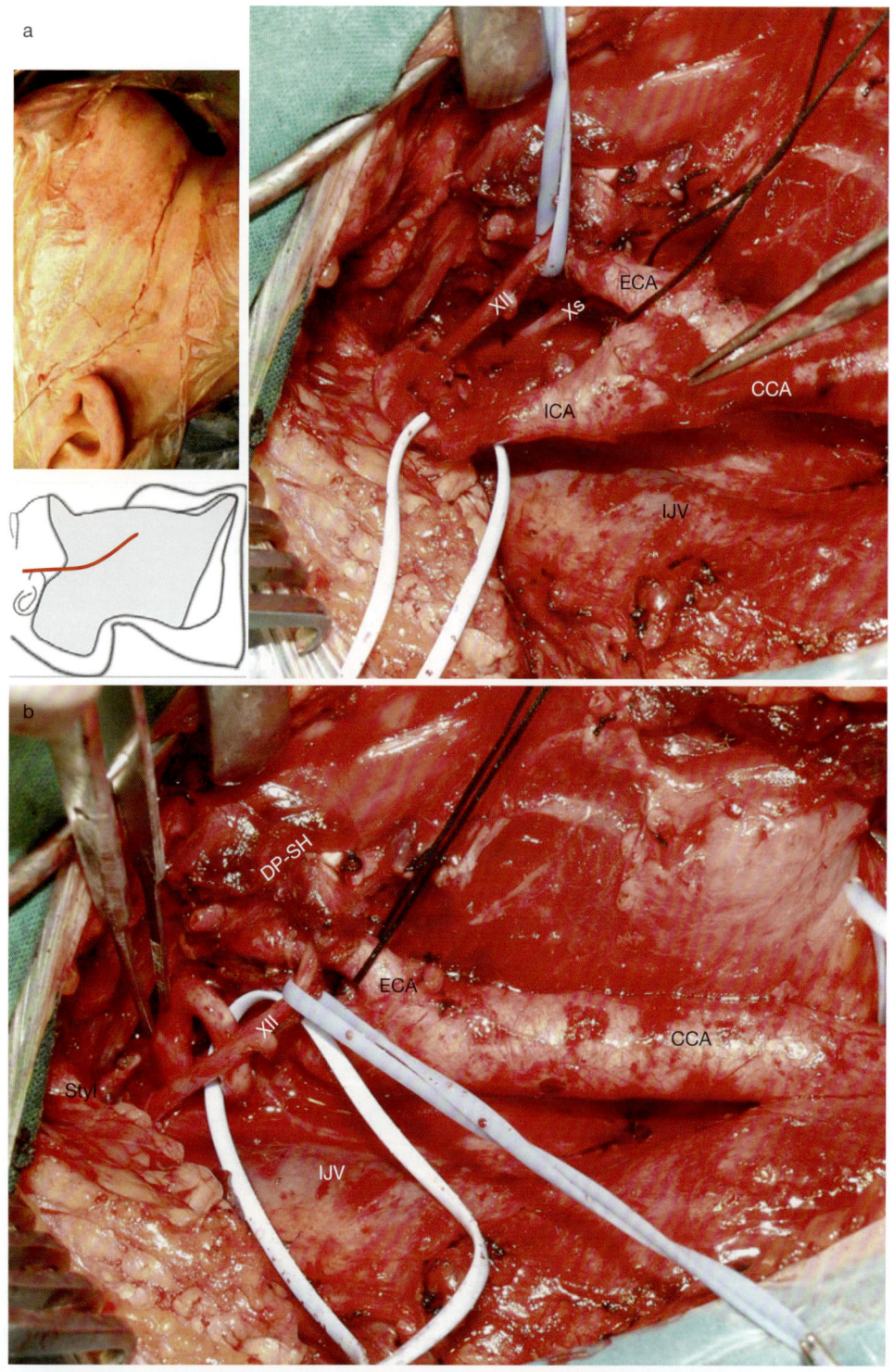

图4.16 远端颈内动脉的暴露。**a.** 耳前扩大的颈部切口（后者可能为下颌下或纵行切口）。颈动脉分叉和邻近脑神经的分离。离断或牵开二腹肌后腹和茎突舌骨肌（所示例图中，肌肉被离断）。进入下颌后间隙，可以暴露ICA的远端。注意ICA的扭曲。舌下神经=Ⅻ，喉上神经=Ⅹs。**b.** 进一步分离远端ICA至颈动脉孔的水平。通过离断茎突肌起点分离茎突（Styl）。必要时，可以去除茎突。颞骨岩部很容易触及，图中将ICA暴露至颈动脉孔

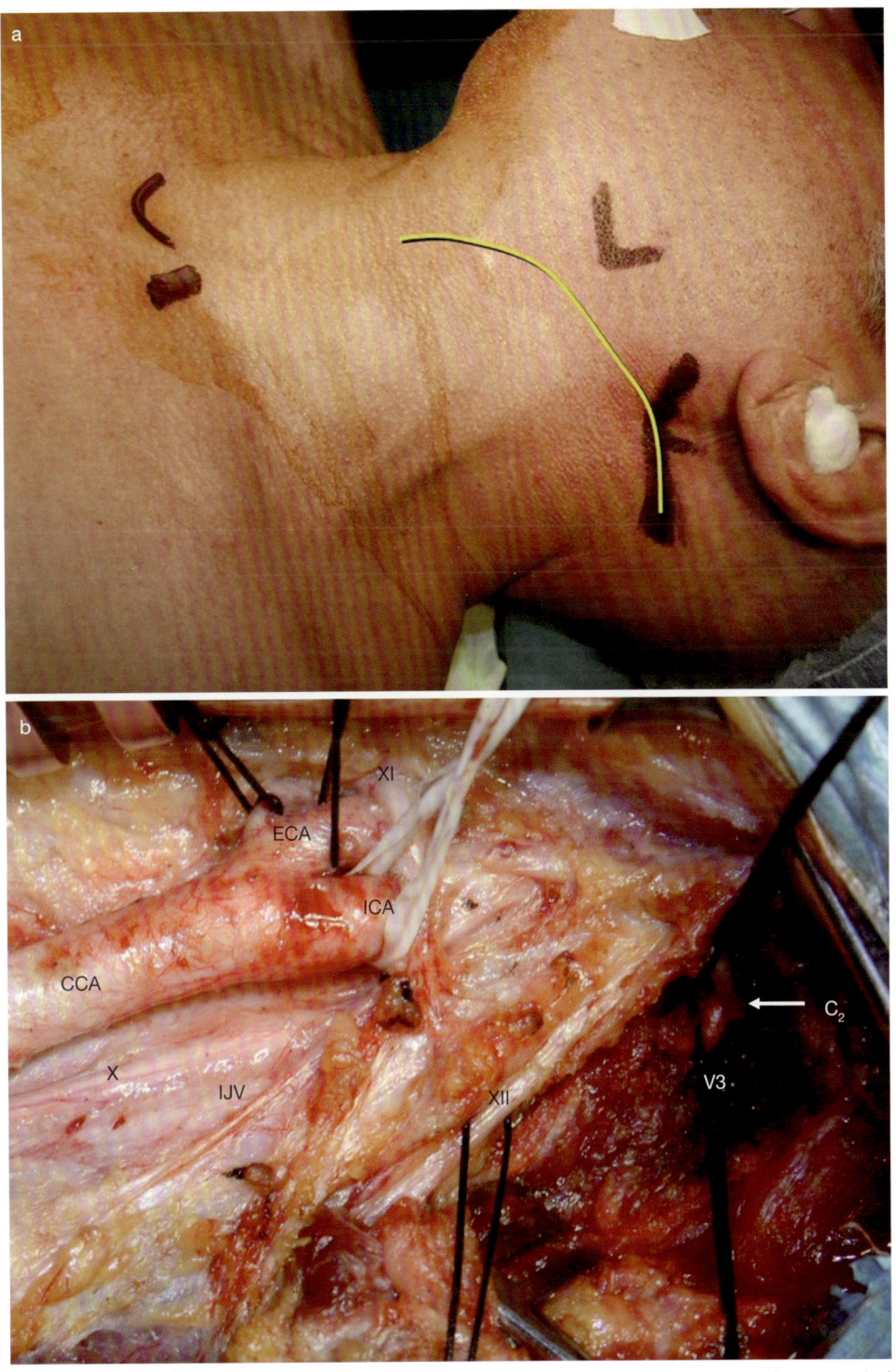

图 4.17 暴露椎动脉远端 V3 段。**a.** 切口恰通过乳突尖,超过乳突约 2 cm。切口的前部斜向甲状软骨,这允许同时暴露颈动脉分叉。**b.** 通过离断(部分或全部)SCM 的起点并辨别副神经(Ⅺ)之后,可以加深切口。注意,在本例图示中,副神经位于颈静脉的前方。离断椎前肌,可见 C_2 颈神经的前支,指示 C_2 和 C_1 椎体间的 VA 袢部。通常能够暴露大约 1.5 cm 的 VA。来自相邻的丛状静脉血管的出血有时很麻烦。**c.** 搭桥完成。从颈动脉分叉到 V3 段置入了一段大隐静脉桥。此外,ECA 分支可直接吻合在 VA 的 V3 段

图4.17（续）

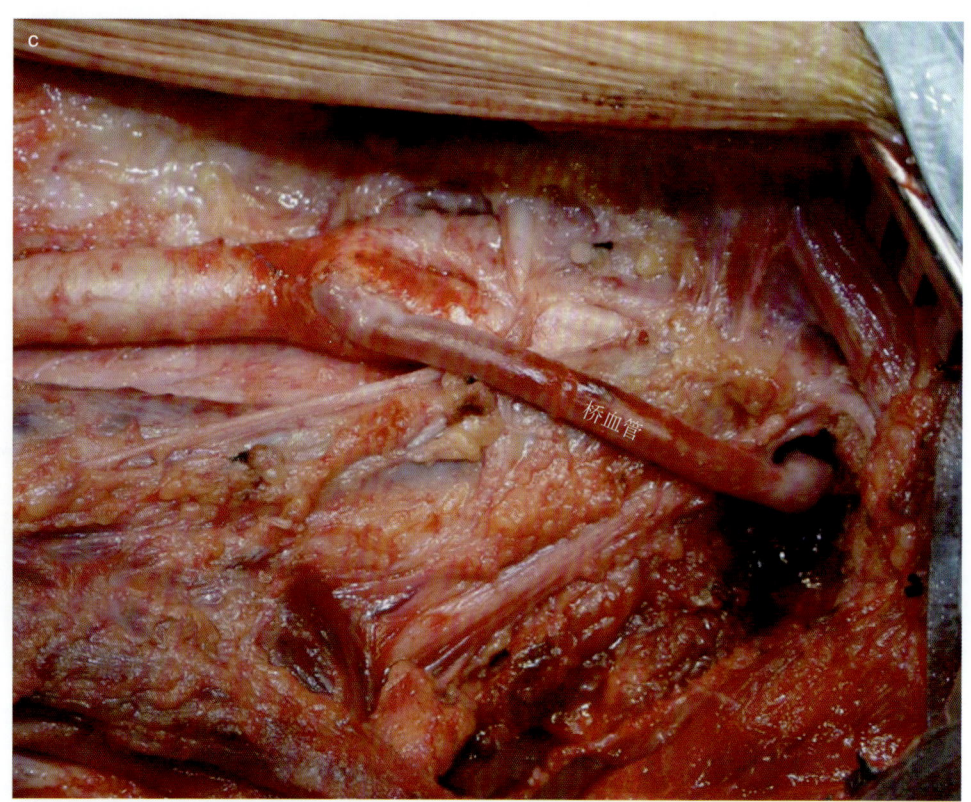

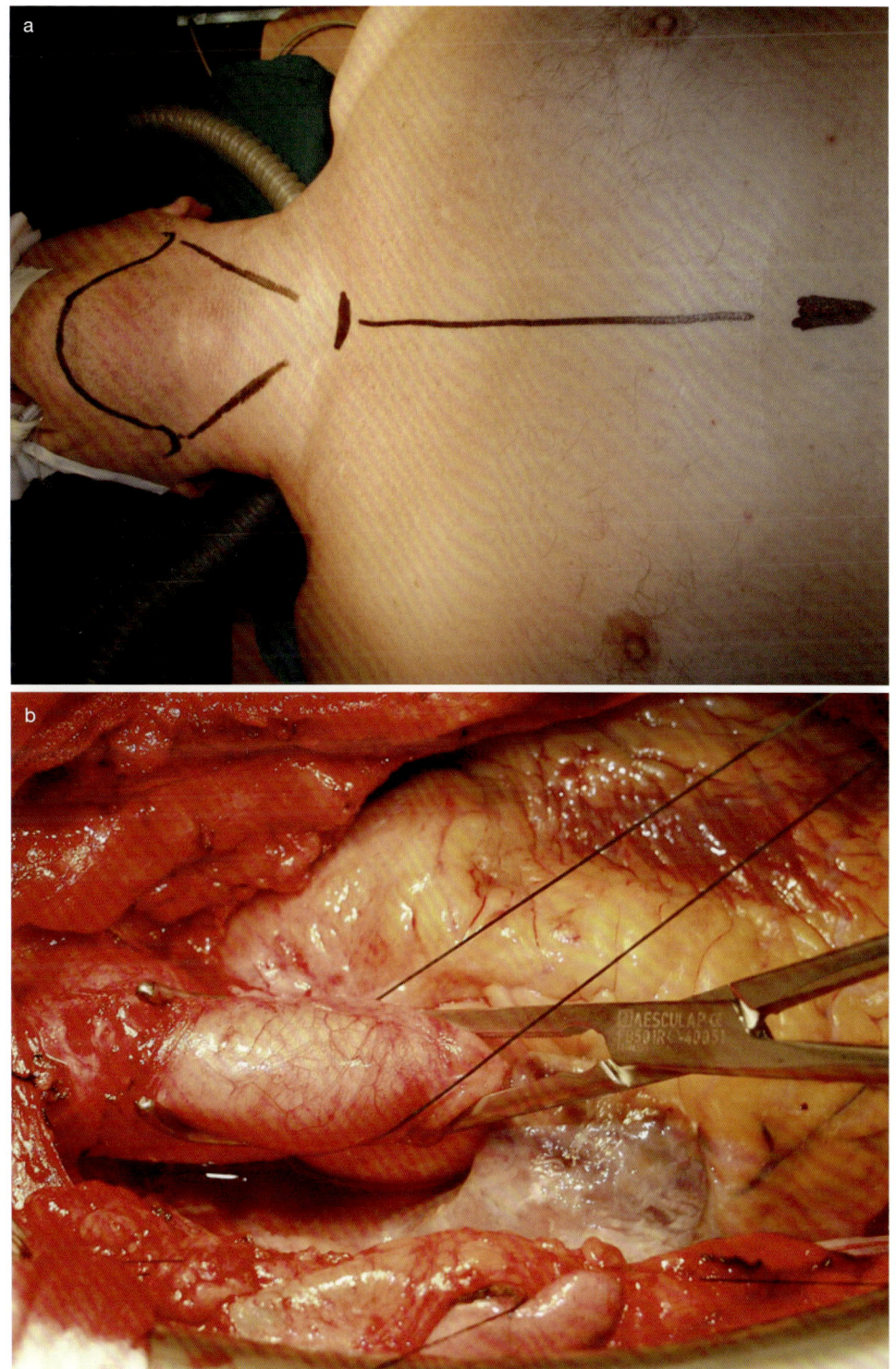

图 4.18 经胸骨正中切口的升主动脉入路。**a.** 患者按胸骨正中切口（以及为显露颈动脉和锁骨下动脉的额外的颈部切口）做准备。**b.** 升主动脉也可以在不打开心包的情况下分离；然而，打开心包腔可以提供更安全可控的入路。在阻断前探查和触摸主动脉。在麻醉团队控制血压和心律后，可从外侧钳夹阻断。**c.** 假体分叉吻合至升主动脉。在这个特殊的病例中，患者进行了升主动脉至双侧颈动脉的搭桥。注意保持桥血管位于外侧，而不是胸骨正下方。**d.** 另一例以升主动脉为供体血管的病例。在这种情况下，一个四分叉的桥血管（特别插入两个附加的分支）被吻合至主动脉；该患者进行升主动脉至双侧颈总动脉和双侧锁骨下动脉的搭桥

图 4.18（续）

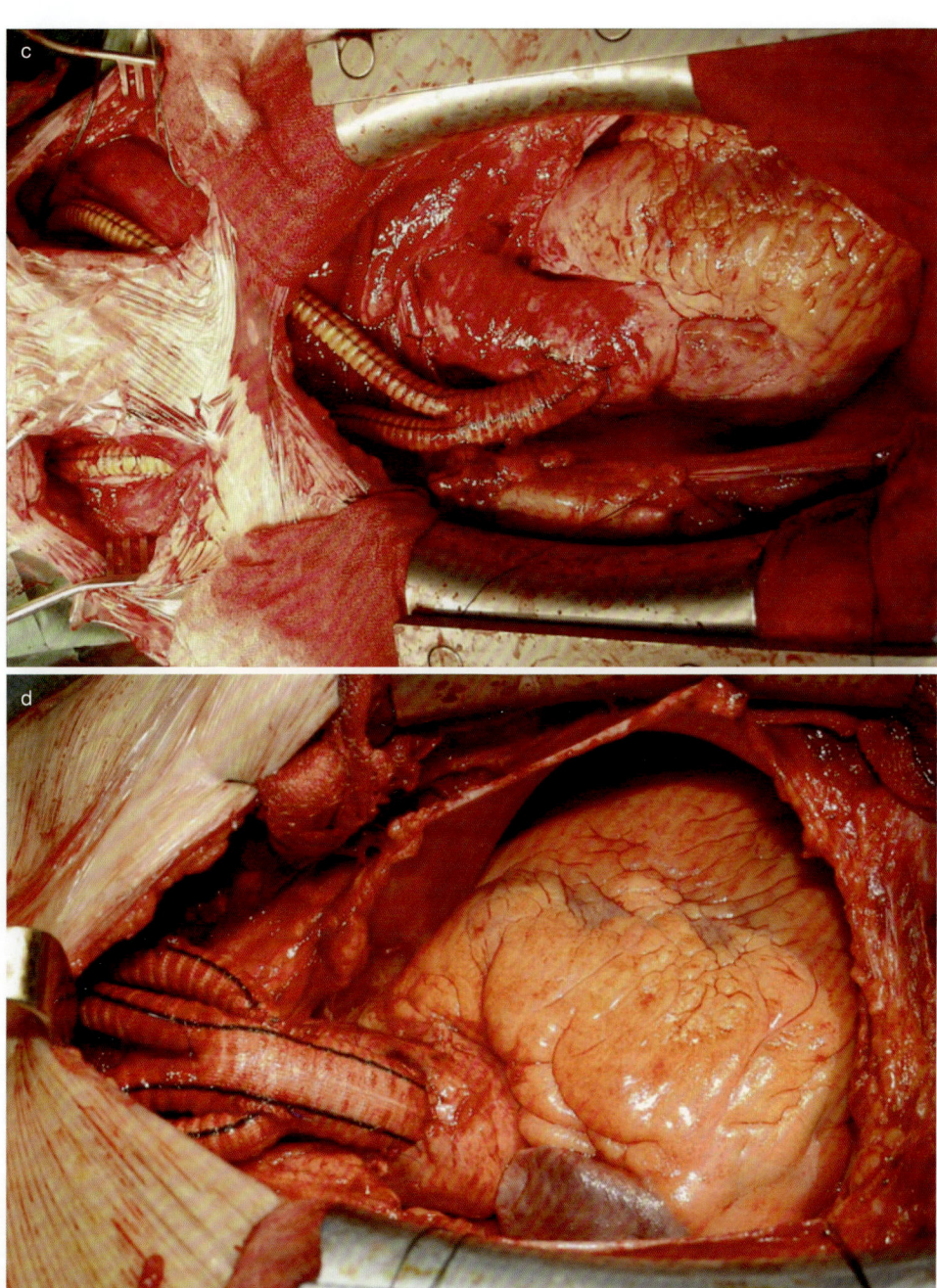

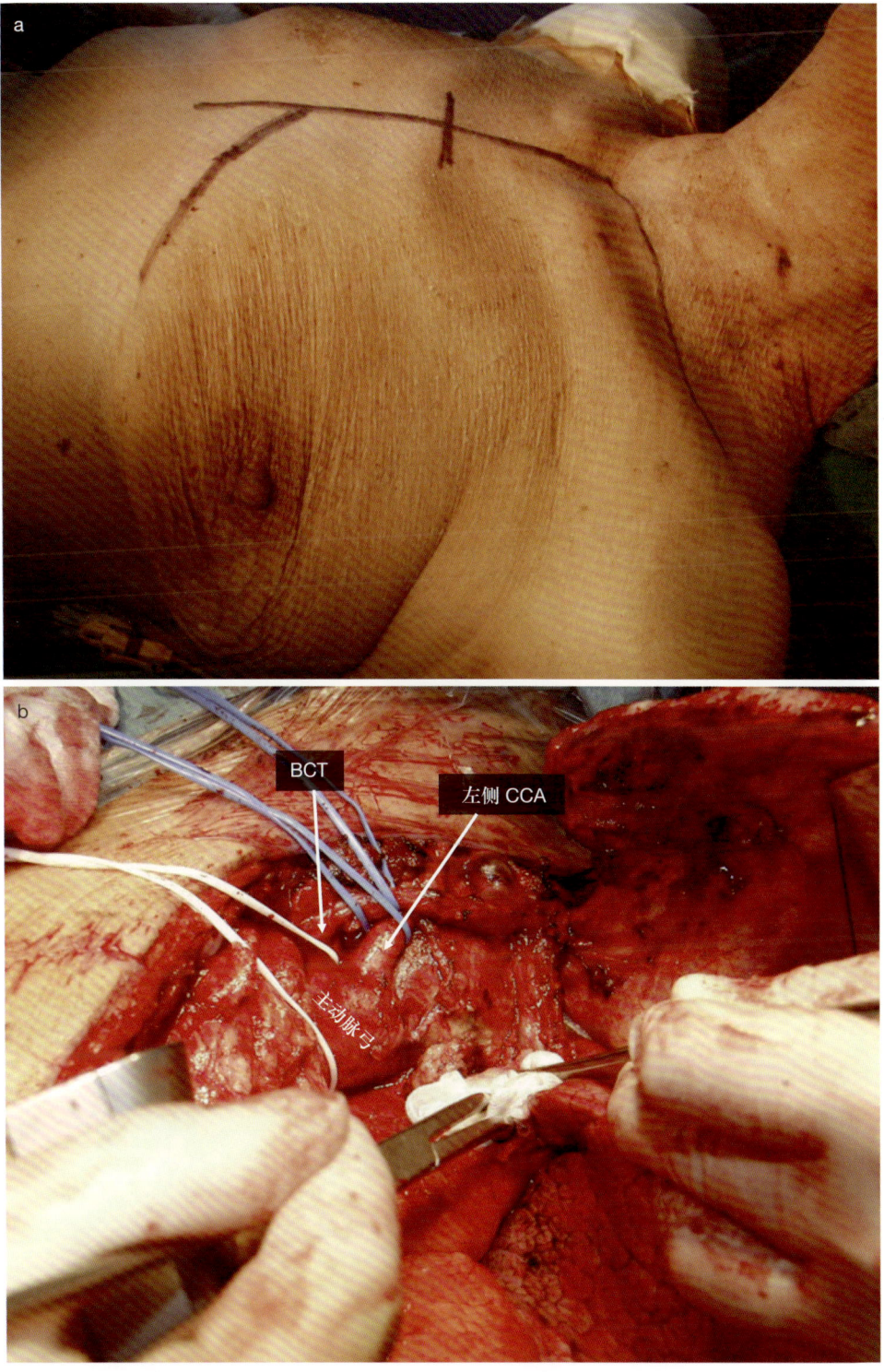

图 4.19 活瓣切口。a. 结合左前外侧胸廓切口和锁骨上颈部切口及胸骨正中切口的活瓣切口。b. 图示主动脉弓、主动脉弓血管的开口以及胸降主动脉近端的良好视野。在本例中，患者存在左锁骨下动脉起始部的动脉瘤。c. 选择性插管和左肺塌陷将为这种入路带来更多的优势。d. 注意左锁骨下动脉起始部的巨大动脉瘤，以及通过活瓣切口可以控制远端主动脉弓和胸降主动脉近端。e. 必要时可以打开心包以暴露升主动脉。该例中，在升主动脉上做一个荷包缝合，以便在主动脉和股动脉之间插入一个临时旁路

图 4.19（续）

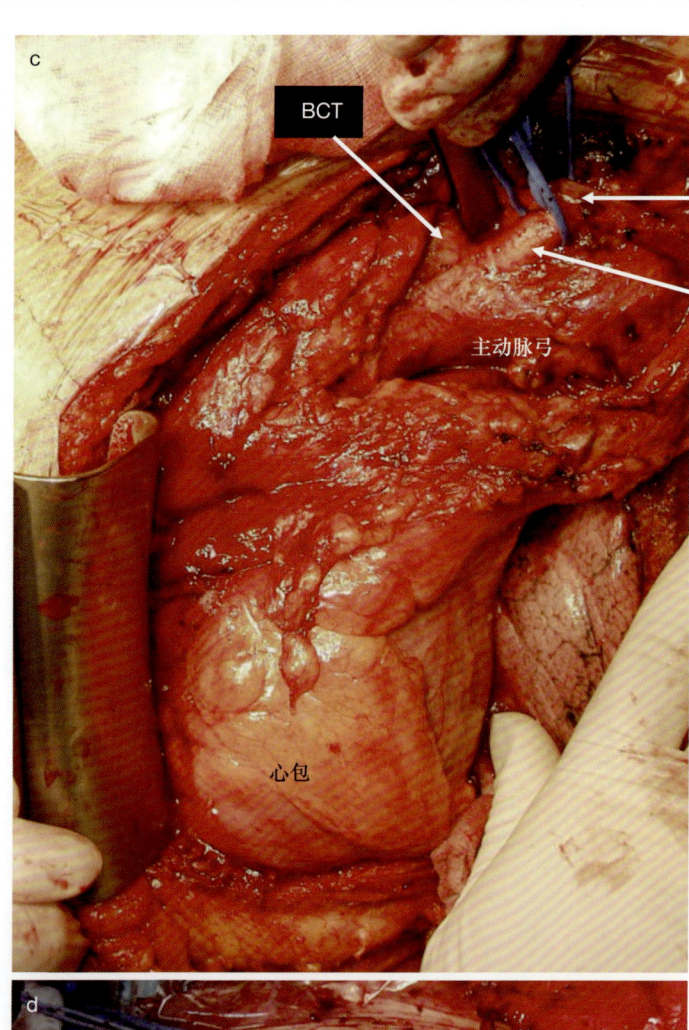

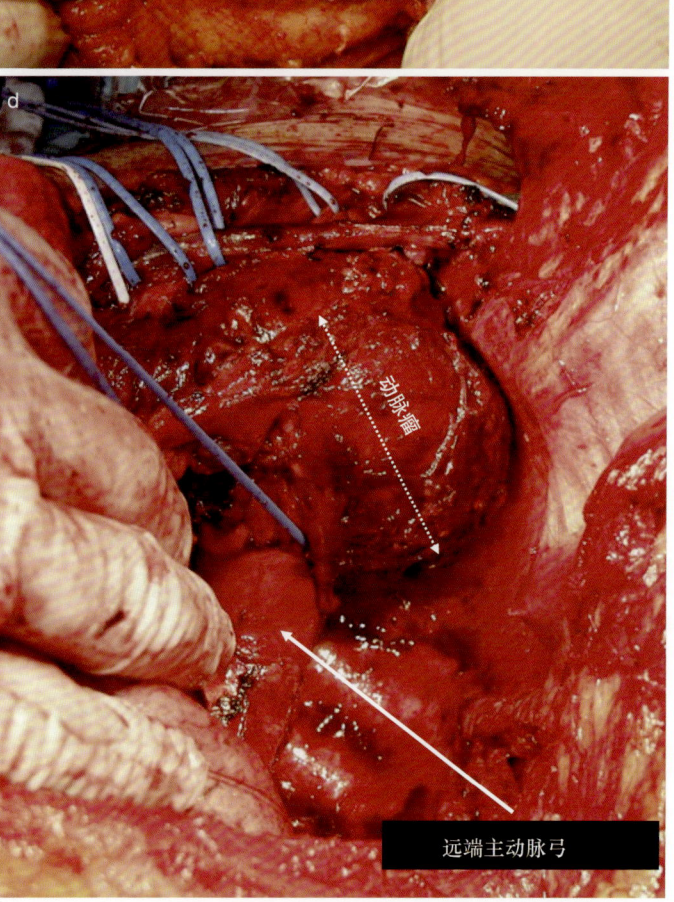

第 4 章 脑血管重建术的手术入路 97

图 4.19（续）

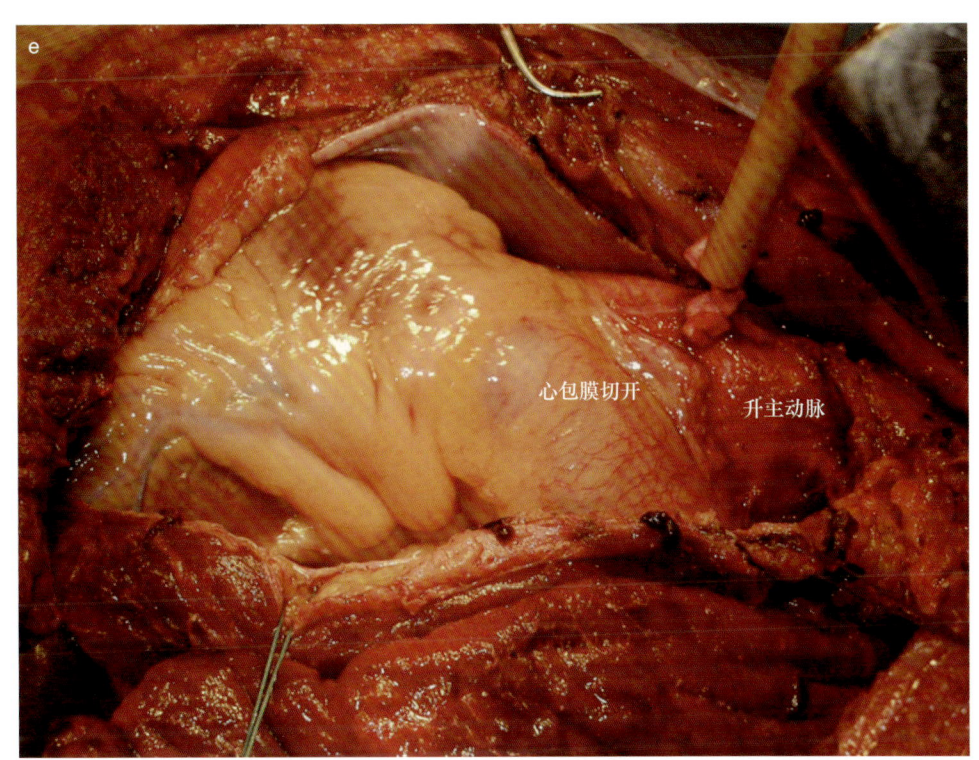

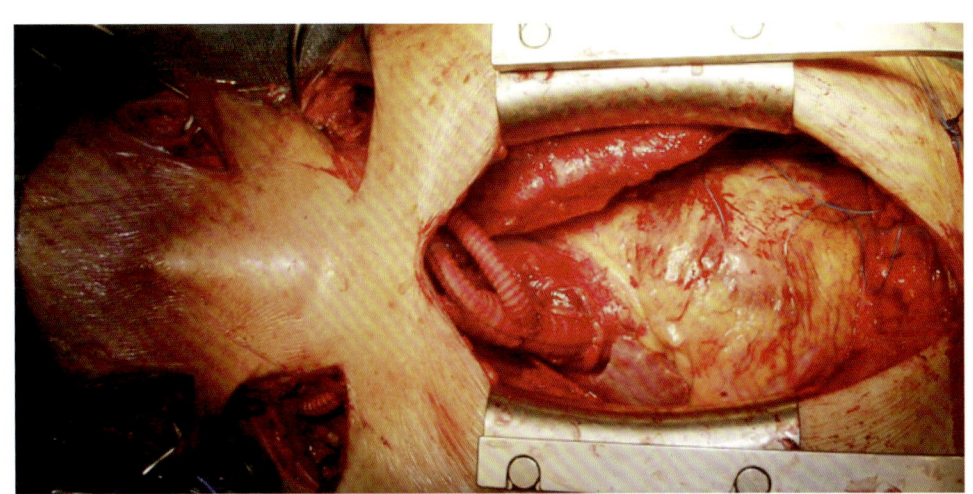

图 4.20 扩大的动脉暴露。一例经胸骨正中切口和双侧颈部切口，行升主动脉至双侧颈总动脉和双侧锁骨下动脉搭桥的术中图像。在必须暴露 SCA 和颈动脉分叉时，我们更倾向局限的、平行的颈部切口，而不是单一的颈部纵行切口

图 4.21 下肢合并动脉病变。在特定的病例中，需要同时进行降主动脉系统的血运重建术。桥血管的侧方分支可以经建立的通道（腹膜外而不是皮下）到达任一支股动脉。其余两个分支则通向右侧SCA和右侧CCA

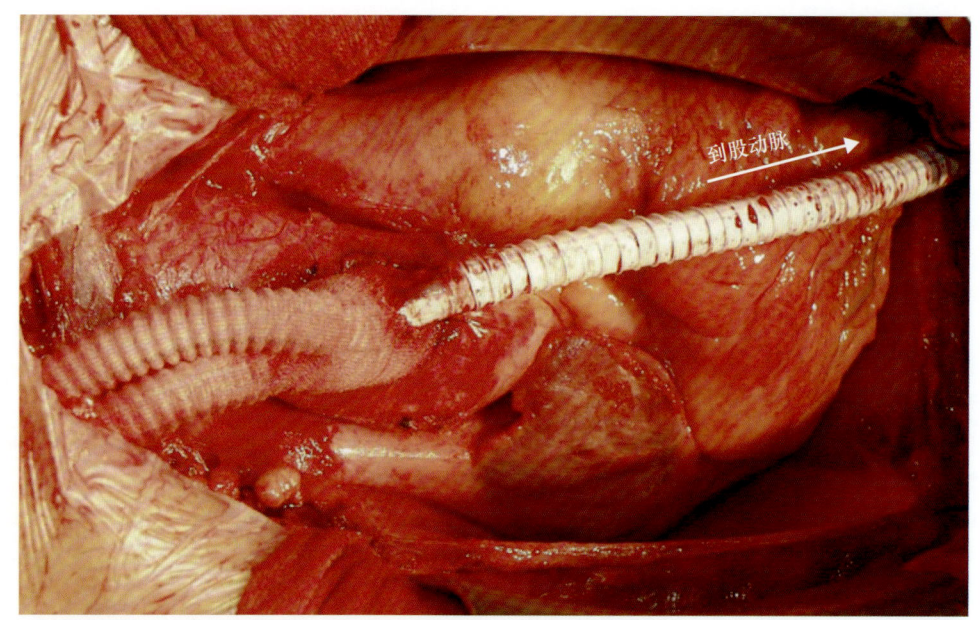

到股动脉

第 4 章 脑血管重建术的手术入路

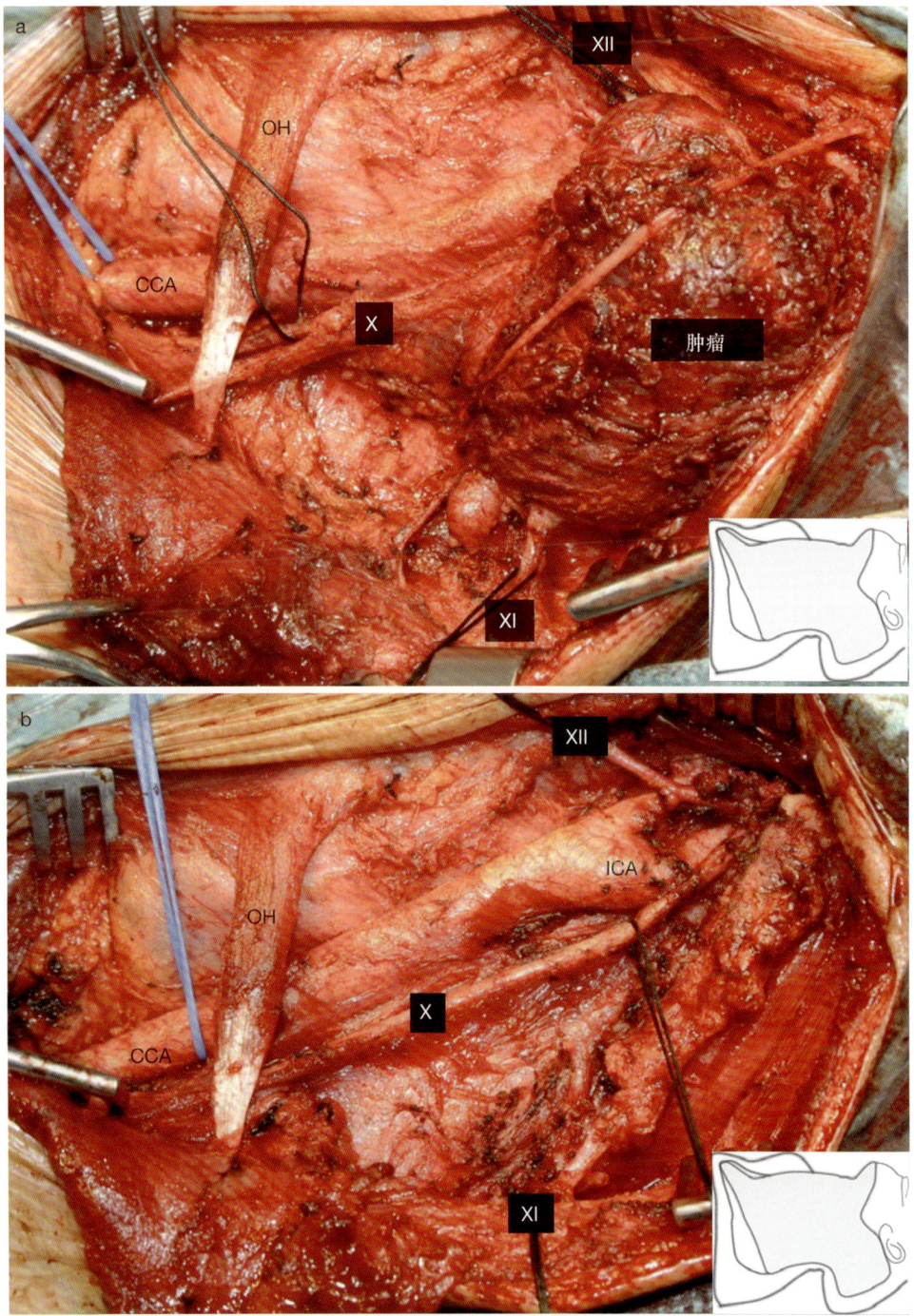

图 4.22 肿瘤和动脉瘤的特殊暴露。处理颈部肿瘤和动脉瘤时所需暴露的范围更大，既要保证动脉瘤或肿瘤的适当切除，又能对血管进行安全的控制。脑神经和交感干也必须保留。a. 颈动脉分叉部生长的肿瘤。注意颈动脉及第 X、XI 和 XII 脑神经的位置。b. 肿瘤切除后的术中图像。脑神经被保留。颈动脉血管在颈部高位暴露。由于肿瘤浸润，部分 SCM 被切除

参考文献

1. Tulley P, Webb A, Chana JS, Tan ST, Hudson D, Grobbelaar AO, Harrison DH. Paralysis of the marginal mandibular branch of the facial nerve: treatment options. Br J Plast Surg. 2000;53(5):378–85.
2. Mock CN, Lilly MP, McRae RG, Carney Jr WI. Selection of the approach to the distal internal carotid artery from the second cervical vertebra to the base of the skull. J Vasc Surg. 1991;13(6):846–53.
3. Shaha A, Phillips T, Scalea T, Golueke P, McGinn J, Sclafani S, Hoover E, Jaffe BM. Exposure of the internal carotid artery near the skull base: the posterolateral anatomic approach. J Vasc Surg. 1988;8(5):618–22.
4. Kieffer E, Praquin B, Chiche L, Koskas F, Bahnini AJ. Distal vertebral artery reconstruction: long-term outcome. Vasc Surg. 2002;36(3):549–54.
5. Berguer R. Suboccipital approach to the distal vertebral artery. J Vasc Surg. 1999;30:344–9.
6. Wind GG, Valentine JR. Chapter 3: Thoracic aorta. In: Wind GG, Valentine JR, editors. Anatomic exposures in vascular surgery. 3rd ed. Lippincott Williams and Wilkins a Wolters Kluwer Business; Philadelphia, Baltimore, New York, London, Buenos Aires, Hong Kong, Sydney, Tokyo. 2013. p. 79–111.
7. Cunningham EJ, Bond R, Mayberg MR, Warlow CP, Rothwell PM. Risk of persistent cranial nerve injury after carotid endarterectomy. J Neurosurg. 2004;101(3):445–8.
8. Rechtweg J, Wax MK, Granke K, Jarmuz T. Neck dissection with simultaneous carotid endarterectomy. Laryngoscope. 1998;108:1150–3.
9. Rosenbloom M, Friedman SG, Lamparello PJ, Riles TS, Imparato AM. Glossopharyngeal nerve injury complicating carotid endarterectomy. J Vasc Surg. 1987;5(3):469–71.

脑血管疾病诊断方法：超声　第 5 章

Andrei Nistorescu, Horia Muresian
杨博文　译　杨　斌　审

　　在一个医学变得越来越复杂和精细化的时代，颅内外血管超声以及其他补充技术，既有可能成为最好的检查，也有可能变成最差的检查。毫无疑问的是，如果不加选择或不分临床需求滥用的话，那么这将是最糟糕的，会导致一种错误的安全感或者莫名的恐惧感。

Marie-Germaine Bousser

　　这种方法（即超声）的显著优点被在获得和处理输入的图形或声音信号时的主观性所抵消。从我们的患者处获得的数据应在一般临床背景下解读；如同生物学的其他领域一样，治疗方法的选择并不仅仅来自脑电图或血液检查。仅仅通过超声图像或多普勒波形治疗患者的做法必须摈除。

Pierre-Jean Touboul

　　为了全面了解主动脉弓上系统（即主动脉弓的分支动脉）的情况，脑血液循环超声应当纳入常规评估系统当中。无论从正常的解剖学，还是从临床或病理学的观点看，胸部、纵隔部、上肢、颈部和头部血管之间并没有精确的划分，超声诊断也是如此。

　　主动脉弓上系统的超声评估，包括颅外和颅内段脑血管及其相关分支。所谓的颈动脉多普勒检查实际很大程度上包括了各种血管分段方法和许多成像技术。目前成熟的技术包括颈动脉双功能超声（carotid duplex ultrasound，CDUS）、经颅多普勒（transcranial Doppler，TCD）、对比增强超声、3D 超声和复合超声。直接或间接（TCD）评估的对象包括颈动脉系统和椎基底动脉系统。此外，锁骨下动脉和腋动脉也可以进行超声成像。

　　这些方法和技术的主要优点在于：它们安全、无创，并且便宜（与 DSA、CTA 或 MRA 相比），不存在发生过敏性休克或过敏反应的风险，并且此检查可以反复进行，对患者没有额外的风险。更重要的是，将来术中超声的常规使用，可在手术结束时提供更精确的检查，并消除技术相关的并发症。动脉管壁成像是超声相对于血管造影的主要优势。

　　超声的另一个优点在于可以快速有效地反馈结果，并在虚拟媒介（电子显示）和打印件上记录静态和动态的图像，从而有利于比较同一患者在较长时间内的连续检查。打印件可以类似于心电图结果一样，便于患者保存。

　　超声检查可以精确地反映许多解剖细节，其中，最突出的是颈动脉分叉的高度和方向（正常、转位、矢状位）、ICA 或 CCA 的迂曲程度、内-中膜厚度（intima-media thickness，IMT；患者随访的一个有效参数）的测量和颈动脉的相对管径。颈动脉的管径通常是对称的，而椎动脉通常是不对称的（两侧椎动脉血流速度的不同，不仅仅是因为管径的差异，也可能是左、右椎动脉起源的不同，包括起始部的角度和与主动脉弓的距离）。

超声另一个优点是，患者可以在自然状态和正常血流动力学条件下进行检查，若有必要，也可以根据检查者的要求在各种体位（仰卧位、坐位、向上或向下倾斜位等）进行。压迫颈动脉将使椎动脉有较高的血流量，并使 Willis 环（CoW）有效开放（颈动脉成像后必须进行颈动脉压迫）。此外，还可以在使用各种类型的药物之后对患者进行检查，例如血管扩张剂、抗高血压药、血管加压剂等。通过相对简单的操作获得比较详细的结果，从这方面来说，超声检查在临床上更为重要。

超声检查可以快速评估乳腺疾病、甲状腺疾病和颈部肿物。IJV 也可以通过超声来评估，这是因为 IJV 的许多变异都可以通过超声发现：不对称、IJV 开窗、行走异常、无症状性血栓形成（术前或术后）和 IJV 自发性声学显影。

此外，超声还可以及时有效地了解患者的血管总体状况：是否存在股动脉和肾动脉疾病以及腹部动脉瘤。这些情况是进行颈动脉血运重建（颈动脉内膜切除术或颈动脉支架置入术）术前的重要评估指标，并有助于更好地进行危险分层。

超声检查的缺点和局限性包括两个方面，一方面是患者的身体状况和疾病特征，另一方面是结果受超声医师技术的影响较大。

技术局限性

不能直接评估主动脉弓和胸腔内起源的头臂干（BCT）、左颈总动脉（CCA）、左锁骨下动脉（SCA）。血流速度（改变）、湍流和阻力都提示可能存在胸腔内动脉病变［其中一些可以通过经胸超声心动图（TTE）或经食管超声心动图（TEE）进行评估］。对于狭窄程度＜50%（甚至狭窄程度＜70%）的病变，颈动脉双功能超声（CDUS）评估准确率较低。因此，仅基于 CDUS 评估而行颈动脉内膜切除术（carotid endarterectomy，CEA）手术可能会导致大量不必要的手术[1]。一些学者还强调，CDUS 可能会高估 ICA 狭窄程度[2-3]。

CDUS 只能识别 ICA 颅外段的图像［而 TCD 通过各种窗口检查主要脑内动脉：眼窗、颅底（包括颞窗、枕部）有助于量化 ICA 狭窄的严重程度，并提供关于 CoW 代偿能力的细节］。许多类型的病变和异常不能被 CDUS 直接识别，例如颅内动脉瘤（但动脉瘤破裂后引起的血管痉挛可以通过 TCD 进行诊断和监测）、血管畸形、肿瘤和残留吻合的存在（另外在颈部还存在：双颈动脉干、ARSA、寰前动脉、合并椎动脉 V1 段闭塞的非典型锁骨下动脉盗血）。面动脉较短时，缺少眼动脉的吻合（正常解剖学变异），可能会在检查眼动脉时出现假阳性或假阴性，从而误导检查者。

关于斑块形态，尽管 CDUS 不能区分斑块内出血和明显的脂质核，但仅仅区分出无回声斑块、不稳定斑块或溃疡斑块就已经为进一步检查和手术的指征提供了重要参考。

显著的咽升动脉可以被错误地解读为 ICA 次全闭塞或 ICA 血栓再通，因此严重的狭窄（极细的管腔残留）会被 CDUS 遗漏[4]。

对比增强超声可能有助于区分 ICA 完全闭塞和次全闭塞，并评估斑块中的新生血管形成——斑块不稳定的标志物[5-6]。3D 超声可以对斑块体积和形态提供更好和定量的评估，然而这种技术不常规使用。复合超声——一种新技术，可以观察斑块质地和表面，同样也不是常规使用的技术。因此，显而易见的是，对高危患者和考虑行 CEA 或 CAS 手术的患者，CDUS 联合其他超声模式可以提供比较理想的成像。

患者体质和疾病特征

短颈的肥胖患者、颈椎突出的脊柱后凸（如风湿性关节炎）、斜颈、先前的放射治疗史及颌下腺和腮腺肥大，这些都可能限制 CDUS 的准确性。严重迂曲的 CCA 和 ICA、严重钙化的动脉壁都可能使超声成像困难或不完整。

超声医生的专业知识是影响检查效能的要点和原因之一。我们想强调的是超声医生的技能和经验的双重重要性。受过良好训练和认证的专家（最好是神经科医师或心脏科医师）是从事超声检查的最佳选择，其次是能够将超声结果与其他影像诊断技术和手术相结合的医生。并不是所有的检查者都有机会通过 DSA、CTA 或 MRA 进行反馈，可以与外科医生建立直接联系者就更少了。与病灶宏观检查所能提供的所有细节（术中发现的狭窄程度、斑块的层面和组成）相对照，对于超声医生经验的连续提升至关重要。目前在我们团队的实践中，CDUS、DSA（或者 CTA）与术中所见之间的差异是确实存在的。临床解剖方面的持续反馈对于一名优秀的超声医生也是至关重要的。

此外，超声检查者必须了解患者的临床资料（主要是神经系统症状、一般血管情况），并且必须了解糖尿病、心脏病等合并症情况；此外检查者应该保持冷静和耐心，不受第一诊断印象的限制。

应该如何进行超声检查（图 5.1 至图 5.4）

颅外多普勒检查（extracranial Doppler，ECD）和影像学检查将提供有效的血流动力学和形态学数据。ECD 可以提供血流类型和动力学的数据，这是其他检查方式无法替代的。经验丰富的超声检查者可以轻易地区分出正常血流的声学信号和狭窄血流的声学信号（并且还可以评估狭窄的严重程度），并且还可以识别所遇到的动脉发育不良或动脉夹层。速度曲线最好通过 ECD 获得，该技术可以诊断椎动脉盗血。椎动脉和眼动脉的起源也最好用 ECD 检查。TCD 应该有选择地进行，因为它更耗时，且需要更加熟练的操作者。TCD 窗（图 5.5 至图 5.14）包括经眼眶窗（针对眼动脉、颈动脉虹吸部和对侧 ACA）、经颞窗（针对 ACA、MCA 和 PCA）和枕骨窗（针对 VA、BA、PICA 和 PCA）。为了正确识别颅内动脉，需要考虑三个参数：被检查血管的深度、流动方向，以及压迫对侧颈动脉后的血流变化。

超声检查应尽可能全面，提供有用的细节，不仅仅是为了危险分层和一般治疗（颈动脉内膜切除术或颈动脉支架置入术）适应证的选择，而且可以指出颈动脉支架置入术（carotid artery stenting，CAS）或手术的所有必要因素。这些因素包括评估狭窄（数量、位置、形态、严重程度、串联病变、斑块特征——包括严重钙化的动脉）和对血流的影响（压力、速度、阻力、动脉扩张、盗血综合征）、颈动脉分叉位置、存在发育不良的节段（例如，狭窄远端发育不良的 ICA 可能为手术禁忌证）、颈动脉分叉的转位（以及可能会使手术或血管内治疗更加困难的 ICA 和 ECA 的其他相对位置异常）、CCA 和 ICA 的极度扭曲、其他相关病变（如 ICA 动脉瘤）、IMT 的测量以及动脉壁的一般状况（包括颈动脉壁非常薄，或弥漫性增厚如炎症状态、血管炎或放射治疗后）。即使在颈动脉分叉处明显狭窄的情况下，也必须进行全面彻底的评估，因为动脉粥样硬化病变可以双侧发展（可能最初临床表现为单侧），并且包括颅内段和颅外段。

颈动脉内膜切除术（CEA）或颈动脉支架置入术（CAS）的适应证远不限于狭窄的严重程度[7]；表现为较高血流动力学应力的斑块或复杂斑块更有可能出现临床症状，在这些病例中对轻度颈动脉狭窄的治疗是有指征的[8]。斑块形态有多种特征，最初分类包括 A 型＝轻度溃疡，B 型＝溃疡范围超过斑块，C 型＝具有多个腔的深部和不规则溃疡。后续又加入新的因素[9]：回声反射（从无回声到强回声）、质地（均质、异质）和斑块表面（规则、不规则、溃疡）。通过综合各种因素[10]得到了更详细的分类：Ⅰ型＝有高回声帽的均匀低回声斑块；Ⅱ型＝有少量高回声区域（＜25%）的低回声斑块；Ⅲ型＝有少量低回声区域（＜25%）的高回声斑块；Ⅳ型＝均匀高回声斑块。纤维帽的厚度也是重要的因素，它似乎与较大的坏死核心和斑块破裂的风险成正比[11]。

斑块破裂与各种因素相关，包括斑块体积和组成、纤维帽的厚度和炎症的存在。脆性斑块的破裂也是由血流动力学和生物化学因素决定的：在轻度颈动脉狭窄中血流动力学应力似乎较大；随着年龄的增长，管壁弹性的降低会增加动脉壁和斑块的应力。不仅如此，颈动脉分叉的解剖变异可能也起着作用[12]。

NASCET[13] 和 ECST[14] 研究仅评估了狭窄程度，认为狭窄是脑血管动脉粥样硬化的晚期特征，但是忽略了一些重要细节，其中包括：对侧颈动脉或椎基底动脉系统动脉粥样硬化疾病的存在和严重程度、斑块的形态和伴随颅内动脉疾病的存在。颈动脉狭窄具有渐进的自然病史，从管腔轻度狭窄到次全闭塞和完全闭塞，从无症状到严重症状。因此，难以在狭窄程度＞70% 的症状性颈动脉狭窄患者（CAS 或 CEA 的潜在人群）与任何其他状态的患者之间划定明确的界限。对个体患者临床和影像数据的整合，以及多学科团队合作，无疑代表着超越现行指南的最佳治疗。

实践指南

在实践中可能会出现多普勒和断层超声数据之间不一致的情况；其次，斑块形态和症状是手术或CAS的重要考量因素。超声发现的颈部杂音并不总是反映颈动脉狭窄：甲状腺上动脉可发生血流速度增高（图5.3），尤其是甲状腺多发结节或甲状腺肿的情况下，有时发生在颈动脉分叉倒置时，即ECA位于外侧，ICA位于内侧（甲状腺上动脉穿过颈动脉分叉）。甲状腺上动脉通常标记着颈动脉分叉的水平，为超声检查者提供良好的指引。然而，在颈动脉分叉位置较高时，甲状腺上动脉可起源于CCA。

VA的SCA起始处（V0和V1段）到V3段均可以被超声探及（V4段和BA在TCD上通过枕骨窗测量）。VA的直径是需要量化的重要指标，因为直径较小的VA难以重新植入（或不具有再植入的手术条件）。V1段的严重扭曲有时可能会干扰超声检查者，因为可能会出现正、负两种信号，这取决于异常信号出现在VA的哪一部分（在某种程度上，类似于V3段，信号具有正和负两向——见下文）。VA进入椎骨内部分的水平很容易评估，如果不是C_6水平，将需要对外科医生说明。在VA的V2段上的外在压迫也显而易见，患有严重颈椎病的患者可能会被描述为椎动脉V2段重要的外在压迫性狭窄；一些狭窄可能会因头部极度旋转而变得更加明显（这种情况在血管造影术中难以引发）。

压迫同侧颈动脉后可以识别VA的V3段。同时需要注意V3和枕动脉（ECA分支）之间的区别，因为枕动脉可以表现为与VA相似的速度信号。V3中流速的波幅与PCommA的开放成正比。椎动脉在$C_{1\sim 2}$水平处的动脉回路可表现为正和负两种信号。

TCD并不经常应用，除非ECD提示存在颅内动脉疾病。各种超声窗和详细图像见图5.5至图5.14。另外，对CoW评估也是TCD的重要用武之地。患有双侧ICA闭塞和行ECA血管成形术的患者（血管内治疗或外科治疗）也需要定期进行TCD评估（见第6和13章，ECA的血管成形术）。

颈动脉狭窄（图5.15至图5.17），尤其是节段性、局限性狭窄，可以通过超声的方法简单且精确地评估。CCA水平血流速度降低与其远端狭窄的严重程度直接相关。多普勒信号的声学和频谱分析的变化，使得其可以基于Touboul分类法（Ⅰ至Ⅴ级）对ICA狭窄程度进行分级。狭窄后血流的特征可以在远端ICA、ACA和MCA的水平上得到证实。OA存在正、负两向。所有这些参数在CAS或CEA术后需要进行最终确认。同时还必须检查斑块的形态，包括体积、长度、厚度、回声核心（反映脂质核或出血）、钙化和溃疡。前文已经给出了斑块特征的分类。溃疡的间接征象是斑块表面血流信号的紊乱。

颈动脉夹层和颈动脉粥样硬化斑块一样（详见第7和15章），最终的结局也是颈动脉血栓形成/闭塞。然而，颈动脉夹层的发展通常比较迅速，需要及时诊断和治疗。动脉的夹层部分可能局限化，也可以向远端发展，进入ICA的颅内段。ECD表现为血流分叉，假腔中的血栓显示为低回声团块。同时必须对大脑动脉进行彻底和完整的检查，因为同一患者的夹层可能涉及颈动脉和非常罕见的椎动脉（图5.18和图5.19）。

颈动脉分叉转位（倒置）代表了特定动脉段最常见的解剖学变异现象（见第1章，颈动脉分叉的解剖学变异）。转位实际上是指ECA（位于外侧）和ICA（位于内侧）位置的相互颠倒，即与正常解剖学位置相反（图5.20）。其他情况包括矢状位ECA（前）和ICA（后），或颈动脉球部缺如。这些情况可能会影响超声医生对ECA和ICA的正确判读。对于外科医生，重要的是要了解这种变化可能使血管暴露更加困难。颈动脉分叉转位，在ICA通常的位置为ECA，在其起始部没有任何明显球形结构，因此可能会误导超声医生（还包括外科医生）错误地把ECA当作ICA，尤其是颈动脉分叉较低的患者，其ECA的分支在分叉处附近不明显。

两侧锁骨下动脉有不同的起源。右侧SCA在颈部水平，因此容易被探及，而左侧SCA开口往往位置较深，难以用超声探及。SCA狭窄的间接征象有：在远端SCA和腋动脉有能证实狭窄后的血流图，而这一表现在肱动脉上更加显著。两臂血压的不同更进一步提示 SCA 狭窄或主动脉夹层，有时在不进行 CT 或 TEE 的情况下难以将二者区分开来。即使右侧 SCA 和右侧 CCA 的起始处没有（严重）病变，左侧 SCA 的起始处狭窄也可与 BCT 起始处和主动脉弓的类似病变相混淆。当出现动脉粥样硬化性 ARSA 和 Kommerell 憩室时，超声流型将更加难以解读。

SCA 近端到 VA 起始部的狭窄可伴随锁骨下动脉盗血综合征。这种综合征并非出现于所有情况，因为它的存在取决于同侧 VA 的直径和长度：在 VA 发育不全或左侧 VA 起始于主动脉的情况下，锁骨下动脉盗血综合征不会发生。此外，并不是所有的盗血综合征患者都是有症状的（无症状的患者不应该手术）。在某些情况下，VA 的近端也可出现闭塞（V0 和 V1 段，有时甚至是 V2 段），此时，通过同侧 V3 段、ECA 和 SCA 之间高度发达的侧支血管网（详见第 7 章），可发生锁骨下盗血。因此，整体而言，通过超声诊断 SCA 狭窄和盗血综合征并不总是准确的。盗血综合征可能伴随心脏周期而波动（在 SCA 上正性收缩与负性舒张交替出现），并且在行袖带试验时血流可能减少（血压计的袖带膨胀高于收缩压）。VA 中的逆行血流十分具有特征性：可以在 VA 的 V2 段上引出，但是在 V3 段就难以引出了。使用 TCD 可以观察到椎动脉 V4 段和 BA，从而发现盗血综合征（基底动脉盗血综合征）。对于经验丰富的操作者，BA 中的层流可以在 BA 的右侧和左侧以不同的流动方向引出。另外在 TCD 上，起源于锁骨下动脉盗血同侧的小脑动脉常常表现为狭窄后的血流图像。

术后/血管内治疗后常规进行超声评估。超声是一种有价值的随访工具（图 5.21 至图 5.27）。我们通常推荐在患者出院后约 1 个月行第 1 次超声检查，以后一年 2 次。多种类型的动脉重建，包括 CAS，均可以很容易地进行超声检查和测量。并发症、操作失败、动脉粥样硬化的进展以及未处理动脉节段斑块的发展，都可以通过超声发现。评估治疗效果的另一个重要参数是 IMT 值的测量。我们建议不仅要考虑脂质的分布，而且要考虑 IMT，从而指导他汀类药物的使用。

在常规术后检查或偶然检查中可能出现 IJV 的自发性声学显影（图 5.28）。目前很难确定出现这种现象的确切原因及针对性的治疗方法。出现这种现象的患者应当排除有无高凝状态。另外，IJV 的自发性声学显影也可能出现在两侧 IJV 明显不对称的情况下。

结论

在现代医学中，训练临床医生并使其掌握一项成像技术是非常可取的。与血管造影或 CT 相比，超声更易上手（并且不需要放射学基础，也不需要长时间的训练），临床相关性更高，且相对来说不受时间、空间和环境的限制。然而，如前所述，理想的操作者应该是训练有素的神经科医师或心脏科医师，以及熟悉解剖学和临床的脑血管疾病专家。反之，从事超声诊断的专家必须详细了解患者的所有临床细节；否则，最终的超声图像将只是一个具有最小实际意义的标准图像。因此，诊断和治疗脑血管疾病的所有专家之间必须建立持久有效的沟通。

尽管超声具有成本低、占地小、技术及功能多样化等优势，超声操作和最终诊断在很大程度上还是取决于超声操作者。尤其重要的是，操作者应该被视为复杂专家团队中的一员，他们在重点关注一个共同目标的同时，可以从不同的角度了解患有脑血管疾病的患者，这样才是能有最佳治疗结果的最好治疗方法。

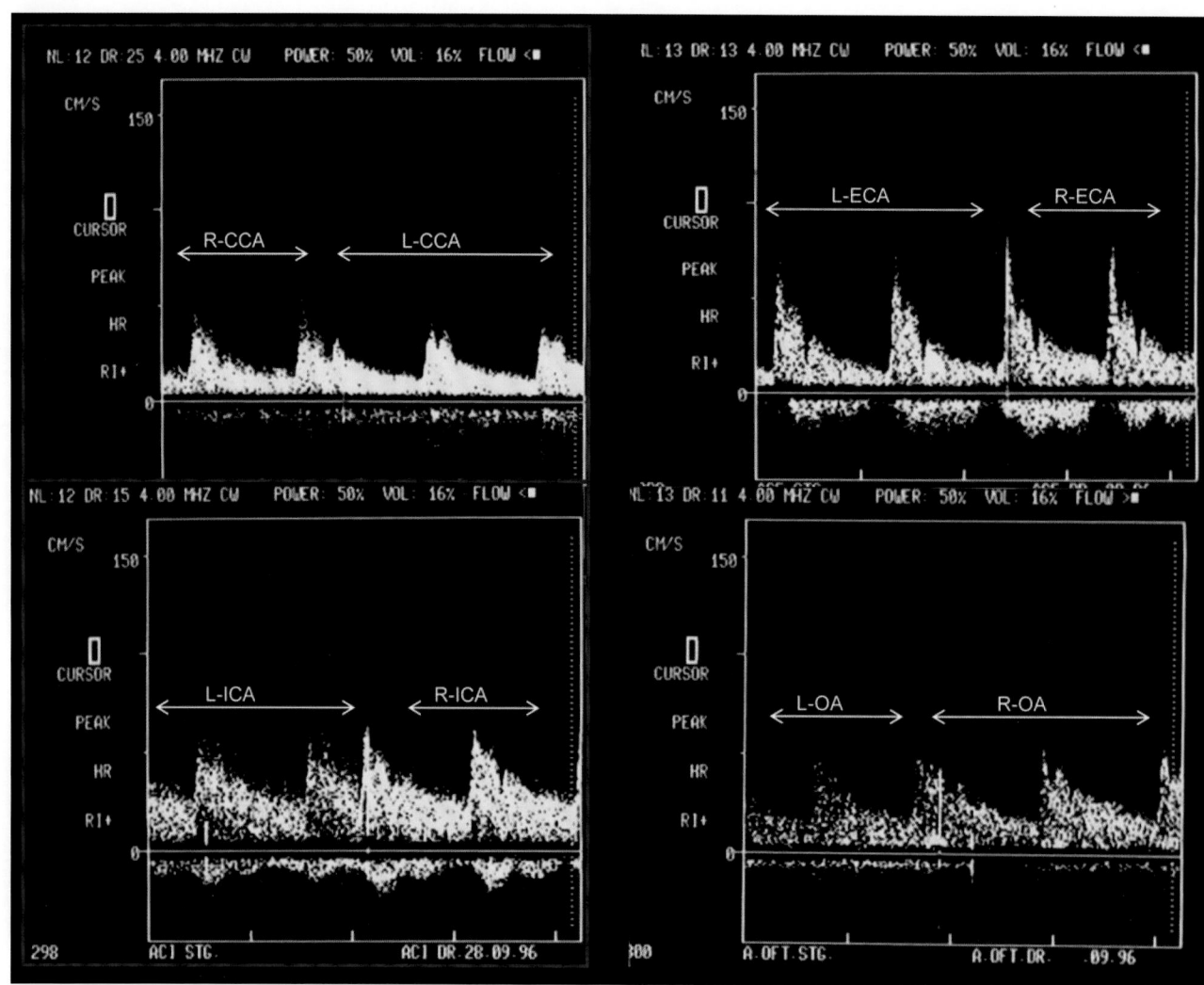

图 5.1 正常血流模式——颈动脉。在颈动脉和眼动脉轴线水平的层流。注意 ICA 水平（波谱频率的基准数）的"超声波窗口"，反映正常的血流模式。CCA，颈总动脉；ICA，颈内动脉；ECA，颈外动脉；OA，眼动脉；L，左侧；R，右侧

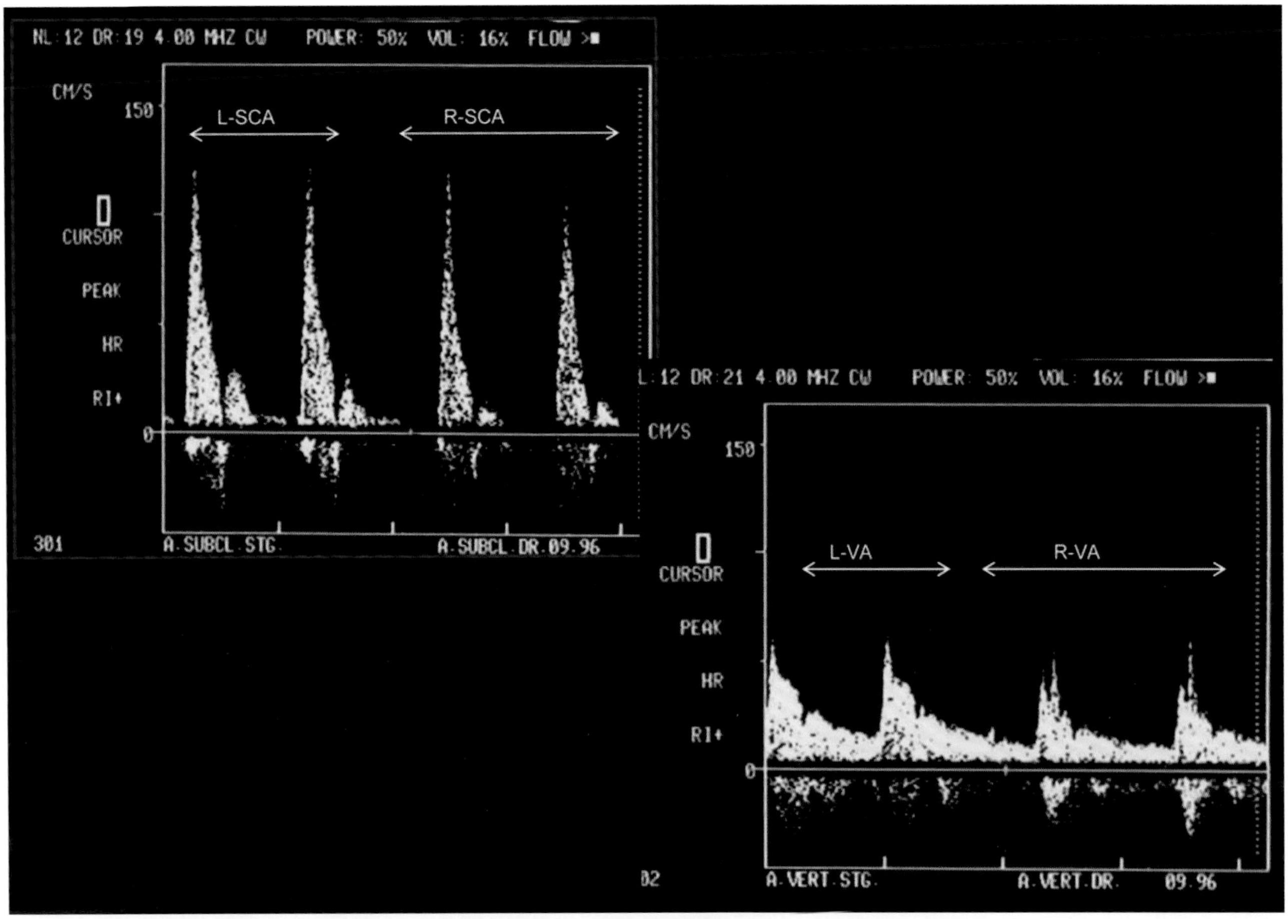

图 5.2 正常血流模式——锁骨下动脉（SCA）和椎动脉（VA）

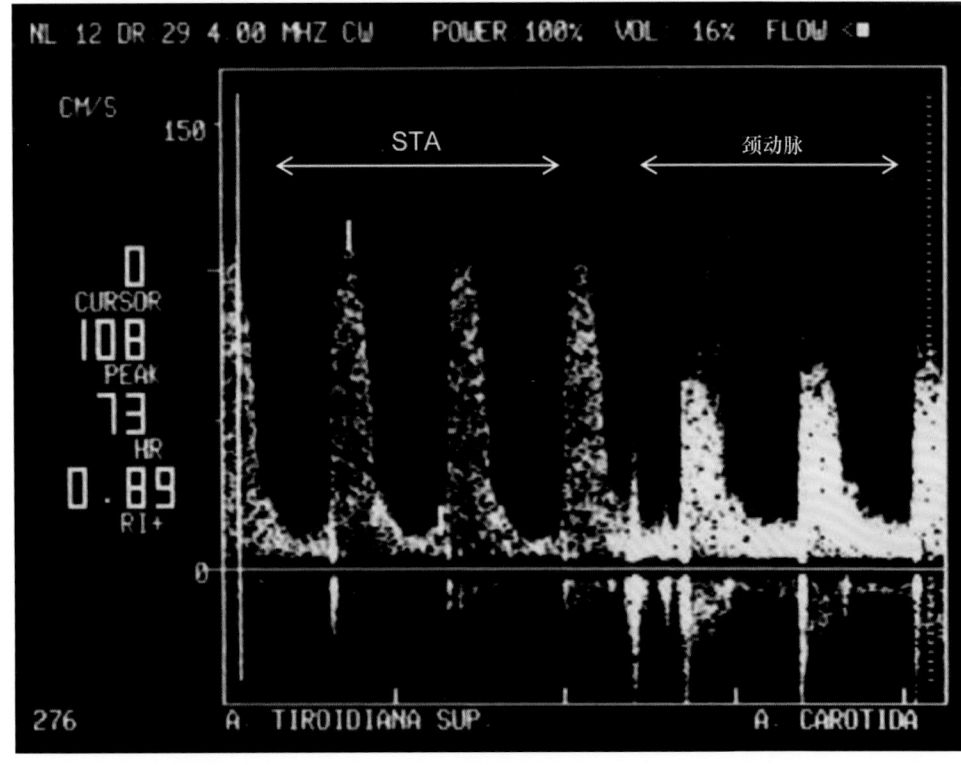

图 5.3 甲状腺上动脉。从甲状腺上动脉（STA）到颈动脉的超声。在许多患者中颈旁杂音起源于STA。STA可作为"正常"颈动脉分叉位置的良好标志

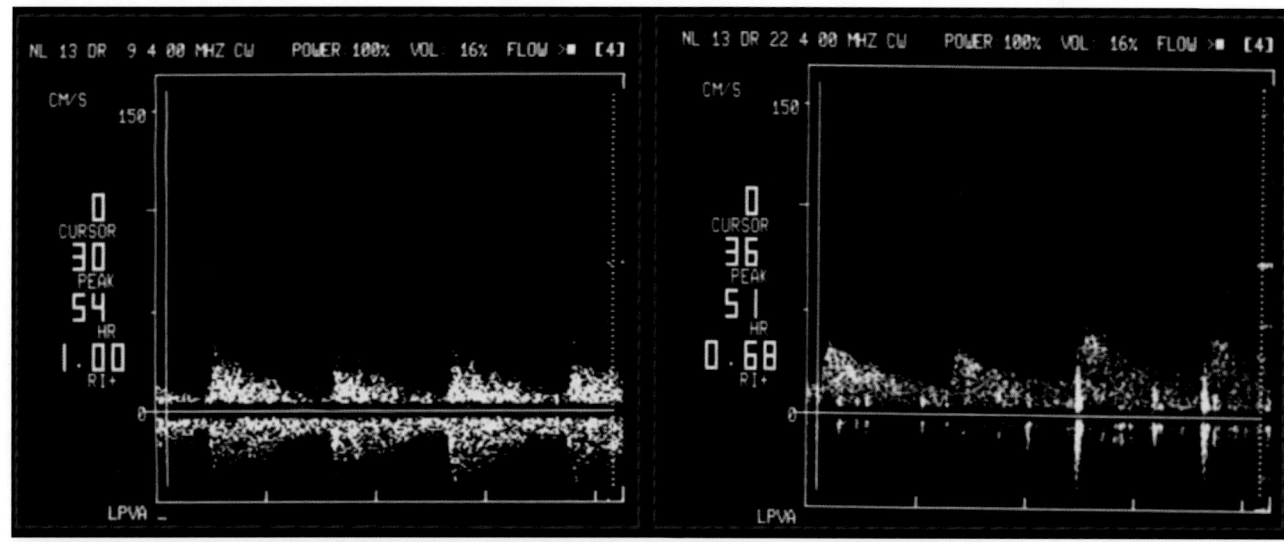

图 5.4 椎动脉 V3 段。波谱中同时出现正、负两种信号图案

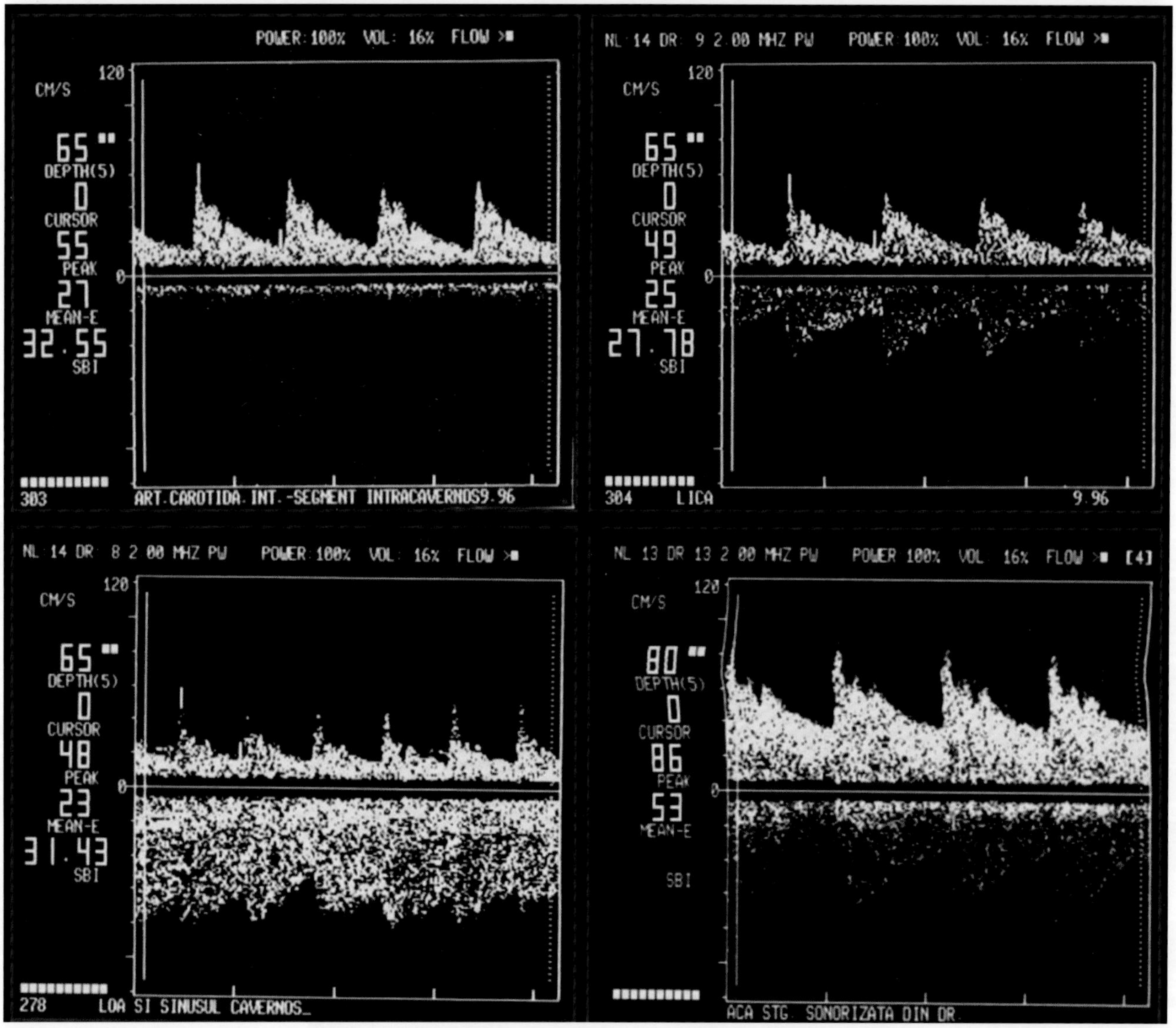

图 5.5 TCD——眼眶窗，ICA 颅内段成像。海绵窦内段（深度 65 mm）呈正信号，而床突上段呈负信号。在相同的深度处可探及正性 OA 和海绵窦处的静脉血流

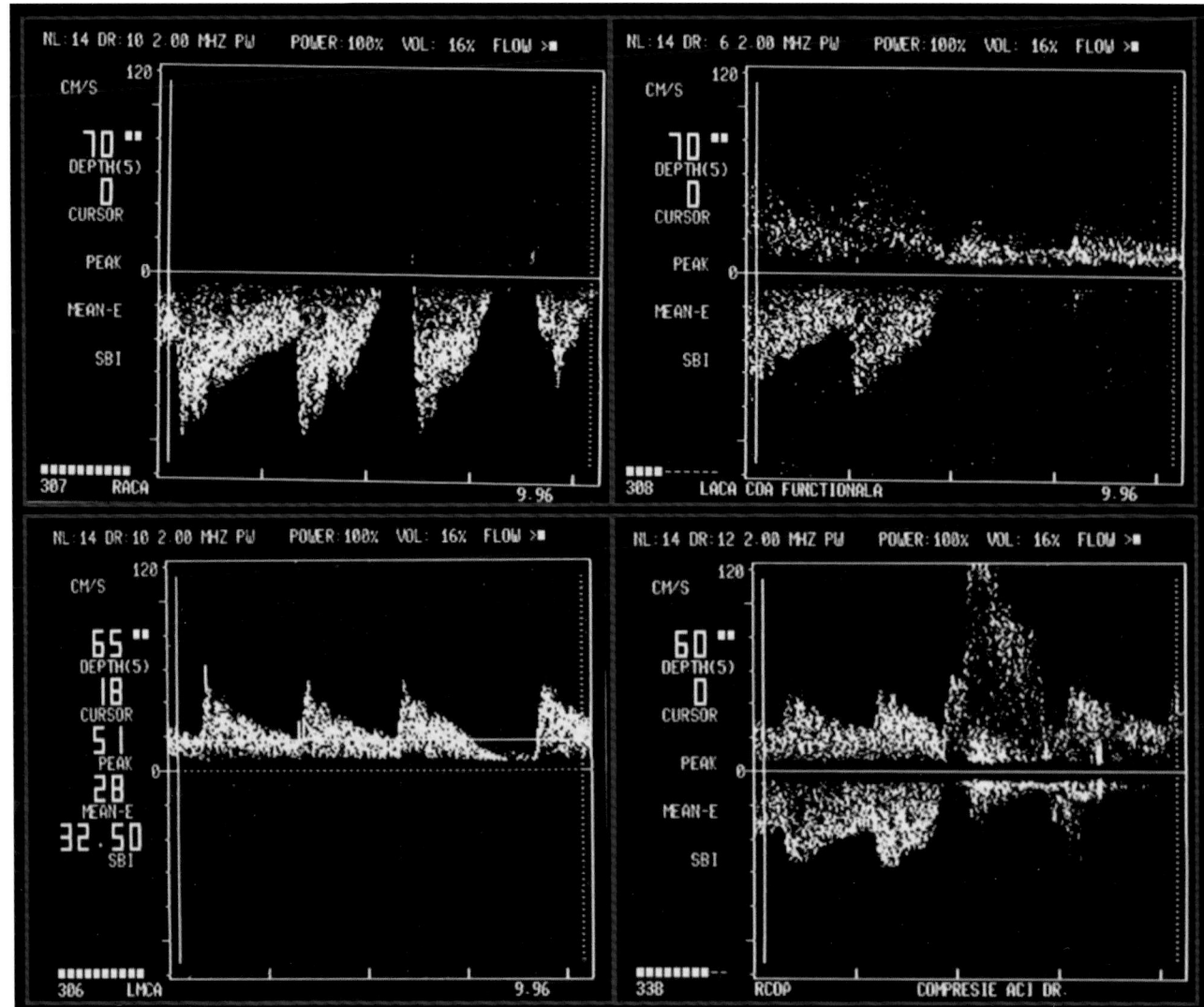

图 5.6 TCD——颞窗。ACA 的 A1 段出现在 70 mm 的深度（左上图），伴有负信号。压迫同侧颈动脉之后（右上图）信号消失，反映了无功能性 PCommA。左侧 MCA 的 M1 段上信号（左下图）随着压迫同侧颈动脉而消失，而 PCA 的 P1 段上信号幅度增加，反映了同侧开放且有功能的 PCommA（右下图）

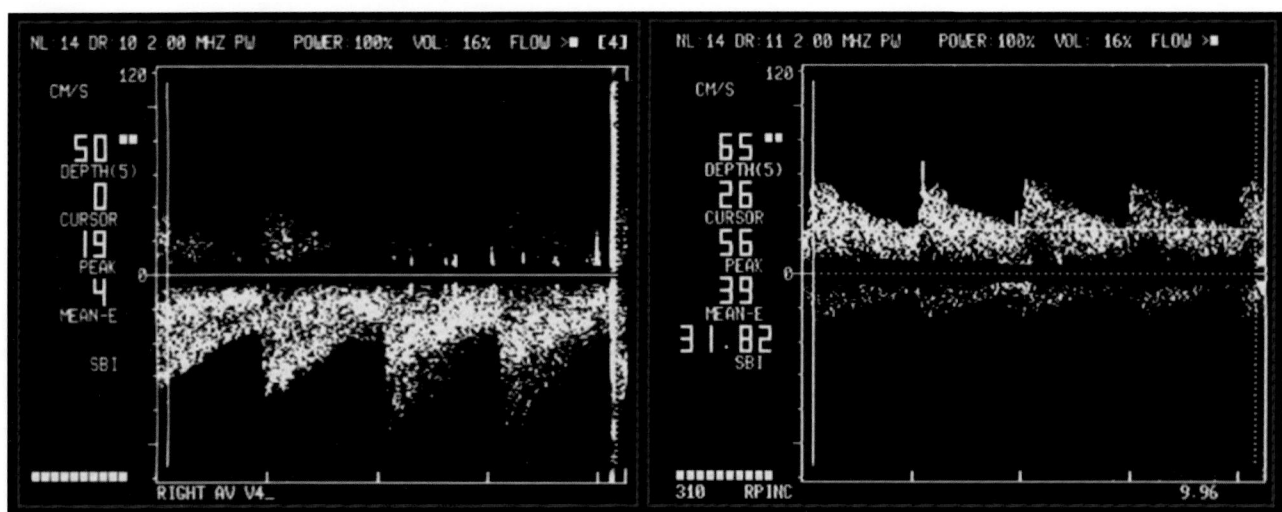

图 5.7 TCD——枕骨窗。VA 的 V4 段可以通过枕骨大孔在深度为 50 ~ 65 mm 处成像（负信号，左图）。同侧颈动脉受压后 V4 中的流速增加，提示 PCommA 开放且有功能。将探头稍微向外侧偏斜后，在 65 mm 的深度处可以发现 PICA

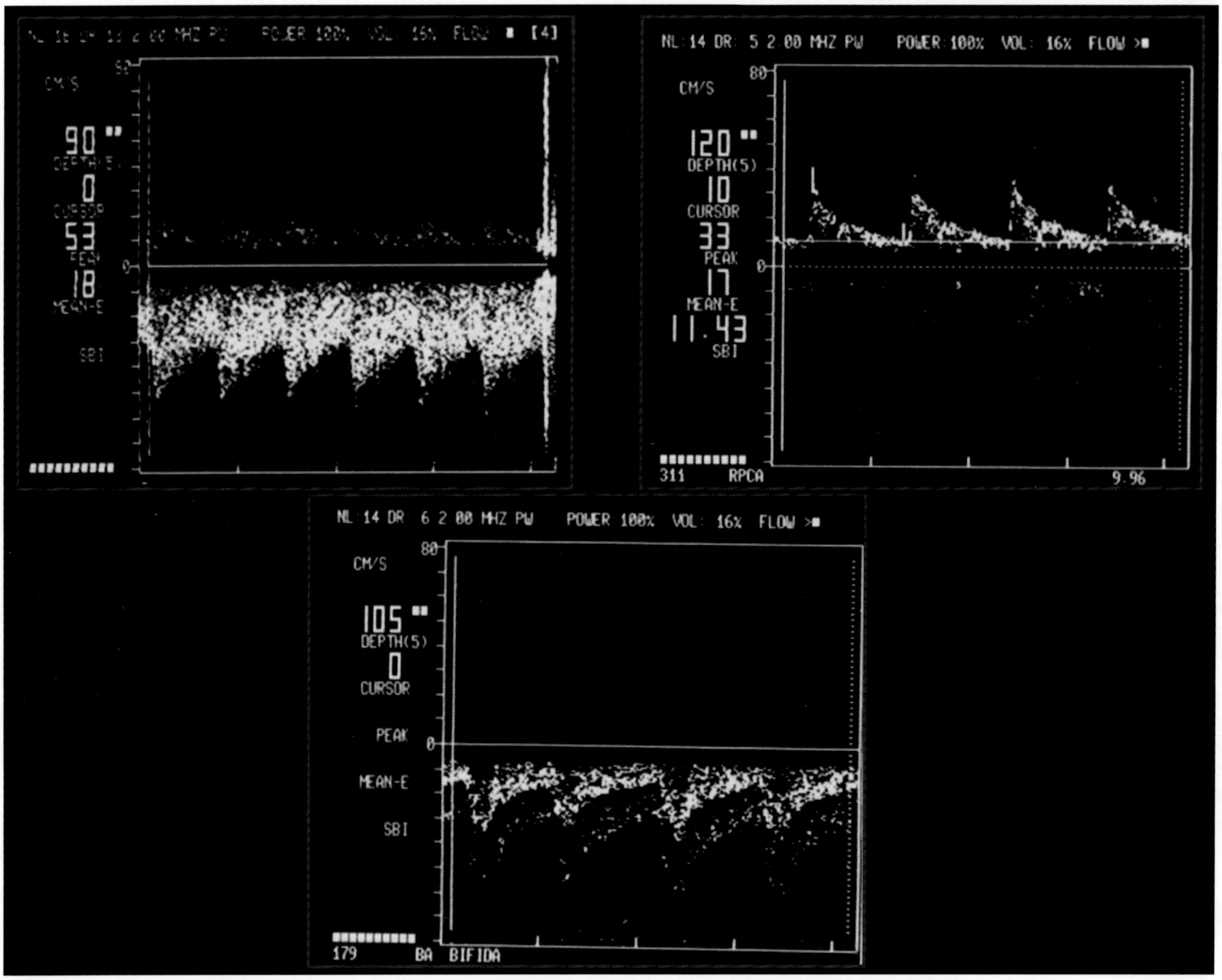

图 5.8 TCD——基底动脉。BA 在 75 ~ 120 mm 的深度显示负信号（左上图）。正信号来自小脑上动脉的一支（右上图）。PCommA 在 100 ~ 120 mm 的深度显示正信号。BA 出现分叉是该动脉的正常变异（下图）

第 5 章 脑血管疾病诊断方法：超声

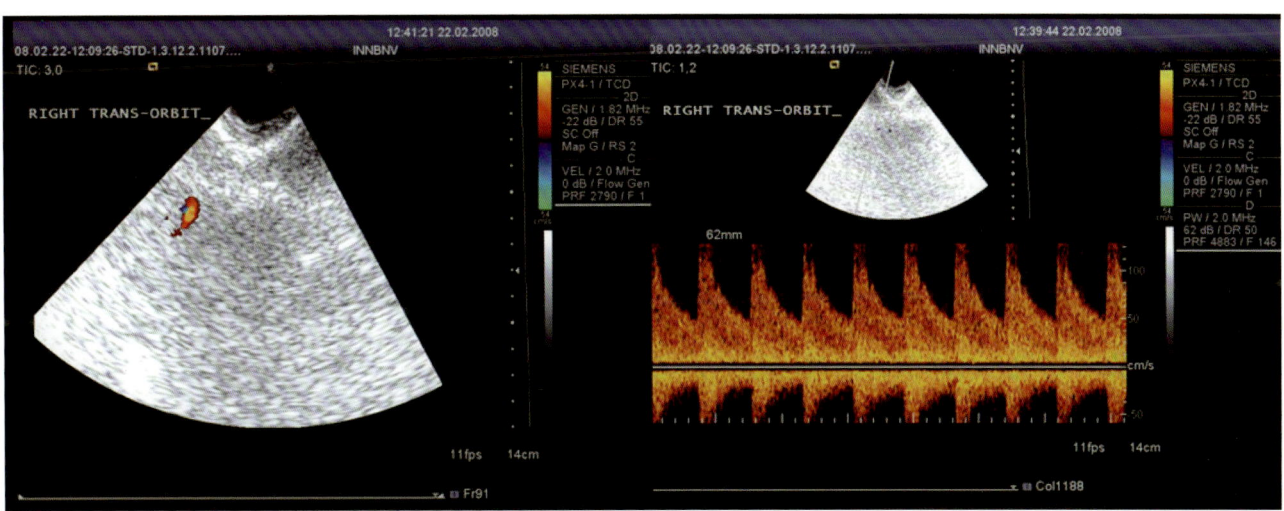

图 5.9 经颅彩色编码超声检查（transcranial color-coded sonography，TCCS）——眼眶窗。OA（左图）可以经眼部进行成像（眼眶窗）。使用相同的方法，可以发现颈动脉虹吸段（右图），它存在正信号（ICA 的海绵窦段）和负信号（床突上段）

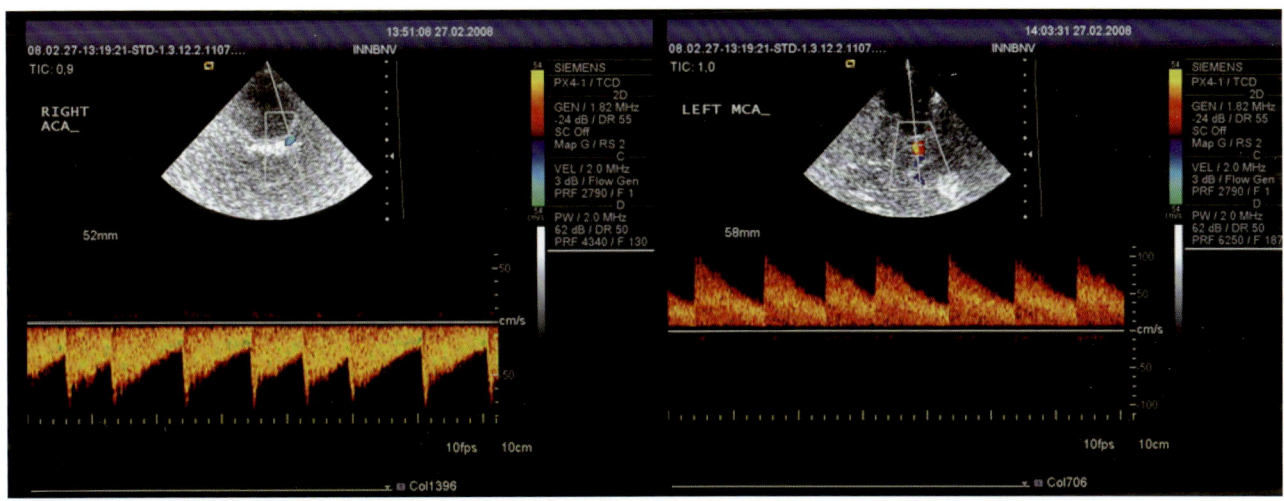

图 5.10 TCCS——颞窗（1）。ACA 显示为蓝色，并表现为负信号（左图），而 MCA 以红色显示，并表现为正信号（右图）

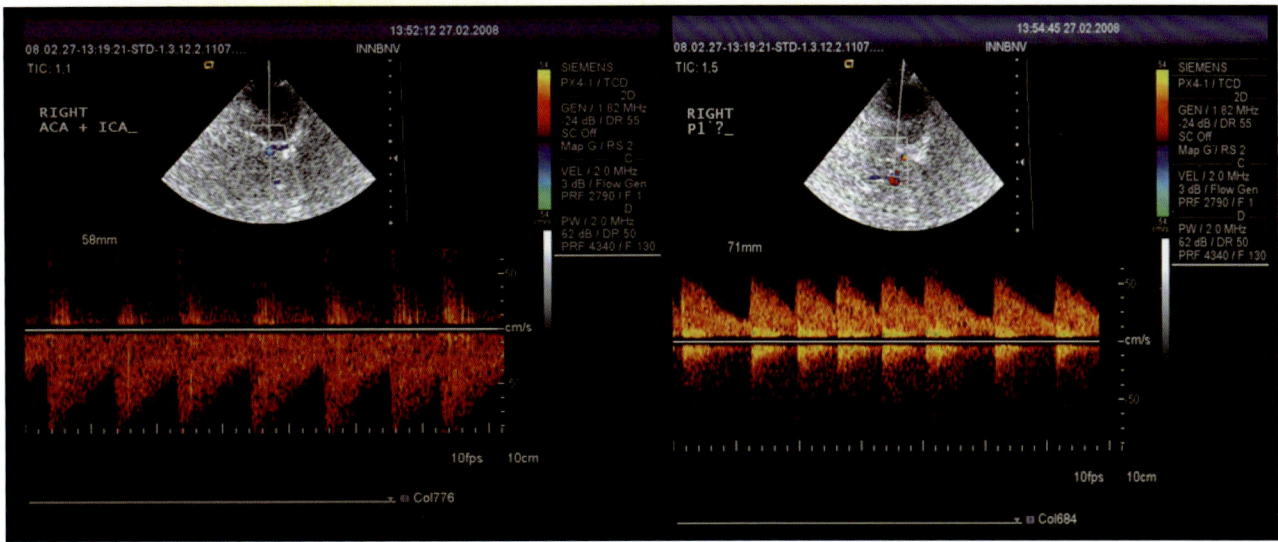

图 5.11 TCCS——颞窗（2）。ICA 末段表现为正信号（左图），ACA 起始段表现为负信号。在同一个窗口，PCA 的 P1 段表现为正信号（右图）

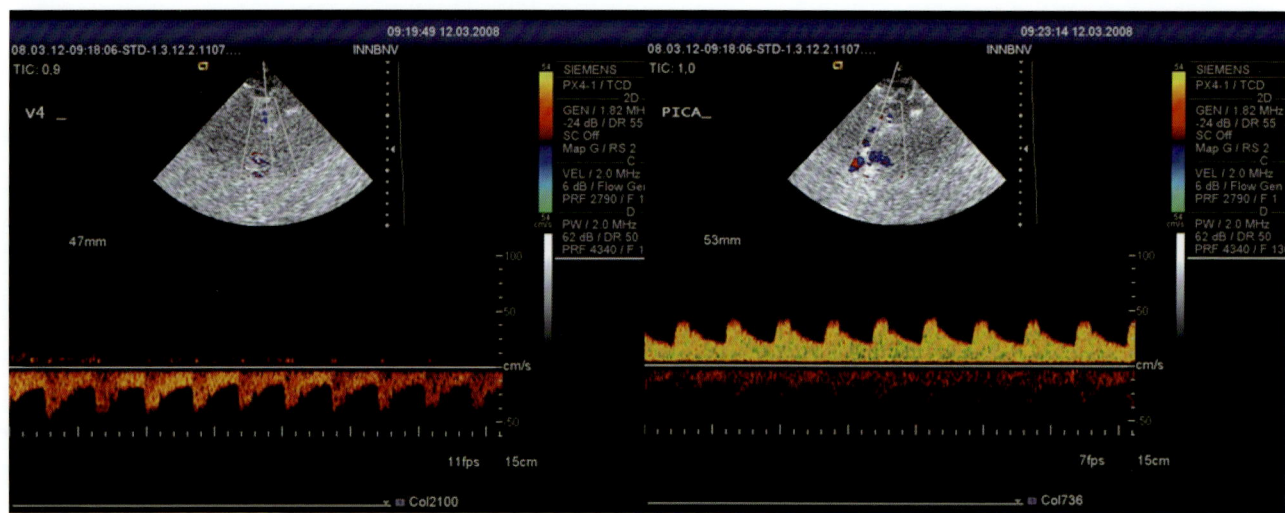

图 5.12　TCCS——枕骨窗（1）。VA 显示为蓝色，表现为负信号（左图）；更深位置的是 PICA，表现为正信号（右图）

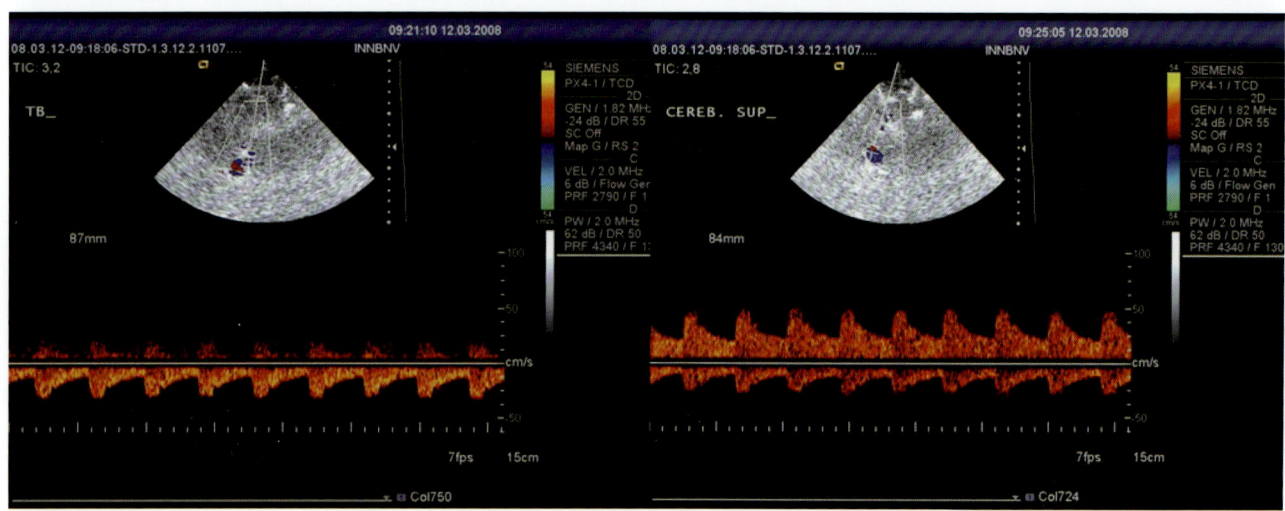

图 5.13　TCCS——枕骨窗（2）。BA 在 75～120 mm 之间的深度可见（蓝色，负信号），SCA 在 80～100 mm 之间的深度可见（正信号，右图）

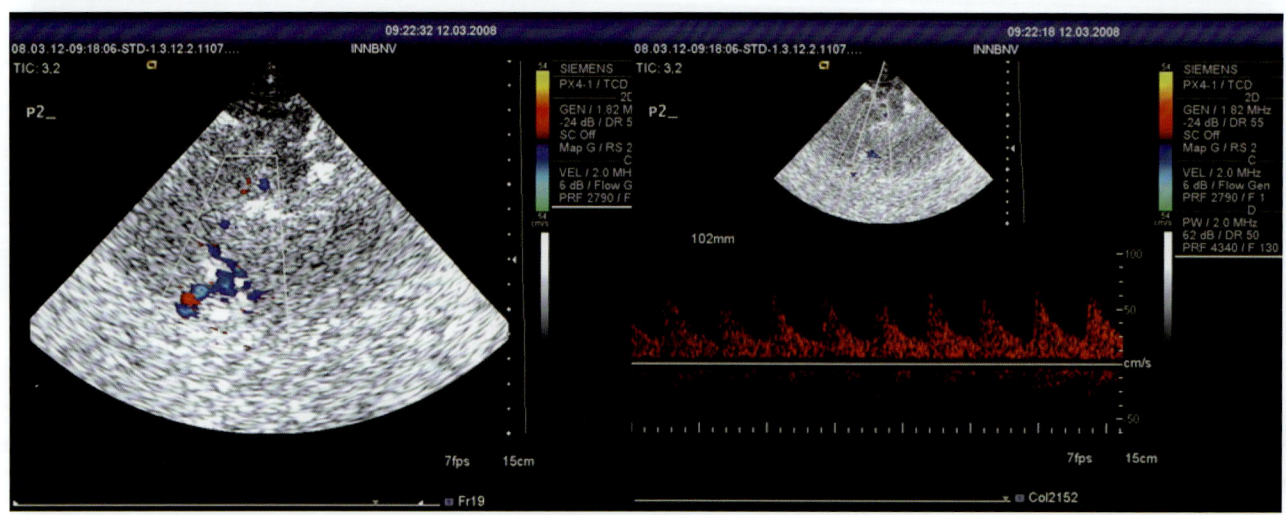

图 5.14　TCCS——枕骨窗（3）。PCA 的 P2 段在 100～120 mm 之间的深度可见（红色，正信号）

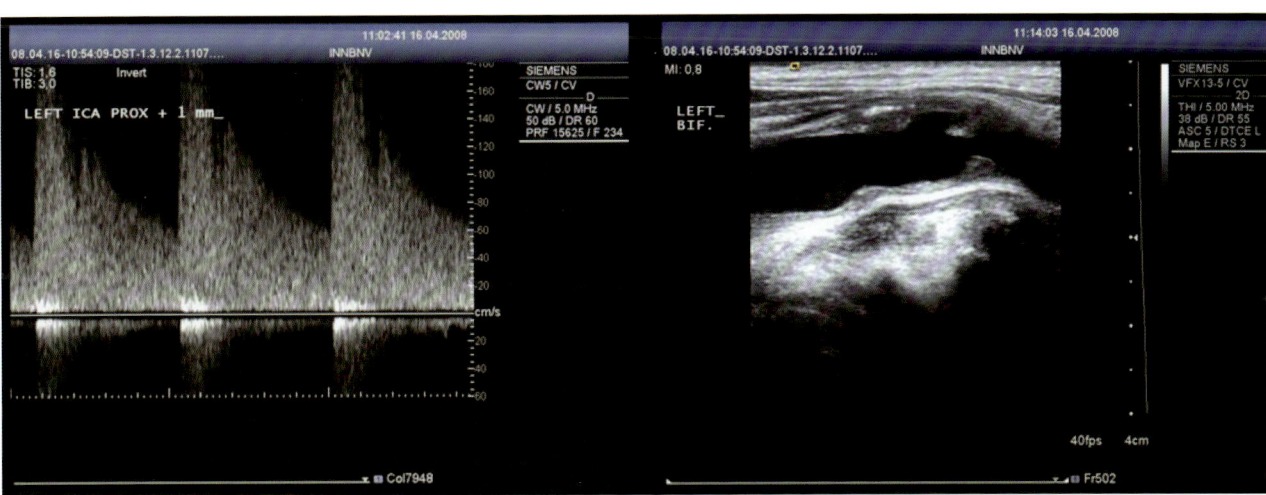

图 5.15 颈动脉狭窄（1）。ECD 及频谱分析：ICA 起始段重度狭窄（75%～90%）（左图）和狭窄区域成像（右图）

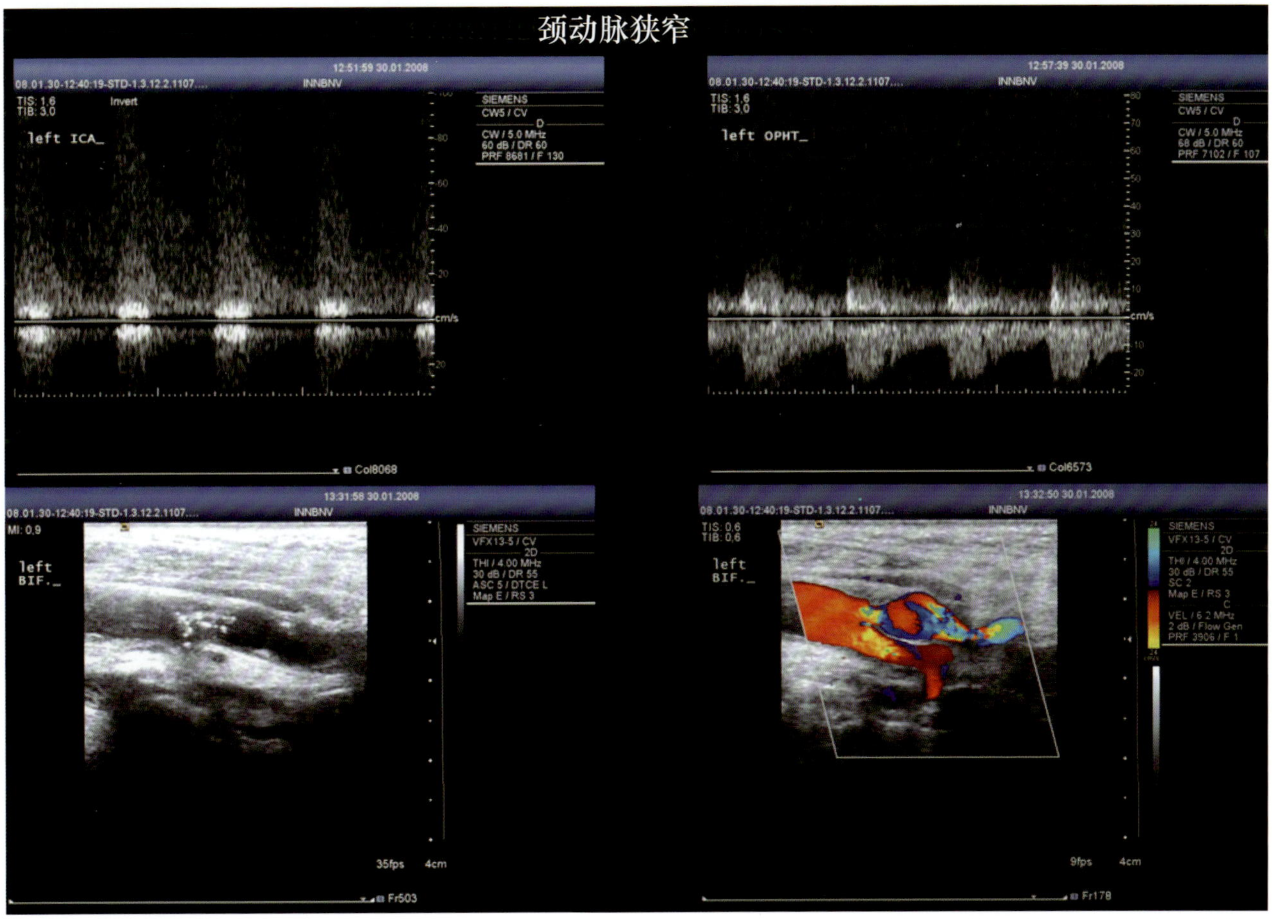

图 5.16 颈动脉狭窄（2）。颈动脉重度狭窄（＞90%），合并 OA 血流反向（上图）。同一患者的斑块和血流表现（下图）

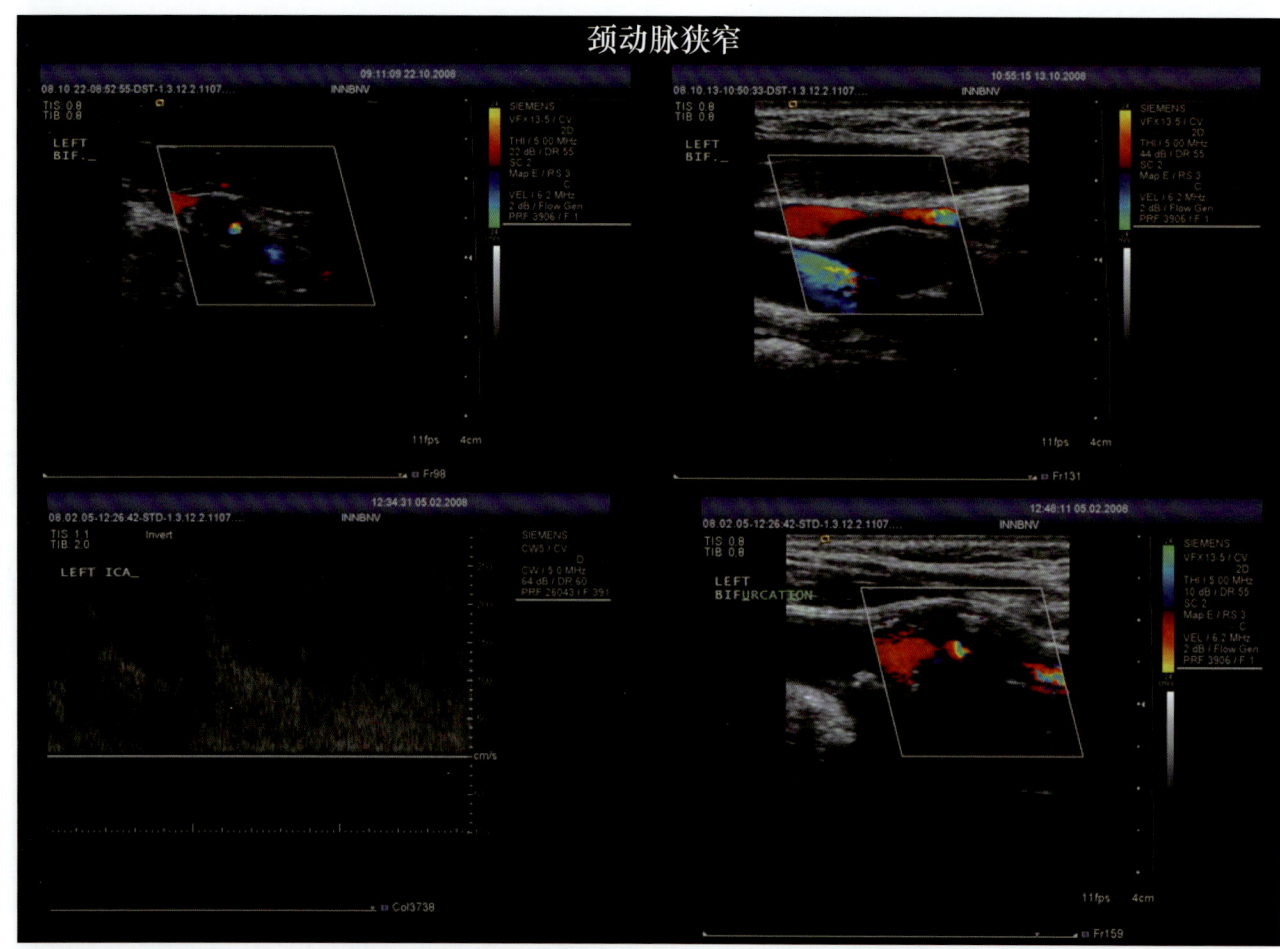

图 5.17 颈动脉狭窄（3）。ICA 起始段的彩色图像，横截面（左上图），可见管腔残余狭窄（3 点钟方向），呈红蓝色（反映高度湍流）。由均质、低回声、体积大的斑块产生的重度狭窄（右上图）。由不规则、不均匀、主要是低回声的斑块（斑块表面的湍流，下图）产生的较轻度狭窄（Ⅲ～Ⅳ级）

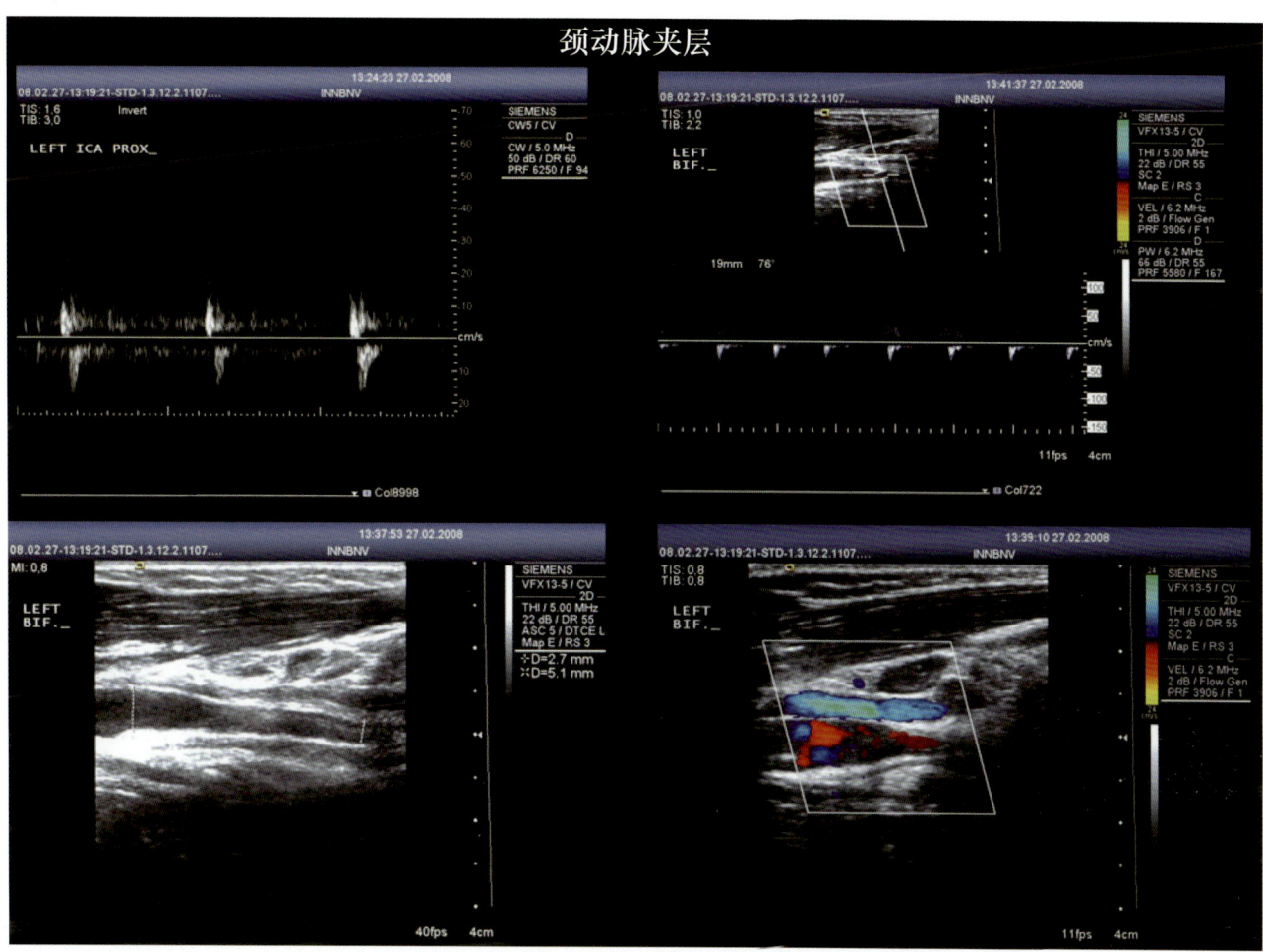

图 5.18 颈动脉夹层（1）。有频谱分析和多普勒效应的 ECD 可以显示颈动脉球部的残余血流（上图）。超声可以显示 ICA 中的低回声血栓（黑白色，左下图）。在彩超中可见颈动脉球部远端血流消失（右下图）

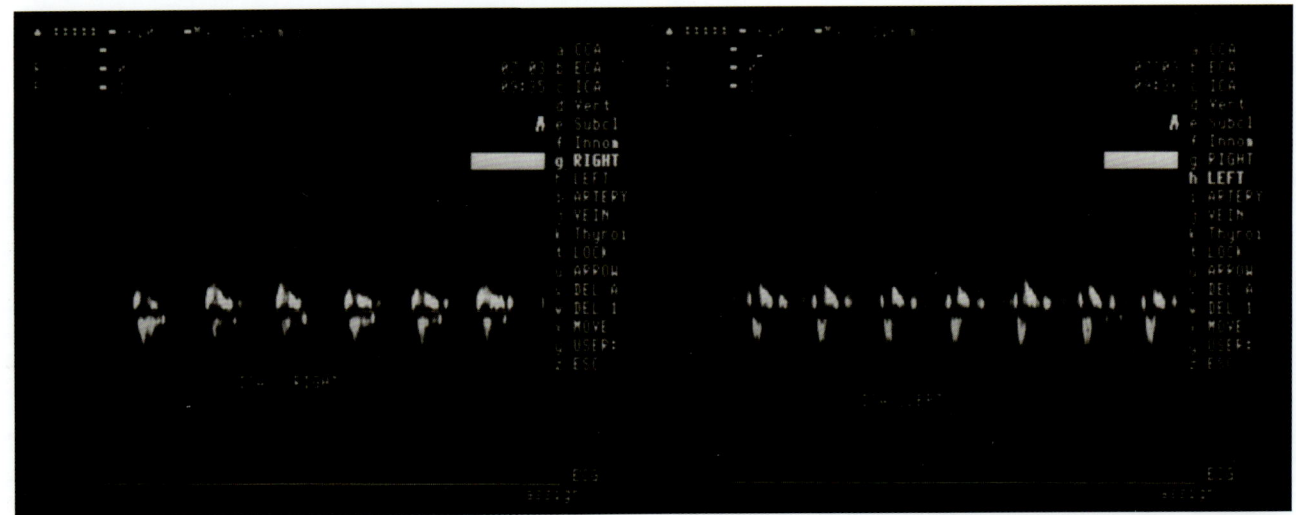

图 5.19 颈动脉夹层（2）。自发性双侧 ICA 夹层：ECD 检查显示残余血流

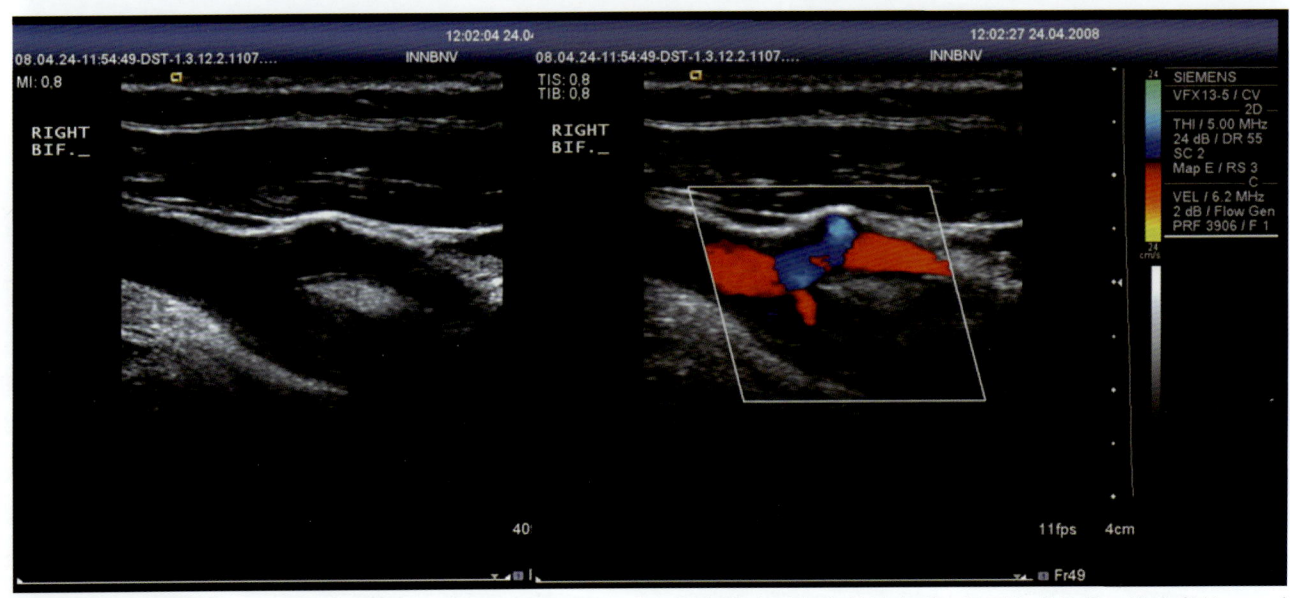

图 5.20 颈动脉分叉转位（倒置）。这种 ICA 位于内侧、ECA 位于外侧的变异很容易被发现。需要注意的是，该患者的 ICA 存在血栓形成（没有血流，右图）

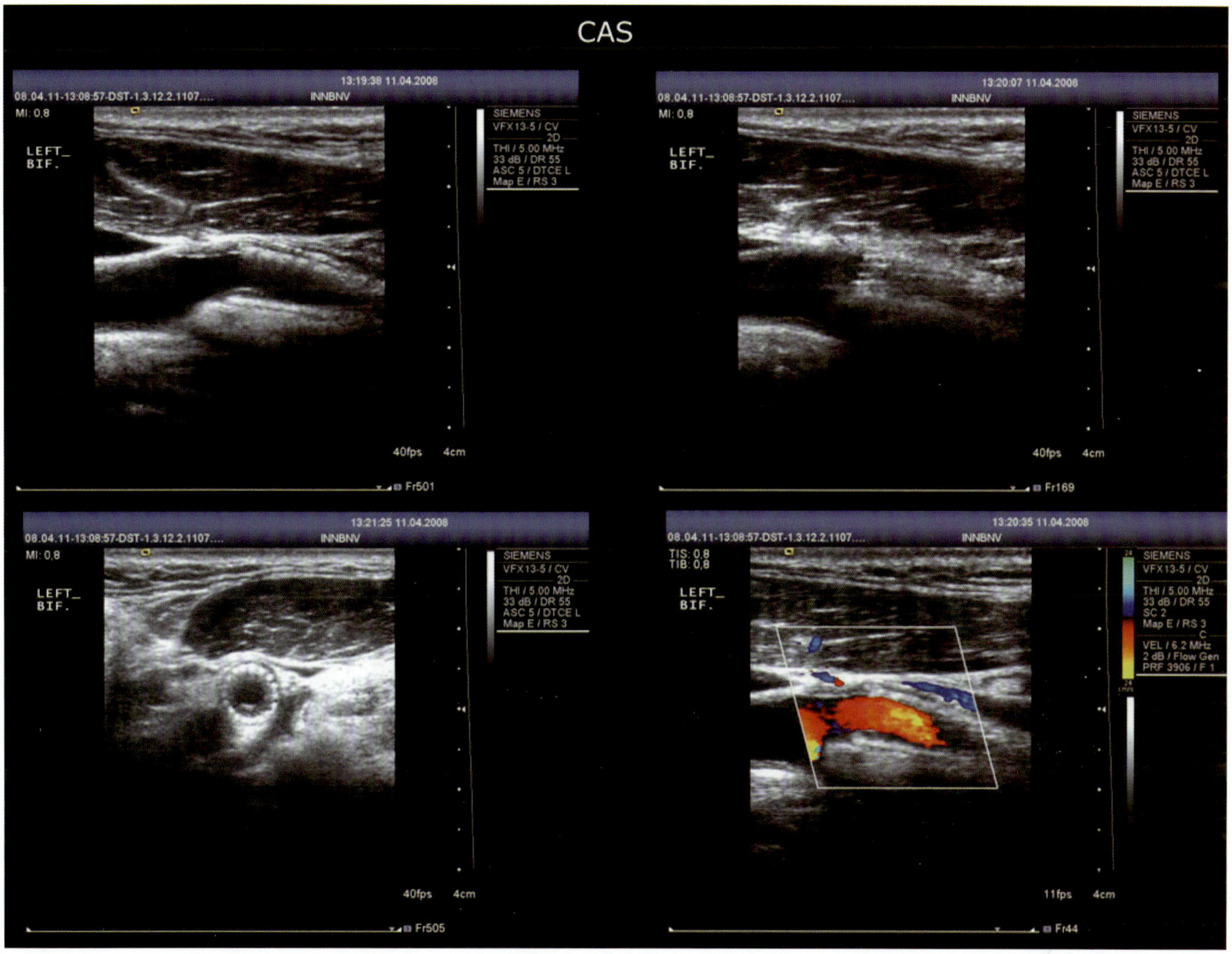

图 5.21 CAS。ICA 支架置入后和颈动脉分叉的超声图像：纵向（上图）、横截面（左下图），可见 ICA 中的血流恢复正常（右下图）

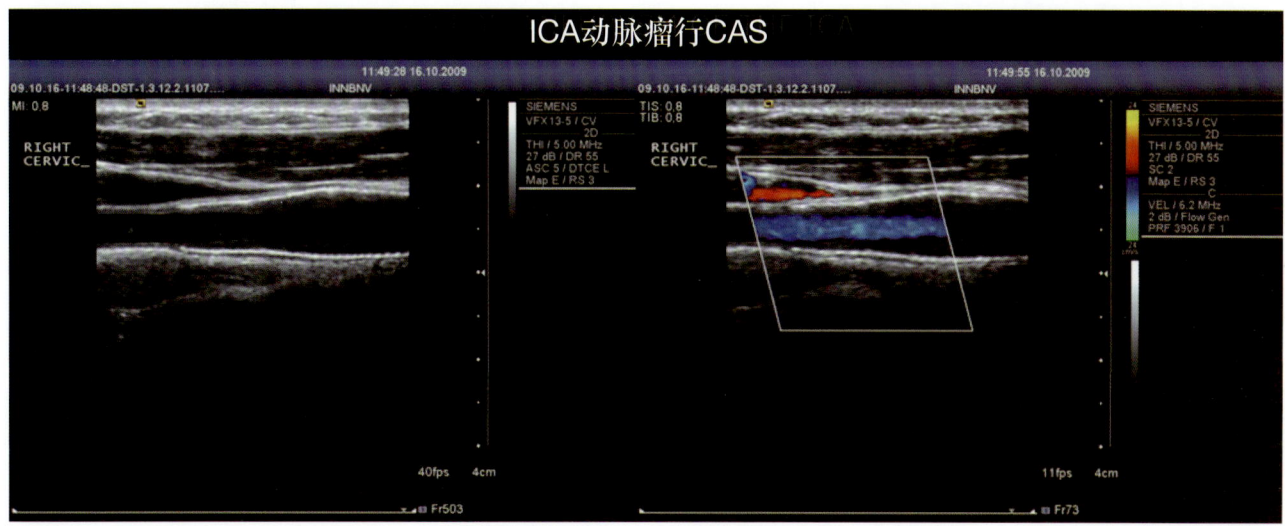

图 5.22 ICA 动脉瘤——血管内修复（1）。颈内动脉支架置入术（创伤性 ICA 夹层）的黑白成像（左图）和彩色成像（右图）。血流表现和参数正常

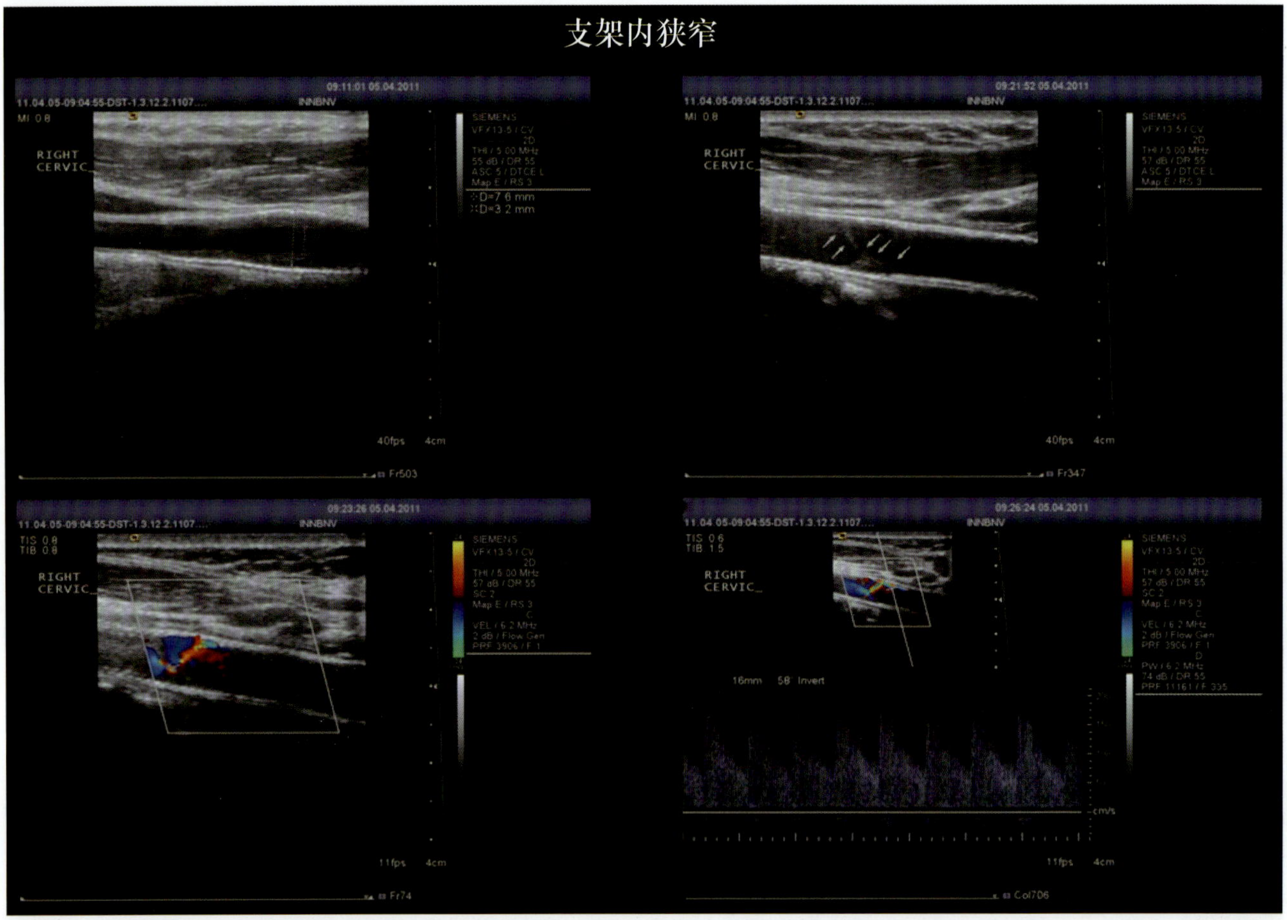

图 5.23 支架内狭窄。与图 5.22 中的同一患者在术后 1 年时的检查，存在支架内狭窄；可见低回声血栓（上图）。血流受限和管腔狭窄程度的测量（下图）：狭窄程度为 50%～60%

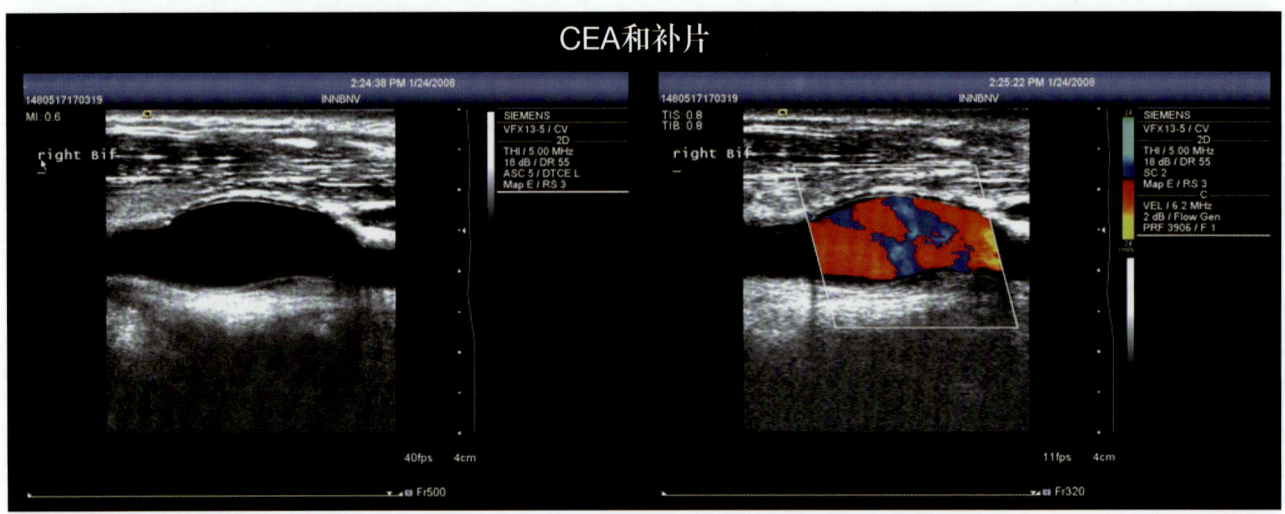

图 5.24 CEA 和补片。CEA 和合成补片缝合术后颈动脉分叉处的表现

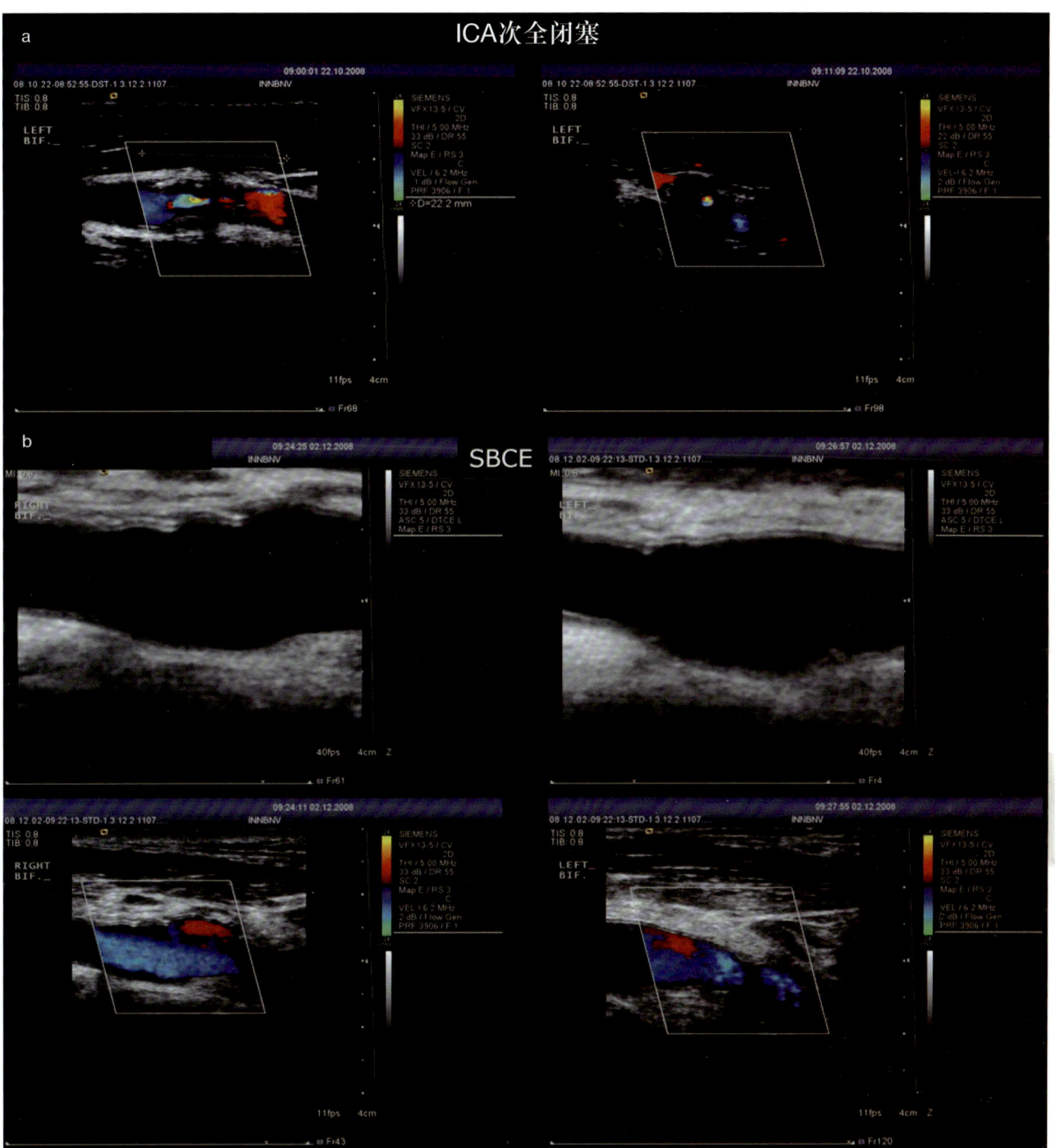

图 5.25 同期双侧颈动脉内膜切除术（simultaneous bilateral carotid endarterectomy，SBCE）。**a.** 颈动脉分叉处重度狭窄合并对侧相同病变患者的超声表现。患者接受了 SBCE 手术。**b.** SBCE 的结果。两侧颈动脉分叉处均用合成补片缝合，术后超声显示血流正常。注意，补片存在轻微折叠（左上图），但对血流没有任何影响

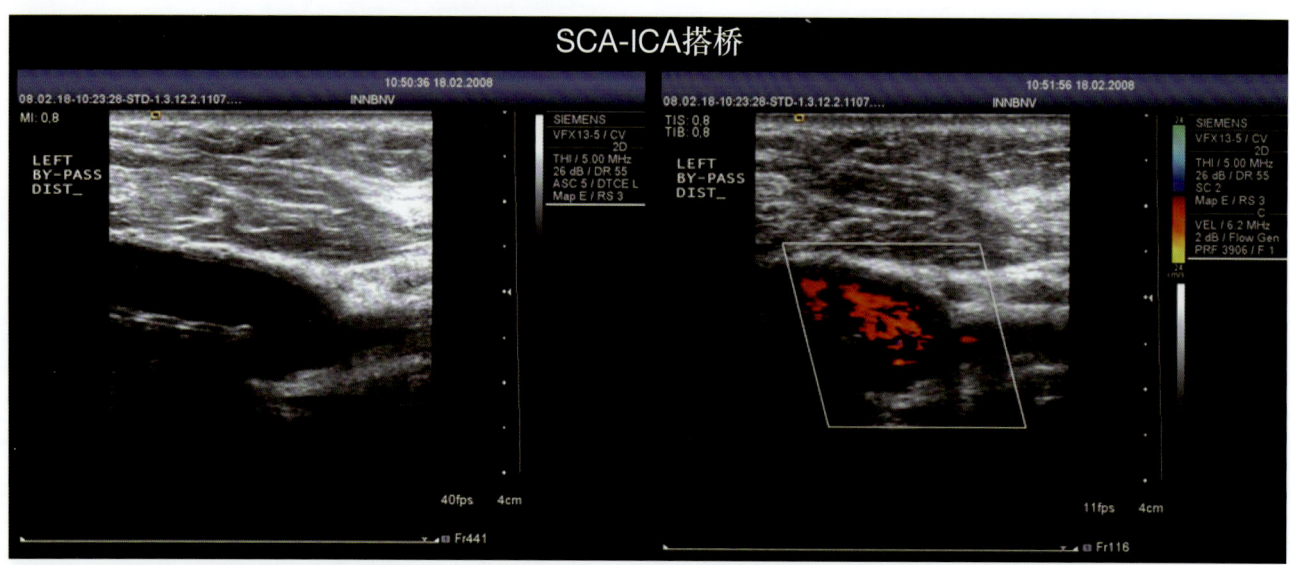

图 5.26 对主动脉弓上系统搭桥的监控（1）。通过使用 PTFE 材料进行 SCA-ICA 搭桥。该患者左侧 CCA 闭塞，但颈动脉分叉和 ICA 是通畅的（通过颈外动脉来自众多颈部侧支血管的逆向血流来维持通畅）。通过 SCM 下方，在 SCA 和颈动脉分叉处之间搭桥（7 年后仍是通畅的）

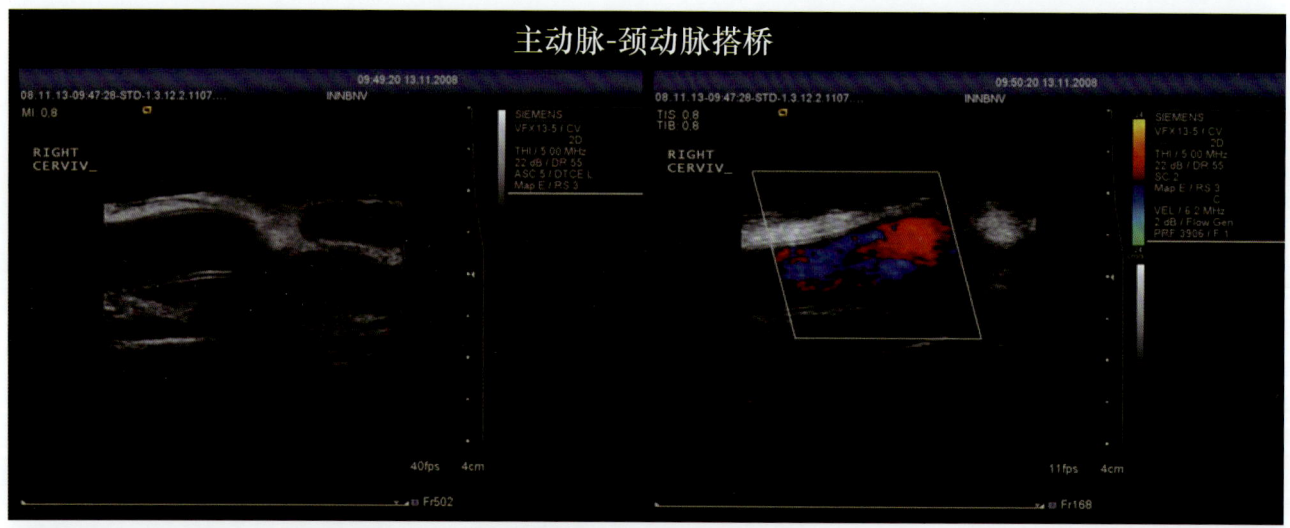

图 5.27 对主动脉弓上系统搭桥的监控（2）。升主动脉上行分支与右颈动脉搭桥（适用于主动脉弓综合征）。在此例中，右侧 CCA 闭塞。搭桥包含了一个移植物的共同主干和到达弓上主干的两个或更多个分支。对于颈动脉分叉水平的伴随病变，同时行 CEA（见第 14 章）

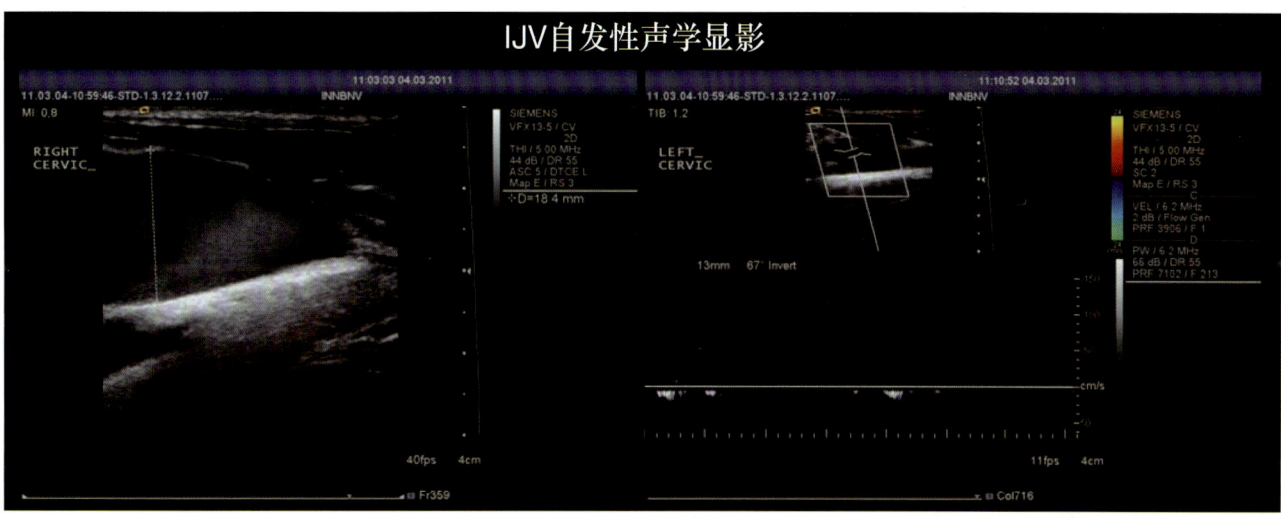

图 5.28 IJV 自发性声学显影。在 IJV 的管腔中有时会看到类似于移动云的微弱的低回声。在横截面上，这种现象类似于从同心圆的中心向外周发展。有时，这些低密度团描绘了与头侧方向相反的血流流动。自发性声学显影通常出现在术后（可能在 IJV 过度牵引后），置入中心静脉导管后并处于高凝状态时。该现象也可能出现在 TIA 或轻度缺血事件的患者中。MRA 可证实 IJV 中的血流降低。在这些病例中并没有发现阻塞性静脉疾病，这可能反映了患者高凝状态的倾向（尽管未经凝血试验证实）。这些患者是否需要服用抗凝药物仍然是一个悬而未决的问题。某些病例中，在分叉处 CEA 术后，具有较重动脉粥样硬化负荷的 CCA 水平上，也可以存在同样的自发性声学显影。这也导致了再次提出是否可以在 CCA 上行扩展内膜切除术的问题（即使是 CCA 仅显示弥漫性动脉粥样硬化而没有严重狭窄的情况下）

参考文献

1. Johnston DC, Goldstein LB. Clinical carotid endarterectomy decision making: noninvasive vascular imaging versus angiography. Neurology. 2001;56(8):1009.
2. Nederkoorn PJ, Mali WP, Eikelboom BC, Elgersma OE, Buskens E, Hunink MG, Kappelle LJ, Buijs PC, Wüst AF, van der Lugt A, van der Graaf Y. Preoperative diagnosis of carotid artery stenosis: accuracy of noninvasive testing. Stroke. 2002;33(8):2003.
3. Sabeti S, Schillinger M, Mlekusch W, Willfort A, Haumer M, Nachtmann T, Müllner M, Lang W, Ahmadi R, Minar E. Quantification of internal carotid artery stenosis with duplex US: comparative analysis of different flow velocity criteria. Radiology. 2004;232(2):431.
4. Dawson DL, Zierler RE, Strandness Jr DE, Clowes AW, Kohler TR. The role of duplex scanning and arteriography before carotid endarterectomy: a prospective study. J Vasc Surg. 1993;18(4):673.
5. Ten Kate GL, van den Oord SC, Sijbrands EJ, van der Lugt A, de Jong N, Bosch JG, van der Steen AF, Schinkel A. Current status and future developments of contrast-enhanced ultrasound of carotid atherosclerosis. J Vasc Surg. 2013;57(2):539–46.
6. Partovi S, Loebe M, Aschwanden M, Baldi T, Jäger KA, Feinstein SB, Staub D. Contrast-enhanced ultrasound for assessing carotid atherosclerotic plaque lesions. AJR Am J Roentgenol. 2012;198(1):W13–9.
7. Wasserman BA, Wityk RJ, Trout 3rd HH, Virmani R. Low-grade carotid stenosis: looking beyond the lumen with MRI. Stroke. 2005;36(11):2504–13.
8. Kobayashi M, Ogasawara K, Inoue T, Saito H, Suga Y, Ogawa A. Endarterectomy for mild cervical carotid artery stenosis in patients with ischemic stroke events refractory to medical treatment. Neurol Med Chir (Tokyo). 2008;48:211–5.
9. De Bray JM, Glatt B. Quantification of atheromatous stenosis in the extracranial internal carotid artery. Cerebrovasc Dis. 1995;5:416–26.
10. Gray-Weale AC, Graham JC, Burnett JR, Byrne K, Lusby RJ. Carotid artery atheroma: comparison of preoperative B-mode ultrasound appearance with carotid endarterectomy specimen pathology. J Cardiovasc Surg (Torino). 1988;29(6):676–81.
11. Lammie GA, Wardlaw J, Allan P, Ruckley CV, Peek R, Signorini DF. What pathological components indicate carotid atheroma activity and can these be identified reliably using ultrasound? Eur J Ultrasound. 2000;11(2):77–86.
12. Schulz UG, Rothwell PM. Association between arterial bifurcation anatomy and angiographic plaque ulceration among 4,627 carotid stenoses. Cerebrovasc Dis. 2003;15(4):244–51.
13. North American Symptomatic Carotid Endarterectomy Trial Collaborators. Beneficial effects of carotid endarterectomy in symptomatic patients with length-grade carotid stenosis. N Engl J Med. 1991;325:445–53.
14. European Carotid Surgery Trialist' Collaborative Group. MRC European carotid surgery trial: interim results for symptomatic patients with severe (70–99%) stenosis or with mild (0–29%) stenosis. Lancet. 1991;337:1235–43.

经血管内途径：从诊断到治疗

第 6 章

Horia Muresian, Bodgan Dorobat

彭忠勇 译 杨 斌 审

在心脑血管医学中，血管造影始终在不断地被重新评价并与其他技术相比较，尤其是，因其对身体潜在的损害，包括需要直接穿刺动脉、需要注射造影剂及给患者施予一定的辐射剂量而备受争议。虽然最初被视为颈动脉和椎动脉病变诊断的"金标准"，但最近开发出一些补充技术，被认为对人体无害或侵入性更小，并且可提供可比较的诊断数据。

从单纯的诊断角度看，血管造影具有独特的优势，并能提供其他检查技术无法替代的信息。另外，其治疗潜能常常被忽视。值得强调的是，血管造影主要在能开展血管内手术的大中心进行，并且手术一般都保存记录。训练有素的介入专家和外科手术团队通常经过了完整的血管造影训练。这一点对于心脑血管医学，特别是对脑血管疾病尤为重要，因为需要医生能够灵活应用血管内技术或外科治疗，使二者相辅相成。因此，本章将展示和阐明这种技术的特殊作用和优越性。

血管造影能对整个大脑动脉系统进行评估，包括颈动脉和椎动脉的颅内及颅外循环、其余的主动脉弓上血管系统。在动脉期，能显示有关血流方向、血流速度、侧支循环及脑实质分布的详细情况。静脉循环也可以得到最佳直观显示。血管造影还能显示复杂的动脉粥样硬化病变和斑块的特征，尤其是串联狭窄、溃疡斑块和斑块上血栓形成。准确评估对脑动脉疾病的治疗极为重要，因为这将选择出能从颈动脉内膜切除术（CEA）中获益的一类患者：有中度颈动脉狭窄合并颅内动脉疾病的患者[1]。标准造影难以精准评估偏心性斑块。其实除溃疡斑块和钙化斑块外，斑块形态学的评估并不是血管造影的主要特长。必要时，也能对冠状动脉循环、肾动脉和主动脉弓下血管系统进行血管造影成像。一般来说，接受血管造影检查的患者在相对较短的时间内和特定时间段内可以有完整和精确的血管评估数据。数字减影血管造影（digital subtraction angiography, DSA）配合小口径导管的使用，减少了造影剂的用量，缩短了检查时间。

血管造影诊断的主要局限性包括其自身侵入性（动脉穿刺、造影剂、辐射）、费用及围术期的致残率和致死率（穿刺部位血肿、动脉夹层、脑循环远端栓塞和卒中、死亡）。其风险与年龄和合并症（糖尿病、动脉高压、肾衰竭、脑血管疾病和外周动脉疾病）成正比。双重抗血小板治疗或三重抗栓治疗的患者在穿刺部位迅速发生广泛血肿的风险特别大。血管造影术后发生亚临床或无症状脑栓塞的风险高于预期[2]，常常是因病变动脉的手术操作或不经意的空气进入所致，尽管采取了严格的预防措施。通过每一个大血管的选择性插管造影可以获得最好的图像，但对于那些合并有更为严重和广泛的主动脉弓上病变的患者来说，超选造影并发脑栓塞的风险要大得多。经股动脉入路行颈部血管的超选是最好的方法；在伴有髂-主动脉疾病的患者中，采取经肱动脉入路的造影成像结果可能不尽如人意。

对于无症状或暂不考虑手术或血管内治疗的患者，血管造影仍需慎重考虑。在这些患者中，如果怀疑动脉近端（颈总动脉起始部、主动脉弓）疾病，超声检查之后首选 CT 血管造影（CTA）或磁共振血管造影（MRA）。即使存在严重的多支血管病变（颈动脉和椎动脉疾病，或锁骨下动脉、椎动脉盗血综合征等），也可以通过使用非侵入性的方法得到有效的信息（在无症状患者中详细的检查也能发现问题所在，一些学者喜欢仅用超声进行定期随访）。对于症状性患者和计划接受血管内或外科治疗或疑为非动脉粥样硬化性疾病（血管炎、夹层）的患者，脑血管造影是有指征的。CT 和 MRI 还具有脑实质成像的额外优势，尤其对新发卒中患者。检查发现无症状或多发性小的脑梗死可能改变治疗策略，在这些情况下，CT 和 MRI 比血管造影更具有独特的优势。

在检查颈内动脉（ICA）次全闭塞时，血管造影似乎优于其他检查，而这是进一步治疗计划的一个重要细节，因为任何血运重建策略在 ICA 完全闭塞时被视为禁忌。另一方面，非侵入性方法的准确性在诊断 50%～69% 颈动脉狭窄（与更高程度的狭窄相比）时似乎有所下降；这时可以选择血管造影，且其脑循环的完整影像可能有益于预防卒中（伴有颅内狭窄病变的患者）。有时颈部血管超声可能将咽升动脉与次全闭塞的 ICA 相混淆（咽升动脉在颈深部穿行类似于 ICA 穿行至颅底），而血管造影可以清晰地鉴别开来。ICA 起始部的长段狭窄可能合并 ICA 远端（颅内段）的发育不良，并伴有来自对侧颈动脉和（或）椎基底动脉系统的侧支循环建立。在这些情况下，血运重建很少有效，用血管造影可以判定治疗适应证。

血管造影不能常规用于筛查试验或作为初始诊断工具。一般在临床检查和超声检查后选择患者。如果术前不想做血管造影，则需要做特异性和敏感性很高的非侵入性检查[3]。当超声和 MRA 两种诊断方法结果一致时[4-5]，可以免去血管造影。（其余每种诊断方法的特殊指征在第 5 和 7 章中予以说明。）

如前所述，血流的评估是血管造影评估的一个重要目的。血流的方向（如在一支椎动脉中存在反向血流）、血流速度、侧支循环的方向等细节，用血管造影很容易快速获得（与其他诊断技术相比）。当一侧颈内动脉（ICA）狭窄时，若同侧大脑前动脉（ACA）和大脑中动脉（MCA）有来自对侧 ICA 的血流充盈，那该狭窄的严重程度和临床意义就不言而喻了。同样，当来自后循环的血流通过后交通动脉充盈前循环相关动脉时也是如此。

血管造影能够快速地评价 CAS 或 CEA 后的技术失败，且能及时对这些情况进行处理。远端狭窄、ICA 痉挛、远端栓塞、ICA 起始部血栓形成、CAS 或 CEA 后颈动脉分叉变形、内膜瓣（伴或不伴远端夹层）等都能在完成血管造影后经血管内途径进行修复。

较长的、串联的、连续性或非典型的动脉狭窄（如尖刺状、狭窄伴毗邻溃疡）很难用超声、CT 血管造影或 MRA 来鉴别，尤其是有关病变的血流动力学影响，被认为既单一又联合。然而，在这一点上，一个重要的问题出现了："串联的颈动脉狭窄的真正血流动力学影响是什么？或者是否某种条件使这些成为致病的关键？"通过与冠状动脉循环和小腿动脉循环的比较发现：当血流需求提高时（如压力或用力时），串联的狭窄可能具有与单独一支高度狭窄病变相似的血流动力学影响，均可导致心绞痛或跛行。这也适用于脑循环，这类患者可能从 CEA 中获益。

位于 CCA 水平的病变比那些位于 ICA 起始部的病变更容易增加血流阻力，但还有一些其他方面的问题值得更详细的讨论。当 CCA 存在大量扁平而不影响血流的斑块时，斑块的钙化或不稳定特性将使夹闭受限。更重要的是，这种病变的进展潜力是很难想象的。在某些时候，术后可能发生 CCA 闭塞，要么导致 CCA 和 ICA 完全闭塞，或仅限于 CCA 上达分叉水平的闭塞（ICA 通过 ECA 代偿仍有供血）。血管造影评估有助于确定哪些患者可以从扩大范围的手术中获益。我们的经验是，要想找准安全合适的位置进行 CCA 阻断夹闭，需要通过造影和术中进行双重确认（有无狭窄／斑块），并充分暴露 CCA。如果有多个，特别是遇到"不稳定的、易损的、柔软的或溃疡性"斑块，也可以通过实行扩大的 CEA 和补片或切除部分 CCA 并行血管移植物置换（图 6.1）。除此之外，还可以对颈动脉分叉病变行外科手术治疗而在 CCA 则行支架治疗（图 6.2）。

血管造影的另一个优势在于对 ECA 疾病的评价

（图6.3）。颈动脉斑块经常或多或少延伸至ECA。经常可见CEA术中将斑块从ECA拉出。但在更严重的或长节段的ECA病变中，无论如何不能以这种方式安全去除，且CEA术后可能接着发生ECA闭塞；血栓还可能蔓延或栓子进入到ICA。因此，在常规的术前血管造影评估中可确认有无涉及ECA的严重病变，这样，可以采用同时剥离ECA内膜、双补片等有效的治疗。

血管造影检查也可以用于选择能够从CEA或CAS中获益的ICA闭塞患者，包括对ECA的起源、分支和与颅内段ICA吻合的评估。到目前为止，在这方面没有其他诊断技术显示优于血管造影。在未来，计算流体动力学无疑将提供重要的和临床上有用的数据[6-8]。

还有些特定的病变也能够通过血管造影进行最好的评估和量化分析：如颈部ICA狭窄合并动脉瘤伴或不伴血管迂曲。对复杂病变，三维重建带来了无与伦比的手术相关的细节（图6.4）。

血管造影也能对重建的椎动脉血流做出最佳评估（VA转植到CCA），包括脑内血流分布和血流方向（图6.5）。

完整的血管造影仍然是一种发现和治疗潜在问题以及术后并发症的快速和最有价值的方法。在术中超声多普勒探头的帮助下，该技术的应用结果可以很容易地得到验证和量化：血流量测定、存在异常湍流、内膜活瓣、陈旧或新鲜血栓；如果条件允许，颈动脉手术后应常规进行（血管造影＋术中超声）。当不能进行多普勒检查，或怀疑有手术瑕疵/失误，或可疑脑循环远端栓塞时，应当紧急进行血管造影，并进行选择性颈动脉插管和多角度投照，包括颅内外循环。如果证明有脑血管痉挛或血管内多发远端栓塞，给予脑血管扩张药物（如尼莫地平）治疗（图6.6）。

血管造影可能是诊断主动脉弓血管某些解剖变异最好和最快速的方法。在我们的手术经验中，我们对3例迷行右锁骨下动脉（ARSA）并食管后穿行的患者施行了手术，以纠正变异相关的动脉瘤样扩张、大量的Kommerell憩室或食管受压（图6.7）。左VA起始于主动脉弓（最常见的VA起始变异）必须准确地诊断，这种情况要与VA闭塞区别开来。不典型的临床症状也可能与主动脉弓上动脉的解剖变异有关，通过血管造影能最好地显示出来[9]。

血管造影还是显示各种类型的椎动脉盗血综合征的最佳手段，包括不典型的椎动脉起始段（V0）、V1段及V2段闭塞伴重要的侧支循环盗血（图6.8）。

下面将介绍一些特殊情况，以强调血管内诊断和治疗的重要作用。

颈内动脉冗长扩张（图6.9）。第1个病例展示的是一例22岁男性患者，ICA动脉瘤样扩张，动脉瘤样扩张之间的动脉段管径几乎正常。有趣的是，这种病变是单侧的，并且也有正常的椎基底动脉系统。病变远端的ICA被成功闭塞。第2个病例（图6.10）显示ICA颈段有扭结、狭窄和扩张，整个病变部分进行了支架置入治疗（3个支架）。

颈内动脉起始部血栓形成发生在表面正常的动脉壁，无外伤史，有时是单侧的，也有涉及双侧颈内动脉起始部的。除了吸烟和高胆固醇血症外，没有发现特别的危险因素。这里提供2个病例作为典型的范例，一例患者经血管内栓子抽吸术治疗（图6.11），而另一例则行外科手术治疗（图6.12）。血管再通可以通过球囊血管成形术、机械碎栓与溶栓、血管内微网装置、旋转凝块浸渍术（X-ciser）、血管内光声再通（EPAR）激光装置或自膨胀镍钛合金捕捉篮来实现。

颈总动脉或颈内动脉过度扭曲并不是颈动脉支架置入术（CAS）的绝对禁忌证。CT血管造影及MRA不能提供颈动脉分叉的动态图像和有关细节，而这对判断管鞘通过CCA袢的可行性具有重要意义（图6.13）。

CEA术后晚期再狭窄一般采用超声诊断，随后通过血管造影确认和CAS治疗。然而，CEA（或任何外科手术）术后怀疑早期再狭窄或技术失败者，最好通过血管造影来评估并迅速做出处理（图6.14）。

ICA颈段动脉瘤能通过覆膜支架置入术并隔绝动脉瘤方便地治疗。这是一个很好的替代传统手术的方法（图6.15）。

合并颈内动脉狭窄（颅内和颅外）和颅内动脉瘤可以用单一的手术治疗：CAS和动脉瘤栓塞（图6.16）。

血管造影检查的主要优点之一是诊断 ICA 次全闭塞，并将之与 ICA 完全闭塞区分开来，并最终重建颈动脉系统。在图 6.16 所示的例子中，总的来说是 ICA 闭塞。患者有一个症状性大脑中动脉（MCA）动脉瘤，血管造影显示同侧 ICA 几乎闭塞。

双侧 ICA 闭塞患者的 ECA 血运重建术（图 6.17）。这种手术可以通过血管内途径或外科手术（在第 13 章提出的手术方法）进行。这些患者有症状（头晕、步态不稳、晕厥前状态和晕厥等），既可伴有先前的卒中，也可没有。血管造影可能提供有关 ICA 完全闭塞、椎动脉状态（和椎基底动脉系统的可能病变）、脑血流动力学信息，及颅外和颅内血管之间的侧支循环状况。这些数据最好与经颅多普勒检查相关联（因为后一项技术也用于患者随访）。手术干预一般优先选择侧支循环血流较少的一侧。

对关键临床状况最快和精准地做出诊断，是血管造影无与伦比的另一主要优势。在这里我们展示一例 28 岁蛛网膜下腔出血的女性患者，其 4 支脑血管造影（动脉、脑实质和静脉时相）为阴性结果：未发现脑动脉瘤或任何其他类型的血管畸形（图 6.18）。而脊髓血管造影评价显示存在血管畸形是蛛网膜下腔出血的原因。

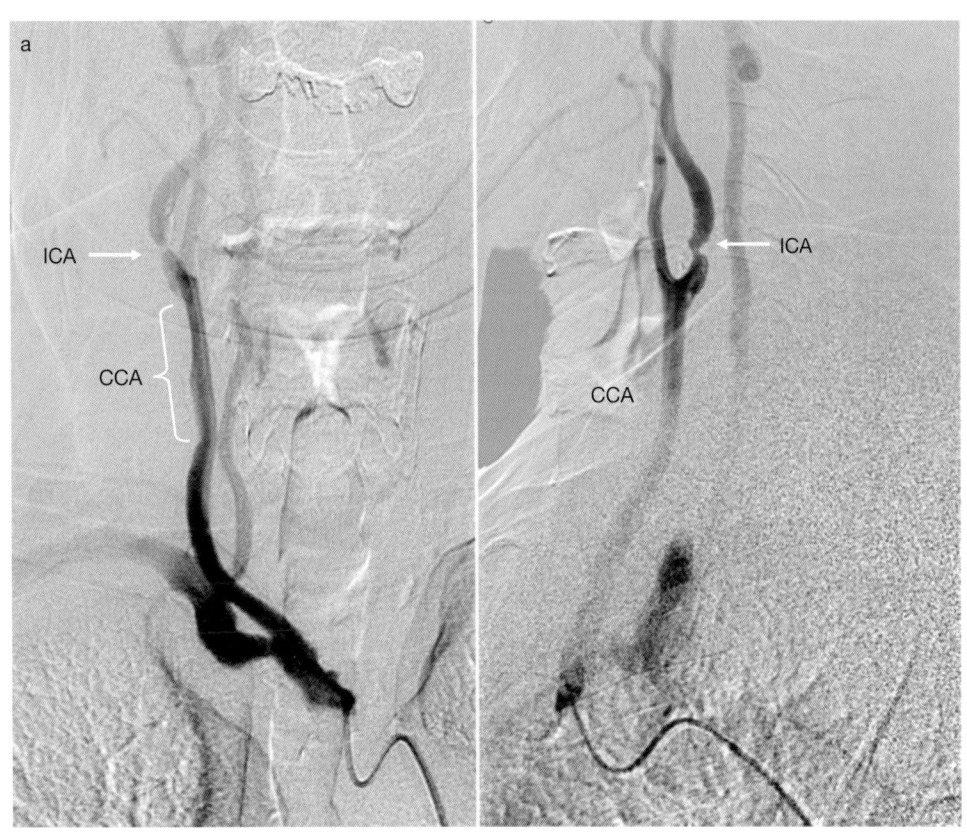

图 6.1 颈总动脉（CCA）水平处病变的外科治疗。CCA 粥样硬化性病变的表现形式多种多样。有的狭窄程度较高或连续性狭窄可造成血流动力学影响；有的 CCA 斑块可形成溃疡或有明显的脂质核心。通常，这两种情况可能相关。**a.** 颈内动脉（ICA）和 CCA 狭窄的血管造影情况。注意在 ICA 是急转的严重病变而在 CCA 为较长段的狭窄。**b.** 术中显示 CCA 严重病变。在这种特殊情况下，需要更广泛地暴露 CCA、ICA 和颈外动脉（ECA）。**c.** 由于几乎全部右侧 CCA 有广泛而严重的病变，进行了血管切除，然后行人工血管（G）植入。**d.** 肉眼观察切除动脉段的情况。ICA 的斑块采用外翻技术切除。ICA 斑块和 CCA 切除段均做了切片，显示病变广泛且严重

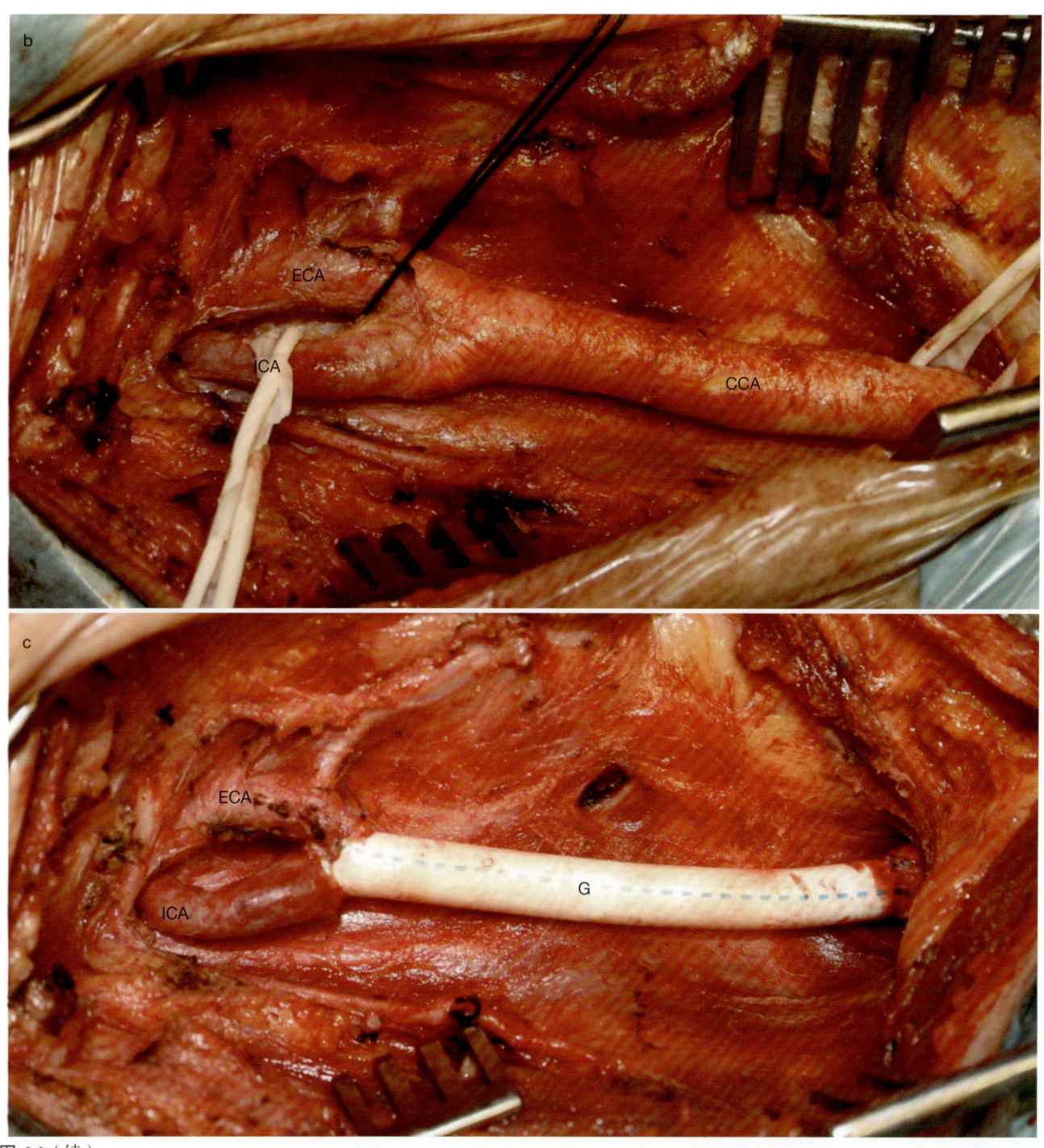

图 6.1（续）

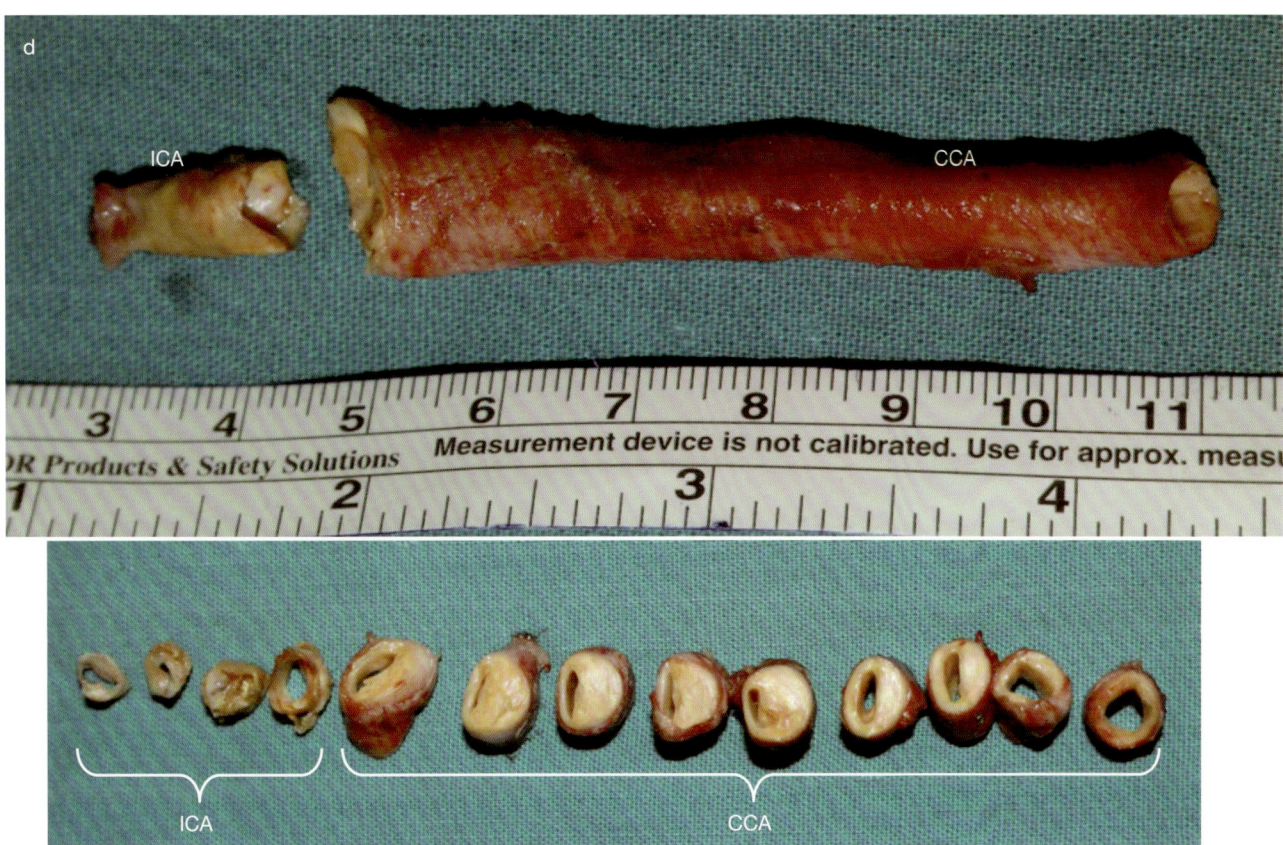

图 6.1（续）

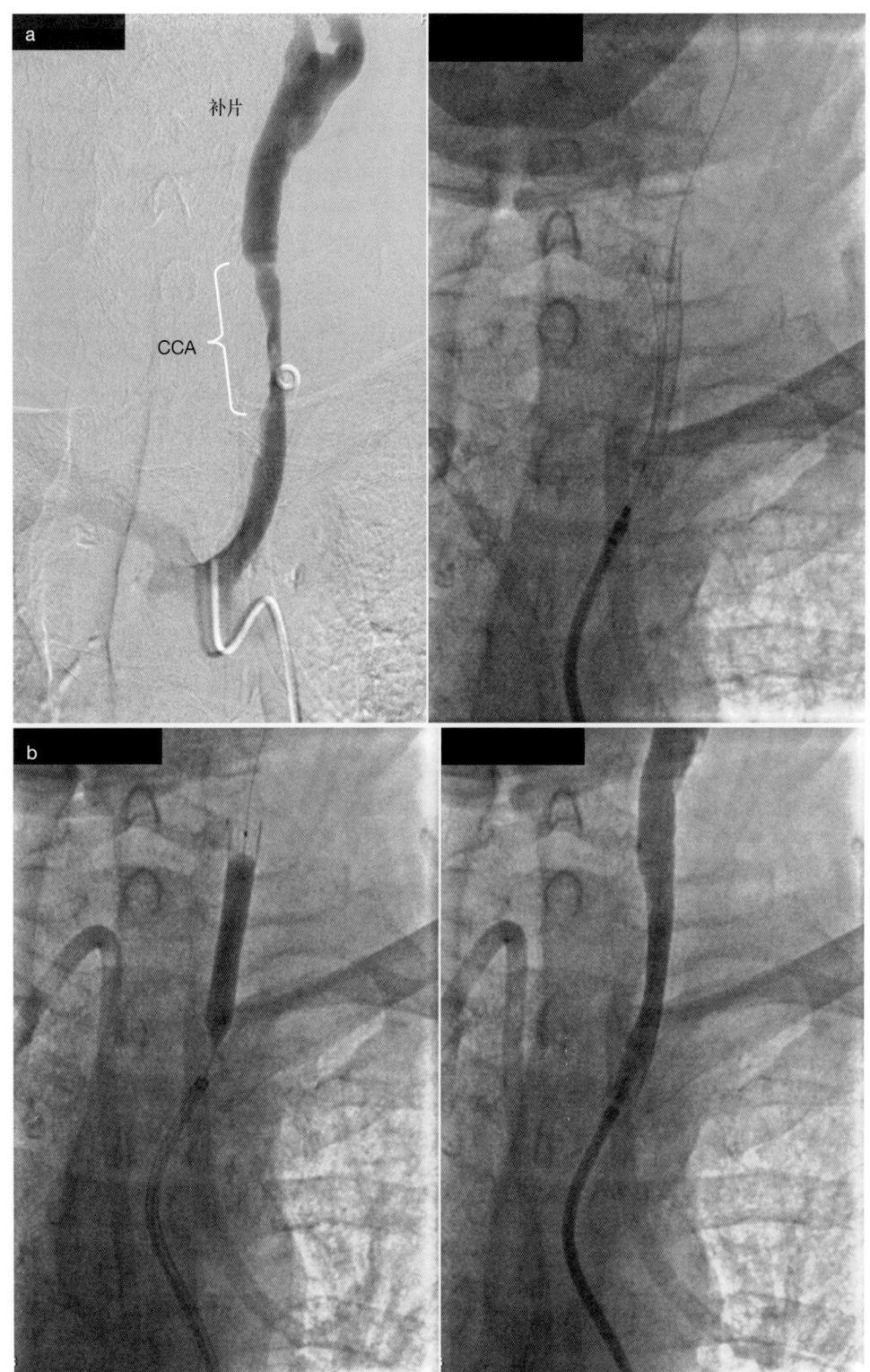

图 6.2 颈总动脉（CCA）水平病变的联合治疗。**a.** 一例接受颈动脉内膜切除术和补片修补分叉的患者的左颈动脉分叉血管造影情况。显示 CCA 长段重度狭窄。经股动脉径路于 CCA 置入 1 枚支架。**b.** 重度狭窄需接受后扩张。右侧图显示最终的结果

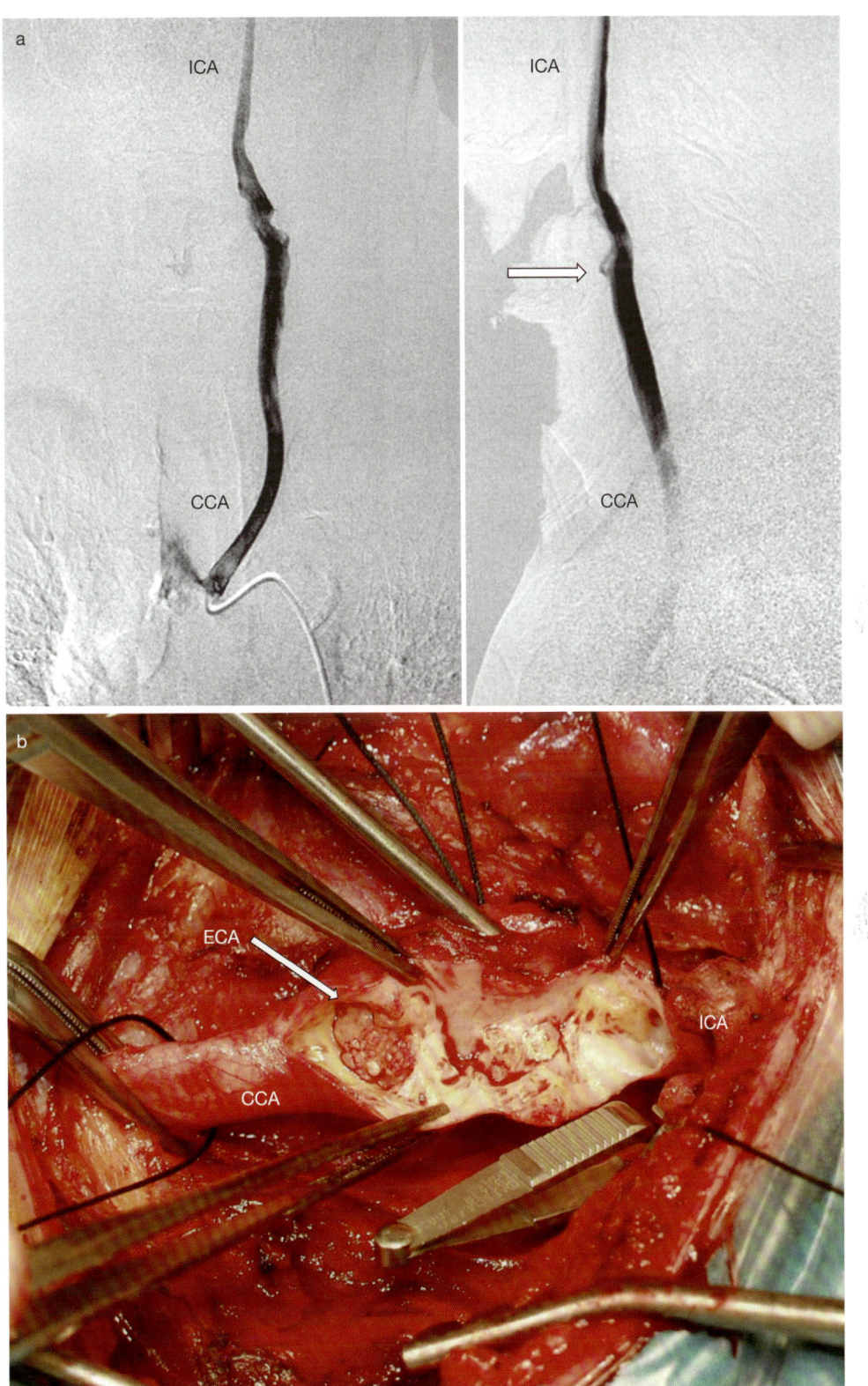

图 6.3 颈外动脉（ECA）病变的血管造影评价。**a.** 左颈动脉血管造影情况。ECA 起始部不可见。只有甲状腺上动脉起始部可见（白色箭头）。**b.** 术中开放颈动脉分叉的情况。ECA 起始部闭塞（白色箭头）。注意在分叉水平高度不规则的溃疡斑块。**c.** 根据血管造影提供的资料和术中情况，补充进行了 ECA 起始部内膜切除术。ICA 起始部用一个 PTFE 补片扩大（补片部分可见）。注意扩大的 ECA 口径。**d.** ICA 和 ECA 起始部切除的斑块。显示斑块延伸到 ECA（用厘米和英寸测量，图片上部）

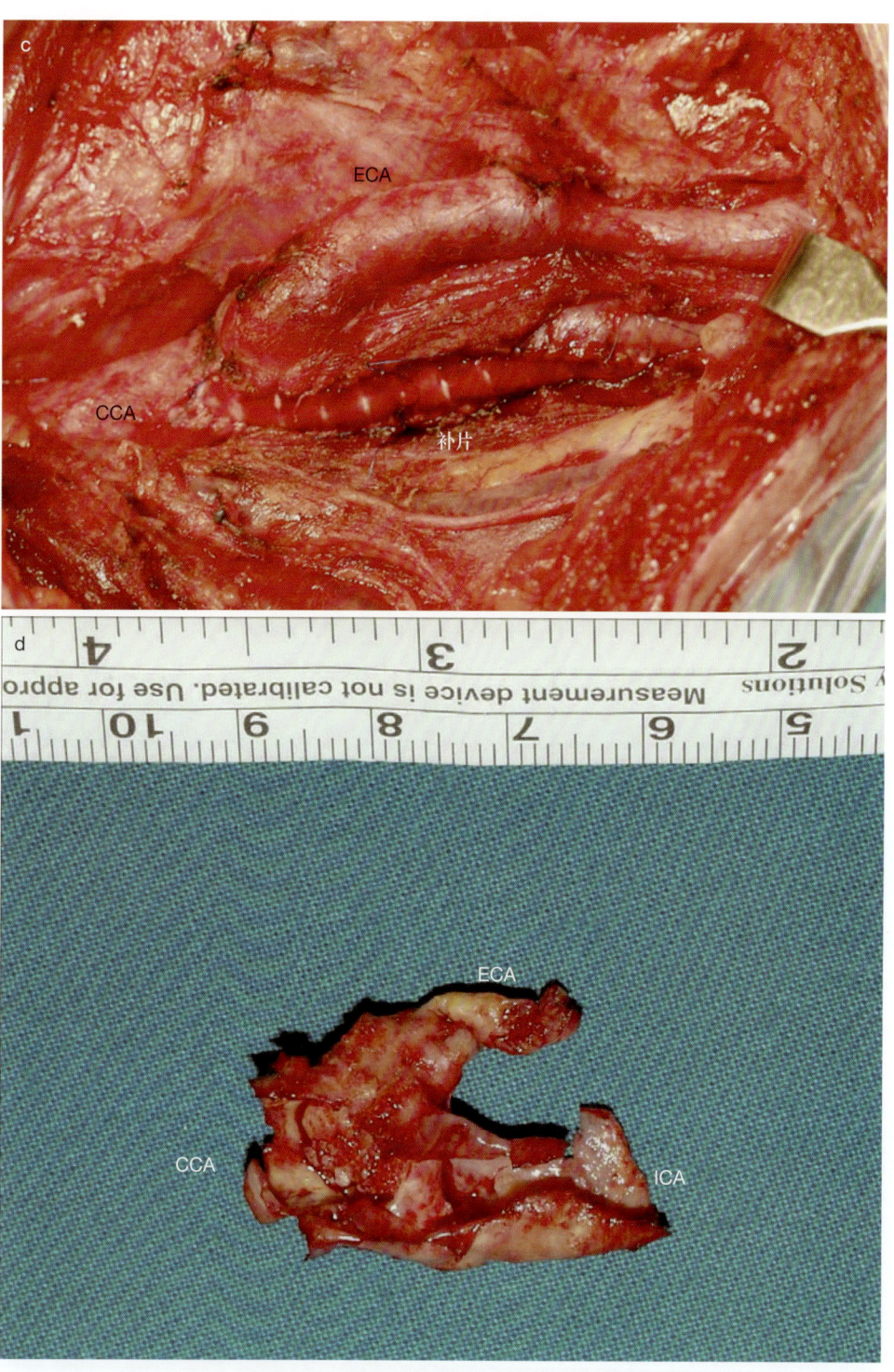

图 6.3（续）

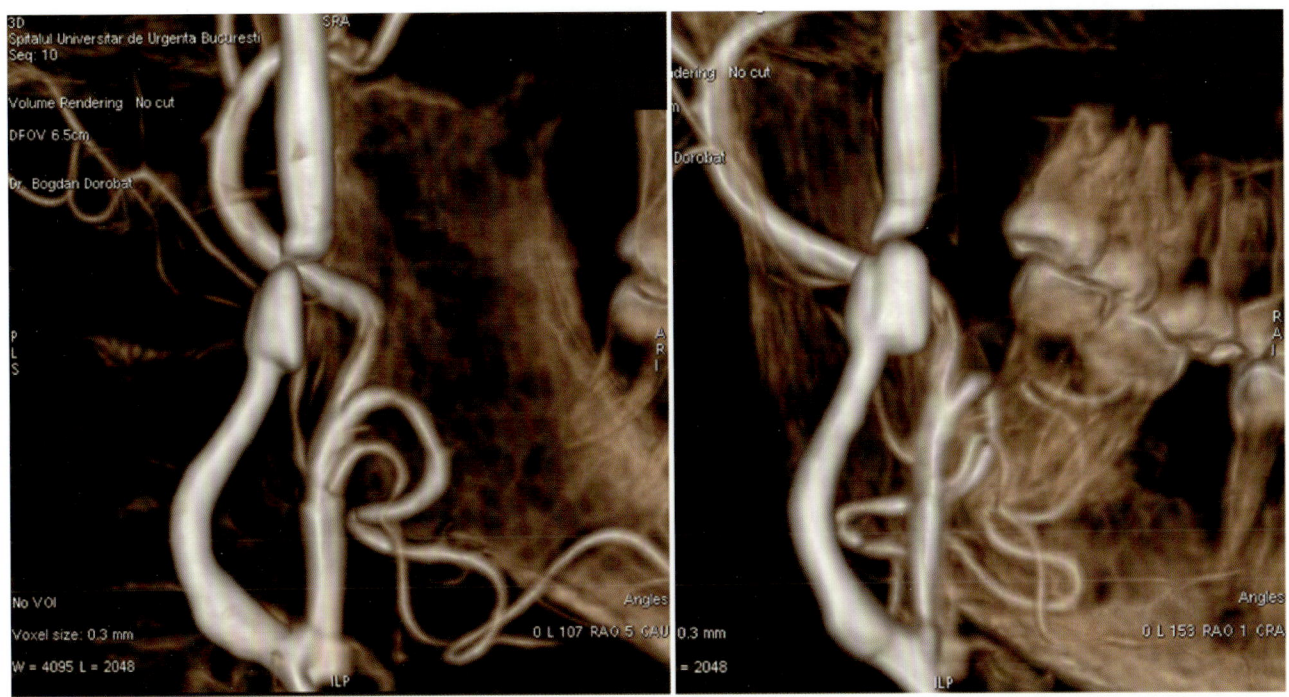

图 6.4 血管造影评价特殊病变（狭窄+动脉瘤）。血管造影显示狭窄和动脉瘤并存的特殊情况。病变的高度得到最好的评估，骨质结构的伪影不会使最终图像失真（而 CT 血管造影时可能存在这种问题）。三维重建提供的详细情况可与 CT 血管造影媲美

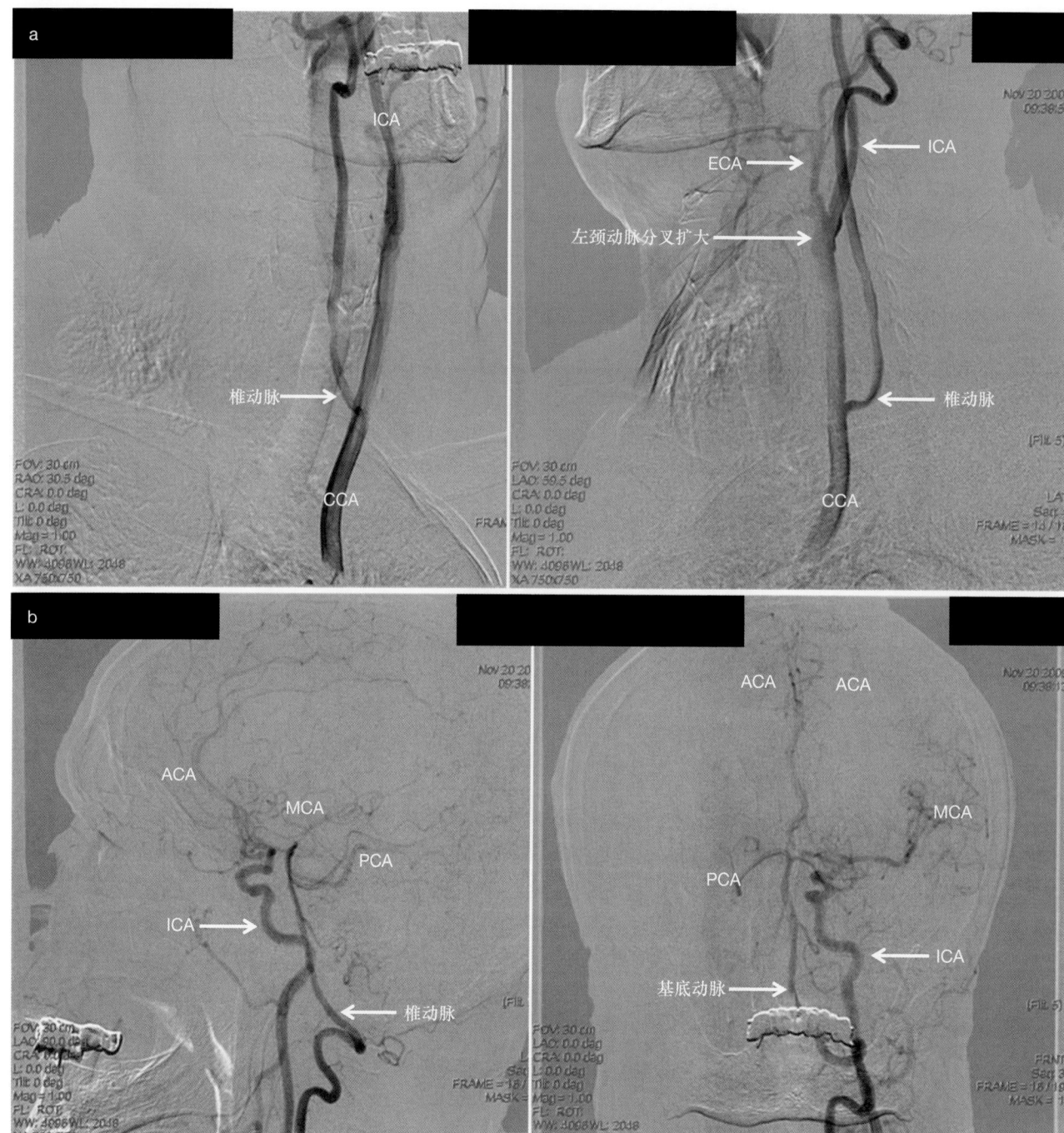

图 6.5 动脉血管重建的评价。**a.** 血管造影显示颈动脉分叉的内膜切除术及补片修补术＋椎动脉-CCA 吻合术的血管重建结果。除了解剖学数据外，血管造影还提供了有关血流方向、血流速度和颅内血流分布的重要细节，包括 Willis 环（**b**）的血流动力学

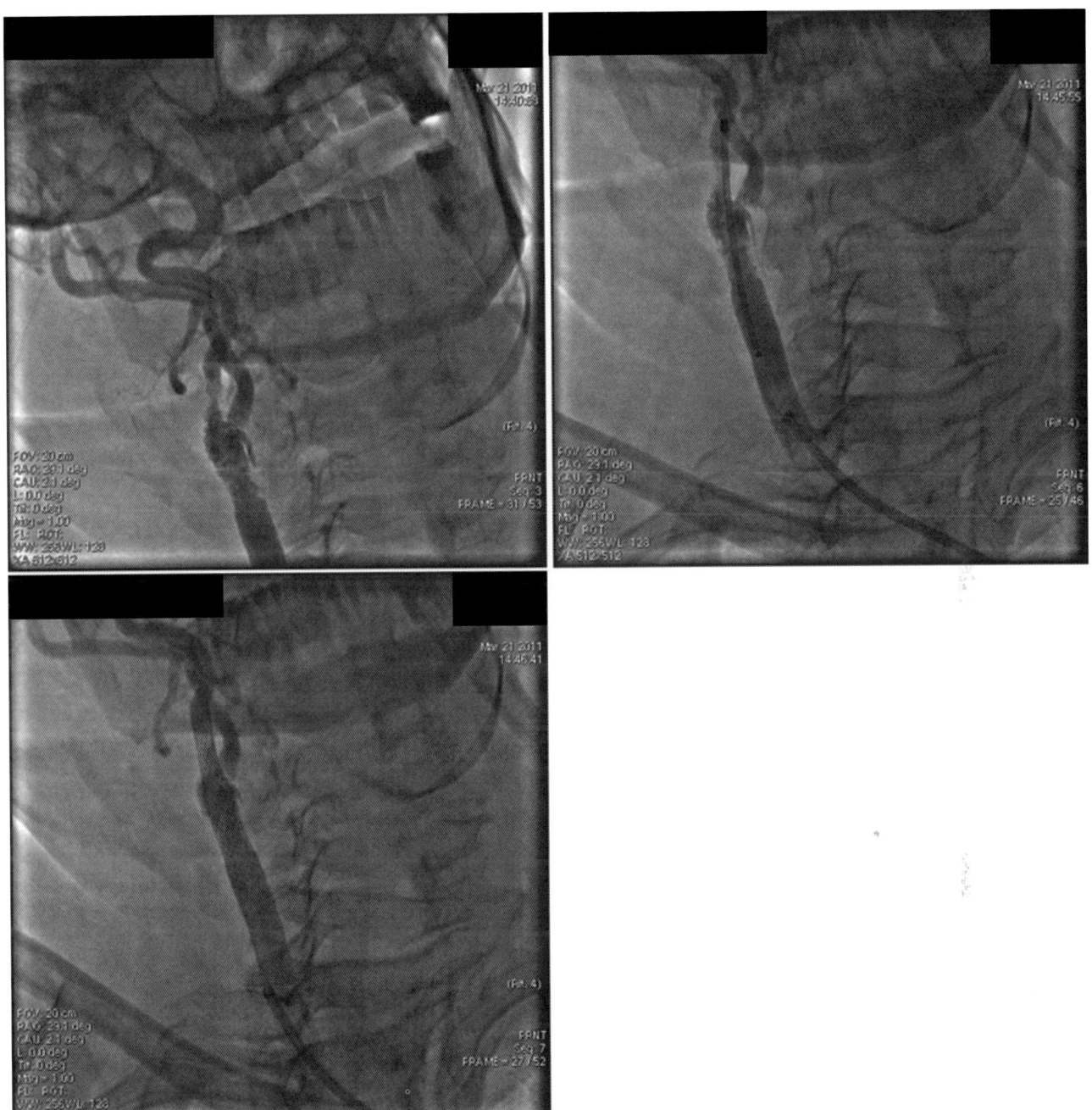

图 6.6 血管造影结束。这个范例是 1 例手术后出现脑缺血的患者。紧急血管造影显示手术区域血栓形成；行病变部位支架置入术后临床体征消失，患者完全恢复

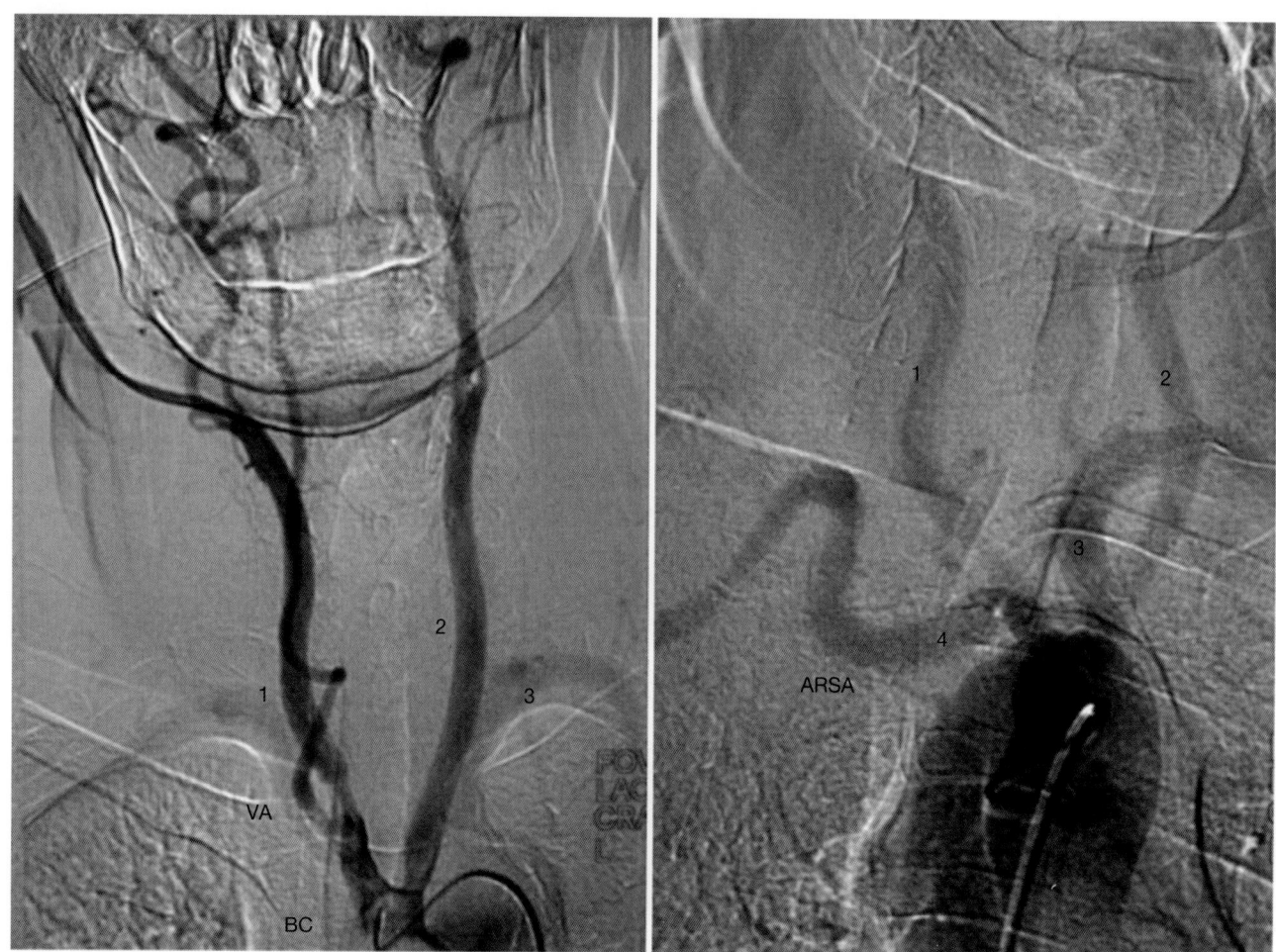

图 6.7　主动脉弓血管的解剖变异。提供一例迷行右锁骨下动脉（ARSA）：这可能是最常见的主动脉弓血管变异，其偶然发现率超过 5%。血管造影检查可提供最佳和快速的解剖学变异和血流动力学数据。在这个特殊病例中，右侧椎动脉（VA）起源于右侧颈总动脉。双侧颈总动脉均起源于同一主干［双颈动脉共干（BC，bicarotid trunk）］。发自主动脉弓的血管按顺序显示如下：1 = 右颈总动脉，2 = 左颈总动脉（在本例，其实 1 和 2 有一个共同的主动脉弓起源），3 = 左锁骨下动脉，4 = 右锁骨下动脉（实际为 ARSA）

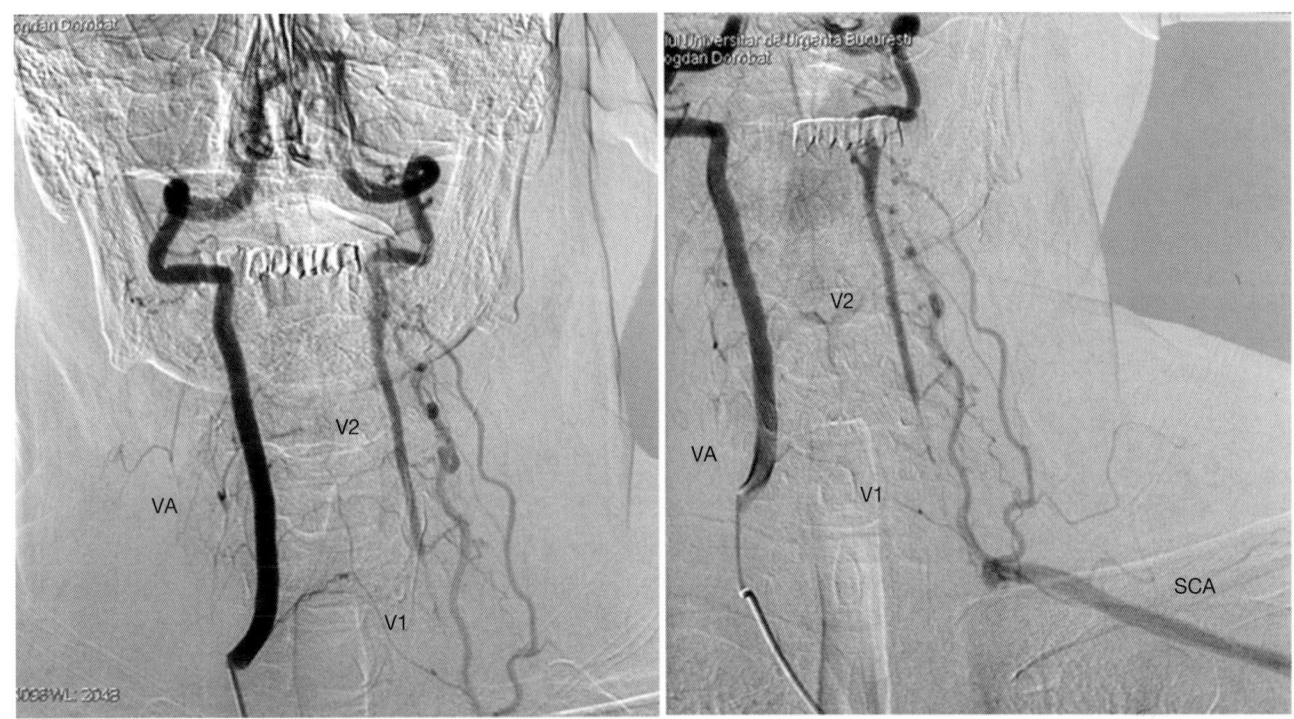

图 6.8 椎动脉（VA）盗血综合征。除了"经典"的椎动脉盗血综合征外，还有一些"非典型"的形式。在这个特殊的患者，多普勒检查显示左椎动脉起始部闭塞，而左椎动脉 V2 段的血流方向难以确定。患者表现眩晕。血管造影显示一类非典型椎动脉盗血：尽管存在 V0 和 V1 段闭塞，通过与锁骨下动脉吻合（颈深和颈升动脉）从椎动脉盗血。注意左锁骨下动脉（SCA）显影，不是直接通过椎动脉，而是通过侧支循环。该患者左手有明显的远端脉搏

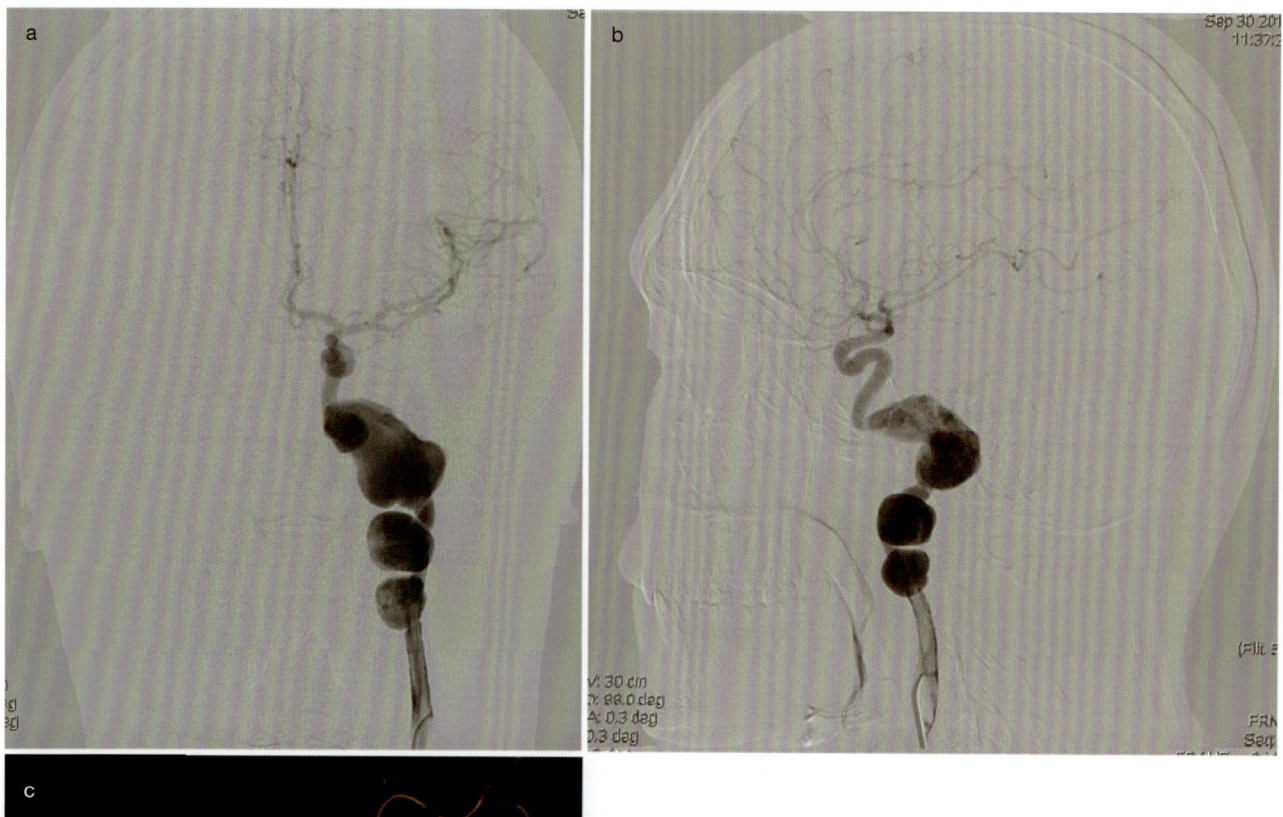
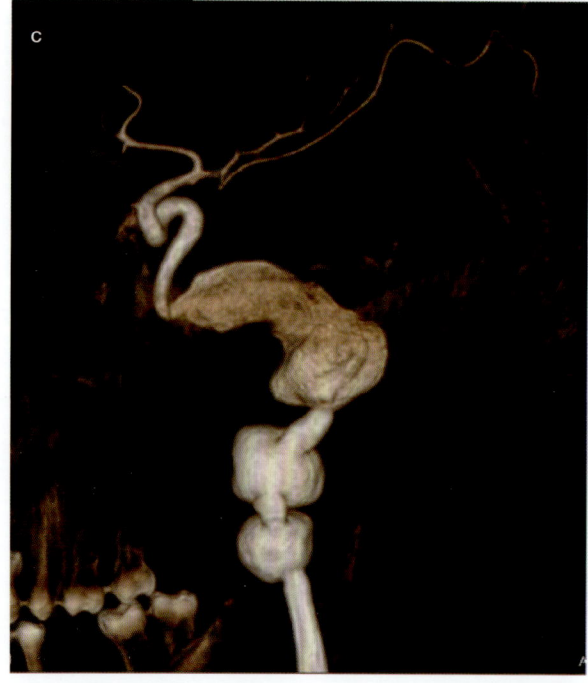

图 6.9 颈内动脉（ICA）冗长扩张（1）。一位年轻患者 ICA 巨大扩张，其余脑动脉正常。与对侧 ICA 和椎基底动脉系统都建立了良好的侧支循环，从而允许从循环系统中将病变的左 ICA 排除。**a.** 前后位视图。**b.** 病变的侧视图。**c.** 同一病变的三维重建。**d.** 采用远端弹簧圈和近端球囊使动脉瘤样病变节段闭塞

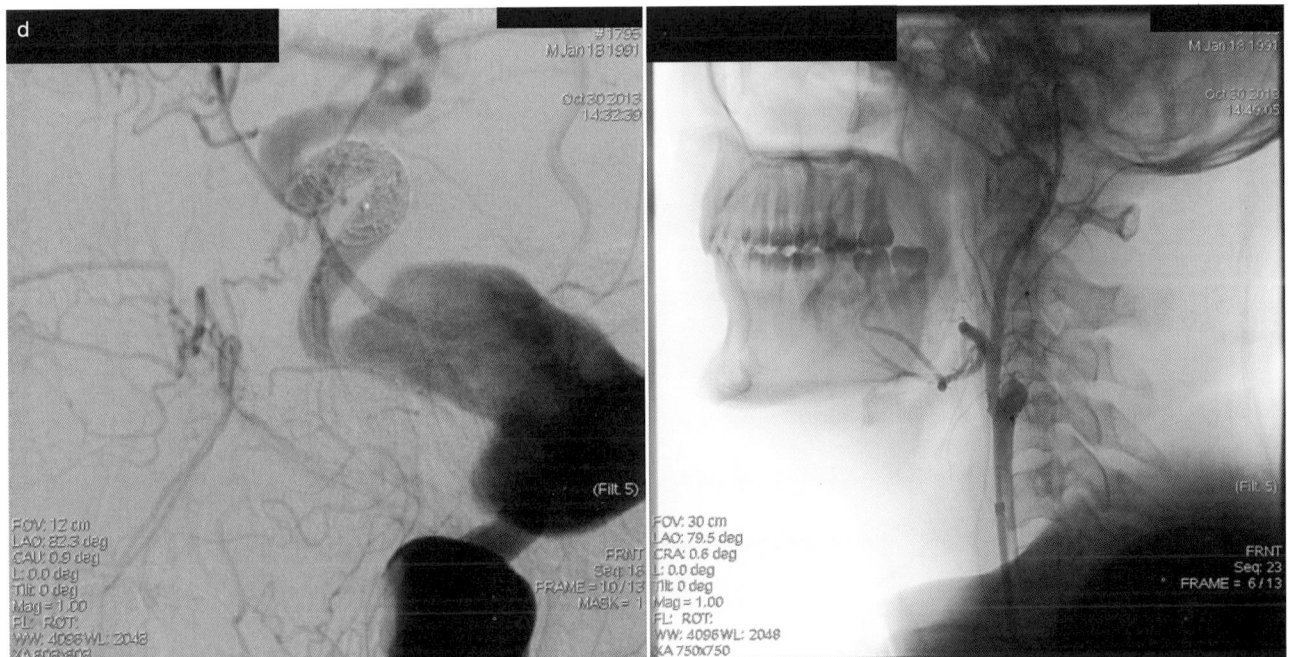

图 6.9（续）

| 手术前 | 支架置入 | 术后造影 |

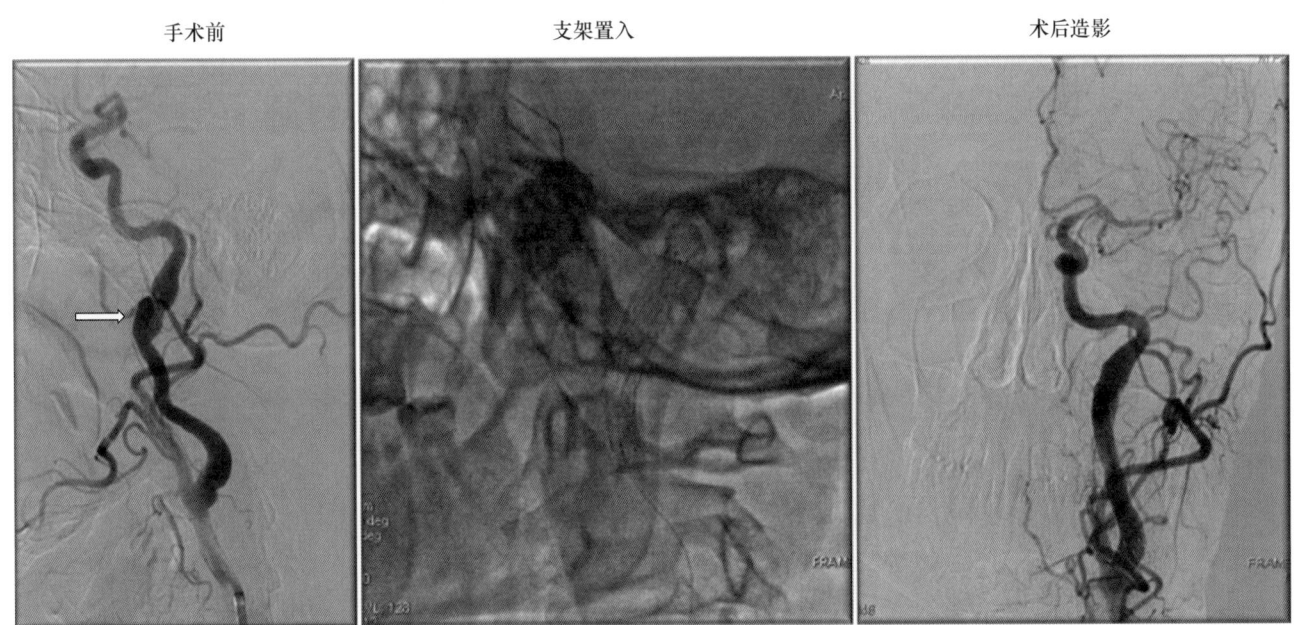

图 6.10 颈内动脉（ICA）冗长扩张（2）。ICA 颈段扭曲常与颈动脉分叉的狭窄病变密切相关。在一些患者中，过度冗长伴随动脉瘤样扩张。许多患者有症状（有与特殊头位相关的 TIA）。这些病变可延伸到高段颈动脉，使手术繁琐或不可能手术。在图例中展示了病变的长度和支架术后的结果

左侧　　　　　　　　　　　　　　　　　　　　右侧

a

b

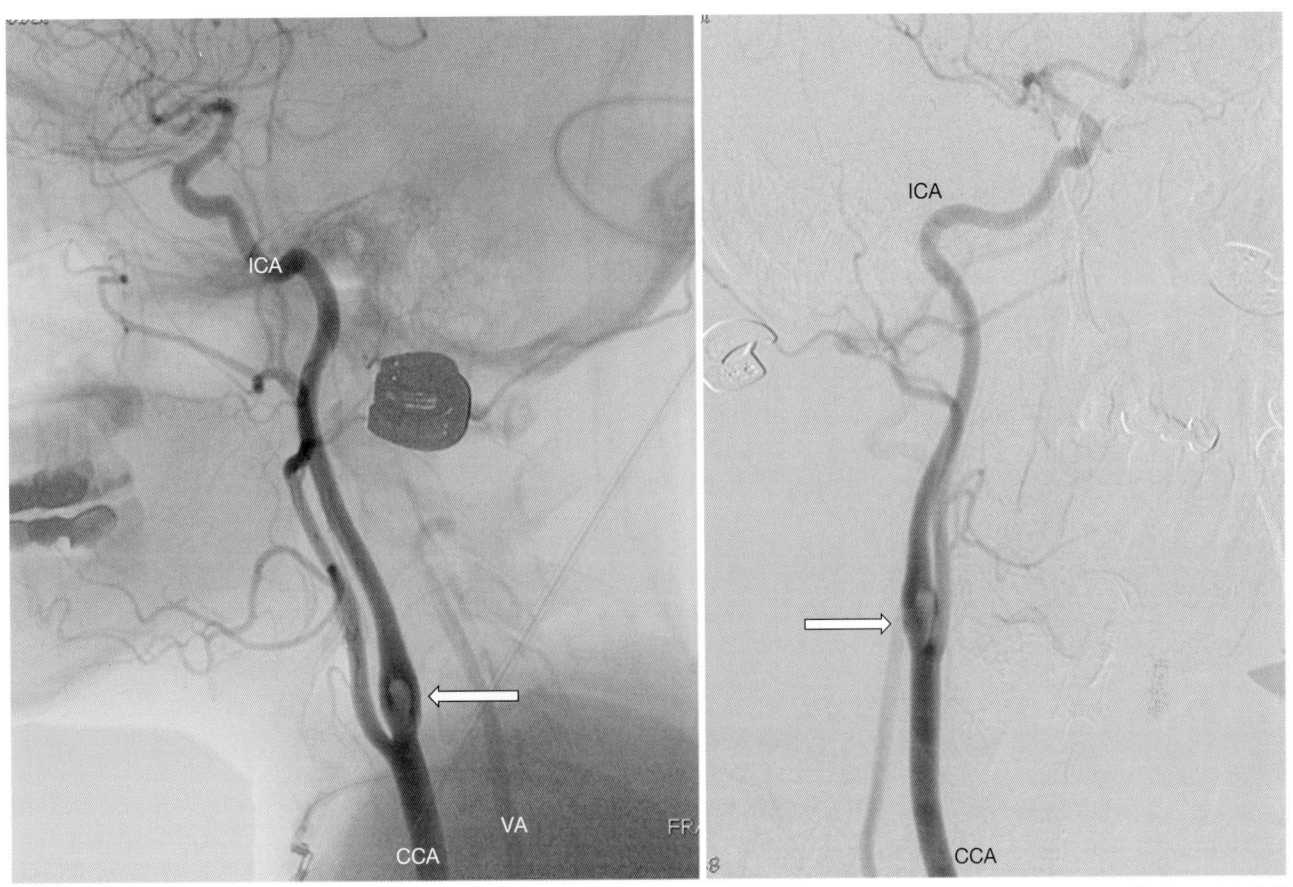

图6.12 颈内动脉（ICA）起始部血栓形成（2）。一例较大年龄的右ICA起始部血栓形成患者的相似角度血管造影（白色箭头）。再次需要强调的是，颈动脉和椎动脉没有其他特殊病变。该患者转行外科治疗，因为考虑到症状间隔时间长，提示较长时间的演进，如果采取不完全血栓抽吸则风险更高

图6.11 颈内动脉（ICA）起始部血栓形成（1）。两例患者出现颈动脉球部自发性血栓形成。患者可表现为栓塞性缺血性卒中，不同年龄均可发病。值得注意的是，这两例患者都没有特殊的危险因素，没有凝血功能障碍，也没有创伤病史等。超声和血管成像均显示颈动脉分叉正常（**a**）。**a.** 较年轻患者双侧ICA血栓形成，左侧为症状性。**b.** 双侧血管内血栓切除术前后血管造影对照。插图：血栓组织（衡量尺度为厘米）

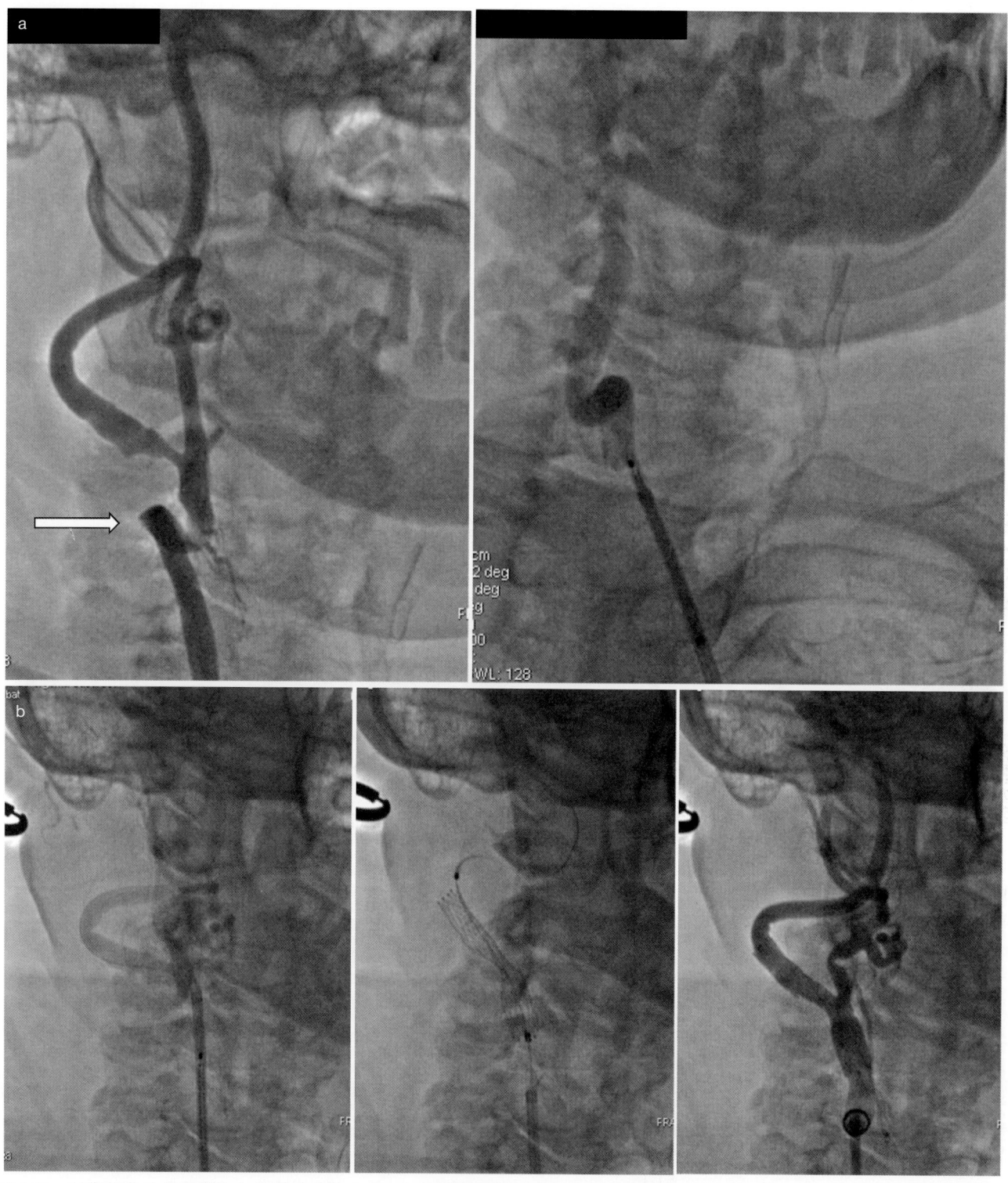

图 6.13 过度扭曲（白色箭头）的颈总动脉（CCA）和颈内动脉（ICA），以及颈动脉支架置入术（CAS）。血管造影提供了一个动态的颈动脉分叉的图片（优于 CTA 或 MRA），以评估是否适合进行 CAS。**a.** 过度扭曲的颈总动脉（尤其是通过 CTA 或 MRA 判断）理论上禁忌行颈动脉支架置入术。**b.** 管鞘的推进将 CCA 拉直，但又将过度弯曲转移到 ICA。不过，尽管有这些限制，最终完成了手术并获得了一个好的结果。值得注意的是，术后支架远端的 ICA 并未成角

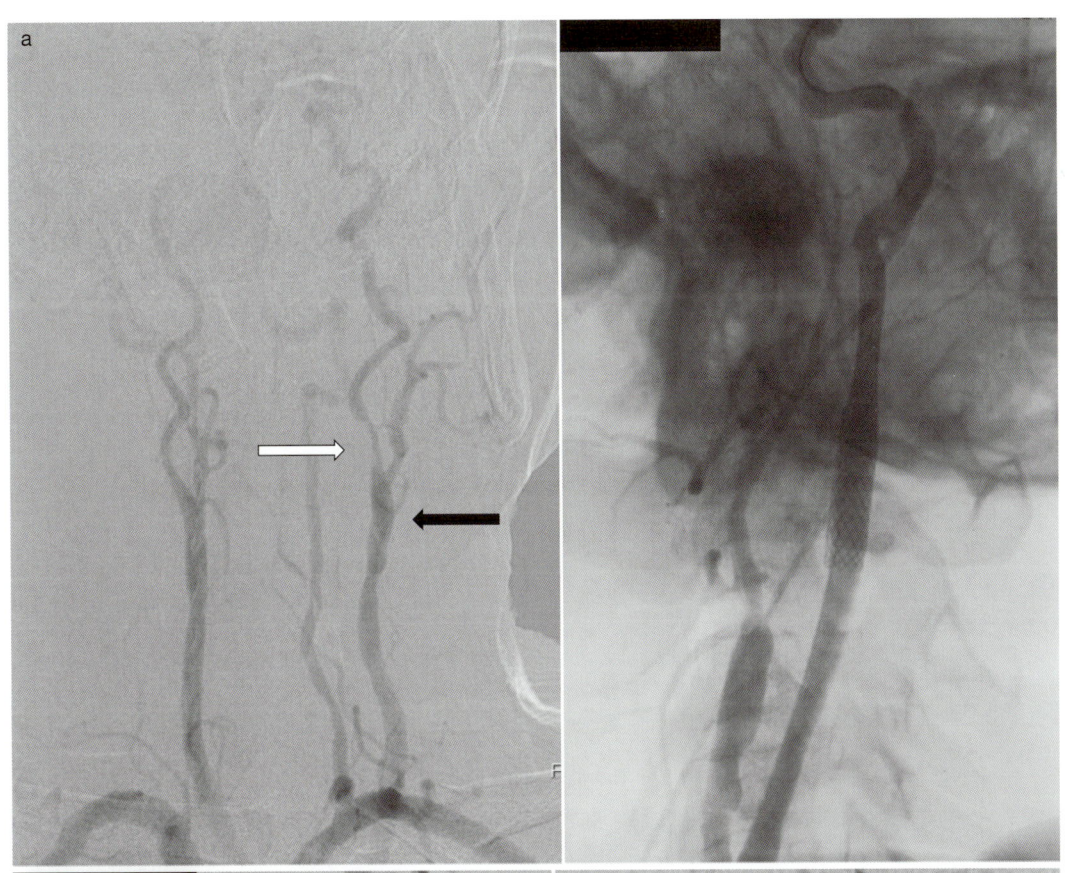

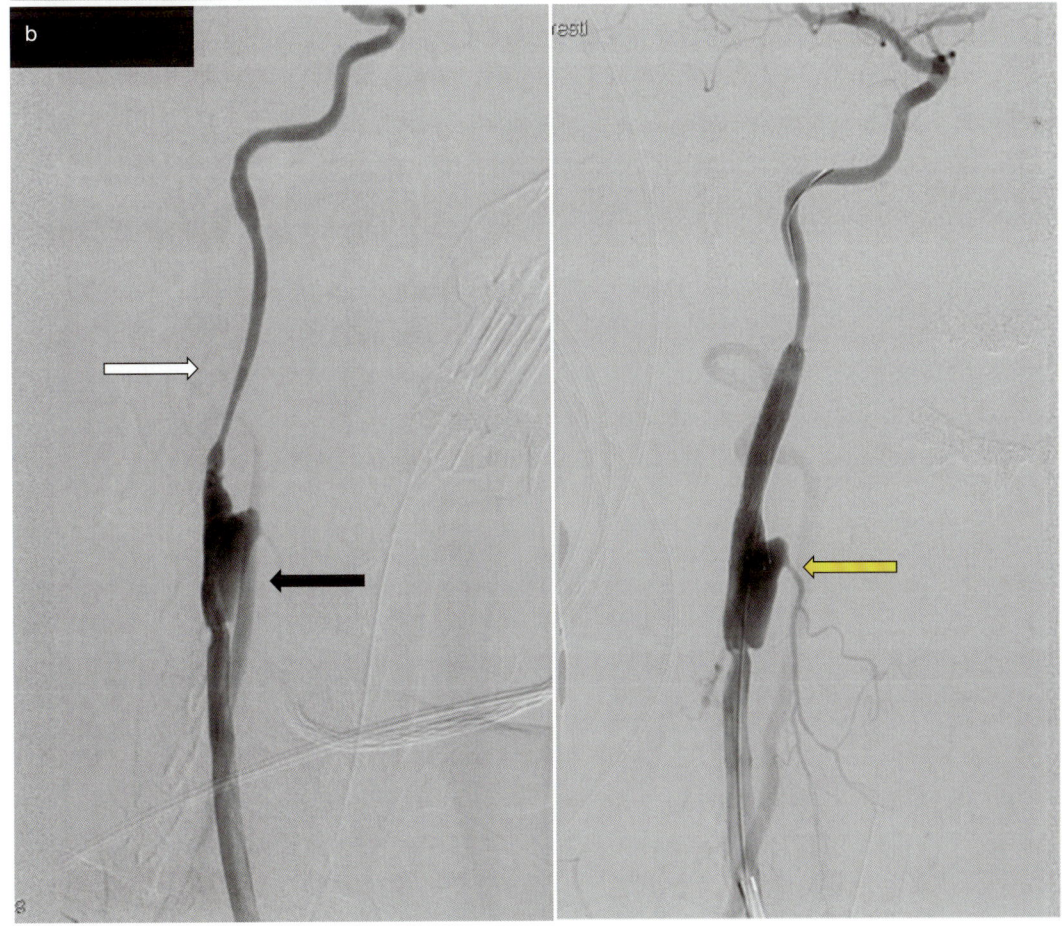

图 6.14 颈动脉内膜切除术后迟发再狭窄的血管内治疗。a. 颈内动脉远端狭窄（白色箭头）至修补术处（黑色箭头）。右侧图示支架置入术后的最终结果。b. 颈内动脉修补处（黑色箭头）至远端的狭窄合并动脉痉挛（白色箭头）。请注意，手术后颈外动脉是闭塞的。右侧图示支架术后血管造影情况；颈外动脉仅见甲状腺上动脉（黄箭头）

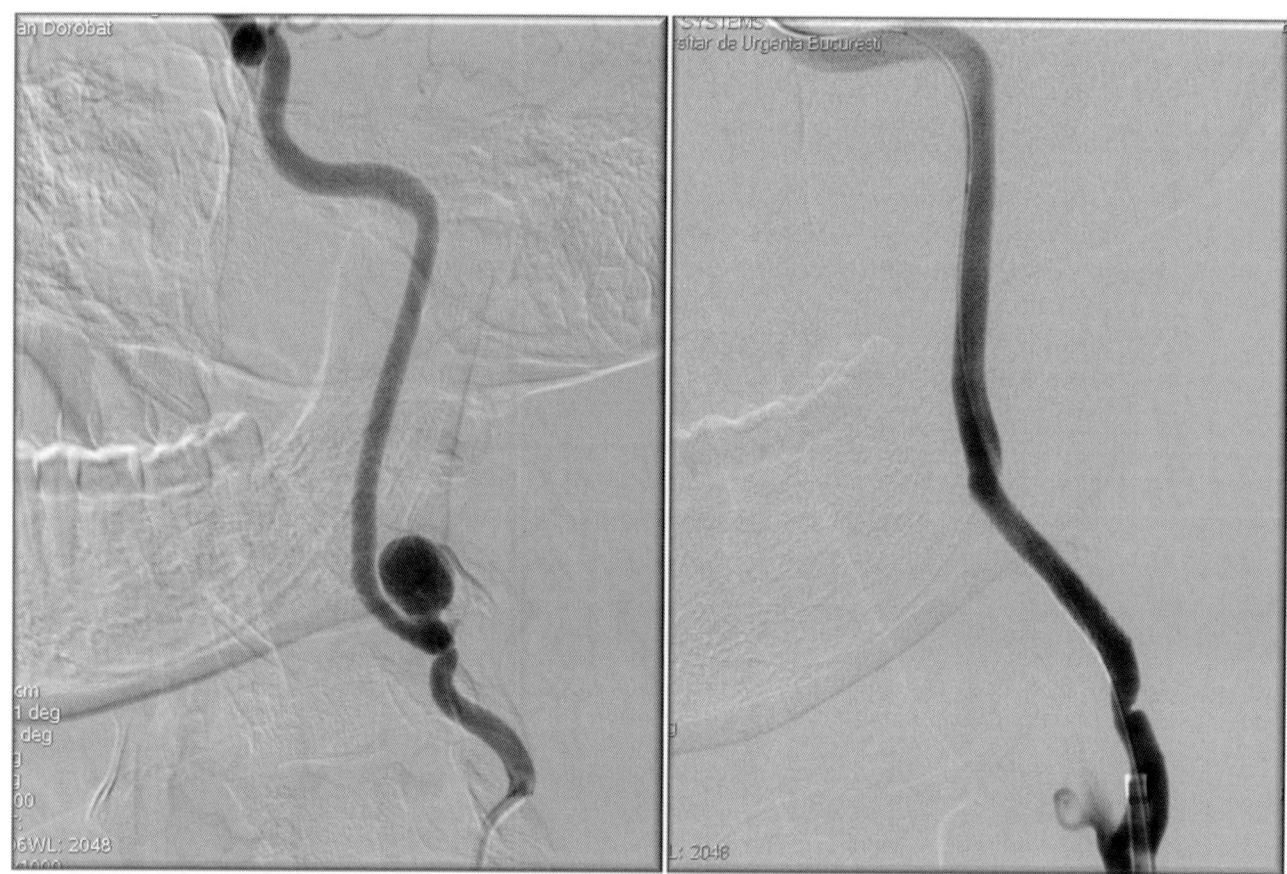

图 6.15 腔内填充物治疗颈内动脉（ICA）动脉瘤。对 ICA 动脉瘤无需外科手术也能得到最佳的治疗，包括通过支架置入或填塞填充物（如本例所示）。在手术治疗病例，对手术类型的选择取决于许多因素，包括患者的状况、动脉瘤的类型和位置、大小、是否存在相关压迫症状或感染等

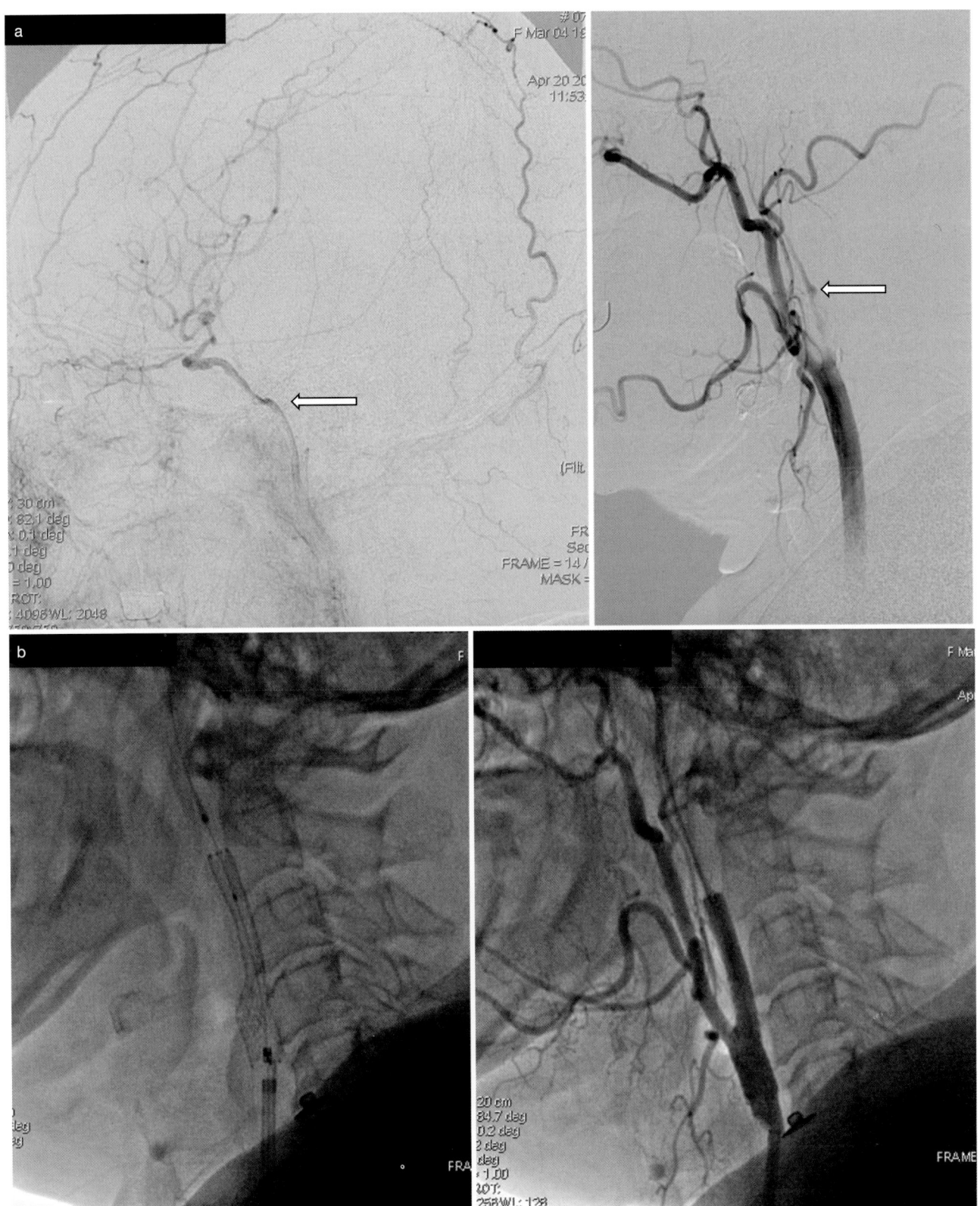

图 6.16 颅内动脉瘤＋颈内动脉（ICA）狭窄（白色箭头）。本病例是一个破裂颅内动脉瘤（大脑中动脉）的患者。由于 ICA 几乎闭塞，入路似乎很困难，但并非不可能。该病例特别有趣并有临床意义，因为一些血管造影图像显示 ICA 闭塞，有丰富的侧支循环，最终充盈 ICA 远端（**a**）。ICA 从起始部到终末段显示纤细。**b.** ICA 分叉和起始部支架置入。**c.** 进入 ICA 远端和动脉瘤的入路。注意即使在颈动脉支架置入术后，ICA 也显示弥漫性病变。动脉瘤弹簧圈栓塞治疗后（白色箭头）

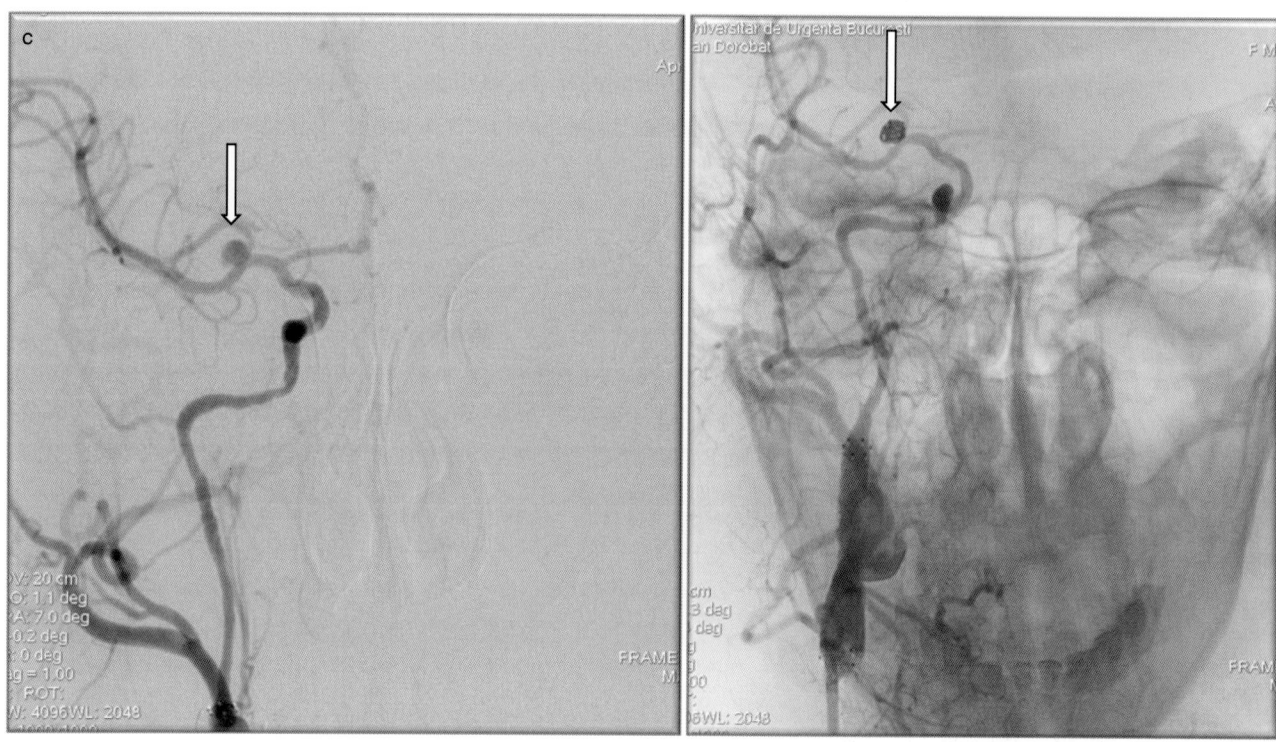

图 6.16（续）

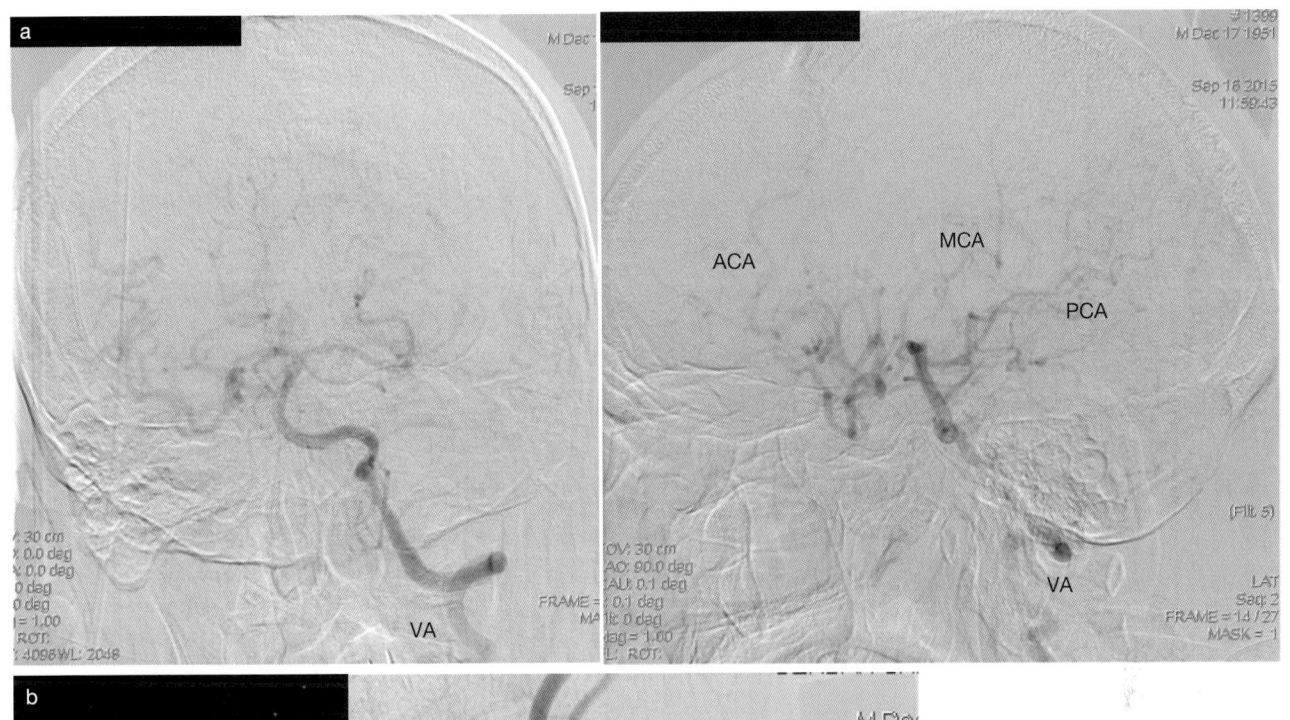

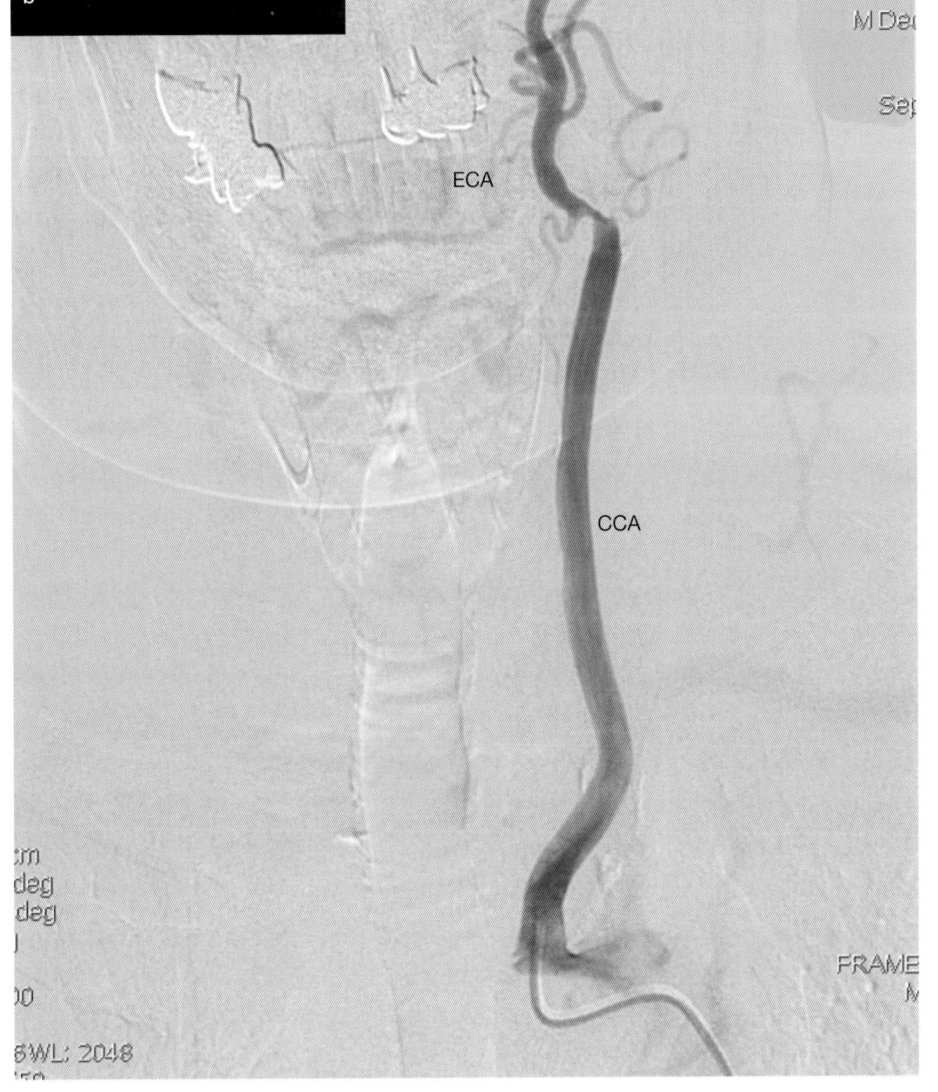

图6.17 颈外动脉（ECA）支架置入术。双侧颈内动脉（ICA）闭塞限制了直接血运重建的外科和血管内手术（颅外-颅内搭桥除外）。间接血运重建术可以通过扩大 ECA 起始部和提高侧支循环血流来获得。a. 左侧椎动脉（VA）造影显示后交通动脉开放，且血流从椎动脉充盈前循环系统。b. 左 ECA 起始部严重次全闭塞。ICA 闭塞。c. ECA 支架置入。d. 血管造影晚期显示通过侧支循环充盈 ICA 远端

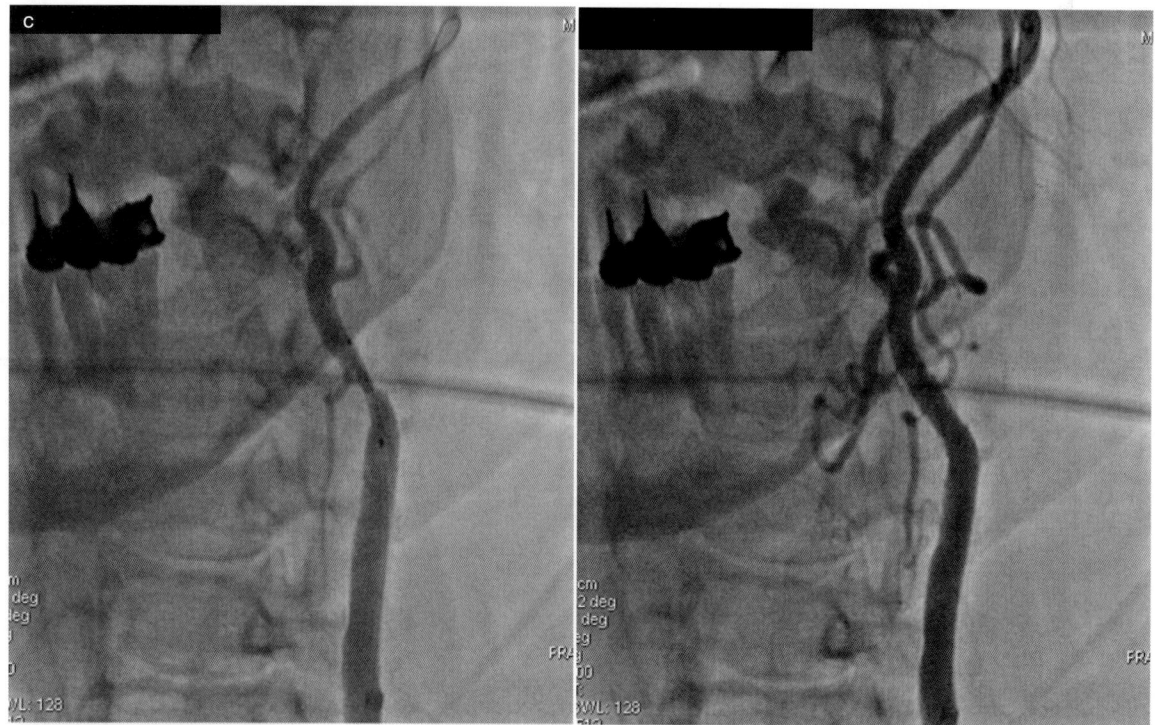
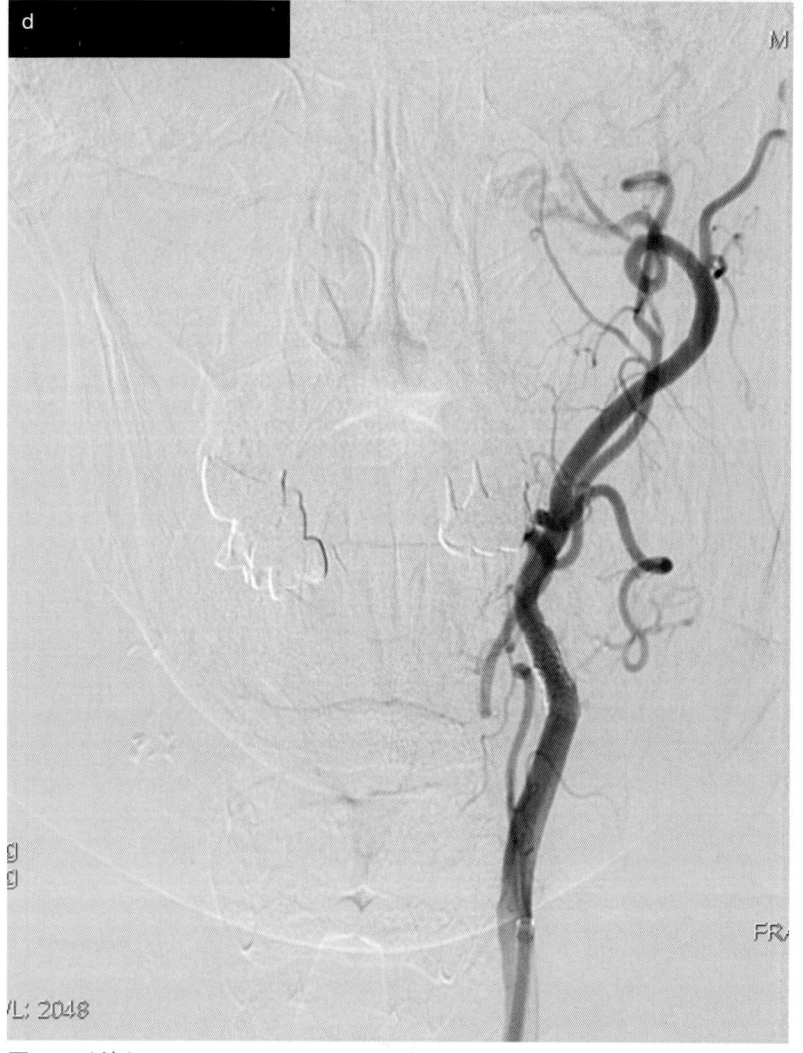

图 6.17（续）

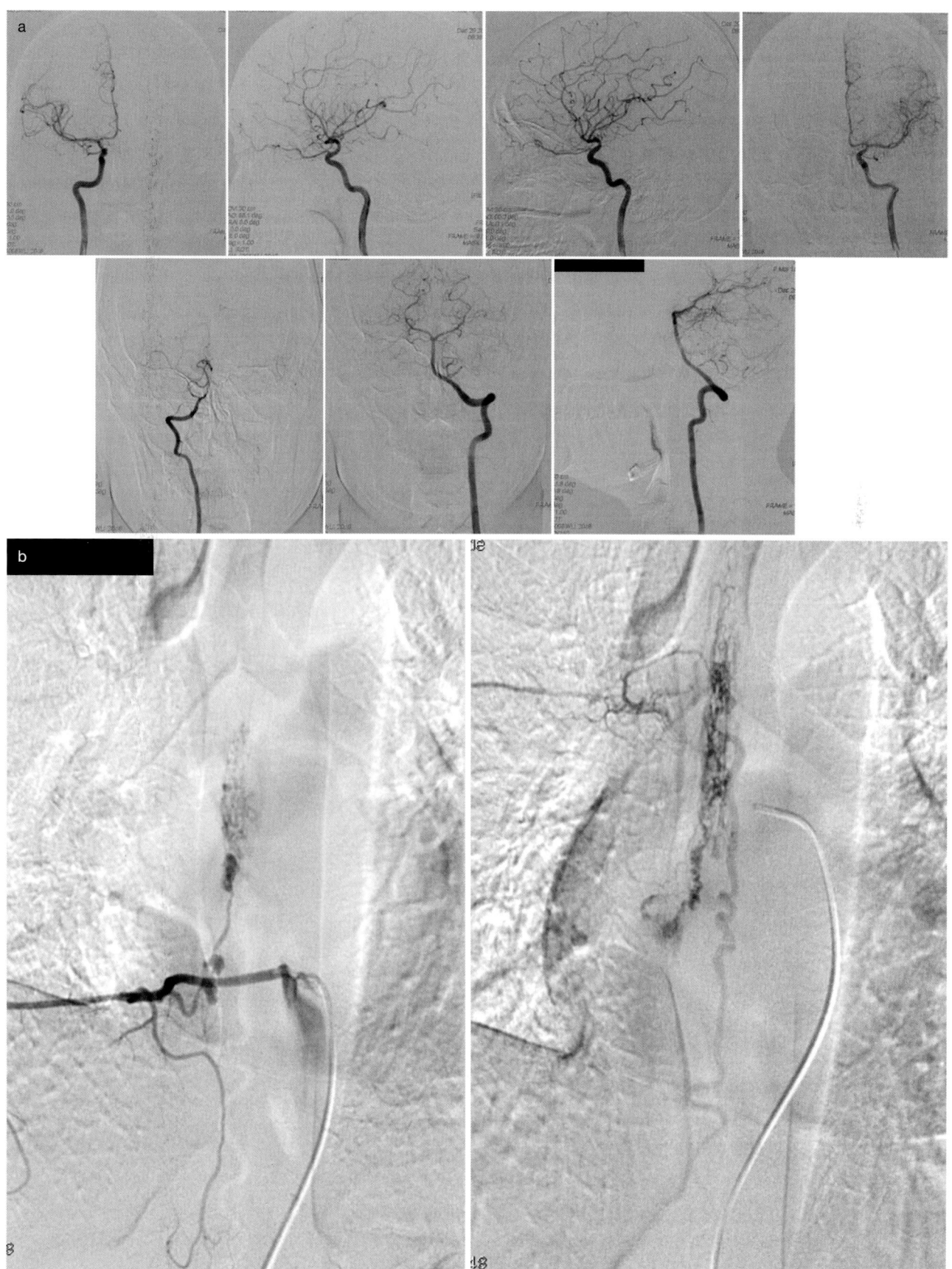

图6.18 脊髓血管畸形患者蛛网膜下腔出血。a. 四支血管造影显示正常（本图只显示动脉期）。注意右侧椎动脉终止于小脑后下动脉（PICA）（正常解剖变异）。b. 肋间分支选择性血管造影显示脊髓血管畸形，有多支动脉供血来源，主要来源于右侧动脉；畸形还延伸到毛细血管和静脉段

参考文献

1. Kappelle LJ, Eliasziw M, Fox AJ, Sharpe BL, Barnett HJ. Importance of intracranial atherosclerotic disease in patients with symptomatic stenosis of the internal carotid artery. The North American Symptomatic Carotid Endarterectomy Trail. Stroke. 1999;30(2):282.
2. Bendszus M, Koltzenburg M, Burger R, Warmuth-Metz M, Hofmann E, Solymosi L. Silent embolism in diagnostic cerebral angiography and neurointerventional procedures: a prospective study. Lancet. 1999;354(9190):1594.
3. Can U, Furie KL, Suwanwela N, Southern JF, Macdonald NR, Ogilvy CS, Buonanno FS, Koroshetz WJ, Kistler JP. Transcranial Doppler ultrasound criteria for hemodynamically significant internal carotid artery stenosis based on residual lumen diameter calculated from en bloc endarterectomy specimens. Stroke. 1997;28(10):1966.
4. Turnipseed WD, Kennell TW, Turski PA, Acher CW, Hoch JR. Combined use of duplex imaging and magnetic resonance angiography for evaluation of patients with symptomatic ipsilateral high-grade carotid stenosis. J Vasc Surg. 1993;17(5):832.
5. Nederkoorn PJ, Mali WP, Eikelboom BC, Elgersma OE, Buskens E, Hunink MG, Kappelle LJ, Buijs PC, Wüst AF, van der Lugt A, van der Graaf Y. Preoperative diagnosis of carotid artery stenosis: accuracy of noninvasive testing. Stroke. 2002;33(8):2003.
6. Sarrami-Foroushani A, Nasr Esfahany M, Nasiraei Moghaddam A, Saligheh Rad H, Firouznia K, Shakiba M, Ghanaati H, Wilkinson ID, Frangi AF. Velocity measurement in carotid artery: quantitative comparison of time-resolved 3D phase-contrast MRI and image-based computational fluid dynamics. Iran J Radiol. 2015;12(4):e18286.
7. Frolov SV, Sindeev SV, Liepsch D, Balasso A. Experimental and CFD flow studies in an intracranial aneurysm model with Newtonian and non-Newtonian fluids. Technology and Health Care. 2016;24(3):317–333. DOI: .
8. Qiao A, Dai X, Niu J, Jiao L. Hemodynamics in stented vertebral artery ostial stenosis based on computational fluid dynamics simulations. Comput Methods Biomech Biomed Engin. 2015;21:1–11. PMID: 26691981, [Epub ahead of print].
9. Dimitriade A, Stanciulescu R, Dorobat B, Iana G. A symptomatic presentation of a rare type of proatlantal artery. Diagn Interv Imaging. 2015. http://dx.doi.org/10.1016/j.diii.2015.11.002.

脑血管疾病诊断方法：CT 和 MRI

第 7 章

Alina Ioana Nicula

罗继昌 译 杨 斌 审

引言

卒中是造成人类致残和致死的主要原因之一，因此成为严重的公共卫生问题。大约有88%的卒中为缺血性卒中，其余为出血性卒中[1]。然而仅仅根据狭窄程度来预测神经系统事件可靠性相对较低[1-6]，但颈动脉狭窄患者发生卒中的风险升高。目前，识别和辨认斑块形态和不稳定性（与缺血性脑损伤相关的特异性斑块特征）的研究已经消耗了大量的精力，需要一种可以监测斑块进展和组成的可靠的体内成像方法，以了解易损斑块背后的机制[1-2]。

准确测量狭窄程度已变得非常重要。最初，根据北美症状性颈动脉内膜切除术试验（NASCET）的结果，认为只需要对50%～69%的狭窄程度和70%～99%的狭窄程度做出鉴别即可。但随后的研究利用更多的、不同的界值来选择患者，如使用50%、60%、70%和80%的狭窄程度，这取决于患者出现的症状以及合并症。[7-10]

最初，狭窄分级是基于动脉内数字减影血管造影（DSA）；随着时间推移，侵入较少的技术如双功能超声、磁共振血管造影术（MRA）和计算机断层扫描血管造影术（CTA）已逐渐取代了这种技术[11]。

观察者变异性通常完全取决于测试特征，其目的是解释不同方法之间的差异，但在医学文献中很少受到重视。当一种方法与另一种方法进行比较并出现差异时，除非也显示观察者变异性的数据，否则并不能真正阐释多少差异是由测量过程所致，多少是由使用方法所致[12]。

颈动脉粥样硬化性血管疾病：诊断影像

1. 定义：颈动脉粥样硬化性血管疾病（carotid atherosclerotic vascular disease，CAVD）是一种脂质、蛋白质和胆固醇酯在动脉壁内膜进行性积聚所致的大、中型动脉退行性疾病，其特征在于大、中型动脉内膜中的动脉粥样硬化斑块[13-14]。
2. 部位（图7.1）：
   - 颈部动脉，最常见累及颈动脉球部的颈内动脉近端[15]。
   - 也可能累及任何颅外动脉，其他典型受累部位包括主动脉弓的大血管起源处。
3. 影像：如 NASCET、ECST 和 ACAS 研究，这些20世纪90年代发表的大型试验均是基于传统血管造影术，因此传统脑血管造影术被认为是评估颈动脉狭窄的标准方法。然而，最近超声多普勒、CT血管造影（CTA）和磁共振血管造影（MRA）的引入和发展已经取代血管造影术用于诊断的目的，仅保留其用于血管内治疗。

CTA具有较高的空间分辨率和对比分辨率，并且它可能是目前具有多检测器功能的最佳无创成像方法，因为 CTA 可以常规获得高质量的多平面重建图像。CTA 是一个快速的过程，头颈部的图像在造影剂注射15 s左右的间隔内即可获取。CTA提供了动脉的解剖学信息（使得能够评估颅外动脉并同时显示软组织[16]），可以直接评估颈动脉狭窄；它还具有显示脉管系统与周围相关结构的能力（而通过其他类型的检查方法难以获得），这在存在解剖学变异的患者中是尤为有价值的[17-18]。CTA 的另一个优点是它提供了关于血管周围解剖的信息，例如骨性结构，这在手术计划时是有用的[19]。还有，垂直于颈动脉血管方向的解剖成像也是 CTA 的优势功能[20]。

在静脉内注射造影剂后获得薄层而连续的轴向图像，由此可以重建获得多平面重建 CTA 图像。快速的图像获取和处理、连续图像采集（"螺旋 CT"）和多个检测器系统使得高分辨率 CTA 具有极高的临床实用性[21-27]。CTA 提供了从主动脉弓到 Willis 环的解剖成像，同时甚至可多平面重建和分析以评估非常迂曲的血管。与超声或 MRA 不同的是，CTA 可提供适合于评估狭窄的动脉腔的直接成像，但严重狭窄时，由于残余管腔的直径接近 CT 系统的分辨率极限，故体积平均会影响测量的准确性。

为了获得用于评估颈动脉和脑血管的亚毫米数据集，可以缩小标称截面厚度，并且该能力与三维图像渲染相结合，为任何成像技术提供了"前所未有的体积空间分辨率"[18]。鉴于 CTA 相对于 DSA 在安全性、检查耗时和费用上的优势，我们建议若非需要进行介入手术，而只是为了精确评估狭窄程度的时候，采用 CTA 而不是 DSA。

特别是在要求最小剂量的显影剂情况下，使用 16 层、64 层甚至更多层数时，预期的成像效果会更好，但不会造成颈动脉成像伪影，因为动脉与静脉很容易区分。双功能超声和 MRA 是临床实践中常用的技术，但是两者都更依赖于血流，因此这类技术是用于评估解剖性颈动脉狭窄的间接工具[28-31]。

随着时间的发展，CT 和 MR 设备和技术还在进步，不同检查手段之间的优劣势也在不断变化。CTA 可以在几秒钟内获取从主动脉弓到头顶的图像，由于轴向视野窄，因此分辨率高，而头颈部对比增强 MRA（contrast-enhanced MRA，CE-MRA）在冠状位获得广泛视野的图像，分辨率较低[32]。但 MRI 能够显示高铁血红蛋白，在管壁成像中具有独特的优势[33]。

CTA、DSA 和 CE-MRA 均是通过造影剂填充管腔来评估管壁情况。CTA 能够直接且准确测量亚毫米的血管，而 DSA 不能，同时 CTA 还具有 3D 成像的能力，这优于传统 DSA[34-35]。

最近一篇关于 CTA 评估颈动脉狭窄诊断准确性的 meta 分析，回顾了 28 个有关 CTA 与 DSA 比较的研究。发现 CTA 诊断颈动脉阻塞程度有更高的准确性，其总体灵敏度为 97%，特异度为 99%。对于严重狭窄（70%～99%），CTA 的敏感性为 85%，特异性为 93%，故被认为是可靠的。相对于 DSA、MRA 和超声，CTA 测量残余管腔的直径更方便[36-40]。

与 MRA 相比，CTA 较不容易形成伪影，因为与 DSA 一样，CTA 是一种数字减影技术，依赖于管腔内对比度而不是由血流变化引起的信号变化。另外，因为 CTA 成像的过程更为快速，所以由患者移动导致的伪影相对少见[32]。

CTA 已成为卒中超急性期评估的组成部分。在卒中超急性期，最初的 CT 平扫（non-enhanced CT，NECT）通常为了排除出血，紧接着才是 CTA/CT 灌注检查。整个评估过程可以在 30 min 内完成，包括使用可获得的商用软件完成达峰时间、脑血流量和脑灌注的计算[17]。

CT

CT 技术既可以在同体素大小提供小范围的高分辨率成像，也可以提供更大范围的成像，即从主动脉弓到颅内动脉的整个脑血管循环[41]。CTA 促进了高质量的三维（3D）重建或二维（2D）图像并精确测量[20]。颈动脉 CTA 对于动脉粥样硬化性狭窄诊断敏感性为 65%～100%，特异性为 88%～100%[36, 42-45]。百分比的范围体现了狭窄程度、病变水平及图像重建的后处理技术的差异。

CT 平扫（NECT）

- 在 CCA 分叉处伴或不伴 ICA 钙化的 CAVD 斑块（与其他成像技术相比，颈动脉中越多钙化，CTA 越容易检查出）（图 7.2）。
- 可以显示出血栓栓塞或血流动力学所致的脑梗死。

对比增强 CT

对比增强 CT（contrast-enhanced CT，CECT）降低了对钙化斑块的显示能力（图 7.3）。

CTA

CTA 是一种安全、无创的技术，可以精确测量颈动脉面积减少，并提供颈动脉分叉的清晰解剖结构，这可能有助于术前评估。鉴于以上，颈动脉成像标准可能须重新审视，而螺旋CTA的地位须更明确地定义[46]。为了解读复杂的血管系统，常常须将一些层面或视图连续地展示出来，通过交互式的工作站实现[47]。三维重建如容积重建（volume rendering，VR）或表面遮盖成像（shaded surface display，SSD）能够在单一视图中显示复杂的动脉解剖结构和表现。当今功能强大的电脑工作站可以轻松生成3D视图；因此，例如VR视图可以快速地用于血管解剖结构的描述，并可将结果展示给临床医师作为参考[48]。

CTA还能描述各种其他异常病变，如扭曲成袢、动脉瘤和溃疡，而且CTA的敏感性似乎非常适用于检测ICA的远端病变[37]（图7.4）。

- CTA技术：提高CT的时间和空间分辨率，有利于神经科患者在单次检查（从心脏开始一直到颅内血管）的全面诊断成像中，达到检查的目的，如寻找栓塞来源。此外，脑CT可以与CT灌注结合，提供关于脑血流量的额外信息，并帮助评估供应人脑的颅外和颅内动脉中狭窄病变的血流动力学意义。同样，在同一时期，主动脉弓上血管CTA成像可以为卒中患者提供有价值的评估[20]。
- 以下提出的大多数CTA值都来自32个探头的飞利浦CT仪：
  ○ 定位器：在气管分叉下。
  ○ 跟踪器：将跟踪器定位在肺动脉干内。
  ○ CTA采集头尾成像（减少Willis环水平静脉伪影）。
  ○ 层厚：1 mm（或更少）。
  ○ 增量：−0.5 mm。
  ○ kV：120，mAs/slice：180。
  ○ 阈值：120。
  ○ 后阈值延迟：3.7 s。
  ○ 造影剂：50～60 ml。
  ○ 流速：4 ml/s。
- 可以描述斑块的特征：
  ○ 缓慢出血，溃疡，纤维帽；管壁上斑片状/均匀的低密度可以被视为大的坏死/脂质斑块。
  ○ 除管腔狭窄程度外，斑块形态特征和组成也已成为评估颈动脉粥样硬化性疾病的重要特征，由此提出"易损斑块"的概念[49-53]。
    - 根据既往报道，几种颈动脉形态学特征与卒中风险增加是相关的，最常提到的是颈总动脉（CCA）内-中膜厚度（最大动脉壁厚≥4 mm能预测未来颈动脉缺血性卒中）[54-59]（图7.5）。
    - 与溃疡斑块一样[62]，薄纤维帽和大脂质核心的颈动脉斑块也被认为增加了卒中风险[60-61]［最大密度投影（maximum intensity projection，MIP）和多平面重建（multiplanar reconstruction，MPR）：检测溃疡的敏感度94%，特异度99%］（图7.6和图7.7）。
    - 斑块内新生血管形成和炎症变化可能会加速斑块破裂的进程，从而增加狭窄程度，并可能进一步加重急性卒中的风险分级[63-64]。最近，基于这种假设的一项研究表明，严重颈动脉斑块相邻的滋养血管CTA动脉期强化表示有更高的症状性疾病（TIA或卒中）的可能性[32, 65]（图7.8）。
  ○ 相比之下，钙化程度高的斑块，特别是位于斑块表面（图7.9），卒中风险较低[66-67]。
  ○ 一些学者在他们的研究中观察到，CTA是分析斑块不规则性的最佳方式，因为它可以直视动脉粥样硬化斑块[59]。
- 显示狭窄 vs. 阻塞程度
  ○ 除DSA外，CTA是区分假性闭塞与真性完全闭塞的最佳无创检查方法（图7.10），因为：
    - CT不受缓慢血流的影响且空间分辨率高；当严重的局灶性ICA狭窄的近端出现非常缓慢的血流时，紧随推注给药后CTA扫描的动脉期延迟通常有助于检测到线样征（假闭塞）和侧支血管[32, 68]。
    - 可以通过与原始管径、对侧ICA和同侧ECA相比，评估远端ICA直径的改变。
  ○ CTA测定狭窄百分比的精确度高[59]。据报道，精确度更依赖于测量技术而不是采集参数[46]。狭窄测量的准确性取决于扫描平面，其理想情况应该垂直于颈动脉，以获得放大的横向倾斜图像[69]。
- 相对于DSA，CTA轴向截面测量狭窄最为可靠，原因有以下几点[13, 24, 36, 43, 70-72]：
  - 轴向图像即使在侧壁钙化情况下，也可以很好地观察到管壁斑块外的管腔情况（图7.11）。
  - 在残余管腔的轴向延伸平面上，最狭窄部位进行狭窄测量的精确度比血管造影更高（图7.12）。
  - ICA内壁到内壁（包括任何斑块）的直接测量，需要识别真正的ICA内壁，而不仅仅是充满造影剂的管腔；因此，CTA是目前唯一可用于造影剂充盈的管腔、斑块和周围软组织进行高分辨成像的血管造影方法[72-73]（图7.13）。
  - 轴向截面的狭窄成像不需要后处理，如钙化减除；因此，钙化不是限制因素；尽管钙化难以量化，但是CTA能测定钙化的形态，这优于其他成像技术，可能对治疗策略造成影响[73]。
  - 在管壁严重钙化粗糙的情况下，适当增加窗宽可以减少射束硬化的伪影，从而可以对造影剂充盈的残留管腔、斑块和非钙化血管壁进行可靠的评估[73]（图7.14）。因此，放射科医师解读CT血管造影必须具有良好的临床经验。
  - 扫描平面必须垂直于颈动脉，不然会影响轴向成像的狭窄测量精确度（这一限制说明轴向截面不能用作测量病变的唯一手段）。
  - 轴向截面图像可通过后处理重建技术获取，如最大密度投影（MIP）和（或）表面遮盖成像（SSD）重建（MIP比SSD更可靠）（图7.15）；这些技术需要较长的后处理时间，并且在动脉壁周围钙化的情况下效率较低。
  - 在非常严重的狭窄血管，远端ICA直径的减少妨碍了NASCET方法对狭窄程度的准确测量，并且通常会导致ICA直径的分级低于颈外动脉次全闭塞的分级（ICA和ECA的混淆狭窄可能是理论上的限制因素，特别是在次全闭塞的情况下）[28, 70]（图7.16）。

- 最大密度投影（MIP）和多平面重建（MPR）：
  - MPR：此类型重建提供了信息丰富的图像，观察者间有更好的一致性，并且是分析动脉管腔和管壁的快速有效方法。
  - MPR识别颈动脉走向，以确保真正的横截面测量，且颈动脉狭窄的分析是在颈动脉球部最狭窄部位的轴向数据上进行。颈内动脉（ICA）被认为是斜行经过轴向平面，在垂直于其自身颈动脉轴的斜线上进行测量，这些测量结果通过重新格式化的测量进行验证，以确保获得真正横截平面的最小直径[74]。
  - CT血管造影的交互式阅片包括在相互垂直方向（矢状面和冠状面）上下滚动轴向源图像以及两个MPR视图，而且如果需要，可以采取额外的MPR角度视图；但当狭窄非常局限时，在轴向图像上评估狭窄可能变得困难，而MIP重建有助于解决这种难题[74]（图7.17）。
  - 这种技术可能会导致高估狭窄的严重程度，并且在血管迂曲的情况下，解读图像会变得困难（图7.18）。此外，这种方法需要一个经验丰富、训练有素的操作者[19, 75]。最后，钙化可以通过使用手动分割[19, 76]或复杂的软件[69]在轴向截面上去除，但是这个过程很耗时，并且由于移除了相邻的像素，可能导致高估狭窄的严重程度[77]。
  - MIP提供血管造影类似的图像，并在不同的研究中被证明可准确地对大多数狭窄分类。
  - MIP图像可以识别最严重的狭窄部位，并能可视化整个血管解剖结构。管壁钙化构成了MIP重建的缺陷，但在大多数情况下，轴向成像和MIP成像的结合可以准确评估狭窄的严重程度[77]。
  - 在MIP图像上很容易检测出钙化，其可使动脉直径误以为缩小，但是这种情况理论上可通过多视角来避免（区分血管壁钙化和造影剂）[78]（图7.19）。
  - 在MIP图像上，技师尝试为每根血管选择最佳可用的边缘检测窗口，在以上这些情况下，动脉内造影剂的浓度和患者的解剖结构对最佳窗口的选择有影响[79]（图7.20）。

- 表面遮盖成像（SSD）
  - SSD 的优点在于倾斜度可以移动、旋转和调整（图 7.21），因此提供了更好的血管环视图，且在某些情况下提供了比传统血管造影更准确的图像[70]。
  - 然而，即使管壁没有钙化，SSD 也常常低估狭窄的程度，这可能是由于任意选择下限阈值所致（图 7.22），因此不能对颈动脉狭窄进行可靠的评估[80]。当动脉粥样硬化斑块未钙化时，采用 MIP 重建测量管腔比 SSD 更可靠[70]。
- 3D 显示的方法提供了一种可视化动脉解剖结构的附加工具，便于医生搜寻可能的病变部位，有利于明确诊断[20]。
  - 一些学者[69, 75]认为，如果存在广泛的钙化，SSD 的准确度会降低，但是 MPR 和 MIP 重建可避免这种缺陷（即使管腔周围存在钙化斑块）（图 7.23）。通过这种技术，可以观察到整个颈动脉分叉的钙化情况。
  - 即使狭窄是接近于内壁钙化的部位，可以通过减小重建体积来更清晰地显示残留管腔大小。当体积重建不可获取时，横向斜面重建可以帮助观察管腔内径。因此，钙化不应该被认为是 CTA 的限制[59]。
    - 当使用自动 3D CTA 分析程序时，要注意到几个强化的颈动脉管腔重合不良的情况（但是很容易识别和纠正，见图 7.24）[20]：
      - 内壁钙化（导致颈动脉分叉处造影剂强化的管腔边界重合不良）[81]
      - 相邻的搭桥血管
      - 短节段狭窄的部分容积效应
      - 管腔内造影剂密度低
      - 血管分叉[80]
      - 放射科医生不能够在直径非常小的狭窄动脉上准确放置数字卡尺的位置

其他限制和缺陷

- 主要缺点是需要进行图像数据后处理，去除钙化、静脉和骨骼结构（图 7.25）。
- 辐射剂量较大，所以应当积极应用减少辐射剂量的技术方案。
- 不允许给肾脏疾病的患者静脉注射碘造影剂（这类患者建议行 US 和 MRA 检查）。
- CTA 检查过程中，碘造影剂必须以相对快的速率注射入管腔。
- 金属植入物、颈动脉支架（图 7.26）或颈部夹子可能会造成严重的条纹伪影[82]。但植入胸部的起搏器和除颤仪不会妨碍颈动脉 CTA。
- 非常肥胖的患者可能成像效果不佳（图 7.27）。
- 不配合（移动）的患者难以扫描（重建时会出现明显的移动伪影，见图 7.28）。
- 汞合金牙可能会影响透视结果（汞合金牙伪影，见图 7.29）。
- 在颈动脉完全闭塞的情况下，颈外动脉的咽升动脉支可能被误认为是线样的残余 ICA 管腔。这种误判可以通过从颅底探寻颈内动脉近端入岩段来避免[79]（图 7.30）。

MRI

MRI 血管成像的独特之处在于能通过使用流速敏感的脉冲序列（流动的血液），使血管壁（的组织信息）和相邻的管腔之间形成良好对比。这种无创影像学方法能够体现斑块形态特征，可用于帮助前瞻性地识别不稳定斑块以及评估疾病的进展或消退[83]。

MRA 可以在无造影剂的情况下成像，且没有相关电离辐射的风险[82]；但成本高和伪影多限制了其作为常规筛查手段。

当 MRA 显示颅内血管血流正常时，也不能排除颅外疾病[82]。当 MRA 显示存在血流动力学意义的狭窄时，需要进行第二次成像模式，因为 MRA 会高估低流量状态，从而导致诊断不准确（实际上通过超声、CTA 或 DSA，有时能证明在 MRA 上闭塞的血管是通畅的）。

对比增强 MRA（CE-MRA）为 MRA 增加了更大的价值。Remonda 等[97]通过大型人群研究发现时间分辨 CE-MRA 可以成为评估颈动脉疾病患者的 DSA 检查的替代方法。造影剂增强的颈动脉 MR 血管造影（MRA）能更好地描述动脉的细节，因此增加了 MRA 成像的可信度[85-86]。造影剂增强后可快速获取三维 MRA，消除了时间飞跃（time of flight, TOF）-MRA 的许多伪影[87]。

MR 技术

- 表面线圈理想的位置是放在双侧下颌角下方，相当于颈动脉分叉处。并且要求患者在数据采集过程中不要吞咽，这是很重要的。
- 标准检查包括垂直于所探查血管的轴线并覆盖整个平面的几个连续部分，检查序列包括 T1 加权、质子密度（proton density，PD）和时间飞跃（TOF）。这些序列通过含有脂肪饱和、ECG 同步和黑血模块（双重甚至四重反转恢复）的 2D 超快自旋回波序列来构建。注意，对于 T1 加权，可能不使用心脏同步来缩短序列的重复时间（repetition time，TR），但这可能增加与管壁移动相关的伪影。

MR 结果

颈动脉粥样硬化的 MRI 提供了一种独特的方法来描述斑块形态特征和组织构成（它可以检测体内的纤维帽状态，从而使其成为鉴别高危斑块的有力工具，也非常适合研究动脉粥样硬化进展和消退），以及一定程度上描述斑块炎症[2]。斑块的多重加权分析，基于相邻肌肉的信号和斑块不稳定性的主要形态特征，使得鉴别斑块的组成成分成为可能（纤维帽破裂、脂质核心的存在、溃疡、斑块内出血、松散基质和钙化）。我们可以识别：

- 钙化，由于没有质子，在所有的加权序列图像上均表现为一种信号。
  - 但钙化作为评定斑块稳定或不稳定的标准是具有争议的[88]。
- 脂质核心（图 7.31），主要由结晶态-水胆固醇及具有低移动率和被脂肪酸酯化的胆固醇组成，是非流体状态的半液相——所有这些成分产生了与一般脂肪信号（例如，皮下）不同的复杂信号。它在 TOF 中表现为低信号，T1 和 PD 中表现为混杂信号，而在 T2 中多表现为中等信号[88]。
  - 脂质核心的存在被认为是血栓栓塞的危险因素，这是由于这种成分能够在纤维帽破裂时造成下游血管床栓塞。
- 斑块纤维帽表现为毗邻等信号光线的条带，或在 T1、T2 和 PD 中相比肌肉稍高的信号，并且在 TOF 中有信号。斑块内纤维化具有相同的信号[88]。
  - 几项关于参考 MRI 评估纤维帽破裂的研究显示，在纤维帽破裂的情况下，同侧卒中的相对风险增加约 20%。静脉注射钆造影剂不仅有助于突出显示斑块内指示炎症的新生血管，也可以更好地描绘脂质核心（因为造影剂注射后脂质核心不像周围纤维组织那样增强）和纤维帽。
  - 溃疡的形成是纤维帽破裂及斑块核心几乎被完全清除共同导致的。斑块表面锯齿状、凹凸不平与溃疡相关，且这可能与管腔内血栓形成有关。
- 松散的基质是高水合状态的，因此在 T1 上显示为低信号，在 T2 和 PD 上显示为高信号。
  - 由于不稳定的斑块中存在反复增殖/修复的机制，因此疏松基质含量较高。这与斑块破裂后平滑肌细胞增殖不良有关。然而这种松散的基质目前只是评判斑块不稳定性的次要指标，因为很难严格将它们从其他组织中划分并定量出来[88]。
- 斑块内出血在 TOF 和 T1 加权中表现为高信号，而在 PD 和 T2 加权中，根据出血时间，可表现为低信号（急性期出血），或表现为高信号（亚急性期出血）。
  - 斑块内出血被认为是斑块组织学不稳定的危险因素。Takaya 等[108]报道了在斑块内出血的情况下卒中的相对风险增加了 5%。此外，在同一组内，风险增加与出血的多少有关。
- 在 TOF 和 T1 像中，可疑从斑块表面脱落的栓子表现为管腔内的高信号，而且越是新近形成的血栓，信号强度越高。
- MRA 可以与多重对比、高分辨率的黑血自旋回波 MRI 序列结合[90]。
  - MRA 提供关于狭窄病变严重程度及其空间分布的信息。
  - 高分辨率黑血序列能够描述斑块组成特征。
  - 这种策略可潜在地将患者进行风险分层，并选择合适的治疗方式[91]。
- 静脉内注射钆造影剂有助于突出显示斑块内新生血管形成，后者与炎症反应相关；同时，还能更好地描绘脂质核心和纤维帽。
  - 静脉注射钆剂后斑块被强化与两种机制相关：
    - 管壁的渗透性增加

- 新生血管形成
  ○ 症状性斑块可能比稳定斑块强化更为明显，且强化出现和消失的节奏也跟稳定斑块不一样，这是新生血管程度不同导致的。
  ○ 此外，与脂质核心相比，纤维的强化更加重要，特别是血管新生较强的区域，因为注射造影剂后，脂质核心不像周围的纤维组织一样会强化。两种结构之间的最大对比差异在注射后 10 min 出现，持续 20 min[88]。

MRA

常用于颈动脉 MRA 的技术是时间飞跃成像（TOF-MRA）（可以通过 2D 或 3D 获取）以及钆对比增强血管造影（CE-MRA）。

- TOF-MRA 容易受到诸如湍流和缓慢血流等现象（其破坏血液通过管腔的平滑线性流动）的干扰，因为该技术依赖于磁化血流运动的单位体积成像。3D TOF 提供了比 2D TOF 更好的空间分辨率，但需要更长时间，在检查期间患者移动的可能性会更大。
  ○ TOF-MRA 的狭窄测量值非常接近导管造影测量值[92-94]，并且具有不需要造影剂给药的额外优点。
  ○ TOF-MRA 通常仅获取颈动脉分叉处图像，因此具有更高的空间分辨率（检测小溃疡的能力提高），而 CE-MRA 的优势在于覆盖范围较广，从主动脉弓到颅底的血管。
  ○ 该技术受血管钙化影响较小，因此在排除造成血流动力学障碍的血管狭窄方面非常有用。
  ○ TOF-MRA 检测串联病变方面有明显的不足[95]，因为它会导致严重受累管腔的信号丢失[96-97]。
  ○ 在 MRA 检查中，存在将正常动脉判为轻度狭窄的趋势。因为如果在正常颈动脉球部出现反流和非层流的组合，会导致颈动脉球部在 MRA 上明显变平缓。这种现象在 2D 技术上更明显。
  ○ 循环血中的质子饱和度也可能影响溃疡口内的信号[98]。
  ○ 利用流动饱和切片（traveling saturation slice）的 2D-MRA 技术可以发现明显的信号间隙[99]。这种情况常常发生在当动脉中有一个祥且血管显影过程中产生特殊不连续性的情况时（这时，3D 技术有利于清楚地观察血管祥）。
  ○ 在严重狭窄的远端，血流通常是湍流而不是层流，这导致由于体素内相移而引起的信号丢失，以及磁化和去磁血液在单个体素中的混合。这种现象被称为"信号丢失（signal dropout）"。TOF-MRA 不能区分真实的完全闭塞和严重狭窄（"发丝样管腔"）所致的远端血流缓慢情况，因为两种情况都会出现信号丢失[32]。
  ○ 如果患者在 2D MRA 的采集期间明显移动，图像也可能出现明显的不连续性。这一般很容易识别，因而不至于影响结果判读，除非移动时成像的切片处于关键位置，例如在狭窄处，否则通常不是严重的问题[99]。
  ○ 以下有两种方法来克服弓起源、患者移动以及"百叶窗"伪影所致的成像差的问题[82]：
    - 查看伪影的源图像。
    - 添加对比增强的颈部 MRA 作为"双保险"技术，以防 2D TOF 失败。
  ○ 近期形成的血栓可以产生很高的信号，使其可能在处理后的 MRA 上现出来。尽管血栓的信号具有不同的性质，但这在理论上可能被误认为血液流动，不过这可以通过经验来鉴别。
  ○ 3D TOF-MRA 具有各种"类似血管造影"的重建模式（图 7.32），能够准确显示具有血流动力学意义的颈动脉狭窄[19, 42, 100-102]。除了这些重建，轴向原始图像有利于狭窄程度的确定[13, 103-105]。
  ○ 最近的研究证明 3D TOF-MRA 能够相对准确地评估少数颈动脉粥样硬化的变化[106]。
  ○ MIP 的后处理技术是将原始轴向部分转换为血管造影投影，其会导致血管的直径明显减少，高估血流紊乱程度或狭窄程度，以及对小血管或流速慢的血管显示差，因为该技术导致了血管的部分低信号特征丢失[107]。
- CE-MRA 优于 TOF 序列，能更好地可视化动脉管腔[32]（图 7.33）：
  ○ 尽管体素内相移会降低精确度，CE-MRA 鉴别血流伪影的灵敏度仍远低于 TOF-MRA。这是因为 CE-MRA 在生理学上更类似于传统的血管造影，管腔测量主要依赖管腔内的造影剂而不是血流。这种管腔充盈的特征可以描绘缓慢或停滞的血流，包括在溃疡中的血流[87]。

- 对比增强技术的另一个优点是具有从主动脉弓到颅内循环成像的能力。
- M. Etesami 等在他们的研究中表明，相对于 TOF-MRA，CE-MRA 可检测到更多的颈动脉斑块溃疡，漏检是受血流的血流动力学模式影响，取决于溃疡的指向（近端指向）、相对于狭窄的位置及几何形状［低的颈深比（neck-to-depth ratio）］[67]。
- 正如许多研究所示，钆剂增强 MRA 往往会高估狭窄的程度[94, 101]。这些伪影可能是由于切面厚度过大，造成了部分容积效应[11, 109]。即使回波时间缩短，体素内相移也可能发生。对于狭窄程度大于 70% 的血管，残余管腔的大小比像素尺寸更小。血流动力学的改变也可以解释信号丢失的原因；钆剂增强 MRA 高估狭窄的程度，因为狭窄造成流量的减少，从而导致远端动脉管腔内造影剂浓度降低[110]，尤其是在评估小血管管腔狭窄程度时[59]。
- 由于缺乏空间分辨率，CE-MRA 对不规则斑块的检测不够敏感[59]。
- CE-MRA 的高质量图像取决于正确的造影剂注射时间和成像参数[111]。
- 对比增强的颈部 MRA 可能发生静脉干扰；但是将源图像在轴向平面上重建可以解决由于冠状和矢状 MIP 重建后静脉和动脉结构重叠而引起的问题[82]。
- 在金属手术夹子存在的情况下，CE-MRA 也可能不正确，因为其易形成伪影，而且 TOF 成像也会出现这种情况。

脑 T2 加权、FLAIR 和 DWI

这些序列用于寻找颅外动脉粥样硬化性血管疾病的第二信号。

其他限制和缺陷

- 与 DSA 相比，MRA 评估 CAVD 的缺陷是会高估管腔的狭窄程度（在无对比增强检查时更常见）。但是，对狭窄程度评判错误的概率似乎远比 DSA 检查本身的风险低（在某些中心和某些试验中卒中风险高达 1%）[44, 113]。与旋转血管造影相比，DSA 可能低估颈动脉狭窄的程度，这是造成 MRA 与 DSA 存在差异的部分原因。因此，可以得出结论认为，DSA 的低估是造成 DSA 与 MRA 差异的部分原因，而不是 MRA 的高估[32, 114]。然而，我们仍然应该知道 MRI 不能够区分次全闭塞和完全闭塞。
- 支架后颈动脉的评估也会受到来自金属易感性或不兼容植入装置（如起搏器、除颤器、脑动脉瘤夹子或经历某些其他的手术）的信号丢失的限制。同样，患有幽闭恐惧症、极度肥胖等的大部分患者是无法进行检查的。
- 相对于颈动脉超声和 CTA，MRA 对动脉钙化的相对不敏感性是 MRA 的显著优势之一。MRI 和超声一样，可以评估动脉粥样斑块的形态[115-116]，但还需要进一步的验证。
- 由于多重对比增强成像的标准化序列没有被普遍认可，导致方法学的限制，从而限制了医院应用此设备，即使该医院拥有能够修改这些成像参数的 MRI 物理学专家。此外，定量评估斑块尺寸和组成的自动化独立操作软件似乎没有被开发出来[90]。
- 最后，与该技术相关的高成本将限制 MRI 用于筛查的目的[90]。

结论和展望

临床实践中，双功能超声检查用于筛查。颈和颅脑 CTA 通常主要用于急性卒中评估。颈 CTA 主要用于颈动脉狭窄患者术前细节检查和 MRI 禁忌的患者（如起搏器、动脉瘤夹）。颈 TOF-MRA 目前最常用于颈动脉双功能超声检查结果明显异常的无症状患者以及有症状患者的随访检查。若 TOF 检查还不够，可以进行 CE-MRA 来展现颈动脉循环[17]。

目前的成像研究并不是简单地测量血管直径的变化，而是集中于提高识别潜在动脉粥样硬化易损斑块的方法上。目前，NASCET 标准忽略了具有高栓塞风险的不稳定特征的溃疡或不规则斑块。MRI 技术中，高分辨血管壁成像、黑血和传统的钆剂增强血管壁成像都非常有利于斑块特征的描述[82]。由此，我们可以得出结论，MRI 是确定对医学治疗反应的无创检查方法，甚至是靶向治疗的潜在方法。

尽管 CE-MRA 成像时间接近 1 min，但具有可靠的静脉抑制和高空间分辨率的优点。造影剂的使用使该检查在生理上类似于传统血管造影术，可以展现微小的血管不规则斑块和溃疡病变。对于颈动脉内膜切除术前患者的术前评估，CE-MRA 的性能和准确性似乎足以替代传统的血管造影术[87]。而且，MRI 方法能够显影体内动脉粥样硬化性疾病的其他重要方面，例如炎症反应、新生血管形成及机械性能，这可能有助于提高对动脉粥样硬化血栓形成疾病的认识[57, 90, 117]。

MRI 也可以与其他影像学检查方法结合，如超声和核医学，由此可以从组织顺应性、组成以及炎症反应方面，对颈动脉粥样硬化进行全面的评估[2]。

与 MRA 一样，CTA 技术也在迅速发展。探测器排数的增加使得成像更快，分辨率更高且具有更大的视野，目前 16、32、64、256 和 320 排的探测器和双源系统已经在临床上使用了[118-119]。探测器排数增加的探头可以在动脉相提供更快的采集时间。它们还可以减少运动和呼吸伪影，并且减少造影剂的用量。设备、成像协议和解读经验因素严重影响 CTA 的准确性[120-123]，但在目前研究中，CTA 与导管血管造影相比，评估 CAVD 的能力是相当的，敏感度是 100%，特异度是 63%（95%CI：25% ~ 88%）；CTA 显示 < 70% 颈动脉狭窄的阴性预测值为 100%[38]。然而，根据一项比较在超声、CTA 和 MRA 检查中使用和不使用静脉造影剂的研究，发现无创成像对颈动脉狭窄评估的准确性似乎在文献中通常被高估[124]。

正如颈动脉双功能超声检查、经颅多普勒超声检查、MRI 和放射性核素成像评估脑灌注的情况，目前没有令人信服的证据证明这些可用的成像方法能可靠地预测卒中发生的风险，也没有足够的依据推荐这些技术广泛应用于颈动脉疾病患者的评估[17]。

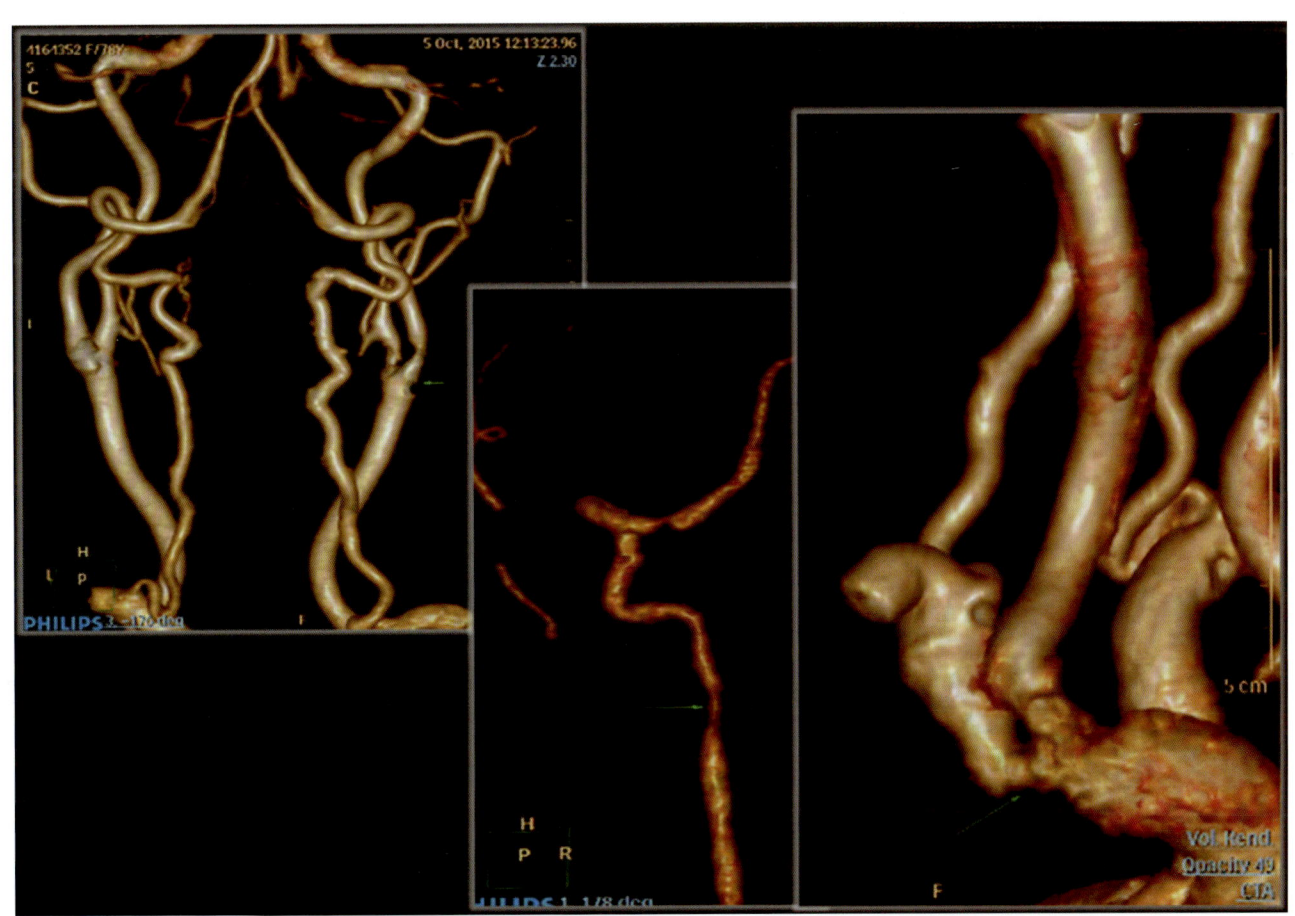

图 7.1　CAVD 最常见的部位是颈动脉球部，但也可能累及颅外动脉和起源于主动脉弓的大血管的任何部位

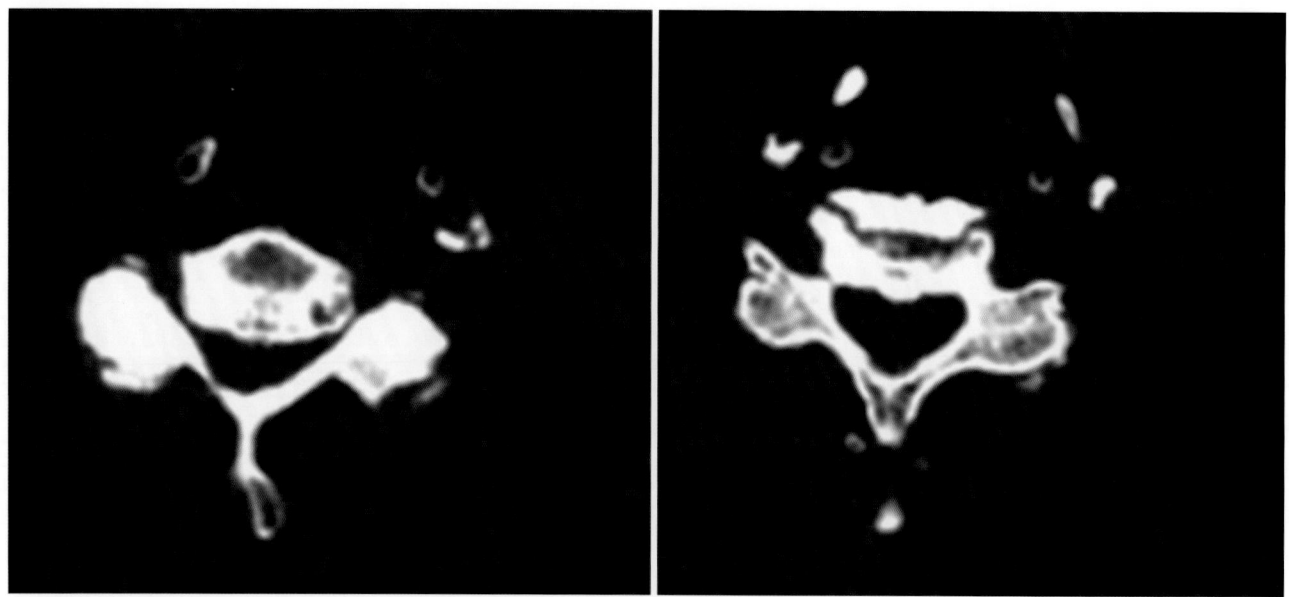

图 7.2 在 CCA 分叉处的钙化 CAVD 斑块

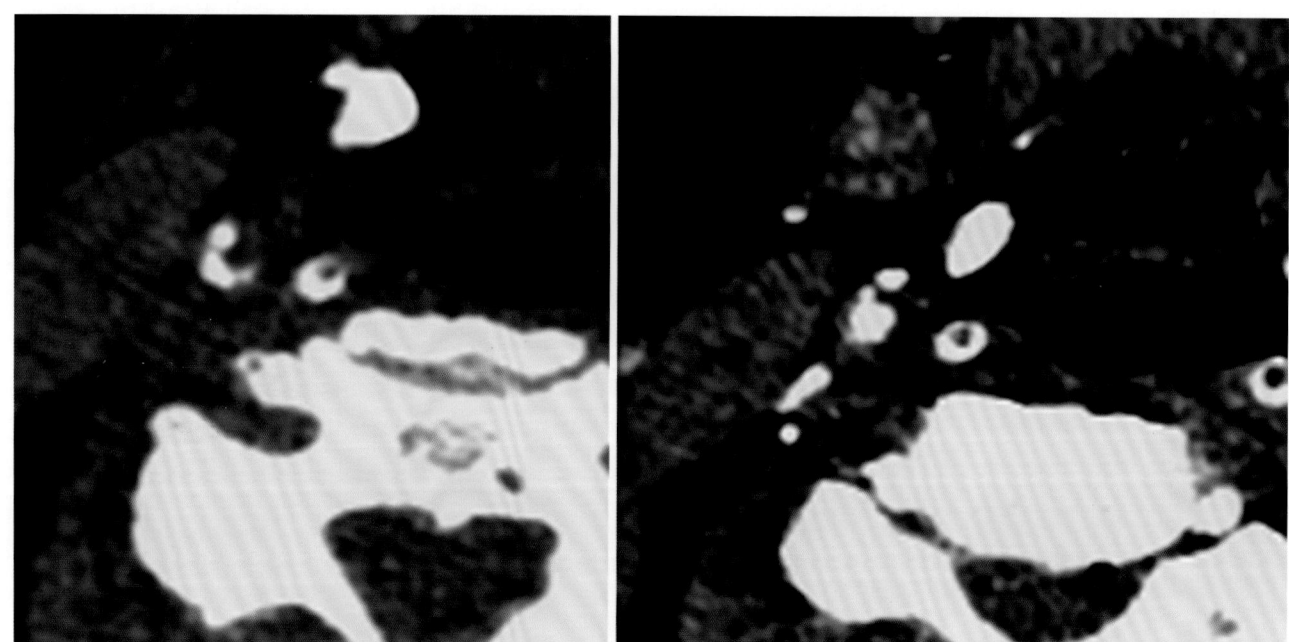

图 7.3 CECT 降低了钙化斑块的可视化能力

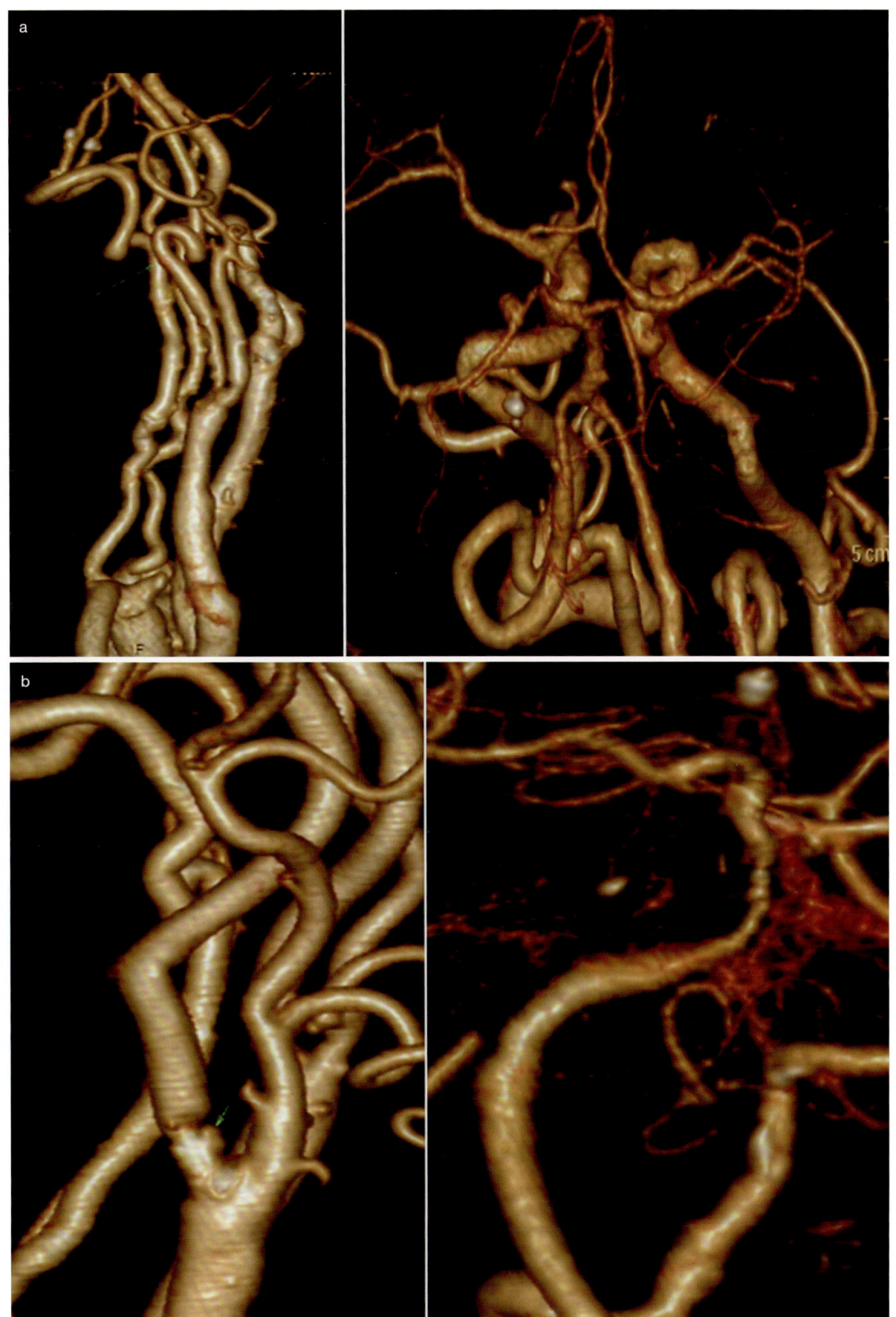

图 7.4 CTA 描述了 ICA 中的各种其他异常：扭曲成袢、动脉瘤、溃疡和远端病变

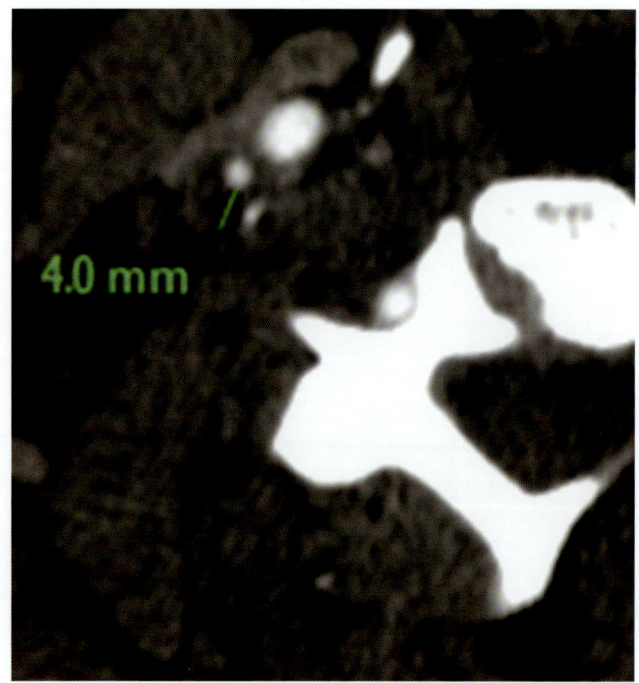

图 7.5 最大颈动脉壁厚≥ 4 mm 能预测远期颈动脉缺血性卒中

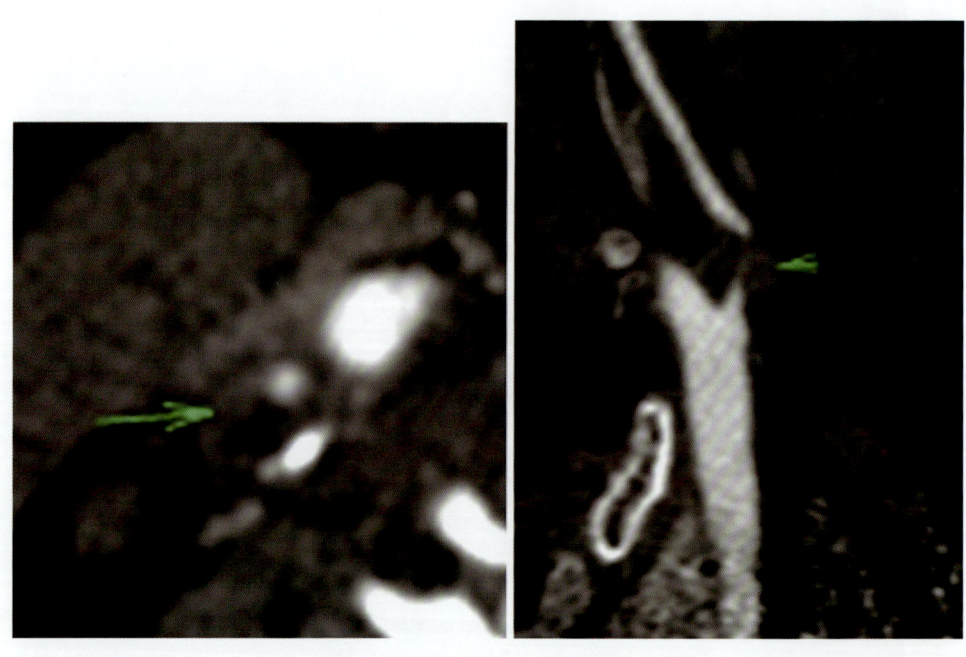

图 7.6 薄纤维帽和大脂质核心的颈动脉斑块（图中箭头所指）被认为会增加卒中风险

第 7 章 脑血管疾病诊断方法：CT 和 MRI

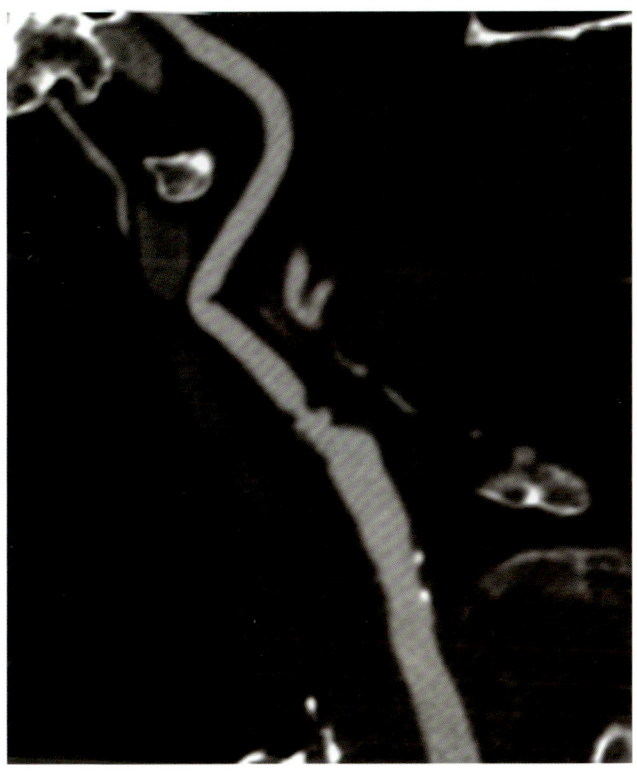

图 7.7 溃疡斑块（MIP 重建）

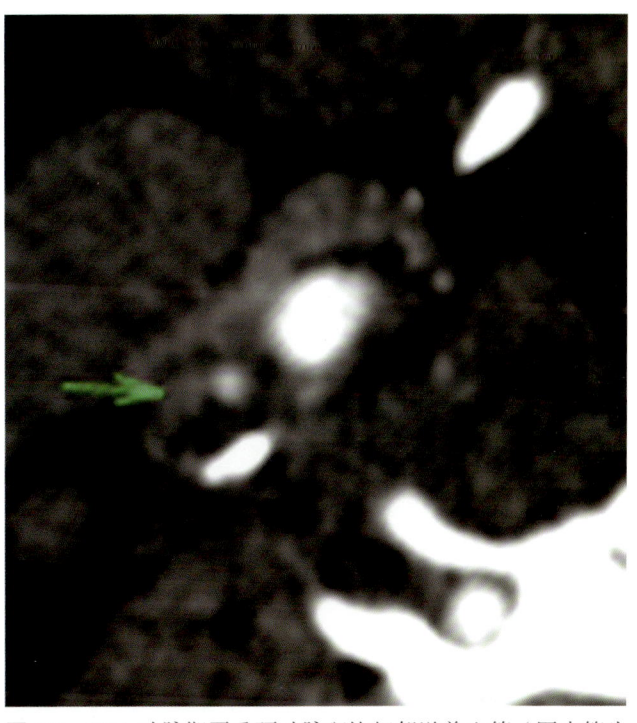

图 7.8 CTA 动脉期严重颈动脉斑块相邻滋养血管（图中箭头所指）的强化

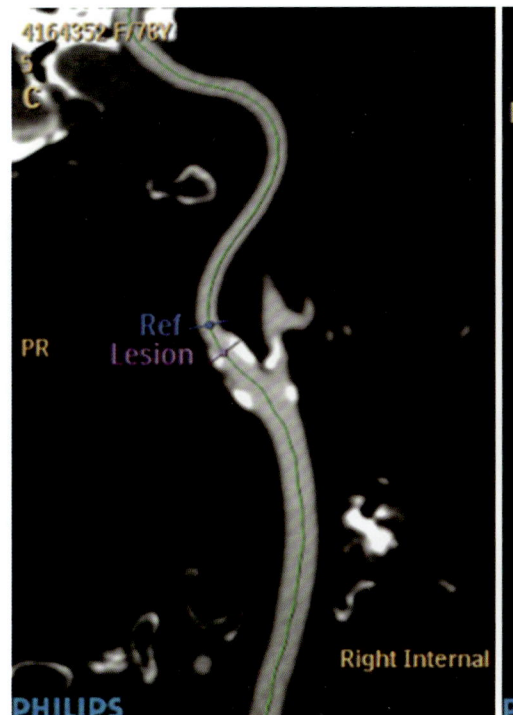
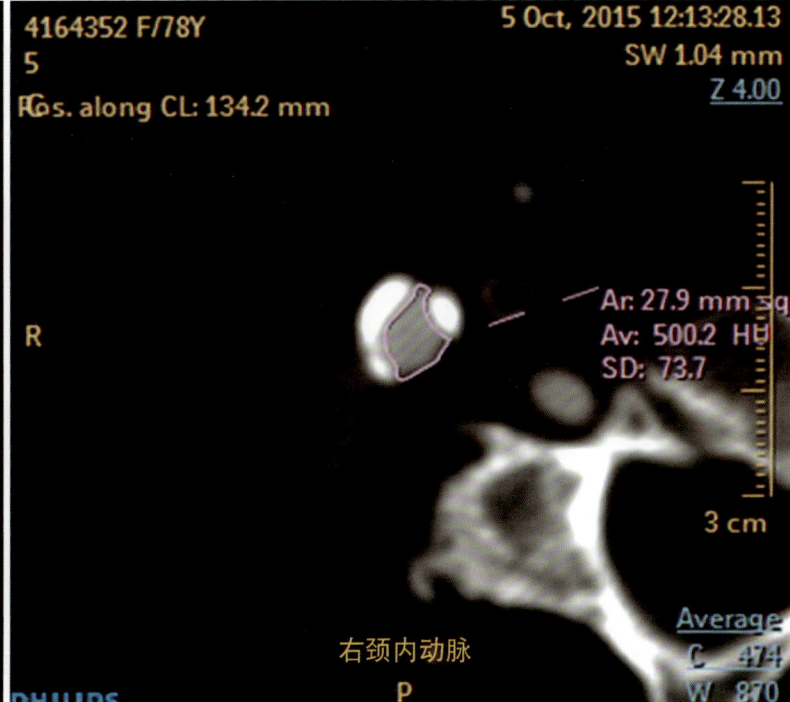

图 7.9 钙含量高的斑块

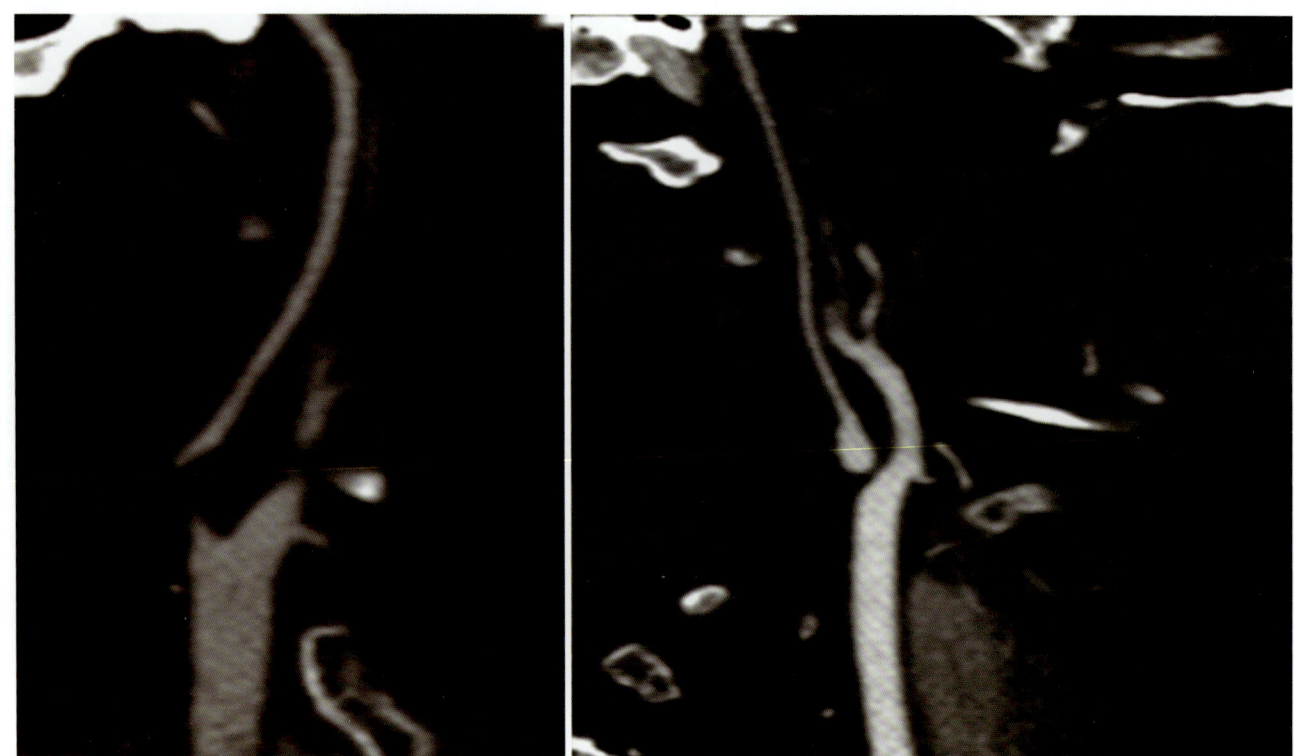

图 7.10 除 DSA 外，CTA 是区分假性闭塞与真性完全闭塞最佳的无创检查方法

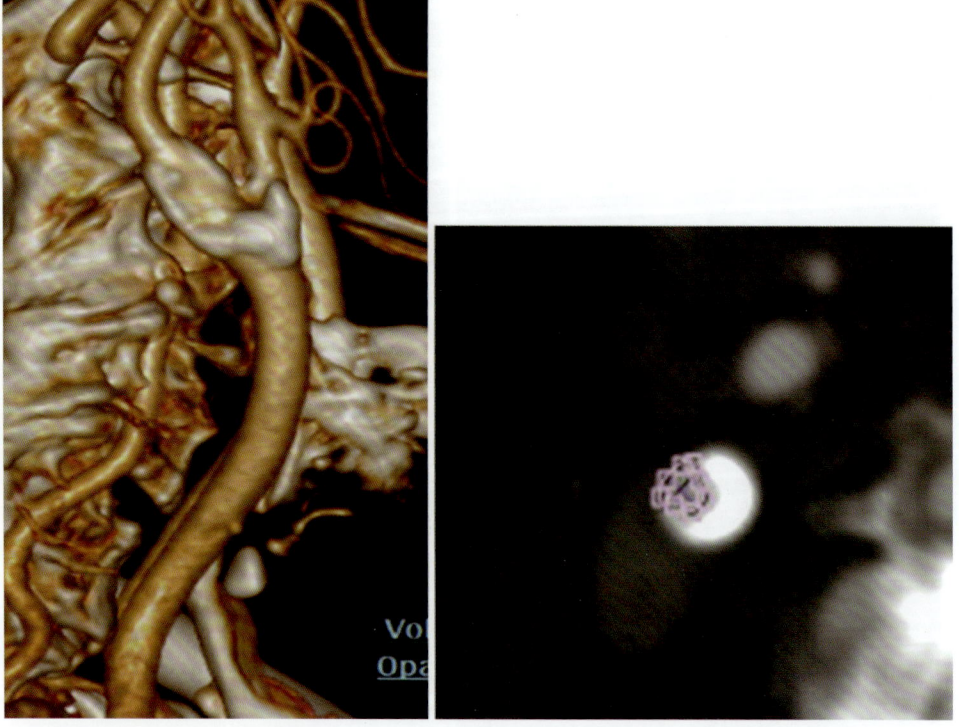

图 7.11 SSD 和轴向图像：即使侧壁有钙化，轴向图像也可以很好地显示除管壁斑块以外的明显管腔

第 7 章 脑血管疾病诊断方法：CT 和 MRI

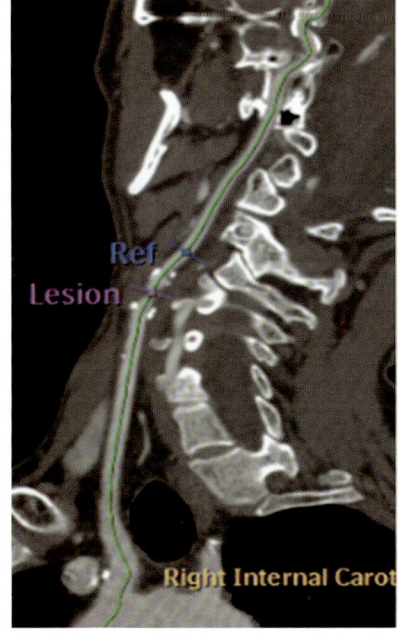
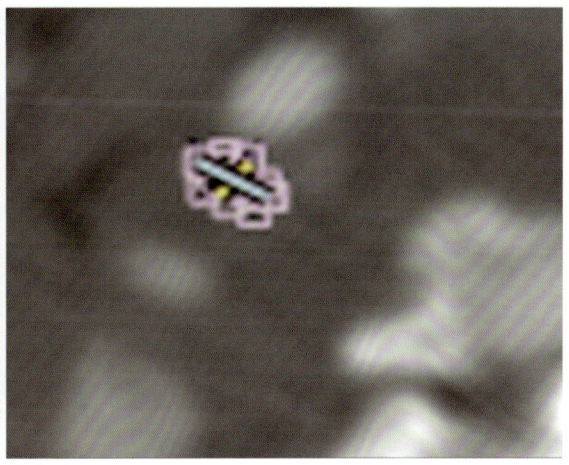

图 7.12 在残余管腔的轴向延伸平面上，最狭窄部位进行狭窄测量的精确度比血管造影更高

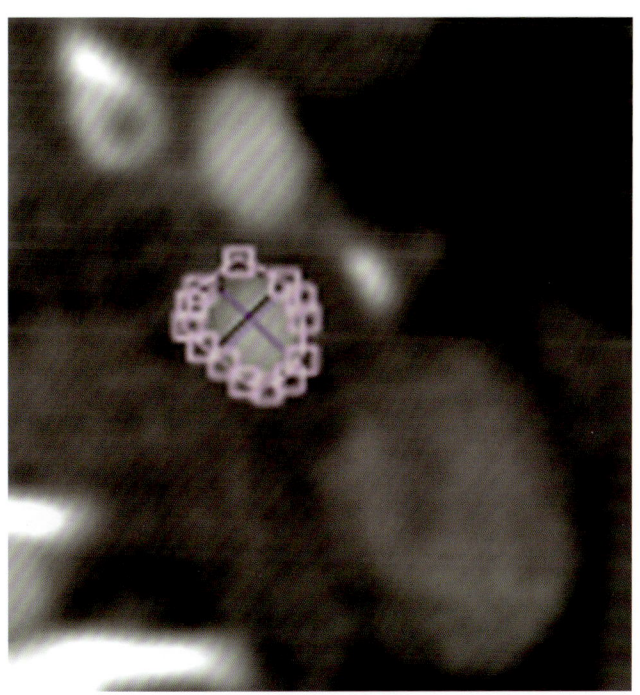

图 7.13 CTA 是目前唯一可用于造影剂充盈的血管、斑块和周围软组织进行高分辨率成像的血管造影方法

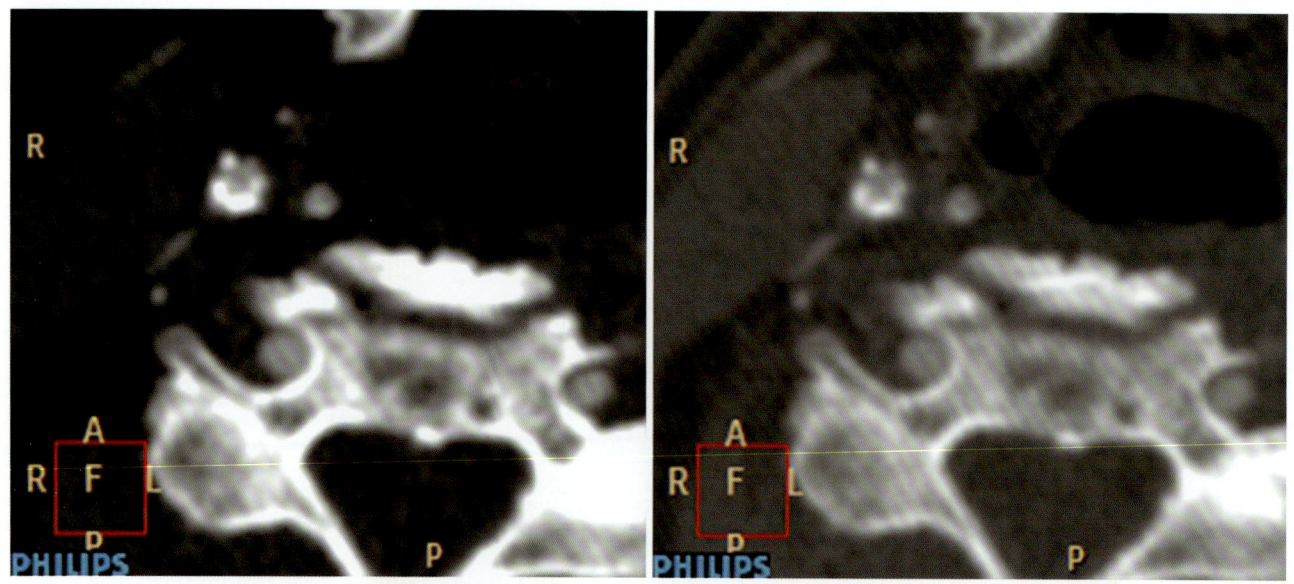

图 7.14 在管壁严重粗糙钙化的情况下，适当增加窗宽可以减少射束硬化伪影

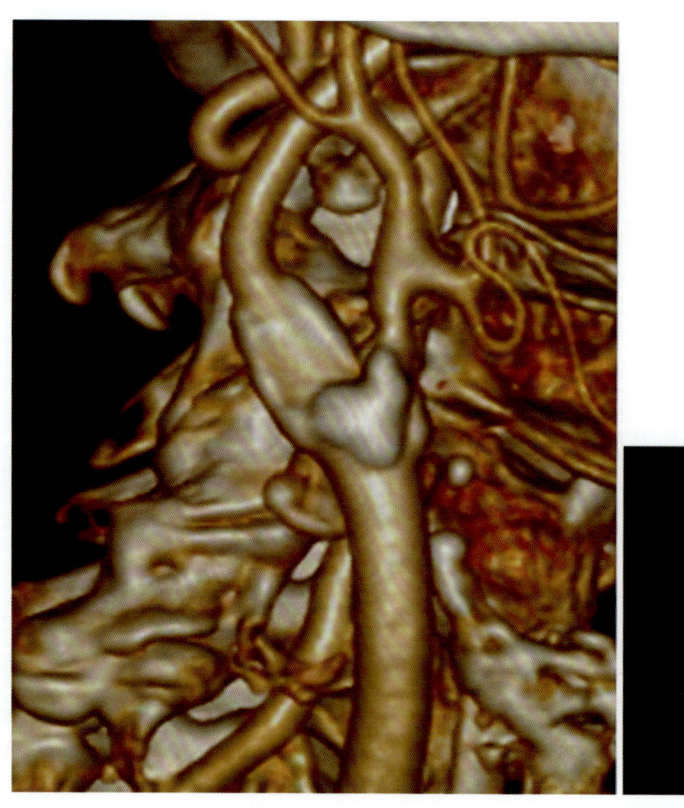
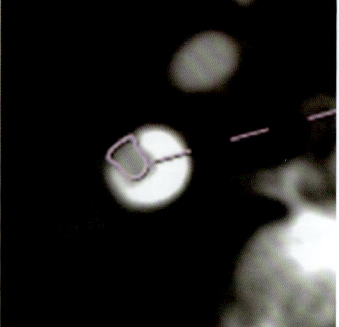

图 7.15 轴向截面图像可通过后处理重建技术获取，如 MIP 和（或）SSD 重建（MIP 比 SSD 更可靠）

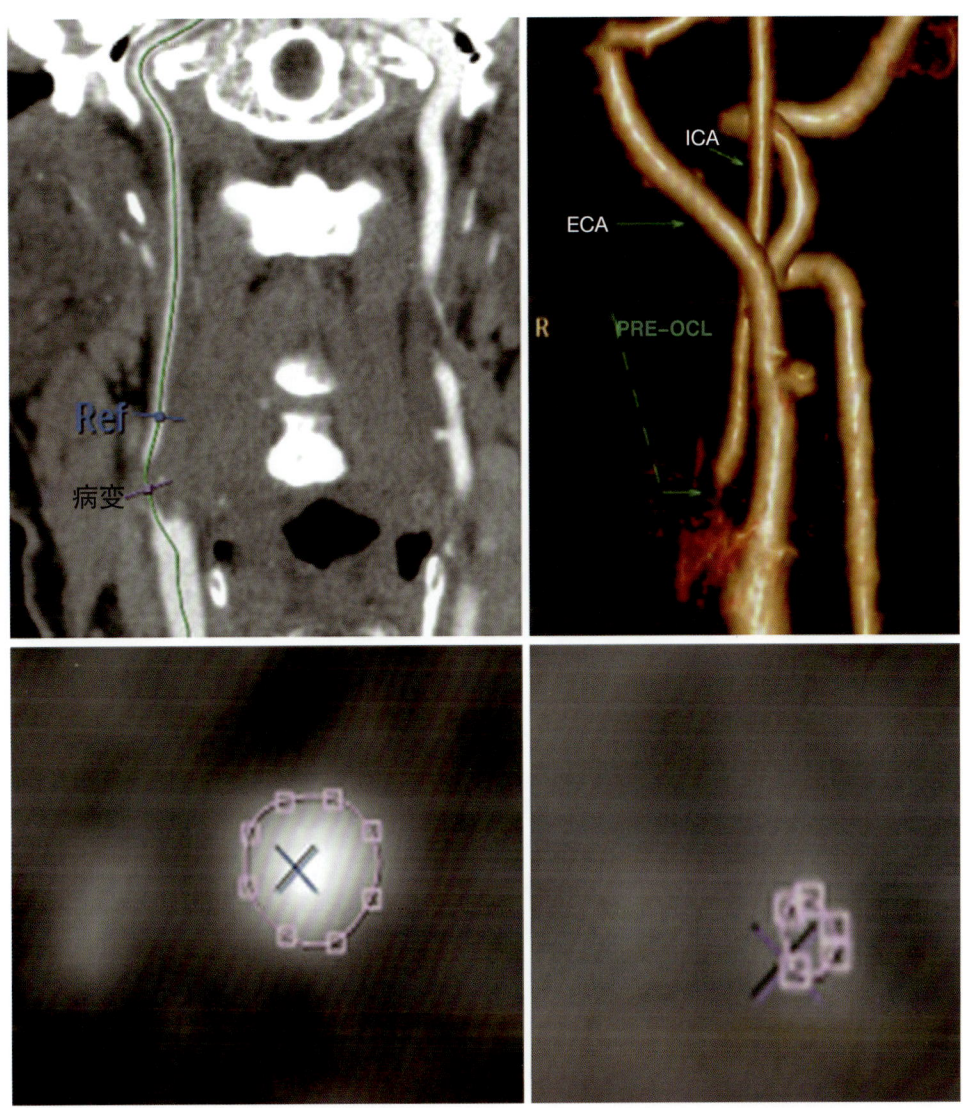

图 7.16 在非常严重的狭窄血管，远端 ICA 直径的减少妨碍了 NASCET 方法对狭窄程度的准确测量，并且通常会导致 ICA 直径的分级低于颈外动脉次全闭塞的分级。ICA，颈内动脉；ECA，颈外动脉；PRE-OCL，次全闭塞

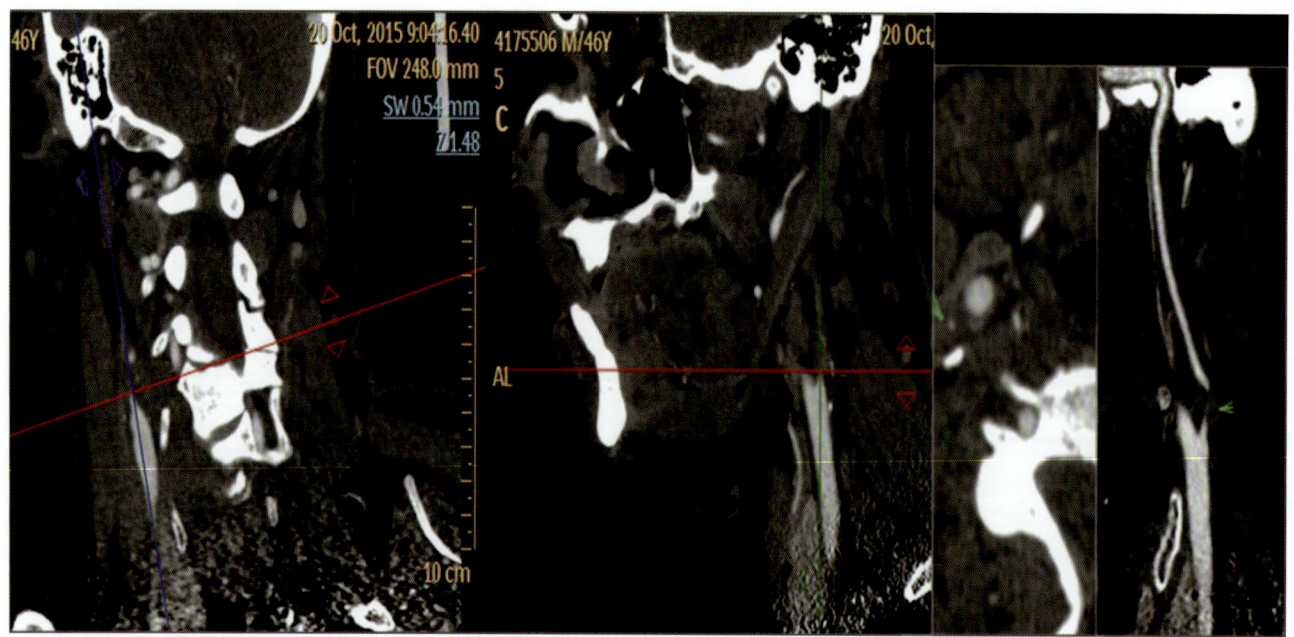

图 7.17　MRP：当狭窄非常局限时，在轴向图像上评估狭窄可能十分困难，而 MIP 重建有助于解决这个难题

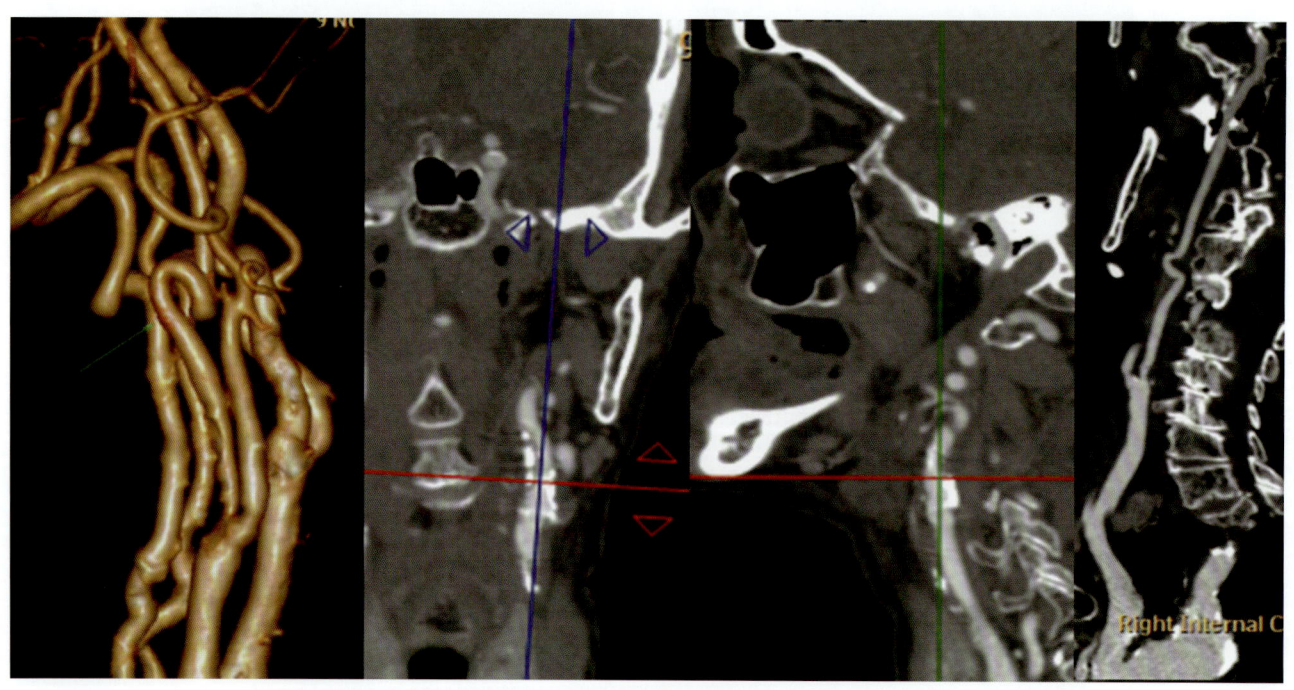

图 7.18　在血管迂曲的情况下，解读图像变得困难，而 MIP 重建有助于解决此问题

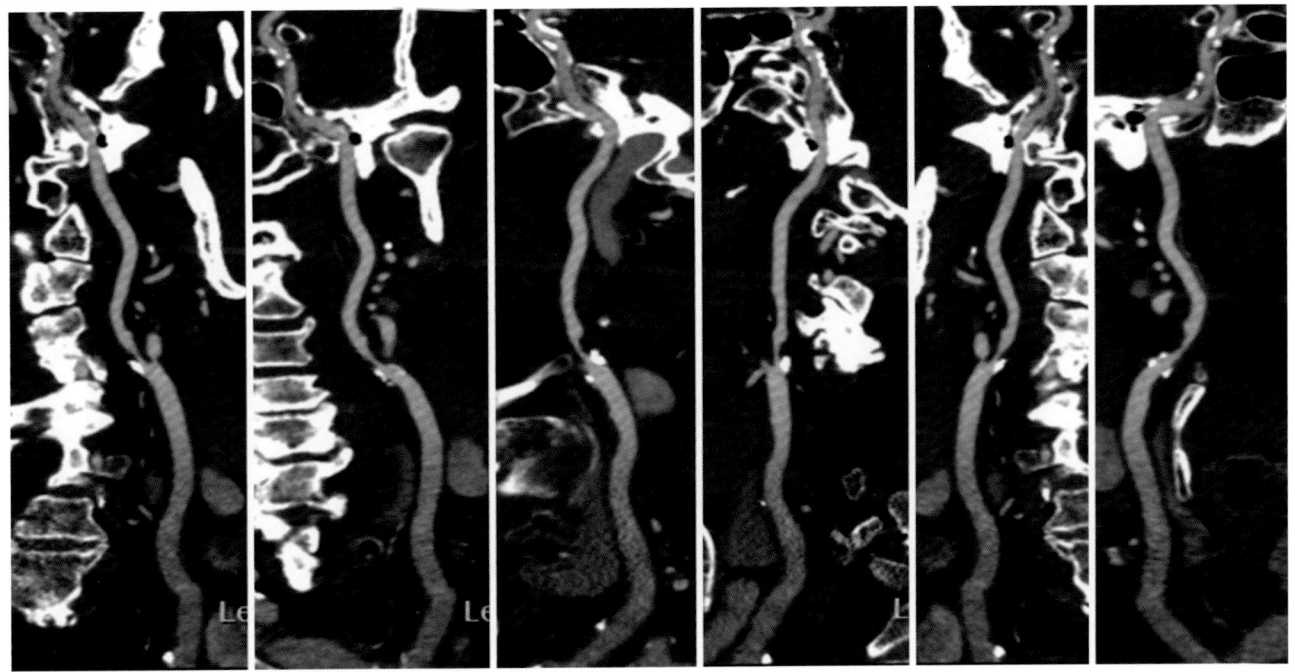

图 7.19 MIP：在 MIP 图像上很容易检测出钙化，人为地使动脉直径缩小，但是理论上这种情况可通过多角度观察来避免

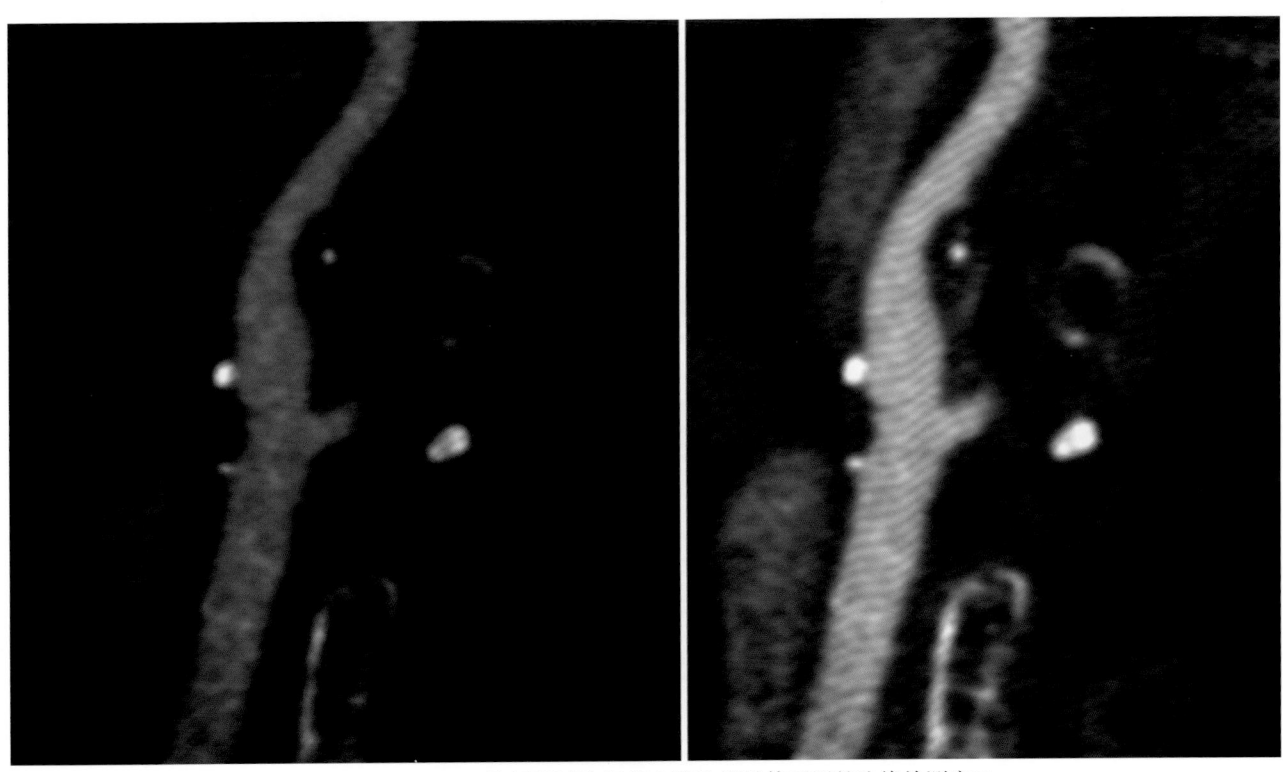

图 7.20 MIP：技师尝试为每根血管选择最佳可用的边缘检测窗口

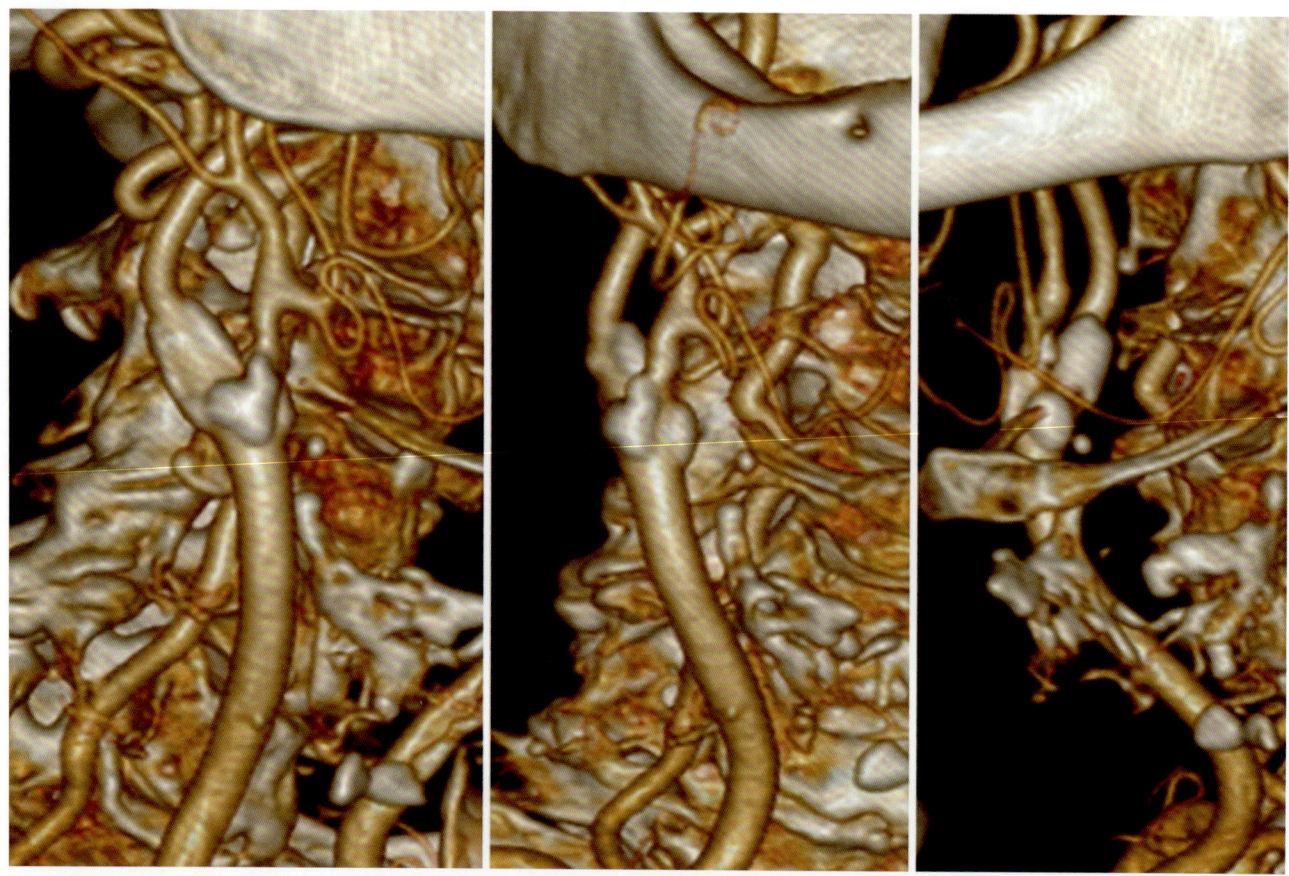

图 7.21　SSD 的优点在于倾斜度可以移动、旋转和调整

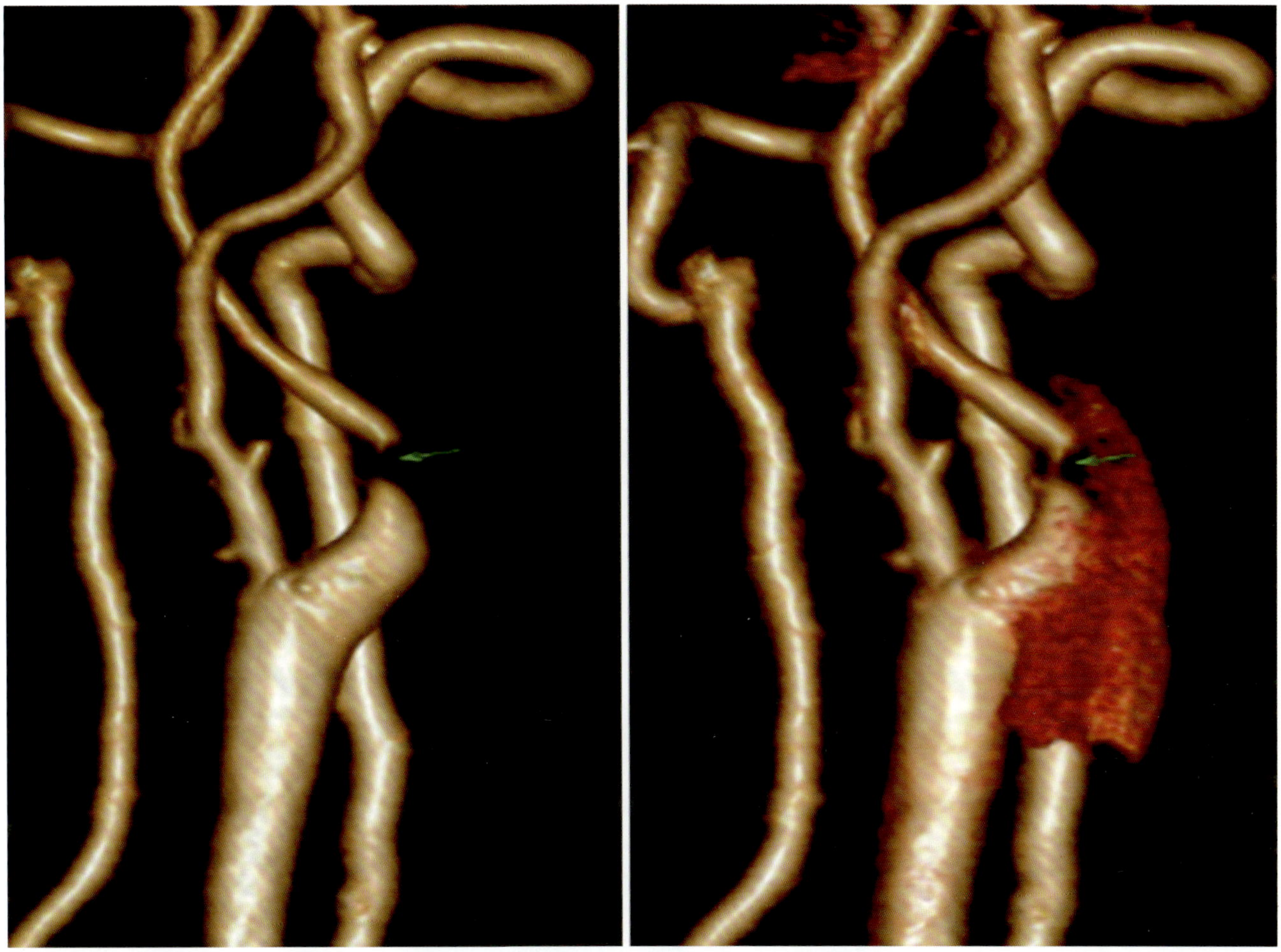

图 7.22 即使管壁没有钙化，SSD 也常常低估狭窄的程度（图中箭头所指），这可能是由于任意选择下限阈值所致

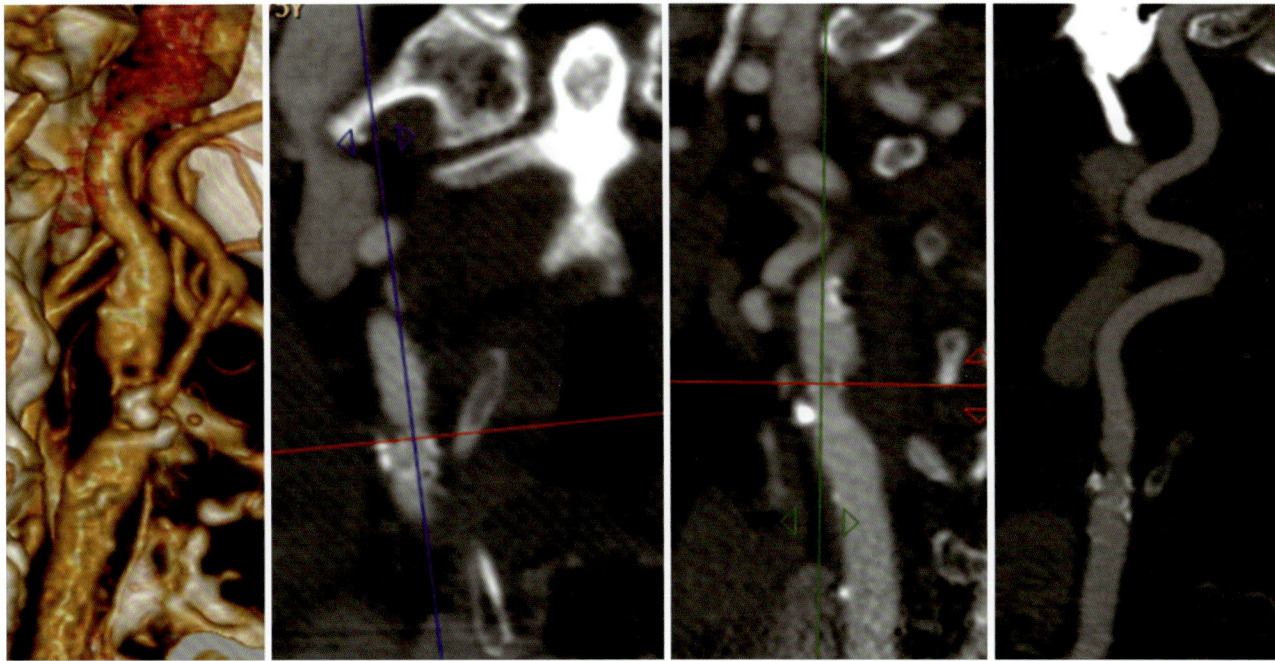

图 7.23 SSD、MPR 和 MIP 重建：如果存在广泛的钙化，SSD 的准确度会降低，但是 MPR 和 MIP 重建可避免这种限制

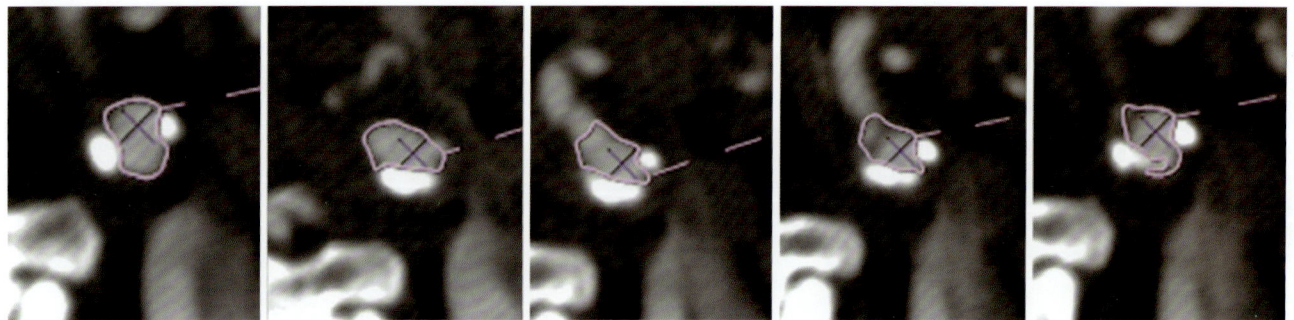

图 7.24　当使用自动 3D CTA 分析程序时，要注意几个强化的颈动脉管腔重合不良的情况

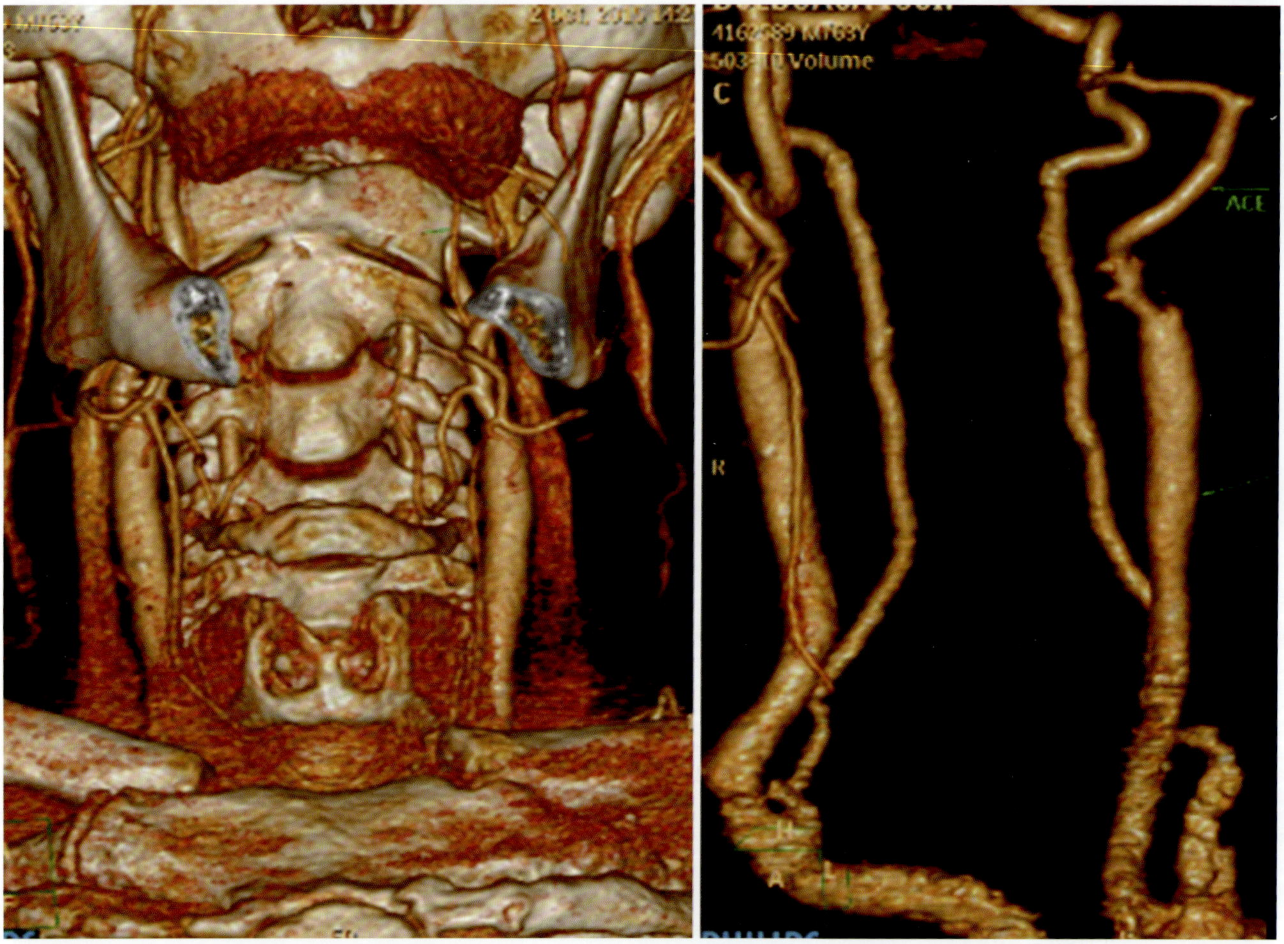

图 7.25　该技术的主要缺点是需要对图像数据进行后处理以去除钙化、静脉和骨骼结构

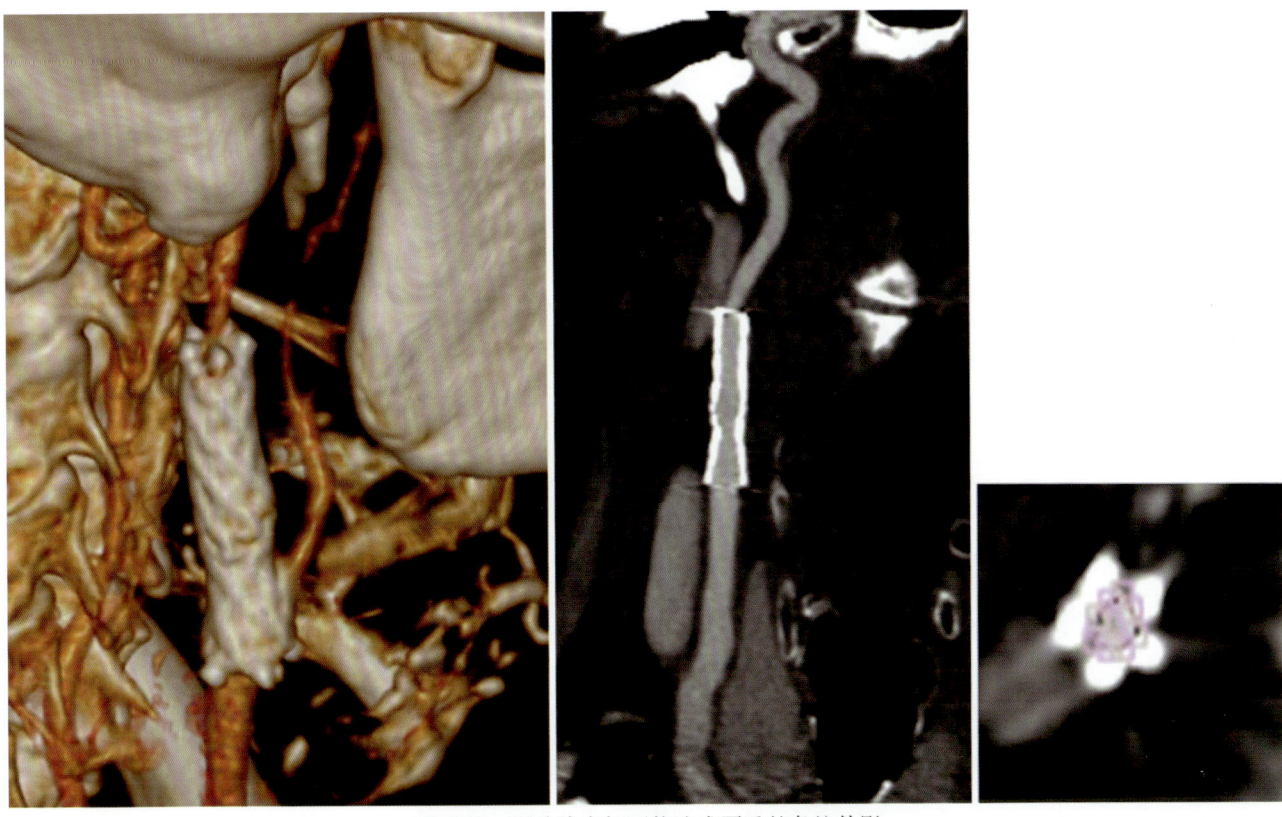

图 7.26 颈动脉支架可能造成严重的条纹伪影

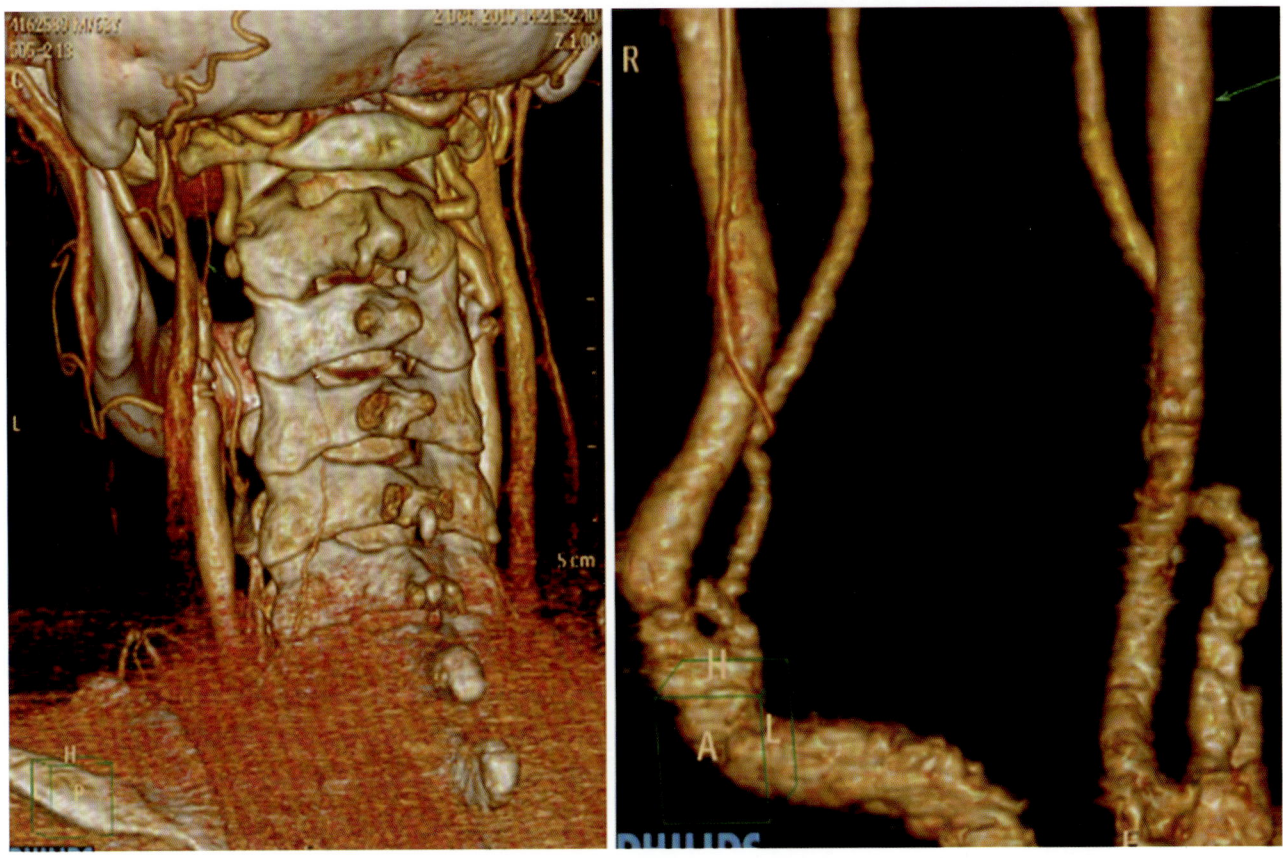

图 7.27 肥胖的患者成像质量较差

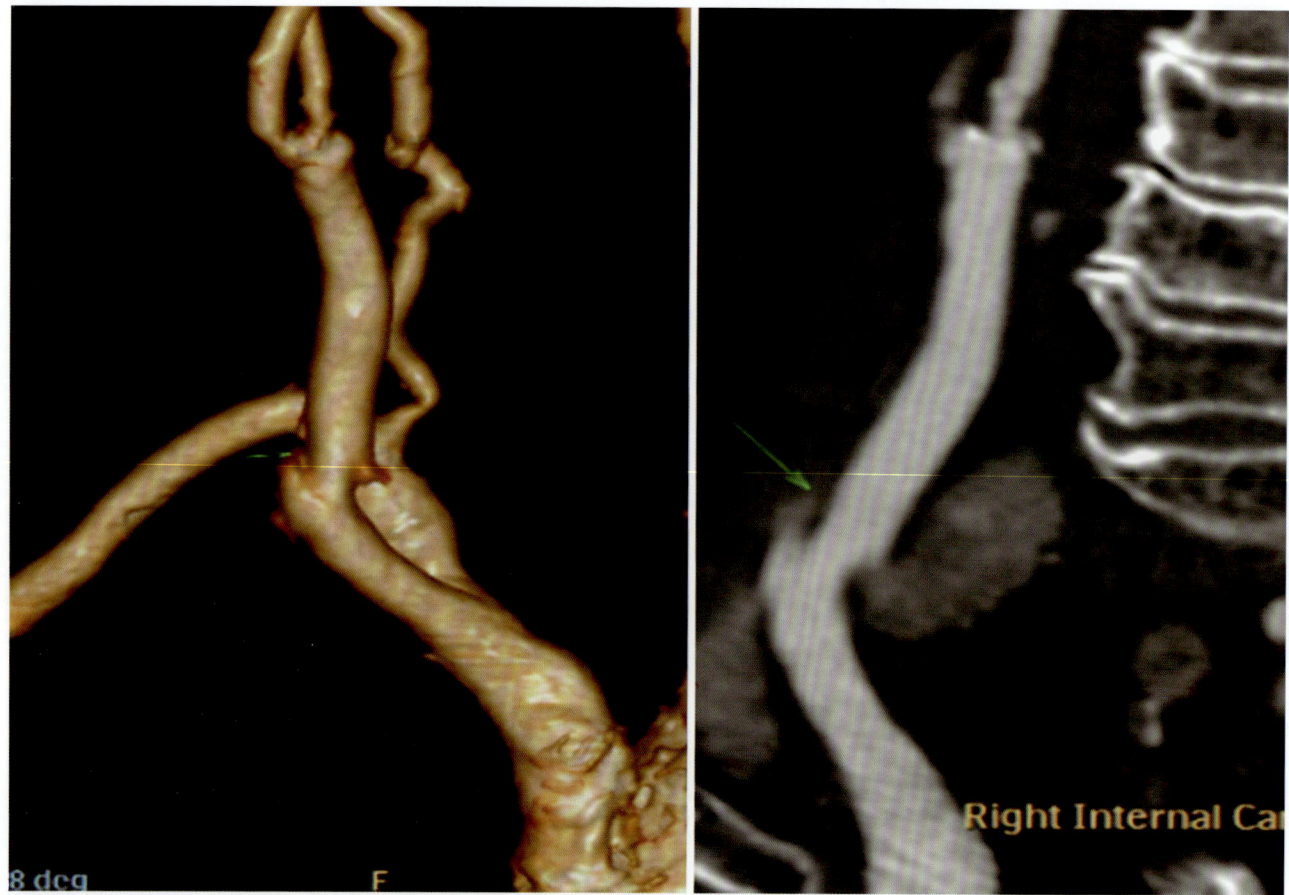

图 7.28 移动伪影（如箭头所示）

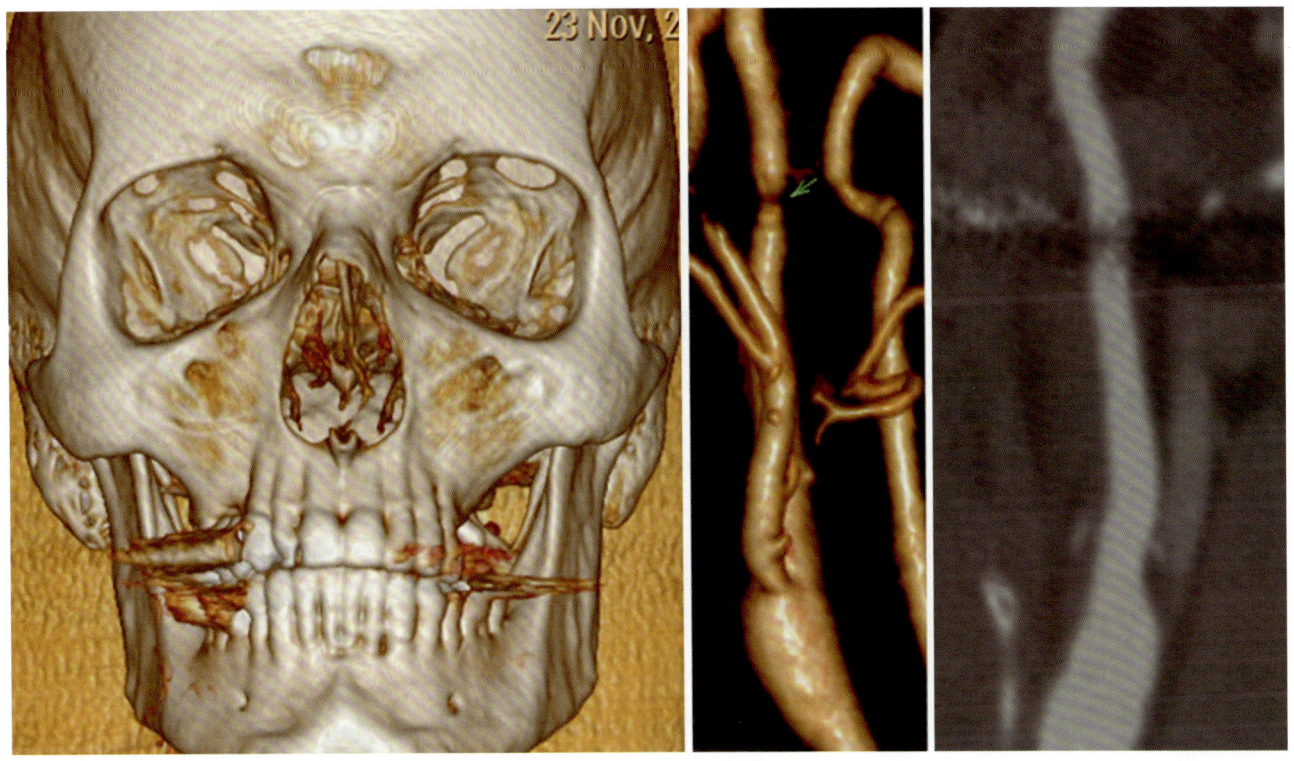

图 7.29 汞合金牙伪影（如箭头所示）

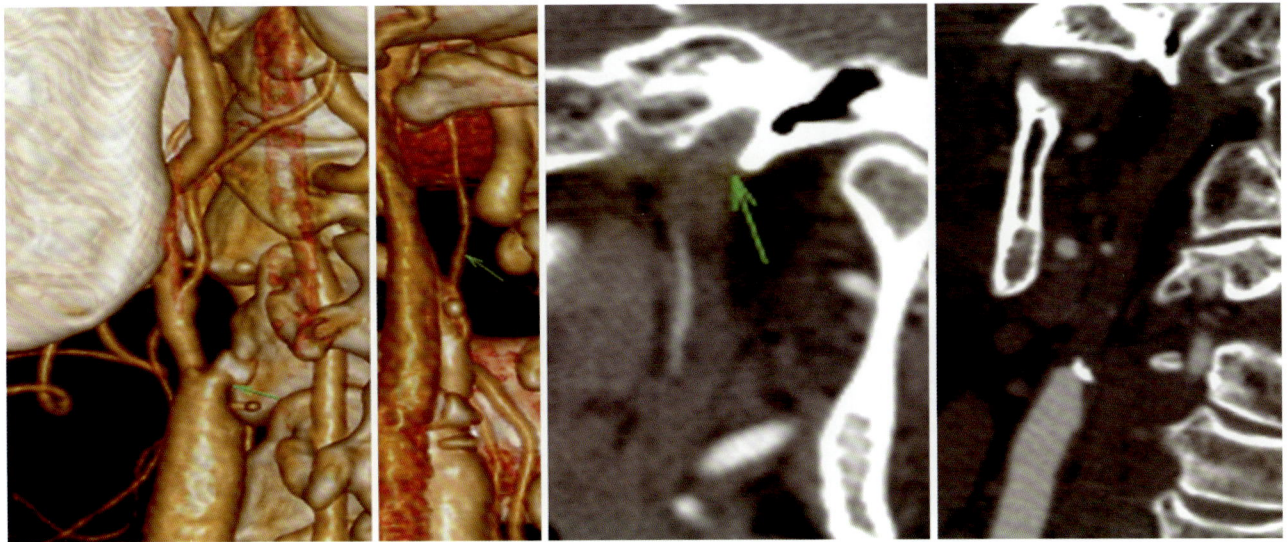

图 7.30 颈动脉完全闭塞：颈外动脉的咽升动脉支可被误认为是细如发丝的残余 ICA 管腔

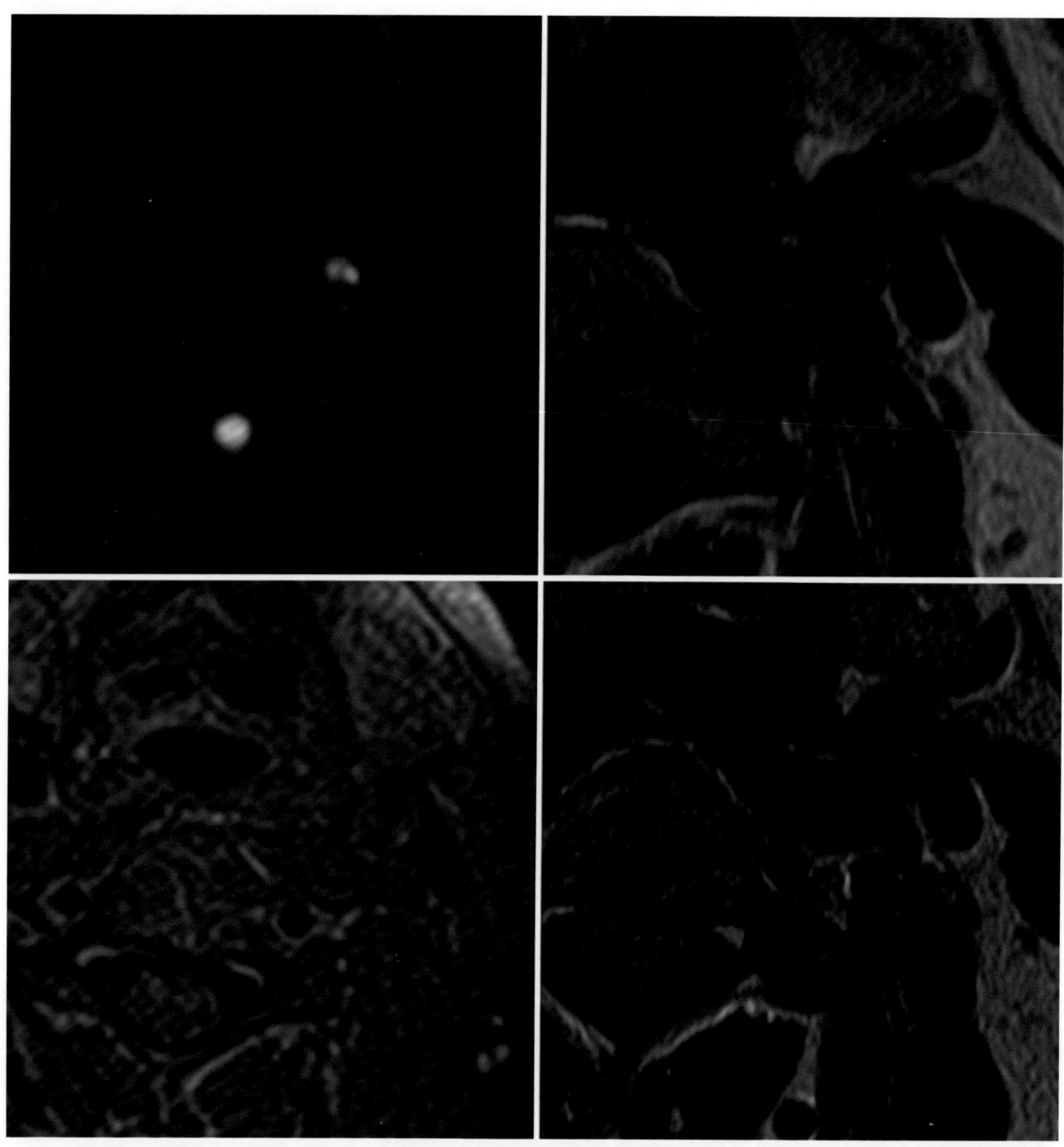

图 7.31 脂质核心在 TOF 中表现为低信号，在 T1 和 PD 中可表现为混杂信号，而 T2 中更常表现为中等信号

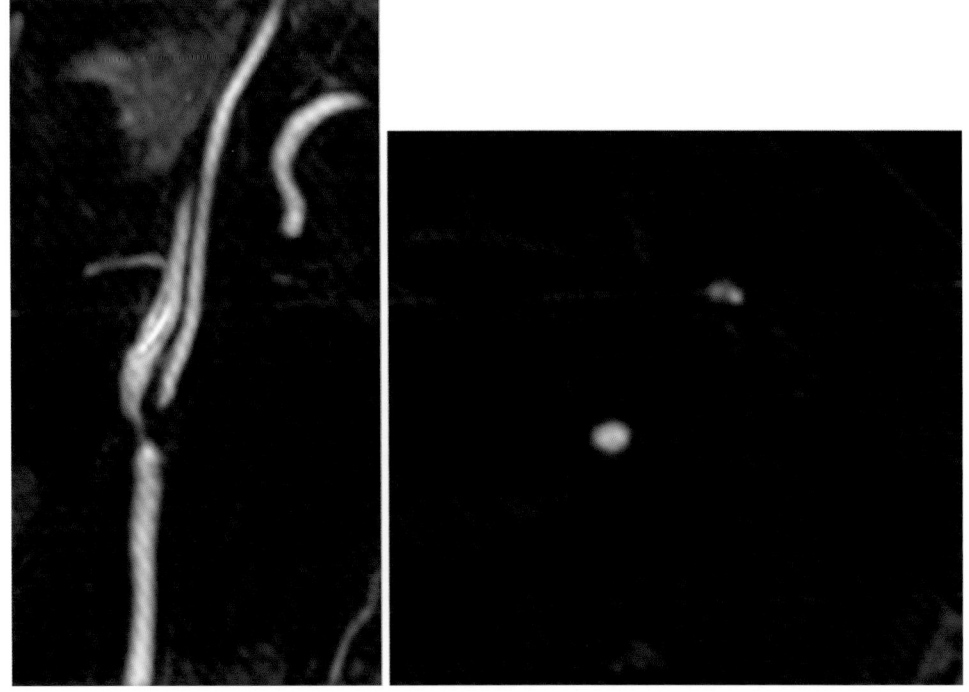

图 7.32　3D TOF-MRA "类似血管造影"的重建模式和轴向原始图像

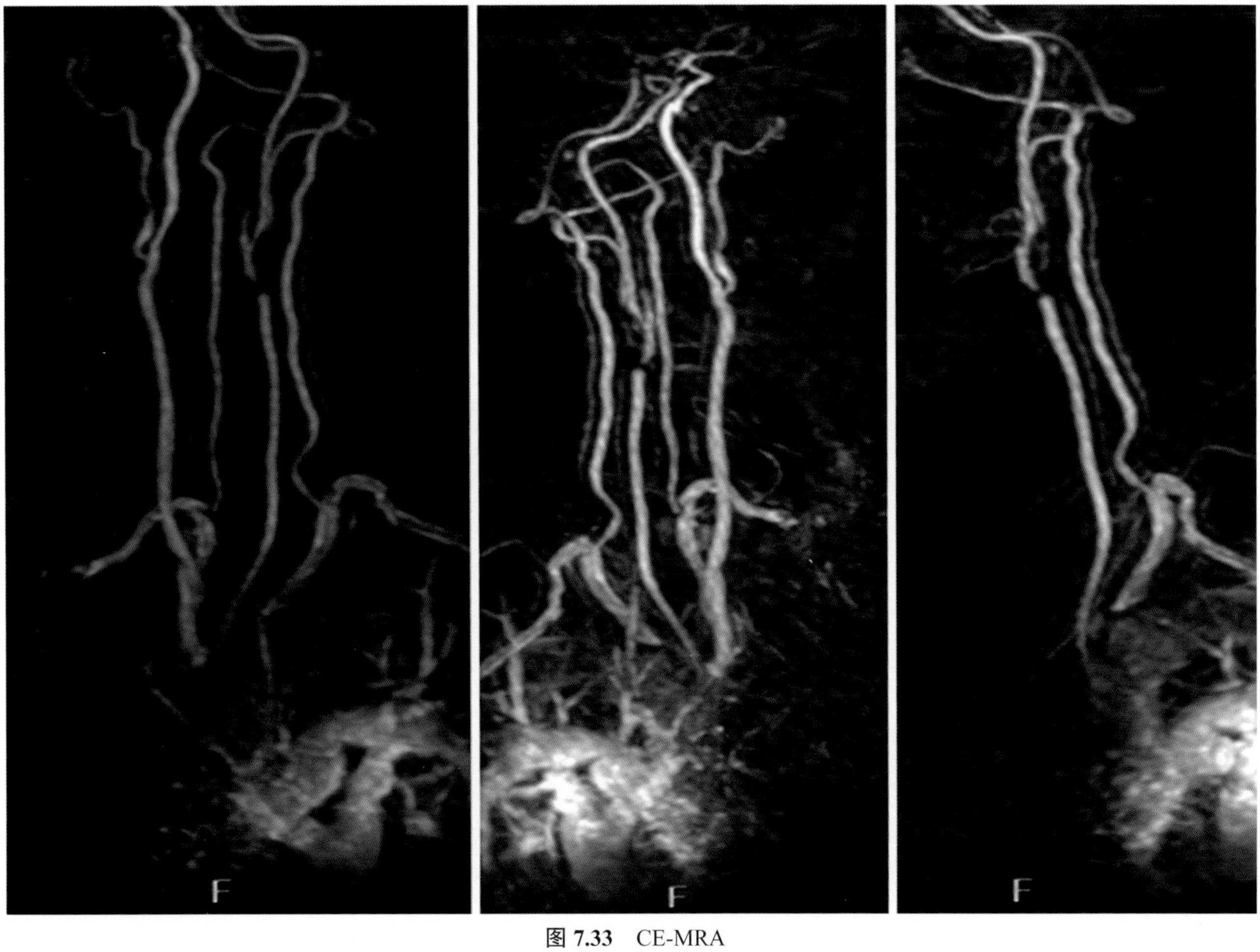

图 7.33　CE-MRA

参考文献

1. Achenbach S, Carter B, Walker C. Diagnostic imaging, cardiovascular. 2nd ed. AMIRSYS Publishing, Inc.; 2014 Section 14 pp:14–2 to 14–28.
2. Addis KA, Hopper KD, Iyriboz TA. CT angiography: in vitro comparison of five reconstruction methods. AJR Am J Roentgenol. 2001;177:1171–6.
3. Ahn KJ, You WJ, Lee JH, et al. Re-circulation artefact at the carotid bulb can be differentiated from true stenosis. Br J Radiol. 2004;77:551–6.
4. Anderson CM, Lee RE, Levin DL, et al. Measurement of internal carotid artery stenosis from source MR angiograms. Radiology. 1994;193(1):219–26.
5. Anderson CM, Saloner D, Tsuruda JS, et al. Artifacts in maximum-intensity-projection display of MR angiograms. AJR Am J Roentgenol. 1990;154:623–9.
6. Anderson GB, Ashforth R, Steinke DE, et al. CT angiography for the detection and characterization of carotid artery bifurcation disease. Stroke. 2000;31:2168–74.
7. Waaijer A, Weber M, van Leeuwen MS, et al. Grading of carotid artery stenosis with multidetector-row CT angiography: visual estimation or caliper measurements? Eur Radiol. 2009;19(12): 2809–18.
8. Anzalone N, Scomazzoni F, Castellano R, et al. Carotid artery stenosis: intraindividual correlations of 3D time of- flight MR angiography, contrast-enhanced MR angiography, conventional DSA, and rotational angiography for detection and grading. Radiology. 2005;236:204–13.
9. Ballotta E, Da Giau G, Renon L. Carotid plaque gross morphology and clinical presentation: a prospective study of 457 carotid artery specimens. J Surg Res. 2000;89:78–84.
10. Bassiouny HS, Sakaguchi Y, Mikucki SA, et al. Juxtalumenal location of plaque necrosis and neoformation in symptomatic carotid stenosis. J Vasc Surg. 1997;26:585–94.
11. Belsky M, Gaitini D, Goldsher D, et al. Color-coded duplex ultrasound compared to CT angiography for detection and quantification of carotid artery stenosis. Eur J Ultrasound. 2000;12:49–60.
12. North American Symptomatic Carotid Endarterectomy Trial Collaborators. Beneficial effect of carotid endarterectomy in symptomatic patients with high-grade carotid stenosis. N Engl J Med. 1991;325:445–53.
13. Berg M, Zhang Z, Ikonen A, et al. Multi-detector row CT angiography in the assessment of carotid artery disease in symptomatic patients: comparison with rotational angiography and digital subtraction angiography. AJNR Am J Neuroradiol. 2005;26: 1022–34.
14. Schaller B, editor. Imaging of carotid artery stenosis. Wien: Springer; 2007.
15. Biasi GM, Froio A, Diethrich EB, et al. Carotid plaque echolucency increases the risk of stroke in carotid stenting: the Imaging in Carotid Angioplasty and Risk of Stroke (ICAROS) study. Circulation. 2004;110:756–62.
16. Bo WJ, McKinney WM, Bowden RL. The origin and distribution of vasa vasorum at the bifurcation of the common carotid artery with atherosclerosis. Stroke. 1989;20:1484–7.
17. Bonithon-Kopp C, Scarabin PY, Taquet A, et al. Risk factors for early carotid atherosclerosis in middle-aged French women. Arterioscler Thromb. 1991;11:966–72.
18. Bonithon-Kopp C, Touboul PJ, Berr C, et al. Relation of intima-media thickness to atherosclerotic plaques in carotid arteries. The Vascular Aging (EVA) Study. Arterioscler Thromb Vasc Biol. 1996;16:310–6.
19. Randoux B, Marro B, Koskas F, et al. Carotid artery stenosis: prospective comparison of CT, three-dimensional gadolinium-enhanced MR, and conventional angiography. Head Neck Imaging Radiol RSNA. 2001;179–184.
20. Bucek RA, Puchner S, Kanitsar A, et al. Automated CTA quantification of internal carotid artery stenosis: a pilot trial. J Endovasc Ther. 2007;14:70–6.
21. Chappell FM, Wardlaw JM, Young GR, et al. Carotid artery stenosis: accuracy of noninvasive tests—individual patient data meta-analysis. Radiology. 2009;251:493–502.
22. Chen CJ, Lee TH, Hsu HL, et al. Multi-slice CT angiography in diagnosing total versus near occlusions of the internal carotid artery: comparison with catheter angiography. Stroke. 2004;35: 83–5.
23. Yuan C, Mitsumori LM, Beach KW, et al. Carotid atherosclerotic plaque: noninvasive MR characterization and identification of vulnerable lesions. Radiology. 2001;221(2):285–99.
24. Yuan C, Oikawa M, Miller Z, et al. MRI of carotid atherosclerosis. J Nucl Cardiol. 2008;15(2):266–75.
25. Cinat M, Lane CT, Pham H, et al. Helical CT angiography in the preoperative evaluation of carotid artery stenosis. J Vasc Surg. 1998;28(2):290–300.
26. Clevert DA, Johnson T, Jung EM, et al. Color Doppler, power Doppler and B-flow ultrasound in the assessment of ICA stenosis: comparison with 64-MD-CT angiography. Eur Radiol. 2007;17:2149–59.
27. Cloft HJ, Murphy KJ, Prince MR, Brunberg JA. 3D gadolinium-enhanced MR angiography of the carotid arteries. Magn Reson Imaging. 1996;14:593–600.
28. Corti R, et al. New understanding of atherosclerosis (clinically and experimentally) with evolving MRI technology in vivo. Ann N Y Acad Sci. 2001;947:181–95; discussion 195–8.
29. Cumming MJ, Morrow IM. Carotid artery stenosis: a prospective comparison of CT angiography and conventional angiography. AJR. 1994;16:517–23.
30. Davies MJ, Woolf N. Atherosclerosis: what is it and why does it occur? Br Heart J. 1993;69 Suppl 1:S3–11.
31. De Marco JK, Nesbit GM, Wesbey GE, et al. Prospective evaluation of extracranial carotid stenosis. MR angiography with maximum-intensity projections and multiplanar reformation compared with conventional angiography [see comments]. AJR Am J Roentgenol. 1994;163:1205.
32. Dillon EH, van Leeuwen MS, Fernandez MA, et al. CT angiography: application to the evaluation of carotid artery stenosis. Radiology. 1993;189:211–9.
33. Dix J, Evans A, Kallmes D, et al. Accuracy and precision of CT angiography in a model of carotid artery bifurcation stenosis. AJNR Am J Neuroradiol. 1997;18:409–15.
34. Bartlett ES, Walters TD, Symons SP, Fox AJ. Quantification of carotid stenosis on CT angiography. AJNR Am J Neuroradiol. 2006;27:13–9.
35. Bartlett ES, Walters TD, Symons SP, et al. Diagnosing carotid stenosis near-occlusion by using CT angiography. AJNR Am J Neuroradiol. 2006;27: 632–7. 2. Fox AJ, Eliasziw M, Rothwell PM, et al. Identification, prognosis, and management of patients with carotid artery near occlusion. AJNR Am J Neuroradiol. 2006;27:632–37.
36. Ebrahim S, Papacosta O, Whincup P, et al. Carotid plaque, intima media thickness, cardiovascular risk factors, and prevalent cardiovascular disease in men and women: the British Regional Heart Study. Stroke. 1999;30:841–50.
37. Enterline DS, Kapoor G. A practical approach to CT angiography of the neck and brain. Tech Vasc Interv Radiol. 2006;9:192–204.
38. Bartlett ES, Walters TD, Symons SP, et al. Carotid stenosis index revisited with direct CT angiography measurement of carotid arteries to quantify carotid stenosis. Stroke. 2007;38:286–91.
39. Evans AJ, Richardson DB, Tien R, et al. Poststenotic signal loss in MR angiography: effects of echo time, flow compensation, and fractional echo. AJNR Am J Neuroradiol. 1993;14:721–9.
40. Fahrig R, Fox AJ, Holdsworth DW. Characterization of a C-arm

mounted XRII for 3-D image reconstruction during interventional neuroradiology. Proc SPIE. 1996;2708:351–60.
41. Fahrig R, Holdsworth DW, Fox AJ, et al. Use of a C-arm system to generate true 3-D computed rotational angiograms: preliminary in vitro and in vivo results. AJNR Am J Neuroradiol. 1997;18:1507–14.
42. Falk E. Why do plaques rupture? Circulation. 1992;86:III30–42 [PubMed].
43. Fellner C, Lang W, Janka R, et al. Magnetic resonance angiography of the carotid arteries using three different techniques: accuracy compared with intraarterial x-ray angiography and endarterectomy specimens. J Magn Reson Imaging. 2005;21:424–31.
44. Fleiner M, Kummer M, Mirlacher M, et al. Arterial neovascularization and inflammation in vulnerable patients: early and late signs of symptomatic atherosclerosis. Circulation. 2004;110:2843–50.
45. Fox AJ. How to measure carotid stenosis. Radiology. 1993;186:316–8.
46. Fuster V, Lois F, Franco M. Early identification of atherosclerotic disease by noninvasive imaging. Nat Rev Cardiol. 2010;7:3 27–33.
47. Young GR, Humphrey PRD, Shaw MDM, et al. Comparison of magnetic resonance angiography, duplex ultrasound, and digital subtraction angiography in assessment of extracranial internal carotid artery stenosis. J Neurol Neurosurg Psychiatry. 1994;57:1466–78.
48. Gillard JH. Imaging of carotid artery disease: from luminology to function? Neuroradiology. 2003;45:671–80 [PubMed].
49. Gronholdt ML. B-mode ultrasound and spiral CT for the assessment of carotid atherosclerosis. Neuroimaging Clin N Am. 2002;12:421–35.
50. Silvennoinena HM, Ikonena S, Soinnea L, et al. CT angiographic analysis of carotid artery stenosis: comparison of manual assessment, semiautomatic vessel analysis, and digital subtraction angiography. AJNR Am J Neuroradiol. 2007;28:97–103.
51. Halliday A, Mansfield A, Marro J, MRC Asymptomatic Carotid Surgery Trial (ACST) Collaborative Group. Prevention of disabling and fatal strokes by successful carotid endarterectomy in patients without recent neurological symptoms: randomised controlled trial. Lancet. 2004;363:1491–502.
52. Hollingworth W, Nathens AB, Kanne JP, et al. The diagnostic accuracy of computed tomography angiography for traumatic or atherosclerotic lesions of the carotid and vertebral arteries: a systematic review. Eur J Radiol. 2003;48:88–102.
53. Huston J III, et al. Carotid artery: elliptic centric contrast-enhanced MR angiography compared with conventional angiography. Head Neck Imaging Radiol RSNA. 2001;218(1):138–143.
54. Josephson SA, Bryant SO, Mak HK, et al. Evaluation of carotid stenosis using CT angiography in the initial evaluation of stroke and TIA. Neurology. 2004;63:457–60.
55. Kido T, Kurata A, Higashino H. Cardiac imaging using 256-detector row four-dimensional CT: preliminary clinical report. Radiat Med. 2007;25:38–44.
56. Koelemay MJ, Nederkoorn PJ, Reitsma JB, et al. Systematic review of computed tomographic angiography for assessment of carotid artery disease. Stroke. 2004;35:2306–12.
57. Leclerc X, Godefroy O, Pruvo JP, Leys D. Computed tomographic angiography for the evaluation of carotid artery stenosis. Stroke. 1995;26:1577–81. doi:10.1161/01.STR.26.9.1577.
58. Lee VS, Hertzberg BS, Workman MJ, et al. Variability of Doppler US measurements along the common carotid artery: effects on estimates of internal carotid arterial stenosis in patients with angiographically proved disease. Radiology. 2000;214:387–92.
59. Lell M, Fellner C, Baum U, et al. Evaluation of carotid artery stenosis with multisection CT and MR imaging: influence of imaging modality and postprocessing. AJNR Am J Neuroradiol. 2007;28:104–10.
60. Lell MM, Ditt H, Panknin C, et al. Bone-subtraction CT angiography: evaluation of two different fully automated image-registration procedures for interscan motion compensation. AJNR Am J Neuroradiol. 2007;28:1362–8.
61. Lev MH, Romero JM, Babiarz L, et al. Vasa vasorum enhancement on CT angiography of the carotid bifurcation predicts symptomatic plaque. Presented as an abstract at the Radiological Society of North America annual meeting, Chicago, 29 November 2006.
62. Levy RA, Prince MR. Arterial-phase three-dimensional contrast-enhanced MR angiography of the carotid arteries. AJR Am J Roentgenol. 1996;167:211–5.
63. Link J, Brossmann J, Grabener M, et al. Spiral CT angiography and selective digital subtraction angiography of internal carotid artery stenosis. AJNR Am J Neuroradiol. 1996;17:89–94.
64. Lorenz MW, von Kegler S, Steinmetz H, et al. Carotid intima-media thickening indicates a higher vascular risk across a wide age range: prospective data from the Carotid Atherosclerosis Progression Study (CAPS). Stroke. 2006;37:87–92.
65. Lovett JK, Gallagher PJ, Hands LJ, et al. Histological correlates of carotid plaque surface morphology on lumen contrast imaging. Circulation. 2004;110:2190–7.
66. Berg M, Vanninen R, Manninen H. Computed tomography imaging in carotid artery stenosis, in imaging of carotid artery stenosis. Wien: Springer; 2007. p. 49–68.
67. Etesami M, Hoi Y, Steinman DA, et al. Comparison of carotid plaque ulcer detection using contrast-enhanced and time-of-flight MRA techniques. AJNR Am J Neuroradiol. 2013;34:177–84.
68. Weber M, van Leeuwen MS, Kardux J. Grading of carotid artery stenosis with multidetector-row CT angiography: visual estimation or caliper measurements. Eur Radiol. 2009;19(12):2809–18. doi:10.1007/s00330-009-1508-1. Published online 2009 Jul 18, PMCID: PMC2778777.
69. Wintermark M, Jawadi SS, Rapp JH, et al. High-resolution CT imaging of carotid artery atherosclerotic plaques. AJNR Am J Neuroradiol. 2008;29:875–82.
70. Magarelli N, Scarabino T, Simeone AL, et al. Carotid stenosis: a comparison between MR and spiral CT angiography. Neuroradiology. 1998;40:367–73.
71. Magnusson M, Lenz R, Danielsson PE. Evaluation of methods of shaded surface display of CT volumes. Comput Med Imaging Graph. 1991;15:247–56.
72. Marcus CD, Ladam-Marcus VJ, Bigot JL, et al. Carotid arterial stenosis: evaluation at CT angiography with the volume-rendering technique. Radiology. 1999;211:775–80.
73. Marks MP, Napel S, Jordan JE, Enzmann DR. Diagnosis of carotid artery disease: preliminary experience with maximum intensity projection spiral CT angiography. AJR Am J Roentgenol. 1993;160:1267–71.
74. McCarthy MJ, Loftus IM, Thompson MM, et al. Angiogenesis and the atherosclerotic carotid plaque: an association between symptomatology and plaque morphology. J Vasc Surg. 1999;30:261–8.
75. Jaff MR, Goldmaker GV, Lev MH, et al. Imaging of the carotid arteries: the role of duplex ultrasonography, magnetic resonance arteriography, and computerized tomographic arteriography. Vasc Med. 2008;13:281–92.
76. Miralles M, Merino J, Busto M, et al. Quantification and characterization of carotid calcium with multi-detector CT-angiography. Eur J Vasc Endovasc Surg. 2006;32:561–7.
77. Moody AR, Murphy RE, Morgan PS, et al. Characterization of complicated carotid plaque with magnetic resonance direct thrombus imaging in patients with cerebral ischemia. Circulation. 2003;107:3047–52.
78. Mori S, Endo M, Obata T, et al. Clinical potentials of the prototype 256-detector row CT-scanner. Acad Radiol. 2005;12:148–54.

79. Muhs BE, Gagne P, Wagener J, et al. Gadolinium-enhanced versus time-of-flight magnetic resonance angiography: what is the benefit of contrast enhancement in evaluating carotid stenosis? Ann Vasc Surg. 2005;19:823–8.
80. Naghavi M, Libby P, Falk E, et al. From vulnerable plaque to vulnerable patient: a call for new definitions and risk assessment strategies: part I. Circulation. 2003;108:1664–72 [PubMed].
81. Naghavi M, et al. From vulnerable plaque to vulnerable patient: a call for new definitions and risk assessment strategies: part II. Circulation. 2003;108:1772–8 [PubMed].
82. Napoli A, Fleischmann D, Chan FP, et al. Computed tomography angiography: state-of-the-art imaging using multidetector-row technology. J Comput Assist Tomogr. 2004;28 Suppl 1:S32–4.
83. Nederkoorn PJ, van der Graaf Y, Eikelboom BC, et al. Time-of-flight MR angiography of carotid artery stenosis: does a flow void represent severe stenosis? AJNR Am J Neuroradiol. 2002;23:1779–84.
84. O'Leary DH, Polak JF, Kronmal RA, et al. Distribution and correlates of sonographically detected carotid artery disease in the Cardiovascular Health Study. The CHS Collaborative Research Group. Stroke. 1992;23:1752–60.
85. Douek P, Boussel L. Intérêt de l'exploration par IRM de la paroi athéromateuse carotidienne. JFR. 2008. http://www.sfrnet.org/formation/mediatheque/Textes/02%20-%20Cardiovasculaire%20diagnostique%20et%20interventionnel/article.phtml?id=rc%2Forg%2Fsfrnet%2Fhtm%2FArticle%2F2009%2Fhtm-20090415-114922-685
86. Papp Z, Patel M, Ashtari M, et al. Carotid artery stenosis. Optimization of CT angiography with a combination of shaded surface display and source images. AJNR Am J Neuroradiol. 1997;18:759.
87. Patel SG, Collie DA, Wardlaw JM, et al. Outcome, observer reliability, and patient preferences if CTA, MRA, or Doppler ultrasound were used, individually or together, instead of digital subtraction angiography before carotid endarterectomy. J Neurol Neurosurg Psychiatry. 2002;73:21–8.
88. Phan T, Huston J, Bernstein MA, Riederer SJ, et al. Contrast-enhanced magnetic resonance angiography of the cervical vessels: experience with 422 patients. Stroke. 2001;32:2282–6.
89. Porsche C, Walker L, Mendelow D, et al. Evaluation of cross-sectional luminal morphology in carotid atherosclerotic disease by use of spiral CT angiography. Stroke. 2001;32:2511–5.
90. Prabhakaran S, Rundek T, Ramas R, et al. Carotid plaque surface irregularity predicts ischemic stroke: the northern Manhattan study. Stroke. 2006;37:2696–701.
91. Prokop M, Engelke C. Vascular system. In: Prokop M, Galanski M, editors. Spiral and multislice computed tomography of the body. New York: Thieme; 2003. p. 844–51. 22. Dillon EH, van Leeuwen MS, Fernandez.
92. Qureshi AI, Suri MFK, Ali Z, et al. Role of conventional angiography in evaluation of patients with carotid artery stenosis demonstrated by Doppler ultrasound in general practice. Stroke. 2001;32:2287–91.
93. Berletti R, Casagranda G, Bailoniposter L, et al. Grading of internal carotid artery stenosis with multidetector-row CT angiography: comparison between manual and semiautomatic measurements. ECR. 2014. http://dx.doi.org/10.1594/ecr2014/C-1525
94. Randoux B, Marro B, Koskas F, et al. Carotid artery stenosis: prospective comparison of CT, three-dimensional gadolinium-enhanced MR, and conventional angiography. Radiology. 2001;220:179–85.
95. Rasenen HT, Manninen I, Vanninen RL, et al. Mild carotid artery atherosclerosis. Assessment by 3-dimensional time-of-flight magnetic resonance angiography, with reference to intravascular ultrasound imaging and contrast angiography. Stroke. 1999;30:827.
96. Remonda L, Heid O, Schroth G. Carotid artery stenosis, occlusion, and pseudo-occlusion: first-pass, gadolinium-enhanced, three-dimensional MR angiography—preliminary study. Radiology. 1998;208:95–102.
97. Remonda L, Senn P, Barth A, et al. Contrast enhanced 3D MR angiography of the carotid artery: comparison with conventional digital subtraction angiography. AJNR Am J Neuroradiol. 2002;23:213–9.
98. Corti R, Fuster V. Imaging of atherosclerosis: magnetic resonance imaging. Eur Heart J. 2011;32(14):1709–19b.
99. Rothwell PM, Gibson R, Warlow CP. Interrelation between plaque surface morphology and degree of stenosis on carotid angiograms and the risk of ischemic stroke in patients with symptomatic carotid stenosis. On behalf of the European Carotid Surgery Trialists' Collaborative Group. Stroke. 2000;31:615–21.
100. Rubin GD, Shiau MC, Schmidt AJ, et al. Computed tomographic angiography: historical perspective and new state-of-the-art using multi detector-row helical computed tomography. J Comput Assist Tomogr. 1999;23:S83–90.
101. Rubin JR, Goldstone J. Peripheral vascular disease: treatment and referral of the elderly—part I. Geriatrics. 1985;40:34–9.
102. Rutt BK, Clarke SE, Fayad ZA, et al. Atherosclerotic plaque characterization by MR imaging. Curr Drug Targets Cardiovasc Haematol Disord. 2004;4:147–59.
103. Scarbino T, Carriero A, Magarelli N, et al. MR Angiography in carotid stenosis. A comparison of three techniques. Eur J Radiol. 1998;28:117.
104. Schwartz RB, Jones KM, Chernoff DM, et al. Common carotid artery bifurcation: evaluation with spiral CT. Radiology. 1992;185:513–9.
105. Schwartz RB. Helical (spiral) CT in neuroradiologic diagnosis. Radiol Clin North Am. 1995;33:981–95.
106. Schwartz RB, Tice HM, Hooten SM, et al. Evaluation of cerebral aneurysms with helical CT: correlation with conventional angiography and MR angiography. Radiology. 1994;192:717–22.
107. Slosman F, Stolpen AH, Lexa FJ, et al. Extracranial atherosclerotic carotid artery disease: evaluation of non-breath-hold three-dimensional gadolinium-enhanced MR angiography. AJR Am J Roentgenol. 1998;170:489–95.
108. Takaya N, Yuan C, Chu B, et al. Presence of intraplaque hemorrhage stimulates progression of carotid atherosclerotic plaques: a high-resolution magnetic resonance imaging study. Circulation. 2005;111(21):2768–75. Epub 2005 May 23.
109. Brott TG, Halperin JL, et al. ASA/ACCF/AHA/AANN/AANS/ACR/ASNR/CNS/SAIP/SCAI/SIR/SNIS/SVM/SVS Guideline on the Management of Patients With Extracranial Carotid and Vertebral Artery Disease. 2011. http://content.onlinejacc.org/article.aspx?articleid=1144187
110. Titi M, George C, Bhattacharya D, et al. Comparison of carotid Doppler ultrasound and computerised tomographic angiography in the evaluation of carotid artery stenosis. Surgeon. 2007;5:132–6.
111. U-King-Im JM, Trivedi RA, Graves MJ, et al. Contrast enhanced MR angiography for carotid disease: diagnostic and potential clinical impact. Neurology. 2004;62:1282–90.
112. Underhill HR, Hatsukami TS, Fayad ZA, et al. MRI of carotid atherosclerosis: clinical implications and future directions. Nat Rev Cardiol. 2010;7:165–73.
113. Vannien RL, Manninen HI, Partanen PL, et al. Carotid artery stenosis. Clinical efficacy of MR phase-contrast flow quantification as an adjunct to MR angiography. Radiology. 1995;194:459.
114. Verhoek G, Costello P, Khoo EW, et al. Carotid bifurcation CT angiography. Assessment of interactive volume rendering. J Comput Assist Tomogr. 1999;23:590.24.
115. Virmani R, Ladich ER, Burke AP, et al. Histopathology of carotid atherosclerotic disease. Neurosurgery. 2006;59:S219–27 [PubMed].
116. Willig DS, Turski PA, Frayne R, et al. Contrast-enhanced 3D MR DSA of the carotid artery bifurcation: preliminary study of

comparison with unenhanced 2D and 3D time-of-flight MR angiography. Radiology. 1998;208:447–51.
117. Wutke R, Lang W, Fellner C, et al. High-resolution, contrast enhanced magnetic resonance angiography with elliptical centric k-space ordering of supra-aortic arteries compared with selective x-ray angiography. Stroke. 2002;33:1522–9.
118. Leclerc X, Godefroy O, LucasC, et al., Radiology internal carotid arterial stenosis CT angiography with volume rendering. Vasc Interv Radiol Radiol RSNA. 1999;210(3):673–682.
119. Yadav JS, Wholey MH, Kuntz RE. Protected carotid-artery stenting versus endarterectomy in high-risk patients. N Engl J Med. 2004;351:1493–501.
120. Young G, Humphrey P. Measuring carotid stenosis. J Neurol Neurosurg Psychiatry. 2003;74:140. doi:10.1136/jnnp.74.1.140.
121. Young GR, Humphrey PRD, Nixon TE, et al. Variability in measurement of extracranial internal carotid artery stenosis as displayed by both digital subtraction angiography and magnetic resonance angiography: an assessment of three caliper techniques and visual impression of stenosis. Stroke. 1996;27:467–73.
122. Yuan C, Mitsumori LM, Ferguson MS, et al. In vivo accuracy of multispectral magnetic resonance imaging for identifying lipid-rich necrotic cores and intraplaque hemorrhage in advanced human carotid plaques. Circulation. 2001;104:2051–6.
123. Zhang Z, Berg MH, Ikonen AE, et al. Carotid artery stenosis: reproducibility of automated 3D CT angiography analysis method. Eur Radiol. 2003;14:665–72.
124. Zureik M, Touboul PJ, Bonithon-Kopp C, et al. Cross-sectional and 4-year longitudinal associations between brachial pulse pressure and common carotid intima-media thickness in a general population. The EVA study. Stroke. 1999;30:550–5.

第8章 药物——脑卒中治疗和预防的基础选择

Sorin Tuta

刘一然 译 杨 斌 审

尽管疾病负担已经得到一定程度减轻（尤其是在发达国家的过去几十年），卒中仍是全世界第二位的致死因素和第三位影响伤残调整寿命年（disability-adjusted life-years）的因素。即使在发达的工业化国家，由于人口老龄化和预防方法不完善，卒中的发病率已达到了一个稳定的高水平。正确及时尽早地治疗急性脑卒中，以及规范预防的二级预防措施，是人口健康战略中降低与此病相关的死亡率与致残率的基石。

与心肌梗死相比，脑卒中的病理特点更加复杂；出血和缺血是两个主要的卒中类型，它们在治疗上是相对不同的，但又有着密切的联系。它们有相同的损伤机制，都是小血管疾患（由缺血和出血性卒中引起），有共同的危险因素如动脉高血压，或在治疗中发生转化（缺血性脑卒中抗血栓治疗可导致脑出血）。蛛网膜下腔出血和大脑静脉及静脉窦血栓是卒中的另外两种独立类别，发病率相对较低。

不幸的是，与缺血性卒中相比，治疗脑出血的药物相对有限，因为包括FAST[1]（使用重组活化因子Ⅶ）这样的试验和其他止血疗法并没有被证明有显著的益处，所以主流治疗是在迅速降低高血压（从发病至第一个24 h，收缩压低于160 mmHg，如果可能，收缩压降到140 mmHg[2]）的基础上加以支持疗法，并预防并发症。动脉瘤或畸形所致的蛛网膜下腔出血需要外科和血管内（介入）治疗。而恰恰相反的是，缺血性脑卒中及大脑静脉和静脉窦血栓形成则有复杂的药物治疗（及近期出现了介入治疗），抗栓治疗通常是一线疗法。

急性缺血性脑卒中

当每100 g脑组织每分钟脑血流量（cerebral blood flow，CBF）下降至10～12 ml以下，数分钟内可在缺血的核心区域造成不可逆的坏死（在低灌注区内流量最少的区域），同时在周围的脑血流量为12～22 ml/（100 g·min）的缺血半暗带区域，神经元的存活时间是不同的，这取决于新陈代谢因素和侧支血流情况，但在大部分病例中从发病持续至3～6 h。在这期间完全恢复血流可以逆转半暗带区域内神经元和神经胶质的缺血性改变，并抢救高危的脑组织，改善甚至逆转神经功能缺损［常采用临床评分（如NIHSS和改良Rankin评分）进行评估］。

由此看来，缺血性脑卒中的治疗关键在于使梗阻的动脉迅速恢复血供，使缺血性脑组织得到再灌注。

经过1995年NINDS试验[3]的成功，重组组织型纤溶酶原激活剂——阿替普酶，被批准用于急性缺血性脑卒中的静脉注射（iv.）治疗。

结果分析[4]显示，在入院后第一个24 h内使用此疗法与安慰剂组相比，没有显著性差异，但在长达3个月的评估中，治疗组患者获得良好预后的概率是安慰剂组的1.7倍；为使1人达到良好结果需要治疗的人数是11人（良好结果定义为改良Rankin评分0～1分），为使1人改良Rankin评分下降1分或1分以上需要治疗的人数是3人；两组在死亡率上无显著性差异，平均每治疗30人可能有1人因该治疗导致死亡。

在给予t-PA的患者中，6.4%在卒中发生后的36 h

内出现症状性颅内出血。但在此试验中症状性颅内出血的定义十分宽泛——任何新发的大脑出血伴有神经系统损伤评分的增加，包括小型出血［但其并非导致神经系统损伤评分增加（如 NIHSS）的原因］。静脉溶栓的有效性在所有类型缺血性脑卒中都适用，包括大血管病变、心源性栓塞或小血管疾病。

自 NINDS 试验后，阿替普酶的使用方法是总量 0.9 mg/kg，其中 10% 静脉推注，剩下的则在 1 h 内持续静脉滴注。初始治疗应该在发病至 3 h 内完成。

而通过 ECASS Ⅲ 研究得知，静脉注射阿替普酶的时间窗可以从 NINDS 试验的 3 h 进一步延长至发病后 4.5 h，这样可治疗的患者数量翻倍了。在此研究中，静脉溶栓组良好预后率增加了 34%（改良 Rankin 评分 0～2 分），而并没有增加死亡率[5]。

还有一些临床研究试图进一步延长急性缺血性脑卒中患者静脉溶栓的时间窗：IST3 研究中把治疗窗定在了 6 h[6]，结果发现两组 6 个月独立生存率和死亡率都没有显著差异[7]。DIAS 研究选择自发病至 3～9 h 内的患者，并使用了半暗带的概念（MRI 或 CT 扫描证实错配），结果同样未能证明去氨普酶静脉溶栓比安慰剂更为有效，而脑出血概率比服用安慰剂组要高，这跟其他静脉注射阿替普酶的研究类似（DIAS 研究中症状性颅内出血率为 2.4%，NIHSS 评分增加 4 分；NINDS 研究中症状性颅内出血率为 7.9%，IST3 研究为 7%，ECASS Ⅱ 研究为 5.3%）。使用过阿替普酶的症状性脑出血患者住院期间死亡率显著高于那些未发生症状性脑出血的患者（75.0% vs. 16.9%），是死亡的主要独立危险因素之一[8]。不幸的是，在脑出血后使用纠正阿替普酶所致凝血异常的治疗并没有改变结果。

目前已经研究出一些评分预测缺血性卒中溶栓后发生症状性颅内出血（symptomatic intracranial hemorrhage，SICH）的危险，包括安全实施卒中治疗（SITS）-SICH 评分、SEDAN 评分［SEDAN 源自用于其评分的几个主要指标的首字母缩写：糖（**S**ugar）——葡萄糖水平、早期梗死症状（**E**arly infarct signs）、入院时 CT 扫描中的大脑动脉高密度征（hyper**D**ense cerebral artery sign）、入院时年龄（**A**ge）和 **N**IN 卒中评分］、溶栓后出血（hemorrhage after thrombolysis，HAT）评分和多中心脑卒中调查评分，但还没有一种评分被证明十分可靠，预测能力大多在中等水平。

SEDAN 评分表现稍好，它的评分范围在 0～6 分之间。此评分的构成参数及对应的脑出血绝对风险见表 8.1[10]。

其他评分（SITS-SICH 评分）在除外 SEDAN 评分提及的参数外，还纳入了其他与脑出血危险增加有关的因素，如溶栓之前的抗血小板治疗、高收缩压值、高血压病史、自发病到治疗超过 180 min 及体重超过 95 kg[11]。一项 meta 分析涵盖了 9 个临床试验中的 6756 名患者，目的在于研究阿替普酶治疗急性缺血性卒中的安全性和有效性[12]，结果提示静脉溶栓治疗显著提高了无残疾生存率（改良 Rankin 评分为 0 和 1 分）的良性结果的机会，尤其是 3 h 内接受治疗者（积极治疗组 32.9% vs. 安慰剂组 23.1%）。从卒中发生到间隔 3～4.5 h 后，治疗结果仍然是积极的，但其效果较差（35.3% vs. 30.1%），并且值得注意的是，从发生至 4.5 h 以后则没有显著治疗效果。治疗的受益独立于年龄或梗死的严重程度［美国国立卫生研究院卒中评分（NIHSS）不超过 25 分，不到 1/3 的 MCA 区域，或 Alberta 卒中项目早期 CT 评分（ASPECTS）高于 6 分］。正如预期，症状性脑出血风险（由于出血的发生，NIHSS 评分至少增加 4 分）从

表 8.1　SEDAN 评分预测经静脉溶栓后症状性脑出血危险[10]

参数	参数所得分值	总得分	ICH 绝对风险（%）
血糖 145～216 mg/dl	1 分	0	1
血糖 > 216 mg/dl	2 分	1	3.5
基线 CT 上早期的脑梗死症状	1 分	2	5.1
大脑动脉高密度征	1 分	3	9.2
年龄 > 75 岁	1 分	4	16.9
基线 NIHSS 评分 ≥ 10 分	1 分	5	27.8

ICH：脑出血

1.3% 增长至 6.8%。但除了在第 1 周内由于脑出血所致死亡增加外，从治疗开始至 90 天时，在未溶栓的大面积缺血性卒中里，死亡率可有延迟增加，但并未造成显著差异（17.5% vs. 16.5%）。在最初的 3 h 内，溶栓后脑出血率与缺血时间或病变范围（在 1/3 MCA 区域以内）无关，但 3 h 以后或有大面积脑损伤（超过 1/3 的 MCA 区域）时，脑出血率随之增加。

一项 Cochrane meta 分析纳入了 27 项试验的 10 187 名参与者，同样证明在缺血性卒中开始 3 h 内静脉溶栓比标准药物治疗更能够降低患者死亡率及致残率。

随着时间的推移，半暗带组织逐渐转化为核心坏死区，因此再灌注的时间越短，闭塞动脉再通的效果也会越好。治疗的获益程度随着时间延长而明显降低。在产生症状 1.5 h 内开始使用静脉内阿替普酶的治疗效应比安慰剂组高出 3 倍，在 1.5～3 h 内开始治疗则高出 1.5 倍，在 3～4.5 h 内开始治疗则高出 1.4 倍，而在 4.5 h 后两组整体效用不再有明显差异。从发病至 3～4.5 h 的短暂治疗时间窗是患者治疗率有限的一个主要因素；除了迟到者，另一主要部分（15%～25% 的患者）在发病或睡醒卒中时不知道时间。诸如 MRI DWI-FLAIR 时间不匹配这样的成像技术，正在当前试验中进行研究，以评价此方法估计患者发病时间并选择性进行溶栓治疗的有效性和安全性[15]。

还有研究如 IST3 延长时间窗至 6 h，其纳入了 3000 多名患者，虽然未得出 4.5 h 后的显著疗效，但由于其中包括了大量 > 80 岁的患者，结果提示这些患者获益不少于年轻的患者，虽然患者若在发病后 3 h 内得到治疗获益尤其明显。DIAS 3 研究利用多模式影像（DWI-PWI MRI）筛选 3～9 h 时间窗内且有足够存活大脑组织的患者使用去氨普酶或安慰剂治疗，结果未能证明在这个扩大的时间窗内有显著获益。

迄今为止，对于 18～80 岁的患者而言，使用

表 8.2　急性缺血性脑卒中静脉溶栓的纳入与排除标准

纳入标准	排除标准
导致可测量的神经系统损伤的缺血性脑卒中的诊断	显著的脑外伤或之前的 3 个月内有过脑卒中
	症状提示蛛网膜下腔出血
在症状出现 3～4.5 h 内开始治疗	之前的 7 天内在不可压迫的部位行动脉穿刺
	先前颅内出血史
年龄 ≥ 18 岁	颅内肿瘤、脑动静脉畸形或动脉瘤
	近期曾行颅内或脊柱内手术
	血压升高（收缩压 > 185 mmHg 或舒张压 > 110 mmHg）
	活动的内部出血
	严重的出血倾向，包括但不局限于： 　血小板计数 < 100 000/mm³ 　48 h 内使用过肝素，导致 APTT 异常延长超过正常值高限 　当前使用抗凝剂伴 INR > 1.7 或 PT > 15 s 　当前使用直接凝血酶抑制剂或直接 Xa 因子抑制剂，伴敏感实验室检查增高（如 APTT、INR、血小板计数和 ECT；TT 或合适的 Xa 因子活性测定） 　血糖浓度 < 50 mg/dl（2.7 mmol/L）
	CT 显示有多灶性梗死（低密度 > 1/3 大脑半球）
	相对排除标准
	只有轻微或快速改善的脑卒中症状（自发清理）
	怀孕
	起始癫痫伴发作后残余的神经功能损伤
	14 天内大手术或严重的创伤
	近期胃肠道或泌尿道出血（在前 21 天内）
	近期急性心肌梗死（在前 3 个月内）

APTT：活化部分凝血活酶时间；INR：国际标准化比值；PT：凝血酶原时间；ECT：蛇毒凝血时间；TT：凝血酶时间
Reproduced with permission from [16]

阿替普酶进行静脉内溶栓的公认时间窗最长到发病后4.5 h，对那些超过80岁的患者则为3 h；最常被使用的纳入与排除标准在表8.2中已列出。

有许多因素预测血管再通/组织再灌注率和3个月内功能独立的机会（定义为改良Rankin评分为0～2分）。最初6 h内的再灌注，在预测组织和临床结果方面一贯优于再通。没有再通的再灌注时常发生，并可能与通过软脑膜侧支循环的逆行再灌注有关[17]。由此可见，脑缺血区更高的再灌注率与更低的NIHSS评分有关，并且如果有更小的梗死核心、更小的缺血范围、更低的血栓负荷、血栓位于末梢和良好的侧支循环[18]，再灌注率可高出2～4倍。在3～4.5 h时间窗内，静脉溶栓的获益独立于神经系统NIHSS损伤评分，在IST 3试验中可达到6 h，但随着NIHSS评分的升高，有着很好结果（改良Rankin评分为0和1分）的患者比例下降：NIHSS评分低于8分者为79.1%，NIHSS评分9～15分者为60.8%，NIHSS评分高于16分的严重卒中病例只有26.2%，所有这些结果均独立于发病时间[19]。这或许是因为NIHSS评分与动脉阻塞的位置有很强的相关性：卒中发生后的最初3 h内NIHSS评分高于9分可预测（在超过85%的患者）存在大动脉闭塞［颈内动脉或大脑中动脉（MCA）的M1或M2段］，但这种相关性并不能应用于椎基底动脉的卒中[20]。

正如前面提到的，缺血脑组织的再灌注越早，患者恢复的机会越高，且不伴或仅伴有极轻的神经系统损害。总之，血栓的大小、被阻塞血管的口径与再通及再灌注率有着直接的关系。在大脑中动脉的卒中，如果血栓长度超过8 mm[21]，静脉溶栓几乎没有可能再通阻塞的血管。然而尽管血栓长度与再通率成反比，对于基底动脉血栓的最大长度超过30 mm的血管，仍有20%～30%的再通率[22]。大动脉闭塞所致卒中患者中，仅有1/4可获得完全的功能独立，而在其余的情况中（非大动脉闭塞）能达到70%；相应的死亡率前者也几乎是后者的4倍（42.1% vs. 11.7%）[23]。对于不同的闭塞部位，静脉阿替普酶溶栓的再通率有显著的不同：大脑中动脉M1段远端为44%，大脑中动脉M1段近端为30%，颈内动脉和大脑中动脉串联性病变为27%，基底动脉为30%，而颈内动脉颅内终末段（颈内动脉T段）闭塞只有6%[24]。

在最新的meta分析[12]中，急性缺血性脑卒中经静脉溶栓获得良好的功能预后（改良Rankin评分0～1分）的绝对机会增加，在发病后最初3 h内治疗率为9.8%［对一名完全独立的患者，需治疗患者数（number needed to treat, NNT）= 10］，在3～4.5 h为5.2%（NNT = 19），但随之症状性脑出血的风险也增加［绝对风险是5.5%，每治疗18例患者出现1例症状性脑出血，NNH（number needed to harm）= 18］且死亡率增加1.4%（NNH = 71），但结果没有统计学意义。这强调了早期治疗（尤其是在最初3 h内）的必要性及在发病后3～4.5 h内个性化分析潜在受益与风险的需要，尤其是在年长的患者（超过80岁）或脑出血评估风险高危的患者。

由于伴有大血管阻塞的患者血管再通和再灌注率低，促成了近十年来血管内接触溶栓（如在PROACT II研究中的尿激酶）治疗技术的发展，尤其是机械性血栓清除术。

在急性缺血性脑卒中方面，三个主要的血管内机械性血栓清除术随机对照研究——IMS III、MR RESCUE和SYNTHESIS，未能证明血管内治疗优于单纯静脉溶栓。然而这些研究有几项局限：①使用的再通方法是第一代血栓清除器械和动脉内溶栓剂；②没有使用血管成像技术来筛选最合适的患者；③治疗前延误时间较长（在IMS III中发病至腹股沟穿刺时间为208 min，在MR RESCUE中为381 min）[25-26]。

最近一系列成功的血管内机械性血栓清除术再通随机研究使用了支架型取栓装置，例如Solitaire、Trevo和Revive，它们比起上一代如MERCI装置，再通率显著提高。再加上基于影像的患者选择和更加迅速的治疗流程，后续的七项试验有了阳性结果：MR CLEAN、EXTEND-IA、ESCAPE、SWIFT PRIME、REVASCAT、THRACE和THERAPY。这些研究显示，在堵塞的大动脉内，动脉内疗法联合静脉应用阿替普酶（桥接治疗）优于单独经静脉使用阿替普酶[27]。

使用支架型取栓装置进行机械性血栓清除术的指征为：自卒中发生6 h内，患者年龄＞18岁，在发病后4.5 h内使用经静脉溶栓治疗，卒中前的改良Rankin评分为0或1分，颈内动脉或大脑中动脉近端（M1）被证实阻塞，NIHSS与ASPECTS评分大于5分。在下述患者中，虽然受益并不确定，支架取栓可能是合理的：急性缺血性卒中患者在症状产生6 h内可以开始治疗（发病至腹股沟穿刺），闭塞位置为大脑中动脉 M2 或 M3 段、大脑前动脉、椎动脉、基底动脉或大脑后动脉[28]。

总体来说，现实中受益于静脉溶栓或血管内机械性血栓清除术的患者比例仍然很低，还有很多缺血性脑卒中患者在急性期需要其他抗栓治疗。

在过去，普通肝素经常被用于减少早期的复发性栓塞（尤其是心源性栓塞）及卒中进展，包括完全阻塞时血栓的延展和某些侧支动脉闭塞导致缺血范围的扩大。进展性卒中和心源性卒中都曾被认为是肝素疗法的适应证。但在最近的二十年内，一系列的临床研究证明，进展性卒中，特别是由于坏死、水肿进展或一些其他不良因素，如发热、低血糖或高血糖、感染及低血压导致的半暗带组织减少，都不适用于肝素治疗。

在最新版本的关于肝素治疗急性缺血性脑卒中的 Cochrane 综述（2015）中[29]，特别关注了普通肝素、低分子量肝素、肝素类似物、口服抗凝药和凝血酶抑制剂。超过 90% 的证据都是研究发病后 48 h 内使用抗凝药治疗的有效性。从 11 项研究（22 776 名参与者）来看，没有证据显示在卒中发生后的 14 天内使用抗凝疗法可以减少各种原因的死亡率。虽然抗凝组复发性栓塞和深静脉血栓形成的发生率稍有降低，但这种微弱优势被脑和全身的症状性出血发生率增高（2～3 倍增高）所抵消，在随访结束时死亡率或残疾率并没有降低。所以该证据不支持在急性缺血性脑卒中患者中常规使用任何目前可用的抗凝剂。不过，卧床的卒中患者使用一定剂量的小分子肝素预防深静脉血栓形成是有必要的。

虽然大脑静脉/静脉窦血栓的抗栓治疗证据有限（只有两项不足 100 名患者的小型随机试验和更多的案例系列），但肝素（普通肝素和低分子量肝素）一直被广泛接受和推荐，不论伴或不伴局灶性脑缺血/出血[30]。该治疗的目的是为了帮助阻塞的静脉再通并限制血栓扩大，次要目的是预防深静脉血栓形成及肺栓塞，预防在血栓形成倾向和其他凝血功能障碍病例中形成新的静脉血栓。除非有抗凝的禁忌证，大脑静脉和静脉窦血栓治疗的指南[31]显示，这些患者应该根据体重接受肝素或低分子量肝素治疗。一项病例对照研究和随机临床试验支持优先选择低分子量肝素。

如今，缺血性脑卒中急性期的标准抗血栓治疗仍是首日使用负荷剂量的 300 mg 阿司匹林，在接下来的疗程每天使用 75～100 mg，直至因心源性脑卒中开始口服抗凝药，或因大多数动脉粥样硬化性卒中继续抗血小板治疗。在一项急性缺血性脑卒中抗血小板疗法的 meta 分析[32]中，包括 41 483 名参与者的八项研究证实，在随访结束时，死亡率或残疾率有显著的下降。每 1000 名使用阿司匹林治疗的人，13 人可避免死亡和残疾（1 人获益需治疗者为 79 人）。虽然抗血小板疗法与症状性颅内出血有关，但在减少缺血性卒中复发和肺栓塞发生率方面的受益已经显著超过了危害。

其他抗血小板药物，如静脉内 GP Ⅱb-Ⅲa 抑制剂——阿昔单抗或替罗非班，它们都不能显著降低长期死亡率或残疾率，但都与症状性颅内出血显著增加有关[33]。

双重抗血小板治疗（氯吡格雷和阿司匹林）在缺血性脑卒中的急性期也有一席之地；CHANCE 研究[34]和一些关于卒中早期治疗（在急性卒中后研究中）的患者亚组荟萃分析[35]显示，一些 TIA 或小卒中患者在症状发生后 24 h 内接受双重抗血小板治疗，减少了 90 天内卒中复发的风险而不增加出血风险。

还有两项关于急性卒中联合抗血小板疗法的研究（POINT 和 TARDIS）[36-37]正在进行，它们将这些联合疗法与标准疗法（阿司匹林）相对比，有望提供更多关于受益与风险的可靠证据。

短暂性脑缺血发作（TIA）和缺血性脑卒中后的二级预防

TIA 被定义为由大脑局部、脊髓或视网膜缺血导致的一过性神经系统功能障碍，而无急性组织梗死，与缺血性卒中有相同的发病机制和危险因素；二者之间的差别在于脑缺血损害的持续时间和严重程度。高达 50% 临床诊断为 TIA 的病例经早期 MR 弥散加权序列（DWI）检查也会发现有组织缺血损害，提示尽管 TIA 通常受累范围较小且症状可逆，但与脑梗死有类似的组织损伤。但是检测的灵敏度与 TIA 持续时间（持续时间越长，变化越大）及从发病到检查的时间间隔有关。

TIA 相关的最为重要的事实是，在 TIA 发生后首个7天内卒中风险显著升高，在一些亚组中可达35%[38]，且可能发生得非常早（大约1%在6 h、2%在12 h、3%在2天、5%在7天发生）[39]。

临床预测评分已成为TIA后日常诊疗中的一部分，通过评分可以对患者进行早期卒中风险分级，并评估预后。最为常用的预测评分是ABCD2评分[40]〔年龄≥60岁（1分），血压≥140/90 mmHg（1分），临床表现为无力（2分）或言语障碍（1分），症状持续时间≥60 min（2分）或10～59 min（1分），糖尿病（1分）〕。进一步的分析发现，该评分在不同患者人群和实际情况中具体应用时并不十分可靠，例如不能准确地区别早期卒中复发高危或低危患者，或鉴别急需介入治疗的颈动脉狭窄或心房颤动患者，故今后为提高该评分的预测效能，计划加入新的参数如MRI DWI脑信号以及颈部和颅内动脉评估，新增既往TIA病史[41-43]等指标，或建立如ABCD3I的新评分体系[44]。最终，这些"终极评分"每天追踪每位应进行全套医学检查（包括神经系统查体和一般查体、血管影像、心电图、超声心动图、头颅影像等）的可疑TIA患者并进行评分，以指导患者的治疗。正如SOS TIA和EXPRESS研究所体现的[45-46]，通过快速评估TIA的机制并尽早予以相应治疗，TIA或小卒中后的早期卒中复发率下降了80%。TIA或卒中应按TOAST（急性卒中治疗的Org 10102研究）进行病因学分类，包括大血管疾病、小血管疾病、心源性栓塞、其他可识别的病因以及不确定病因五种亚型，以更好地指导卒中二级预防的药物治疗。

心源性TIA和卒中

心源性TIA（最常见的心源性栓子来源是心房颤动，其次是诸如风湿性心脏病、人工心脏瓣膜、急性心肌梗死和心室血栓、卵圆孔未闭伴间隔动脉瘤、感染性心内膜炎和心房黏液瘤等其他原因）比心源性卒中少见得多，因为心源性栓子尺寸大继而更容易造成大动脉闭塞，而发生自发的栓子裂解并表现为一过性缺血的概率较小。在我们的经验中，首次TIA发作后的脑血管事件中，卒中比TIA更为常见，故我们需要急切的治疗手段以预防远期左心房血栓栓塞的发生。

在卒中或TIA发作后，通过不同类型的连续心脏监测，心房颤动的发生率高达23.7%[47]。因为首次发病后的30天内发生复发性心源性栓塞的风险为3%～6%，其中近一半发生在发病后1周以内[48]，而1年内上述风险为13%[49]，故心源性TIA后应该尽早开始抗凝治疗（对于心源性卒中，抗凝治疗的启动时机则需根据梗死范围具体分析，在本章后文会讲述），除非有明确的禁忌证。例外的是，在细菌性心内膜炎的治疗中，应尽早予以有效的抗生素并延迟使用抗凝药物，以减少栓塞性并发症和心力衰竭导致的残疾和死亡。在这种情况下，可通过超声心动图监测瓣膜赘生物来评价栓塞风险，并平衡脑出血风险（大范围脑损伤，用T2*或SWI MRI序列检出脑部微出血），来更好地选择抗凝治疗时机[50]。传统的治疗方法是应用口服维生素K拮抗剂（vitamin K antagonist，VKA）抗凝，并将国际标准化比值（international normalized ratio，INR）控制在2～3之间，在药物起效前重叠使用几天普通肝素。因为维生素K拮抗剂（VKA）的抗凝效应起效较慢，且在服用VKA后的最初几天内甚至呈一过性高凝状态（在一项大型meta分析中，在服用华法林首个30天内栓塞风险较高，尤其是在服药后首周危险比为1.71[51]）。

阿司匹林并不是口服抗凝药物的替代品，它对减少栓塞事件的效果不具有统计学意义[52]，临床净益处（所预防的缺血性事件和引起的出血性事件之间的差值）为负。

尽管在ACTIVE A研究中，阿司匹林联合氯吡格雷在降低心房颤动所致栓塞风险的效果方面高于阿司匹林[54]，但其出血相关风险同样升高，几乎等同于VKA（在ACTIVE W研究中[55]），因此双联抗血小板药物治疗不是一种好的选择，除非在任何现有的口服抗凝药物均不可用的极端情况中。另一方面，在AVERROES研究[56]中，阿哌沙班相比阿司匹林在降低栓塞风险方面效果显著（与阿司匹林相比，相对危险下降55%），与此同时出血比例没有显著差异。因此总的来说，抗血小板疗法不应用于预防心源性栓塞（尤其是既往心源性TIA或卒中发作后的二级预防）。

大体上，VKA将心房颤动患者血栓栓塞风险降低了几乎2/3（相对危险下降64%），但也增加了出血风险（包括颅内出血）[49]。90%的口服VKA抗凝治疗的致死事件归咎于脑出血或颅内出血，而上述出血的存活者常有严重残疾[57]。INR 值高于 3 者因脑出血而使死亡风险增加 2.6 倍[58]；而且与等量的高血压性脑出血相比，由 VKA 导致的脑出血死亡率较前者高出约三分之二[59-60]。

在服用 VKA 后的前 3 个月出血风险最高，为 1%～3%/月，其后 1 年内降至 0.8%/月，在此之后出血发生率为 0.2%～0.6%/年[61]。不仅是出血风险，栓塞风险同样在口服 VKA 抗凝治疗开始后 30 天内最高[62]；而新型非 VKA 抗凝药在使用上没有上述缺陷。

心房颤动患者口服抗凝治疗的启动时间取决于权衡脑栓塞、系统性栓塞的风险以及显著出血风险之后的净临床获益。尽管这些事件在特定患者中不可预测，但在大型队列中仍可通过一些风险评分来有效评估。当今最常用的是用于评估栓塞风险的 CHA_2DS_2-VASc 卒中风险评分[63]以及用于评估出血风险的 HAS-BLED 评分[63]（表 8.3 和表 8.4）。

CHA_2DS_2-VASc 评分大于 1 分是抗凝药物治疗的指征，该评分等于 1 分则认为抗凝药物作为可选治疗方案（通常是推荐的）。HAS-BLED 评分大于 2 分与出血风险增加相关，建议若出现如下情况时（高血压、无适应证的抗血小板治疗、酒精成瘾），应谨慎选择一些抗凝药物的剂量，但这本身不是口服抗凝药物的绝对禁忌证。

尽管华法林能显著降低卒中风险（相对危险降低 64%），但是 30%～60% 有指征的心房颤动患者并未服用；使用不规范的情况也时有发生，与卒中、大出血、住院和死亡风险增加有关。VKA 有许多药理学上的缺陷，包括起效和失效延迟、需要频繁监测凝血状态以控制在较窄的治疗指数范围内、通常在卒中后残疾的新发栓塞风险非常高的患者中效果有限、与遗传因素相关的不可预测的抗凝效果，以及与无数食物、药物的相互作用[64]。

近几年，新一代口服抗凝药物正在进行Ⅲ期临床试验，对照组是华法林。这些非 VKA 新型口服抗凝药（novel oral anticoagulant，NOAC）包括：Ⅱa 因子（凝血酶）直接抑制剂达比加群酯，口服 Ⅹa 因子直接抑制剂利伐沙班和阿哌沙班，以及正在批准中的艾多沙班。NOAC 相对于华法林有几项优势，包括起效更迅速（达峰时间 2～4 h），抗凝效果更容易预测，使得给药剂量更固定而无需常规凝血监测，以及较少的食物和药物相互作用风险[64]。

三种目前可用的 NOAC 类药物（达比加群、阿哌沙班、利伐沙班）在药代动力学和剂量上存在一些差异[64-67]。达比加群的常规剂量是 150 mg 每日 2 次（bid），但由于该药物在体内 80% 通过肾清除，当肌酐清除率在 30～50 ml/min，尤其是患者出血风险高时，剂量应减至 110 mg bid，若肌酐清除率降至 30 ml/min 以下时，不得应用该药物。同样，对于年龄大于 80 岁或同时服用维拉帕米的患者，药物剂量也减为 110 mg bid。在美国，未批准 110 mg 剂量；对于肌酐清除率在 15～30 ml/min 之间的患者，剂量为 75 mg bid。阿哌沙班和利伐沙班在肾的排泄率较低（分别为 25% 和 35%），常规剂量分别为：阿哌沙班 5 mg bid，利伐沙班 20 mg 每日 1 次（qd）。当肌酐清除率降至 15～49 ml/min 时，利伐沙班的剂量减至 15 mg qd；而当符合以下三条标准中的两条时，阿哌沙班的剂量减至 2.5 mg bid：年龄超过 80 岁，体重

表 8.3 CHA_2DS_2-VASc 卒中风险评估

充血性心力衰竭 / 左心室功能障碍	1 分
高血压	1 分
年龄 ≥ 75 岁	2 分
糖尿病	1 分
卒中 /TIA/ 系统性栓塞	2 分
血管性疾病（既往心肌梗死、外周动脉疾病或主动脉斑块）	1 分
年龄在 65～74 岁之间	1 分
性别分类（即女性）	1 分

表 8.4 HAS-BLED 出血风险评分

高血压	1 分
肾或肝功能异常（每项 1 分）	1 分或 2 分
卒中	1 分
出血素质	1 分
不稳定的 INR	1 分
老年（年龄 > 65 岁）	1 分
应用药物或酒精（每项 1 分）	1 分或 2 分

高血压的定义是收缩压 > 160 mmHg。肾功能异常定义为需要慢性透析或肾移植或血清肌酐 > 200 μmol/L。肝功能异常定义为慢性肝脏疾病（如肝硬化）或明显肝功能紊乱的生化检查证据（如，胆红素 > 正常上限值 2 倍，以及 AST/ALT/ALP > 正常上限值 3 倍等）。出血素质指既往出血史和（或）有出血倾向。不稳定 INR 定义为不稳定或高 INR 值，或治疗范围内时间过短（< 60%）。应用药物 / 酒精也指药物共用，如抗血小板药物、非甾体抗炎药（NSAID）等

低于60 kg，血肌酐浓度高于1.5 mg/dl。使用阿哌沙班要求肌酐清除率在15 mg/min以上，而欧洲心脏协会指南推荐三种NOAC药物（达比加群、阿哌沙班、利伐沙班）的肌酐清除率下限为30 ml/min；低于该值则只允许使用口服VKA抗凝药。

在安全性与有效性方面（与华法林相比），NOAC类药物在Ⅲ期试验中体现出了一些轻微差异[65-67]：达比加群150 mg bid和阿哌沙班5 mg bid在降低复合卒中（缺血性和出血性卒中）和全身血栓栓塞事件方面优于华法林，然而利伐沙班20 mg bid和达比加群110 mg不劣于华法林。对于缺血性卒中而言，只有达比加群150 mg bid在降低卒中发生率上优于华法林，而阿哌沙班5 mg bid、达比加群110 mg bid和利伐沙班20 mg qd不劣于华法林。所有三种药物（达比加群、阿哌沙班、利伐沙班）显著降低颅内出血（包括脑出血）发生率（相对危险降低55%），而达比加群（统计学限制）和阿哌沙班降低死亡率。阿哌沙班和110 mg剂量的达比加群可降低大出血的风险。服用利伐沙班和150 mg剂量的达比加群均可增加胃肠出血比例。这些药物对心肌梗死的影响微乎其微，据研究仅有阿哌沙班和利伐沙班可轻微降低风险，达比加群可轻微增加风险。NOAC药物（包括艾多沙班）的所有这些主要终点在表8.5中显示。

所有NOAC药物上市前监管数据确认了在Ⅲ期试验中获得的结果，因此临床医师在一种或另一种NOAC药物及华法林的选择之间展开讨论。支持NOAC类药物的医师认为无须频繁监测INR水平（然而肌酐水平需要被检测，尽管其区间比INR更宽泛），这对于高龄或卒中后行动能力受限或住址偏远的患者而言是福音；血药浓度达峰时间短（2～4 h）的特点允许其免于使用肝素桥接，并减少住院时间；颅内出血和脑出血发生率低（主要死亡原因是任何抗凝药治疗所致出血）；以及较短的失效时间（允许暂时性的中断）。近期批准的达比加群拮抗药（idarucizumab）[68-69]以及未来的抗Ⅹa系列口服抗凝药（andexanet alfa[69-70]以及其他药物如aripazine[69]）在安全性方面有望进一步提高，并使这些患者在接受紧急的外科大手术时更易于处理（不至于出血过多）。

口服VKA抗凝药仍是心房颤动合并瓣膜性心脏病（中度和重度二尖瓣狭窄、人工瓣膜）患者以及严重肾功能不全（肌酐清除率低于15～30 ml/min）患者的首选方案，或者是为了支持服药顺从性需经常与医师见面并长时间服用VKA治疗且TTR良好（治疗范围内时间>70%）的患者的主要选择。

选择特定的非VKA抗凝药物（NOAC）是个艰巨的任务，因为直接对比这些药物的试验现在乃至将来都可能不会出现（仅非劣效性检验就需要超过50 000名患者）。然而，一些已发表的校正过的网络meta分析间接将达比加群、利伐沙班、阿哌沙班与华法林进行了对比，结果显示[64]：①阿哌沙班和150 mg达比加群明显优于利伐沙班和110 mg达比加群，但对于主要有效性终点，即任何卒中或系统性血栓栓塞而言，几种药物之间无显著差异。②阿哌沙班和110 mg达比加群优于利伐沙班和150 mg达比加群，但对于主要安全性终点，即由国际血栓形成和止血协会标准评估的、除ROCKET AF以外的其他所有研究中发生的大出血，几种药物之间无显著差异。③相比于两种剂量的达比加群，服用利伐沙班和阿哌沙班的患者发生心肌梗死的概率更低（这两种药物之间无显著差异）。基于上述信息，150 mg达比加群抗栓效果非常好且出血风险不高，对于服用其他药物后出现复发性栓塞的患者而言似乎是最理想的药物，随后是阿

表8.5 非VKA抗凝药与华法林的主要终点有效性和安全性相对比

	达比加群150	达比加群110	利伐沙班	阿哌沙班	艾多沙班60	艾多沙班30
卒中和系统性栓塞	优于	不劣于	不劣于	优于	不劣于	不劣于
缺血性卒中	优于	不劣于	不劣于	不劣于	不劣于	不劣于
出血性卒中	优于	优于	优于	优于	优于	优于
大出血	不劣于	优于	不劣于	优于	优于	优于
胃肠道出血	劣于	不劣于	劣于	不劣于	不劣于	优于
全部原因的死亡	优于[a]	不劣于	不劣于	优于	不劣于	不劣于

[a] 边界值（$P=0.051$）

哌沙班，尤其是在出血风险较高时该药物更优。对于曾患有胃肠道出血或消化性溃疡的患者而言，阿哌沙班和华法林更适合服用，而阿哌沙班或 110 mg 达比加群适用于出血风险较高的患者。对于心肌梗死或不稳定型心绞痛的患者而言，Xa 因子抑制剂似乎可以取代达比加群，尽管这并不是绝对的选择，因为一些大型上市后注册研究仍未确认服用达比加群后心肌梗死风险增加[71]。

在正确的 VKA 或 NOAC 类药物治疗后出现复发性心源性卒中的病例中，如果未服用达比加群或服用该剂量无禁忌证，达比加群 150 mg bid 是可能的替代手段，因为该药是唯一一种在降低缺血性卒中方面显著优于华法林的药物。近期一项包括 6 个研究的 meta 分析[72]显示，以下几类患者服用华法林后复发性卒中风险更高：高龄、女性、既往卒中 /TIA、单纯的维生素 K 拮抗状态、肾功能不全、曾服用阿司匹林和 CHA_2DS_2 评分较高。

除此之外我们应确信一个事实，即在复发缺血性卒中的病因中，相对于心房颤动，严重的颈动脉狭窄（或其他头颈部动脉狭窄）致病的可能性更大。在心房颤动和 TIA（或卒中）的患者中，几乎四分之一的患者存在责任血管显著的动脉粥样硬化性狭窄（超过50% 狭窄度）[73-74]。通常，这样的病例难以精准确定卒中的病因是心源性还是动脉狭窄。一些刻板发作的 TIA 或进展性卒中表现出分水岭脑梗死，提示颈动脉狭窄可能为罪魁祸首。狭窄程度大于 70% 者（NASCET 标准）需考虑颈动脉血运重建；在这种情况下（合并心房颤动和口服抗凝药物），颈动脉内膜切除术相比支架置入术更佳，避免了三重药物治疗（口服抗凝药、双重抗血小板药物——氯吡格雷和阿司匹林）相关的附加出血风险。如果局部解剖需要颈动脉支架置入，则裸金属支架需要的三重或双联抗栓治疗（抗凝和抗血小板）时间相对较短。仅有血管的中度狭窄（NASCET 标准 50%～69%）或非狭窄性斑块时，他汀类药物（开始时高剂量直至斑块稳定）是一种有效的选择（当外科或血管内治疗效果不佳，或同时患有显著的冠状动脉或外周动脉疾患，或有动脉粥样硬化性疾病伴严重颈动脉狭窄时应尽可能使用）。虽然抗血小板药物是治疗动脉粥样栓塞性卒中的经典选择，但鉴于 ESPRIT[75]和 WARSS[76]研究的结果，华法林在预防颈动脉狭窄疾病相关卒中风险的有效性并不劣于阿司匹林，但出血风险高于后者；因此，若心房颤动患者已服用华法林，理论上应当不需要再为预防粥样硬化性疾病相关卒中而使用抗血小板药物。该结论是否适用于 NOAC 药物目前未被证实，但在 NOAC Ⅲ期试验中已经证实 NOAC 和华法林预防心肌梗死（超过 90% 与动脉粥样硬化相关）的效果相同。因此让我们更有信心将此类药物应用于颈动脉粥样硬化，即如果患者已经接受 NOAC 治疗，不必换成 VKA。

RE-LY 和 ARISTOTLE 试验的事后分析（post hoc analysis）提示，阿司匹林联合达比加群或阿哌沙班的应用不仅不能降低缺血性事件的发生率，反而提高了出血事件的发生率。尽管如此，一些专家认为，若在正规的抗凝和他汀类药物治疗的基础上，仍出现严重狭窄供血区的复发 TIA（且无血运重建手术适应证），可在短期（1～2 个月）内加用阿司匹林。

在急性缺血性卒中发生后启动口服抗凝治疗的时机还没有明确定义，主要取决于病灶的大小。基于一系列早期急性卒中患者的病例，一些专家推荐对于 TIA 或微小卒中发作立即进行治疗，小卒中应推迟至多 3～5 天，中等面积卒中（脑叶性）应推迟 1 周，大面积卒中（多脑叶性）应推迟至多 2 周进行治疗[79]。

在脑出血（ICH）发生后重新启动口服抗凝治疗更加困难；这取决于脑出血的位置（脑叶性或非脑叶性）、有无可逆性脑出血原因（例如，严重的高血压、偶发的 INR 升高）、是否血管淀粉样变、神经系统损害程度和出血范围（影响再吸收速度），以及动脉血栓栓塞的危险因素等。若发生大范围脑叶出血，且 MRI 提示血管淀粉样变的大脑微出血，重启抗凝治疗相比更高的风险而言其获益较少。如果争论的结果倾向于重新恢复抗凝治疗，则从出血开始到重新用药的最短时间间隔仍没有明确规定。AHA/ASA 指南推荐最少 4 周，但如果患者接受了心脏瓣膜置换，这个周期就要明显缩短（也取决于瓣膜的类型和部位）；在重启口服抗凝治疗之前，接受最低有效剂量的肝素静脉注射可能是一个安全的选择。

由大动脉疾病引起的 TIA 和缺血性脑卒中

由大动脉疾病引起的 TIA 和缺血性脑卒中常常

与动脉粥样硬化相关，可累及从主动脉弓、颈部大动脉到颅内大动脉。大血管炎性疾病和夹层相当少见，但在某些特殊情况下也需予以考虑。

主动脉弓是心脏与颈部动脉之间的灰色地带，在缺血性卒中病因分型时常常被忽略。主动脉弓粥样硬化产生的大斑块（厚度超过 4 mm）或移动性血栓、溃疡性斑块以及主动脉的颈动脉起始处狭窄均与缺血性卒中的风险增加相关[80-82]。

即使是胸降主动脉的粥样硬化病变，也可能通过逆向血流和复杂斑块导致动脉-动脉的栓塞和卒中，所以经食管超声心动图（TEE）（作为金标准）和高分辨率四维血流敏感 MRI（若可用）是确定明显的隐源性卒中的有效工具，并且可以解释栓塞至多个脑部区域。有时候主动脉粥样斑块所致的栓塞性卒中的临床表现十分不寻常；小栓子弥散至不同的皮质区域后，可表现为行为异常，若未行 MRI DWI 检查则易被误判（图 8.1）。

预防主动脉弓粥样斑块所致栓塞的最佳药物方案还不明确。关于选择阿司匹林还是华法林，最初观点是基于回顾性病例研究。随后的随机研究（PICSS[82]）显示，不论是阿司匹林还是华法林治疗，主动脉大型斑块仍与复发性卒中以及 2 年内死亡的风险增高相关。华法林与阿司匹林组的血管事件发生率相似（16.4% vs. 15.8%），因此究竟是阿司匹林还是华法林更优的问题仍无定论。

氯吡格雷和阿司匹林的联合使用再一次将抗血小板治疗与抗凝治疗的对比推向前沿，并由此推出了 ARCH 研究[84]，不幸的是在 8 年后该研究由于未能纳入计划的患者数量而被终止。这说明在现实生活中为所有这类患者进行经食管超声心动图检查有多困难，这也是主动脉弓粥样斑块栓塞的诊断率低的原因。基于已纳入的患者，从卒中及严重出血事件（包括脑出血）来看，该研究未发现华法林较双重抗血小板药物（氯吡格雷和阿司匹林）有优势，但抗血小板治疗组的血管原因死亡率更低。最终，基于这份数据，似乎绝大多数情况下，双重抗血小板治疗（氯吡格雷＋阿司匹林）均是合理的选择，仅在主动脉粥样斑块合并心房颤动或其他心源性栓塞，或抗血小板药物治疗无效的情况下，华法林（或其他 VKA 抗凝药物）才可替代使用。在所有显著大动脉粥样硬化的情况下，强烈推荐辅以他汀类药物治疗。

颈部动脉（颈动脉和椎动脉）粥样硬化

在缺血性脑卒中患者中，颈部动脉（颈动脉和椎动脉）粥样硬化引起者占 30%～60%，无创影像学或血管造影检查可发现不同程度的狭窄；而颅外或颅内动脉粥样硬化所致的卒中占所有卒中的 20%～25%[85]，还有一些其他原因如心源性栓塞和小血管病变可引起缺血性卒中。在 2002—2005 年间，大动脉粥样硬化与约 46% 的首次缺血性卒中发作相关，而 10 年后这一比例下降到 25%，这可能与更好的高血压治疗方法和他汀类药物的使用，以及生活方式的显著变化（戒烟、健康饮食等）相关。相反的趋势是，心源性栓塞的患病率逐渐升高（可能是因为人群寿命提高）。相比其他原因，大动脉疾病所致脑卒中的复发率较高；由大动脉疾病引起脑卒中的患者比例为 19.2%，小血管疾病比例为 4.9%，心源性栓塞比例为 8.2%，隐源性原因比例为 5.6%，其他原因或未确定原因的合并比例为 12.8%[86-87]。

由颈部或脑血管动脉粥样硬化作为主要机制的缺血性卒中与不稳定斑块和局部血栓形成及闭塞相关，伴（或不伴）远端动脉栓塞以及导致分水岭梗死的血流动力学低灌注。

颈部和颅内大动脉粥样硬化的患者均应接受脑血管病一级和二级预防，但是无症状狭窄或存在动脉粥样硬化斑块患者的药物治疗和手术干预（内膜切除术或支架置入术）的适应证不尽相同，对于多数存在斑块的无症状或有 TIA/缺血性卒中病史的患者，药物治疗就足够了。

抗血栓治疗

抗血小板治疗作为动脉粥样硬化性大动脉疾病相关 TIA 或卒中发生后的二级预防基础治疗措施起源于荷兰 TIA 研究[88]、英国 TIA 研究[89] 以及 ESPS2[90] 等 20 世纪 90 年代早期的研究，这些研究也证明了小剂量阿司匹林（低于 325 mg/d，通常为 75～100 mg/d）可降低卒中和死亡风险。从那以后，该治疗成为标准治疗并推荐用于无症状颈动脉狭窄（狭窄程度＞50%），而单独的无症状非狭窄性斑块的收益-风险比较低，更适宜进行危险因素（动脉型高血压、他汀类药物治疗高胆固醇血症、戒烟、糖尿病治疗）的治疗。

自从 ESPRIT[75] 和 WARSS[76] 研究未证明在降低颈动脉粥样斑块相关卒中风险方面华法林优于阿司匹林（仅仅是结果相似），且总体上华法林导致更多的出血事件之后，口服抗凝药物（维生素 K 拮抗剂）不再作为预防颈动脉粥样硬化患者缺血性卒中的可选方案。

在 ESPS2[90] 研究中，阿司匹林和双嘧达莫相比安慰剂的效果更佳，而二者联合应用与单独应用阿司匹林相比，在降低致死性或非致死性卒中风险方面效果更佳。

在 CAPRIE[91] Ⅲ 期研究中发现，75 mg/d 的氯吡格雷与阿司匹林相比，可额外降低缺血性脑血管事件复发率约 8%（但没有统计学意义），但显著降低总体血管性死亡指数和脑、冠状动脉和外周动脉床的血管性事件。该研究和远期积极的有关冠心病中氯吡格雷和阿司匹林联合应用的研究指出，当缺血性颅内大动脉疾病合并冠状动脉疾病或外周缺血性疾病，或患者应用阿司匹林无效或不能耐受时，氯吡格雷是药物治疗的首选。

MATCH 研究中，已进行氯吡格雷 75 mg/d 治疗的患者额外服用阿司匹林 75 mg/d 与单独服用氯吡格雷 75 mg/d 的患者对比发现，其没有进一步减少缺血性脑血管事件的发生，却增加了出血发生率，总体上的获益是负面的。同样的负性结果出现在双重抗血小板药物治疗（氯吡格雷和阿司匹林）与单独应用阿司匹林的对比研究中（CHARISMA 研究，包括无症状和症状性脑动脉、冠状动脉和外周动脉粥样硬化性病变患者），及无症状颈动脉粥样硬化患者（整个研究中的一部分）。这两项研究的结果强调了氯吡格雷和阿司匹林在预防缺血事件和导致出血事件及死亡的平衡中负面获益较大，因此不推荐在无症状动脉粥样硬化性病变或 TIA/ 脑卒中后常规服用两种抗血小板药物。

一种特殊的情况是，近期支架置入（颈动脉或冠状动脉）或新发（第一年）心肌梗死这两种情况是双重抗血小板药物（阿司匹林和氯吡格雷，若既往发生卒中）治疗的适应证，其疗程取决于支架种类（裸金属支架或药物洗脱支架）和相关的出血风险，但是原则上不超过支架置入后 1 年的时间。

在 PRoFESS 研究[94] 中，主要对比了氯吡格雷 75 mg/d 与阿司匹林 25 mg 合并 200 mg 缓释双嘧达莫（bid）在卒中二级预防方面的效果。次要结果是血管源性卒中、心肌梗死和死亡复合发生率。该研究没有达到联合治疗非劣效性的预定义标准，却得到阿司匹林和双嘧达莫联合治疗与单用氯吡格雷的卒中复发率相似的结果。没有证据表明两种治疗在预防复发性卒中上孰优孰劣。

这些结果推荐在颈部大动脉粥样硬化引起缺血性卒中后，对于在服用阿司匹林期间仍有复发性血管事件，或被认为卒中复发风险高，或存在冠状动脉 / 外周动脉病变的患者，予以氯吡格雷 75 mg/d 或联合应用低剂量阿司匹林（25 mg）与控释双嘧达莫（200 mg），而不是单独应用阿司匹林（75 ～ 150 mg/d），尤其在血管事件发生后最初 6 ～ 12 个月内，因为在该时段内复发率较高。

为了迅速缓解急性 TIA 的发作，阿司匹林需要首次负荷剂量为 300 mg，氯吡格雷也是如此。

对于使用了负荷剂量抗血小板单药治疗（通常是阿司匹林 300 mg）后仍有反复 TIA 者，定义为难治性 TIA，此时加用具有抗炎、稳定斑块和其他多种效应的高剂量活性他汀类药物（如阿托伐他汀 80 mg 或瑞舒伐他汀 40 mg）可能是有效的。对动脉的快速评估可发现非狭窄性溃疡斑块，而且若 TIA 症状复发，可短期（1 ～ 2 个月）内应用负荷量（300 mg）氯吡格雷联合阿司匹林，以避免长期双重抗血小板药物所致出血风险。这种方法在 CARESS 研究[95] 中稍有调整，在该研究中，相比单独应用阿司匹林，联合应用氯吡格雷和阿司匹林降低了无症状性栓塞发生率（由经颅多普勒发现的微栓塞信号），以及近期症状性颈动脉狭窄＞ 50% 的患者新发 TIA 和卒中比例。

无论如何，一旦出现严重颈动脉颈段狭窄，尤其是和频发 TIA 相关，那么颈动脉内膜切除术（或支架置入术）应尽快作为优先治疗手段且不应延误，并尽快启动氯吡格雷治疗（通常在 CEA 术前 5 天停用，而支架置入术前不停用[96]）。而在 CEA 术前、术中、术后，都应当持续应用阿司匹林治疗。不过尽管如此，颈动脉内膜切除术后 30 天死亡或卒中的发生率仍然很高（13.3%），而在无症状性且无卒中 /TIA 病史的患者中是 2.71%，在无症状但存在既往卒中 /TIA 病史的患者中是 4.06%，在曾接受手术治疗颈动脉 TIA 的患者中是 5.62%，在微小卒中患者中为 7.89%[97]。

一旦出现严重颈动脉狭窄所致血流动力学 TIA，应避免血压降低至耐受范围以下（有时这种耐受范围可能是收缩压160～170 mmHg），患者被要求保持头高脚底位，并静脉输注等渗盐水或血浆扩容液。在应用以上所有措施后仍反复发作TIA者可能需要考虑是否存在其他被忽视的颅内动脉或主动脉弓-颈动脉起始段的狭窄，造影时应注意进行从主动脉弓到颅内动脉的整个动脉轴线血管造影。其他TIA的鉴别诊断同样值得考虑，以防误诊为"难治性TIA"。

至于颈动脉夹层的情况，应使用抗血小板药物（通常是阿司匹林）和肝素，对这二者的选择标准是经验性的，取决于医师个人经验和内科医师的治疗偏好。抗血小板药物适用于最常见的与大脑或小脑大面积卒中相关的夹层、颅内持续性夹层和夹层动脉闭塞，与此同时，抗血小板药物治疗中出现复发性卒中或TIA、腔内大型血栓、大型颈动脉瘤伴血栓形成则适用于抗凝治疗。随机性研究CADISS[98]没有发现抗血小板药物和抗凝药物在预防症状性颈动脉和椎动脉夹层患者卒中和死亡的效果之间的差别，而且相比先前的观察性研究，两组卒中发生更为少见。研究还报道了在最好的药物治疗下，一旦出现血流动力学恶化情况或复发性卒中，成功进行血管内再通手术的病例。如果不存在蛛网膜下腔出血或相关风险，卒中发生后最初3～4.5 h内可以进行溶栓。如果出现局部闭塞、狭窄或血管壁异常，抗血小板药物治疗须持续终生，但在其余病例如果没有发现血管结构缺陷或其他系统性动脉疾病（复发风险），出现症状后6个月至1年即可停药。

抗高血压治疗

在无卒中个体进行的随机对照试验meta分析显示，降压可将卒中风险降低30%～40%。降压幅度越大，卒中风险降低越多。缺血性卒中患者抗动脉性高血压治疗的启动时机应取决于已患有高血压或持续性血压高于140/90 mmHg患者的临床情况（但不应早于首个24 h），一般自缺血性卒中发作后几天开始执行[99]。

血管事件的一级预防中血压上限目标值已在最近发表的指南（JNC 8[100]，2013 ESH/ESC指南[101]，ASH-ISH 2014指南[102]）中进行讨论，结论是大多数患者血压应控制在140/90 mmHg以下，老年患者可放宽至140～150 mmHg，尤其是年龄大于80岁的患者，但这些血压值应考虑个体耐受性的差异。

60岁甚至80岁以上血压低于140 mmHg的患者被认为未来发生卒中的风险降低，一些专家提出了与这种观点相反的观点[103]。既然卒中的预防可持续从抗高血压治疗中获益，并且已从多个运用不同药物的大型随机研究中观察到结果，那么全部抗高血压类药物均可用于卒中的预防，除非血压已经得到有效控制。欧洲心脏学会特别提到，钙通道阻滞剂在预防卒中方面效果稍强，而利尿剂合并血管紧张素转化酶（ACE）抑制剂同样在其他一些研究中被证实有预防卒中的效果，与此同时ASH-ISH指南认为ACE抑制剂或血管紧张素受体阻滞剂（ARB）是既往TIA或卒中发作患者的首选，此外如有必要可辅以噻嗪类利尿剂或钙通道阻滞剂。据报道ARB类药物具有较强的脑血管保护作用以及对认知水平下降的保护作用[104-105]。

一直被神经科医师担心的是，颈动脉狭窄患者血压值显著下降可能引发低于耐受范围的脑灌注压降低以及脑血流自动调节，继而导致急性卒中或神经认知功能缓慢受损。在一项回顾性人口分析研究中[106]，单侧颈动脉狭窄和双侧显著狭窄（但狭窄程度低于70%）的卒中风险随着血压值的升高而增加；然而，对于双侧颈动脉重度狭窄（狭窄程度大于70%）的患者而言，收缩压值在140～160 mmHg之间与降低卒中事件发生率相关。

相同年龄和相同位置动脉闭塞的急性缺血性卒中患者在结果上的差异，很大程度上取决于血管收缩反应状态和侧支循环，因此可以发现不同水平的血压耐受性，并需要个体调节。

在一些有关症状性颈动脉狭窄患者运用正电子发射断层显像（PET）和^{15}O气体评估基线血流动力学状态的研究中[107]，该假设是成立的。大体而言，在合并灌注障碍的患者如果收缩压低于160～170 mmHg，不合并灌注障碍的患者如果收缩压更低（低于140 mmHg），则总体卒中风险更高。总而言之，收缩压和总体卒中复发率的关系可用J型曲线描述，因此基于血压值，预防卒中复发的治疗策略应分别按照伴有和不伴血流动力学改变来制订。

在颈动脉内膜切除术或支架置入术后，推荐将收缩压降至120～130 mmHg以避免大脑过度灌注综合征[108]，尤其在经颅多普勒显示同侧大脑中动脉流速增加150%～300%时。通过降压可缓解过度灌注，改善临床症状，并避免癫痫发作或破坏性的脑出血。拉贝洛尔和可乐定均为治疗过度灌注综合征的可选药物，因为其余的抗高血压药物可能有扩血管的作用。用于脑水肿治疗的甘露醇和预防癫痫发作的抗癫痫药物同样推荐使用。

他汀类药物治疗

他汀类药物在动脉粥样硬化血栓性卒中治疗中的地位已经确立，虽然曾经也备受质疑。与心肌梗死相比，卒中从病因学上来说是高度异质性的疾病，心源性栓塞、小动脉疾病以及其他血管炎或夹层与高脂血症之间的联系很微弱。一项包含 165 000 多名患者的 meta 分析[109]得出结论，低密度脂蛋白（low-density lipoprotein，LDL）胆固醇浓度每降低 38 ml/dl，卒中的相对危险降低 21.1%，并且在首次卒中发作后，LDL 浓度的大幅度降低（尽管仅包括 SPARCL、LIPID、CARE 和 HPS 四项研究的亚组）可进一步降低 12% 的致死性和非致死性卒中相对危险。

SPARCL 研究[110]是唯一一项包括既往卒中发作且无冠心病患者的研究，其初始 LDL 水平在 100～190 mg/dl 之间，将阿托伐他汀 80 mg/d 与安慰剂的疗效进行比较。接受主动治疗的患者卒中相对危险降低 16%，减少 43% 的致死性卒中，但这两组死亡率大致相同。在颈动脉狭窄患者亚组中，药物治疗组卒中风险比安慰剂组降低 1/3。成功达到推荐靶 LDL 水平（少于初始水平的 50%）的患者，其卒中发生率和主要冠状动脉事件发生率均降低（分别减少 33% 和 37%），而不伴任何出血事件的增加。若将 LDL 胆固醇浓度低于 70 mg/dl 与低于 100 mg/dl 相比，事后分析证明前者可额外减少 28% 的卒中发生率[111]。

尽管降低 LDL 水平是他汀类药物临床获益的主要机制，该药仍有其他临床效应[112]，如改善内皮功能障碍、刺激一氧化氮合酶、在粥样斑块核心上发挥抗炎效果，以及减少斑块脂质核心体积和减少斑块破裂或栓塞的风险等。一系列超声检测颈动脉内-中膜厚度的不同研究证实了其可降低粥样斑块进展率[113]。这些效应（尤其是抗炎和斑块稳定效应）需要更高剂量，并且发生在降低 LDL 胆固醇之前，可以解释在治疗不稳定斑块或狭窄或缺血性卒中急性期时相关复发性 TIA 的正性治疗效果。

颅内大动脉狭窄

在白种人中，5%～10% 的卒中是由颅内大动脉狭窄造成，在黑人人群中该原因造成的短暂性脑缺血发作或卒中比例为 15%～29%，而在亚洲人群的卒中病因中该比例可达 30%～50%[114-115]。

颅内大动脉狭窄与颈动脉粥样硬化性狭窄的主要危险因素相同：高血压、吸烟、糖尿病和高脂血症。大部分复发性卒中发生在最初的症状性颅内动脉狭窄区域，并且将近一半的卒中是致残性的[116]。

为了建立有效的二级预防策略，认清复发缺血性卒中的危险因素很有必要。

最初 MRI DWI 像上存在皮质及皮质下病灶或多发病灶的患者更可能存在严重狭窄，而那些仅存在皮质下病变的患者更可能存在轻度狭窄，这两种情况均与卒中复发风险提高相关，尽管第一种情况复发率更高[117]。

在 WASID 研究中，相比颅内大动脉狭窄程度在 50%～69% 之间的患者，狭窄程度 ≥ 70% 的患者狭窄血管供血区域卒中复发的风险更高[118]。然而，狭窄程度 ≥ 70% 的患者中出现完好的侧支循环可减轻复发性卒中的风险[119]。

过去，患者常被给予抗凝药物治疗，但在 2005 年 WASID 研究结果公布后[120]，患者的治疗手段转向抗血小板治疗。令人惊讶的是，WASID 研究中阿司匹林的剂量是 1300 mg/d，高于标准剂量的上限（少于 325 mg，通常 75～100 mg/d）。两组的缺血性卒中发生率相同，但服用阿司匹林者出血、心肌梗死和任何死亡的发生率显著降低。

尽管应用抗血小板药物和他汀类药物治疗，严重颅内动脉狭窄所致复发性严重卒中的发生率仍然很高，并且随着许多例冠状动脉和颈动脉颈段支架置入术的普及，在症状性责任颅内动脉进行的支架置入术尝试逐渐增多，并且从一些注册研究中得到了积极的结果。

不幸的是两项随机研究——SAMMPRIS[121] 和 VISIT[122]——带来相同的结论：对于颅内动脉狭窄患者，积极的药物治疗优于应用 Wingspan 和 Vitesse 颅内动脉支架系统的血管成形术和支架置入术，原因均为支架置入术后早发和迟发卒中风险高，以及单独应用积极药物治疗的卒中风险较预期值更低。药物治疗推荐前 3 个月双重抗血小板治疗——氯吡格雷

75 mg/d 和阿司匹林 75 mg/d，随后服用单一抗血小板药物以及 20 mg 瑞舒伐他汀或 80 mg 阿托伐他汀以控制 LDL 胆固醇低于 70～100 mg/dl，以及适当的抗动脉高血压治疗以控制收缩压在 140 mmHg 以下。对于颅内动脉狭窄超过 70% 的患者，同样推荐降低血压治疗，因为血压高于 160/80 mmHg 与卒中风险增加相关，并且对于狭窄低于 70% 的患者如果血压高于 120/80 mmHg，同样会使卒中风险增加[123]。

颅内小动脉疾病

约 25% 的卒中是由颅内小动脉疾病导致的，但是经常没有症状或者通过进展性的认知损伤才被证实，如果未行头颅 MRI 检查就无法诊断出来。在很大一部分患者中，脑出血的解剖学基础与小动脉疾病有关。

此类疾病的病因是多种多样的，最常见的病因是动脉高血压、糖尿病合并脂质透明膜病，以及小动脉粥样硬化。不常见的病因是由于感染、自身免疫性疾病或其他炎症因素（Cogan 或白塞综合征）引起的小动脉炎。中枢神经系统有很多遗传因素导致的小动脉疾病，其中最为人熟知的是 CADASIL（常染色体显性遗传性脑动脉病合并皮质下梗死和白质脑病），但是最近其他疾病也被报道并证实具有遗传性。正是因为多种多样的小血管疾病病因，腔隙性脑梗死或小血管相关 TIA 的治疗方法基于特定的病因认知，如果可能，推荐使用特定的治疗方案（例如皮质类固醇疗法或加环磷酰胺、利妥昔单抗治疗自身免疫性血管炎等）。

腔隙性脑梗死的脑缺血机制也是多种多样的，甚至有些尚不明确，一些是由于近端的穿支小动脉粥样硬化引起；在这种情况下，具有进展性症状的近端基底节的大的腔隙性脑梗死很常见。当更多的小动脉疾病特征（白质高密度、广泛的小腔隙）被证实之后，由脂质透明膜病或小动脉硬化引起的腔隙性脑梗死更有可能发生。在大部分病例中，没有典型的危险因素，主干血管粥样硬化也没有被证实。所以在这种情况下，由内皮开始的弥散过程，以及由大脑小动脉和毛细血管内皮功能障碍导致的血管壁增厚和血管畸形，最终导致继发性穿支动脉血栓、腔隙性脑梗死和感染的发生[124-125]。

在由高血压、糖尿病或穿支动脉粥样硬化引起的颅内小动脉疾病的病例中，正确控制血压（目标值低于 140/90 mmHg，或者如果伴有脑出血则低于 130/80 mmHg）和控制血糖是第一步。

抗血小板治疗是小动脉疾病抗栓治疗的一种选择，但是基于之前提到的多种多样的病因，它的治疗效果未被很好评估。最常规使用的是阿司匹林 75～100 mg/d。SPS3（皮质下小卒中二级预防）是一项纳入近期 MRI 确诊腔隙性脑梗死并有症状患者的双盲、多中心研究[126]。患者被随机分配到氯吡格雷 75 mg qd 组和安慰剂组，每组患者都给予阿司匹林 325 mg qd。主要终点是任何复发性卒中，包括缺血性卒中和颅内出血。这项研究比预计时间提前结束，因为抗血小板治疗在降低卒中复发风险方面效果不显著，却增加了出血和死亡的风险。所以在这种情况下，标准小剂量阿司匹林（75～325 mg/d）单药治疗成为主要抗栓治疗方案。相同的研究辅以事后分析得出了一些重要结论：首先，使用阿司匹林治疗复发性卒中的患者不会从加用氯吡格雷中受益，卒中发生率与前相同，但是出血的风险显著增加[127]；其次，在近期发生腔隙性卒中且积极进行血压控制的人群中，有腔隙性脑梗死病史、黑人、男性、糖尿病患者的复发率较高[128]。

积极的血压管理（收缩压目标值低于 130 mmHg）并不能显著降低新发腔隙性脑梗死的发生率，但是可以降低脑出血的发生率。所以将收缩压 130 mmHg 定为腔隙性脑梗死的目标值。两组患者的卒中复发率都没有显著下降（阿司匹林或双重抗血小板治疗）。

一些问题关系到他汀类药物治疗单纯腔隙性脑梗死的价值。一些研究表明，改善血管舒缩反应性的积极作用可作为小动脉疾病内皮功能紊乱的标志[129-130]，这些病例的其中一部分与大血管动脉粥样硬化相关。这也就解释了在 SPARCL 试验中使用 80 mg 阿托伐他汀降低腔隙性脑梗死卒中复发率的结论[131]。所以在腔隙性脑梗死病例中使用他汀类药物是有依据的。

存在一种特殊情况，即损伤部位在内囊或者脑桥旁正中区的反复腔隙性单纯运动性 TIA，在很多病例中对任何治疗都抵抗，包括抗血小板治疗（单一、双重）、肝素，甚至溶栓，都会再次出现腔隙性卒中，而且往往很严重，这就是所谓的内囊或脑桥旁"警告综合征"[132-134]。之前所提到的优化抗栓治疗和避免过于降低血压可能是有效的措施。这种抵抗的确切机制尚不明确，仍在讨论之中。

影像图库

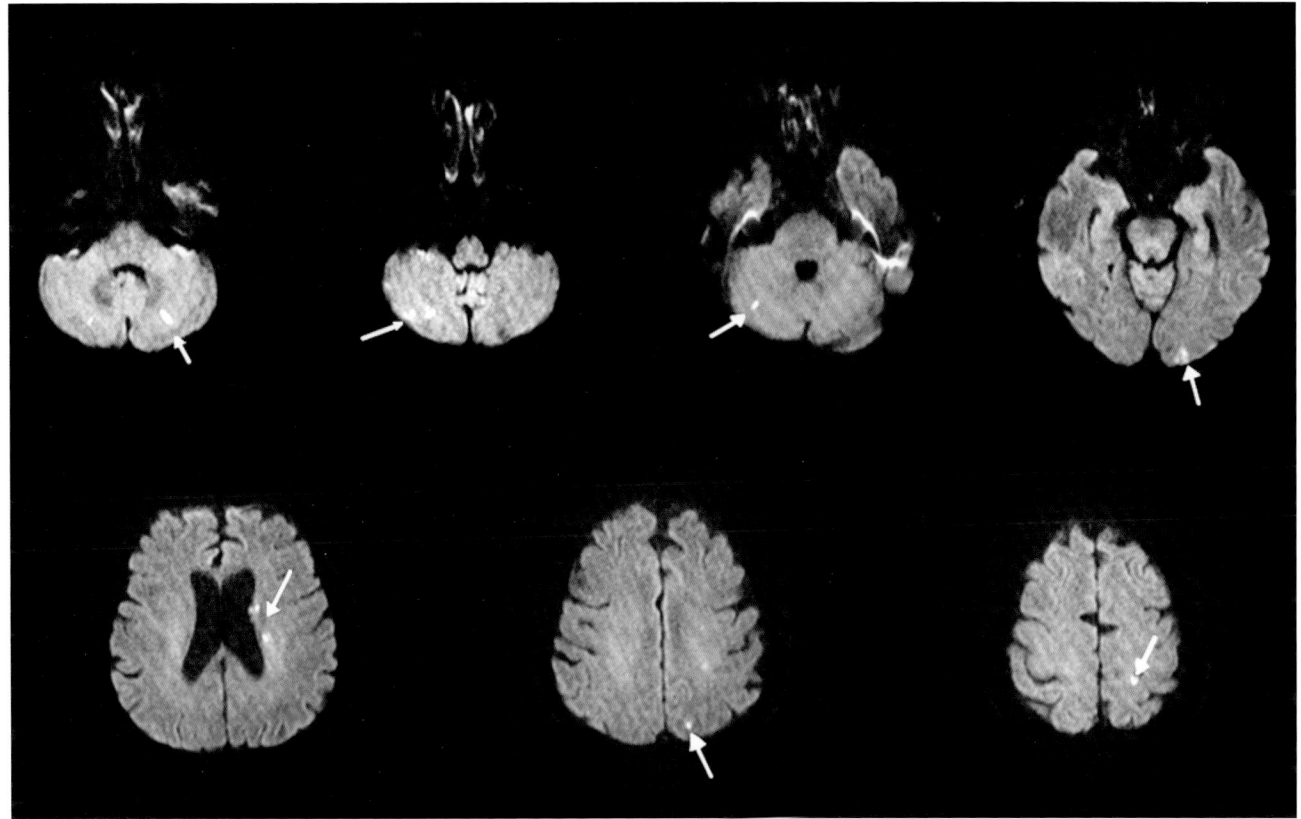

图 8.1　MRI DWI 显示弥散的幕下和大脑半球栓塞性病灶（箭头所示）

参考文献

1. Mayer AS, Brun NC, Begtrup K, et al. Efficacy and safety of recombinant activated factor VII for acute intracerebral hemorrhage. N Engl J Med. 2008;358:2127–37.
2. Hemphill JC, Greenberg SM, Anderson CS, et al. Guidelines for the management of spontaneous intracerebral hemorrhage. Stroke. 2015;46:2032–60.
3. The National Institute of Neurological Disorders and Stroke rt-PA Stroke Study Group. Tissue plasminogen activator for acute ischemic stroke. N Engl J Med. 1995;333(24):1581–7.
4. Saver JL. Number needed to treat estimates incorporating effects over the entire range of clinical outcomes: novel derivation method and application to thrombolytic therapy for acute stroke. Arch Neurol. 2004;61:1066–70.
5. Hacke W, Kaste M, Bluhmkiet M, et al. Thrombolysis with alteplase 3 to 4.5 hours after acute ischemic stroke. N Engl J Med. 2008;359:1317–29.
6. The IST-3 Collaborative Group. The benefits and harms of intravenous thrombolysis with recombinant tissue plasminogen activator within 6 h of acute ischaemic stroke (the third international stroke trial IST-3): a randomised controlled trial. Lancet. 2012;379(9834):2352–63.
7. Albers GW, von Kummer R, Truelsen T, et al. Safety and efficacy of desmoteplase given 3–9 h after ischaemic stroke in patients with occlusion or high-grade stenosis in major cerebral arteries (DIAS-3): a double-blind, randomised, placebo-controlled phase 3 trial. Lancet Neurol. 2015;14:575–84.
8. Goldstein JN, Marrero M, Masrur S, et al. Management of thrombolysis-associated symptomatic intracerebral hemorrhage. Arch Neurol. 2010;67(8):965–9.
9. Strbian D, Michel P, Seiffge DJ, Saver JL, et al. Symptomatic intracranial hemorrhage after stroke thrombolysis – comparison of prediction scores. Stroke. 2014;45:752–8.
10. Strbian D, Engelter S, Michel P, et al. Symptomatic intracranial hemorrhage after stroke thrombolysis: the SEDAN score. Ann Neurol. 2012;71(5):634–41.
11. Mazya M, Egido JA, Ford GA, et al. Predicting the risk of symptomatic intracerebral hemorrhage in ischemic stroke treated with intravenous alteplase – safe implementation of treatments in stroke (SITS) symptomatic intracerebral hemorrhage risk score. Stroke. 2012;43:1524–31.
12. Emberson J, Lees RK, Lyden P, et al. Effect of treatment delay, age, and stroke severity on the effects of intravenous thrombolysis with alteplase for acute ischaemic stroke: a meta-analysis of individual patient data from randomised trials. Lancet. 2014;384:1929–35.
13. Wardlaw JM, Murray V, Berge E, et al. Thrombolysis for acute ischaemic stroke. Cochrane Database Syst Rev. 2014;(7):CD000213. doi:10.1002/14651858.CD000213.pub3.
14. Hacke W, Donnan G, Fieschi C, et al. Association of outcome with early stroke treatment: pooled analysis of ATLANTIS, ECASS, and NINDS rt-PA stroke trials. Lancet. 2004;363:768–74.
15. Rubin MN, Barrett KM. What to do with wake-up stroke. Neurohospitalist. 2015;5(3):161–72.
16. Jauch EC, Saver JL, Adams Jr HP, et al. Guidelines for the early

management of patients with acute ischemic stroke. Stroke. 2013;44(3):870–947.
17. Cho TH, Nighoghossian N, Mikkelsen IK, et al. Reperfusion within 6 hours outperforms recanalization in predicting penumbra, lesion growth, final infarct, and clinical outcome. Stroke. 2015;46:1582–9.
18. Horsch AD, Dankbaar JW, Niesten JM, et al. Predictors of reperfusion in patients with acute ischemic stroke. AJNR Am J Neuroradiol. 2015;36:1056–62.
19. Muchada M, Rubiera M, Rodriguez-Luna D, et al. Baseline National Institutes of Health stroke scale–adjusted time window for intravenous tissue-type plasminogen activator in acute ischemic stroke. Stroke. 2014;45:1059–63.
20. Heldner RM, Zubler C, Mattle PH, et al. National Institutes of Health stroke scale score and vessel occlusion in 2152 patients with acute ischemic stroke. Stroke. 2013;44:1153–7.
21. Riedel CH, Zimmermann P, Jensen-Kondering U, et al. Successful recanalization by intravenous thrombolysis in acute anterior stroke depends on thrombus length. Stroke. 2011;42:1775–7.
22. Strbian D, Sairanen T, Silvennoinen H, et al. Intravenous thrombolysis of basilar artery occlusion thrombus length versus recanalization success. Stroke. 2014;45:1733–8.
23. Rai A, Cline B, Williams E, et al. Intravenous thrombolysis outcomes in patients presenting with large vessel acute ischemic strokes—CT angiography based prognosis. J Neuroimaging. 2015;25(2):238–42.
24. Saqqur M, Uchino K, Demchuk AM, Molina CA, et al. Site of arterial occlusion identified by transcranial Doppler predicts the response to intravenous thrombolysis for stroke. Stroke. 2007;38:948–54.
25. Broderick JP, Palesch YY, Demchuk AM, Yeatts SD, Khatri P, Hill MD, et al. Endovascular therapy after intravenous t-PA versus t-PA alone for stroke. N Engl J Med. 2013;368:893–903.
26. Kidwell CS, Jahan R, Gornbein J, Alger JR, Nenov V, Ajani Z, et al. A trial of imaging selection and endovascular treatment for ischemic stroke. N Engl J Med. 2013;368:914–23.
27. Balasubramanian A, Mitchell P, Dowling R, Yan B, et al. Evolution of endovascular therapy in acute stroke: implications of device development. J Stroke. 2015;17(2):127–37.
28. Powers JW, Derdeyn CP, Biller J, et al. 2015 American Heart Association/American Stroke Association focused update of the 2013 Guidelines for the early management of patients with acute ischemic stroke regarding endovascular treatment. Stroke. 2015;46:3024–39.
29. Sandercock PA, Counsell C, Kane EJ. Anticoagulants for acute ischaemic stroke. Cochrane Database Syst Rev. 2015;(3):CD000024.
30. Ferro MJ, Canhão P. Cerebral venous sinus thrombosis: update on diagnosis and management. Curr Cardiol Rep. 2014;16:523.
31. Saposnik G, Barinagarrementeria F, Brown Jr RD, et al. American heart association stroke council and the council on epidemiology and prevention. Diagnosis and management of cerebral venous thrombosis: a statement for healthcare professionals from the American Heart Association/American Stroke Association. Stroke. 2011;42:1158–92. A detailed and comprehensive guideline for the diagnosis and management of CVT.
32. Sandercock PA, Counsell C, Tseng MC, Cecconi E. Oral antiplatelet therapy for acute ischaemic stroke. Cochrane Database Syst Rev. 2014;(3):CD000029.
33. Ciccone A, Motto C, Abraha I, Cozzolino F, Santilli I. Glycoprotein IIb-IIIa inhibitors for acute ischaemic stroke. Cochrane Database Syst Rev. 2014;(3):CD005208.
34. Wang Y, Wang Y, Zhao X, et al. Clopidogrel with aspirin in acute minor stroke or transient ischemic attack. N Engl J Med. 2013;369:11–9.
35. Geeganage MC, Diener HC, Algra A, et al. Dual or mono antiplatelet therapy for patients with acute ischemic stroke or transient ischemic attack systematic review and meta-analysis of randomized controlled trials. Stroke. 2012;43:1058–66.
36. TARDIS Trial Investigators. Safety and efficacy of intensive vs. guideline antiplatelet therapy in high-risk patients with recent ischemic stroke or transient ischemic attack: rationale and design of the Triple Antiplatelets for Reducing Dependency after Ischaemic Stroke (TARDIS) trial. Int J Stroke. 2015;10(7):1159–65.
37. Johnston SC, Easton JD, Farrant M, et al. Platelet-oriented inhibition in new TIA and minor ischemic stroke (POINT) trial: rationale and design. Int J Stroke. 2013;8(6):479–83.
38. Rothwell PM, Giles MF, Flossmann E, et al. A simple score (ABCD) to identify individuals at high early risk of stroke after transient ischaemic attack. Lancet. 2005;366:29–36.
39. Chandratheva A, Mehta Z, Geraghty OC, Marquardt L, Rothwell PM, Oxford Vascular Study. Population-based study of risk and predictors of stroke in the first few hours after a TIA. Neurology. 2009;72:1941–47.
40. Johnston SC, Rothwell PM, Nguyen-Huynh MN, et al. Validation and refinement of scores to predict very early stroke risk after transient ischaemic attack. Lancet. 2007;369:283–92.
41. Wardlaw JM, Brazzelli M, Chappell FM, Miranda H, et al. ABCD2 score and secondary stroke prevention: meta-analysis and effect per 1,000 patients triaged. Neurology. 2015;85(4):373–80.
42. Purroy F, Jiménez Caballero PE, Gorospe A, Torres MJ, et al. Prediction of early stroke recurrence in transient ischemic attack patients from the PROMAPA study: a comparison of prognostic risk scores. Cerebrovasc Dis. 2012;33(2):182–9.
43. Kiyohara T, Kamouchi M, Kumai Y, Ninomiya T, et al. ABCD3 and ABCD3-I scores are superior to ABCD2 score in the prediction of short- and long-term risks of stroke after transient ischemic attack. Stroke. 2014;45(2):418–25.
44. Merwick A, Albers GW, Amarenco P, et al. Addition of brain and carotid imaging to the ABCD^2 score to identify patients at early risk of stroke after transient ischaemic attack: a multicentre observational study. Lancet Neurol. 2010;9(11):1060–9.
45. Lavallée PC, Meseguer E, Abboud H, Cabrejo L, et al. A transient ischaemic attack clinic with round-the-clock access (SOS-TIA): feasibility and effects. Lancet Neurol. 2007;6(11):953–60.
46. Rothwell PM, Giles MF, Chandratheva A, Marquardt L, et al. Effect of urgent treatment of transient ischaemic attack and minor stroke on early recurrent stroke (EXPRESS study): a prospective population-based sequential comparison. Lancet. 2007;370(9596):1432–42.
47. Luciano A Sposato, Lauren E Cipriano, Gustavo Saposnik, et al. Diagnosis of atrial fibrillation after stroke and transient ischaemic attack: a systematic review and meta-analysis. Lancet Neurol. 2015;14(4):377–87.
48. Arboixa A, Alióc J. Cardioembolic stroke: clinical features, Specific cardiac disorders and prognosis. Curr Cardiol Rev. 2010;6:150–61.
49. Hart RG, Pearce LA, Aguilar MI. Meta-analysis: antithrombotic therapy to prevent stroke in patients who have nonvalvular atrial fibrillation. Ann Intern Med. 2007;146:857–67.
50. Molina AC, Selim HM. Anticoagulation in patients with stroke with infective endocarditis -the sword of Damocles. Stroke. 2011;42:1799–800.
51. Azoulay L, Dell'Aniello S, Simon TA, et al. Initiation of warfarin in patients with atrial fibrillation: early effects on ischaemic strokes. Eur Heart J. 2014;35:1881–7.
52. EAFT (European Atrial Fibrillation Trial) Study Group. Secondary prevention in non-rheumatic atrial fibrillation after transient ischaemic attack or minor stroke. Lancet. 1993;342:1255–62.
53. Lip GYH, Skjøth F, Rasmussen LH, et al. Net clinical benefit for oral anticoagulation, aspirin, or no therapy in nonvalvular atrial fibrillation patients with 1 additional risk factor of the CHA2DS2-VASc Score (beyond sex). J Am Coll Cardiol. 2015;66(4):488–9.
54. The ACTIVE Investigators. Effect of clopidogrel added to aspirin in patients with atrial fibrillation. N Engl J Med. 2009;360:2066–78.
55. The ACTIVE Writing Group on behalf of the ACTIVE

Investigators. Clopidogrel plus aspirin versus oral anticoagulation for atrial fibrillation in the Atrial fibrillation Clopidogrel Trial with Irbesartan for prevention of Vascular Events (ACTIVE W): a randomised controlled trial. Lancet. 2006;367(9526):1903–12.
56. Connolly SJ, Eikelboom J, Campbell J, et al. Apixaban in patients with atrial fibrillation (AVERROES study). N Engl J Med. 2011;364:806–17.
57. Fang MC, Go AS, Chang Y, Hylek EM, et al. Death and disability from warfarin-associated intracranial and extracranial hemorrhages. Am J Med. 2007;120(8):700–5.
58. Cucchiara B, Messe S, et al. Hematoma growth in oral anticoagulant related intracerebral hemorrhage. Stroke. 2008;39:2993–6.
59. Flaherty ML, Adeoye O, Sekar P, et al. The challenge of designing a treatment trial for warfarin-associated intracerebral hemorrhage. Stroke. 2009;40:1738–42.
60. Masotti L, Di Napoli M, Godoy DA, et al. The practical management of intracerebral hemorrhage associated with oral anticoagulant therapy. Int J Stroke 2011 World Stroke Organ. 2011;6:228–40.
61. Tuţă S. Stroke and atrial fibrillation from neurologist's perspective. Rom J Cardiol. 2013;Suppl A 23:34–9.
62. Gaertner S, Cordeanu EM, Mirea C, et al. Prothrombotic risk of vitamin K antagonists during the first days of treatment: one more reason to use new oral anticoagulants. Int J Cardiol. 2015;186:141–2.
63. Camm AJ, Kirchhof P, Lip GYH, et al. Guidelines for the management of atrial fibrillation. Eur Heart J. 2010;31:2369–429.
64. Rosanio S, Keylani AM, D'Agostino DC, et al. Pharmacology, benefits, unaddressed questions, and pragmatic issues of the newer oral anticoagulants for stroke prophylaxis in non-valvular atrial fibrillation and proposal of a management algorithm. Int J Cardiol. 2014;174:471–83.
65. Connolly SJ, Ezekowitz MD, Yusuf S, et al. Dabigatran versus warfarin in patients with atrial fibrillation. N Engl J Med. 2009;361:1139–51.
66. Patel MR, Mahaffey KW, Garg J, et al. Rivaroxaban versus warfarin in nonvalvular atrial fibrillation. N Engl J Med. 2011;365:883–91.
67. Granger CB, Alexander JH, McMurray JJ, et al. Apixaban versus warfarin in patients with atrial fibrillation. N Engl J Med. 2011;365:981–92.
68. Pollack CV, Reilly PA, Eikelboom J, et al. Idarucizumab for dabigatran reversal. N Engl J Med. 2015;373:511–20.
69. Gomez-Outes A, Suarez-Gea ML, Lecumberri R, et al. Specific antidotes in development for reversal of novel anticoagulants: a review. Recent Pat Cardiovasc Drug Discov. 2014;9(1):2–10.
70. Shah N, Rattu MA, et al. Reversal agents for anticoagulants: focus on andexanet alfa. Am Med Student Res J. 2014;1(1):16–28.
71. FDA Drug Safety Communications. Safety announcement regarding Pradaxa [13 May 2014]. http://www.fda.gov/downloads/Drugs/DrugSafety/UCM397606.pdf.
72. Albertsen IE, Rasmussen LH, Overvad TF, et al. Risk of stroke or systemic embolism in atrial fibrillation patients treated with warfarin – a systematic review and meta-analysis. Stroke. 2013;44:1329–36.
73. Chang JY, Ryu SJ, Lin SK. Carotid artery stenosis in ischemic stroke patients with nonvalvular atrial fibrillation. Cerebrovasc Dis. 2002;13:16–20.
74. Kanter MC, Tegeler CH, Pearce LA, et al. Carotid stenosis in patients with atrial fibrillation-prevalence, risk factors, and relationship to stroke in the Stroke Prevention in Atrial Fibrillation Study. Arch Intern Med. 1994;154(12):1372–7.
75. Algra A. on behalf of the ESPRIT Study Group. Medium intensity oral anticoagulants versus aspirin after cerebral ischaemia of arterial origin (ESPRIT): a randomised controlled trial. Lancet Neurol. 2007;6(2):115–24.
76. Mohr JP, Thompson JL, Lazar RM, et al. A comparison of warfarin and aspirin for the prevention of recurrent ischemic stroke. N Engl J Med. 2001;345(20):1444–51.
77. Dans AL, Connolly SJ, Wallentin L, et al. Concomitant use of antiplatelet therapy with dabigatran or warfarin in the randomized evaluation of long-term anticoagulation therapy (RE-LY) trial. Circulation. 2013;127(5):634–40.
78. Alexander JH, Lopes RD, Thomas L, et al. Apixaban vs. warfarin with concomitant aspirin in patients with atrial fibrillation: insights from the ARISTOTLE trial. Eur Heart J. 2014;35(4):224–32.
79. Huisman MV, Lip GY, Diener HC, et al. Dabigatran etexilate for stroke prevention in patients with atrial fibrillation: resolving uncertainties in routine practice. Thromb Haemost. 2012;107(5):838–47.
80. Amarenco P, Cohen A, Tzourio C, et al. Atherosclerotic disease of the aortic arch and the risk of ischemic stroke. N Engl J Med. 1994;331:1474–9.
81. French Study of Aortic Plaques in Stroke Group. Atherosclerotic disease of the aortic arch as a risk factor for recurrent ischemic stroke. N Engl J Med. 1996;334:1216–21.
82. Di Tullio RM, Russo C, Jin Z, et al. Aortic arch plaques and risk of recurrent stroke and death. Circulation. 2009;119:2376–82.
83. Harloff A, Simon J, Brendecke S. Complex plaques in the proximal descending aorta an underestimated embolic source of stroke. Stroke. 2010;41:1145–50.
84. Amarenco P, Davis S, Jones EF, et al. Clopidogrel plus aspirin versus warfarin in patients with stroke and aortic arch plaques. Stroke. 2014;45:1248–57.
85. Bogiatzi C, Hackam DG, McLeod IA, Spence JD. Secular trends in ischemic stroke subtypes and stroke risk factors. Stroke. 2014;45:3208–13.
86. Wityk RJ, Lehman D, Klag M, et al. Race and sex differences in the distribution of cerebral atherosclerosis. Stroke. 1996;27:1974–80.
87. Redfors P, Jood K, Holmegaard L, Rosengren A, Blomstrand C, Jern C. Stroke subtype predicts outcome in young and middle-aged stroke sufferers. Acta Neurol Scand. 2012;126:329–35.
88. Dutch TIA Trial Study Group. A comparison of two doses of aspirin (30 mg vs. 283 mg a day) in patients after a transient ischemic attack or minor ischemic stroke. N Engl J Med. 1991;325:1261–6.
89. Farrell B, Godwin J, Richards S, et al. The United Kingdom transient ischaemic attack (UK-TIA) aspirin trial: final results. J Neurol Neurosurg Psychiatry. 1991;54:1044–54.
90. Diener HC, Cunha L, Forbes C, et al. European Stroke Prevention Study: II. Dipyridamole and acetylsalicylic acid in the secondary prevention of stroke. J Neurol Sci. 1996;143:1–13.
91. CAPRIE Steering Committee. A randomised, blinded, trial of clopidogrel versus aspirin in patients at risk of ischaemic events (CAPRIE). Lancet. 1996;348(9038):1329–39.
92. Diener HC, Bogousslavsky J, Brass LM, et al. Aspirin and clopidogrel compared with clopidogrel alone after recent ischaemic stroke or transient ischaemic attack in high-risk patients (MATCH): randomised, double-blind, placebo-controlled trial. Lancet. 2004;364:331–7.
93. Bhatt DL, Fox KA, Hacke W, et al. Clopidogrel and aspirin versus aspirin alone for the prevention of atherothrombotic events. N Engl J Med. 2006;354(16):1706–17.
94. Sacco RL, Diener HC, Yusuf S, et al. Aspirin and extended-release dipyridamole versus clopidogrel for recurrent stroke (PRoFESS Study). N Engl J Med. 2008;359:1238–51.
95. Markus SH, Droste WD, Kaps M, et al. Dual antiplatelet therapy with clopidogrel and aspirin in symptomatic carotid stenosis evaluated using Doppler embolic signal detection (CARESS Study). Circulation. 2005;111:2233–40.
96. McKevitt FM, Randall MS, Cleveland TJ, et al. The benefits of combined anti-platelet treatment in carotid artery stenting. Eur J Vasc Endovasc Surg. 2005;29:522–7.
97. Halm EA, Tuhrim S, Wang JJ, et al. Risk factors for perioperative death and stroke after carotid endarterectomy – results of the New York carotid artery surgery study. Stroke. 2009;40:221–9.
98. The CADISS Trial Investigators. Antiplatelet treatment compared with anticoagulation treatment for cervical artery dissection (CADISS): a randomized trial. Lancet Neurol. 2015;14:361–67.

99. Kernan NW, Ovbiagele B, Black HR, et al. Guidelines for the prevention of stroke in patients with stroke and transient ischemic attack. Stroke. 2014;45:2160–236.
100. James AP, Oparil S, Carter LB, et al. 2014 evidence-based guideline for the management of high blood pressure in adults report from the panel members appointed to the Eighth Joint National Committee (JNC 8). JAMA. 2014;311(5):507–20.
101. Mancia G, Fagard R, Narkiewicz K, et al. 2013 ESH/ESC Guidelines for the management of arterial hypertension. J Hypertens. 2013;31:1281–357.
102. Weber MA, Schiffrin EL, White WB, et al. Clinical practice guidelines for the management of hypertension in the community. A Statement by the American Society of Hypertension and the International Society of Hypertension. J Clin Hypertens. 2014;16:14–26.
103. Wright Jr JT, Fine JL, Lackland TD, et al. Evidence supporting a systolic blood goal of less than 150 mm Hg in patients aged 60 years or older: the minority view. Ann Intern Med. 2014;160(7):499–503.
104. Li NC, Lee A, Whitmer RA, Kivipelto M, et al. Use of angiotensin receptor blockers and risk of dementia in a predominantly male population: prospective cohort analysis. BMJ. 2010;340:b5465.
105. Daviesa MN, Kehoec GP, Ben-Shlomoa Y, et al. Associations of anti-hypertensive treatments with Alzheimer's disease, vascular dementia, and other dementias. J Alzheimers Dis. 2011;26:699–708.
106. Rothwell PM, Howard SC, Spence JD. Relationship between blood pressure and stroke risk in patients with symptomatic carotid occlusive disease. Stroke. 2003;34:2583–90.
107. Yamauchi H, Higashi T, Kagawa S, et al. Impaired perfusion modifies the relationship between blood pressure and stroke risk in major cerebral artery disease. J Neurol Neurosurg Psychiatry. 2013;84:1226–32.
108. van Mook WNKA, Rennenberg RJMW, Schurink GW, et al. Cerebral hyperperfusion syndrome. Lancet Neurol. 2005;4:877–88.
109. Amarenco P, Labreuche J. Lipid management in the prevention of stroke: review and updated meta-analysis of statins for stroke prevention. Lancet Neurol. 2009;8:453–63.
110. Amarenco P, Bogousslavsky J, Callahan A, et al. High-dose atorvastatin after stroke or transient ischemic attack. N Engl J Med. 2006;355:549–59.
111. Amarenco P, Goldstein BL, Szarek M, et al. Effects of intense low-density lipoprotein cholesterol reduction in patients with stroke or transient ischemic attack: the Stroke Prevention by Aggressive Reduction in Cholesterol Levels (SPARCL) trial. Stroke. 2007;38:3198–204.
112. Davignon J. Beneficial cardiovascular pleiotropic effects of statins. Circulation. 2004;109:III39–43.
113. Amarenco P, Labreuche J, Lavalle'e P. Statins in stroke prevention and carotid atherosclerosis systematic review and up-to-date meta-analysis. Stroke. 2004;35:2902–9.
114. Gorelick PB, Wong KS, Bae HJ, Pandey DK. Large artery intracranial occlusive disease: a large worldwide burden but a relatively neglected frontier. Stroke. 2008;39:2396–99.
115. Sacco RL, Kargman DE, Gu Q, Zamanillo MC. Race-ethnicity and determinants of intracranial atherosclerotic cerebral infarction. The Northern Manhattan Stroke Study. Stroke. 1995;26:14–20.
116. Famakin BM, Chimowitz MI, Lynn MJ, Stern BJ, George MG. Causes and severity of ischemic stroke in patients with symptomatic intracranial arterial stenosis. Stroke. 2009;40:1999–2003.
117. Jung JM, Kang DW, Yu K-H, et al. Predictors of recurrent stroke in patients with symptomatic intracranial arterial stenosis. Stroke. 2012;43:2785–7.
118. Kasner SE, Chimowitz MI, Lynn MJ, et al. Predictors of ischemic stroke in the territory of a symptomatic intracranial arterial stenosis. Circulation. 2006;113:555–63.
119. Liebeskind DS, Cotsonis GA, Saver JL, et al. Collaterals dramatically alter stroke risk in intracranial atherosclerosis. Ann Neurol. 2011;69:963–74.
120. Chimowitz IM, Lynn JM, Howlett-Smith H, et al. Comparison of warfarin and aspirin for symptomatic intracranial arterial stenosis. N Engl J Med. 2005;352:1305–16.
121. Chimowitz IM, Lynn MJ, Derdeyn CP, et al. Stenting versus aggressive medical therapy for intracranial arterial stenosis. N Engl J Med. 2011;365:993–1003.
122. Zaidat OO, Fitzsimmons BF, Woodward BK, et al. Effect of a balloon expandable intracranial stent vs medical therapy on risk of stroke in patients with symptomatic intracranial stenosis – the VISSIT randomized clinical trial. JAMA. 2015;313(12):1240–8.
123. Turan TN, Cotsonis G, Lynn MJ, et al. Relationship between blood pressure and stroke recurrence in patients with intracranial arterial stenosis. Circulation. 2007;115:2969–75.
124. Wardlaw JM, Smith C, Dichgans M. Mechanisms of sporadic cerebral small vessel disease: insights from neuroimaging. Lancet Neurol. 2013;12:483–97.
125. Stevenson SF, Doubal F, Shuler K, Wardlaw JM. Systematic review of dynamic cerebral and peripheral endothelial function in lacunar stroke versus controls. Stroke. 2010;41:e434–42.
126. The SPS3 Investigators. Effects of clopidogrel added to aspirin in patients with recent lacunar stroke. N Engl J Med. 2012;367:817–25.
127. Côté R, Zhang Y, Hart RG, et al. ASA failure – does the combination ASA/clopidogrel confer better long-term vascular protection? Neurology. 2014;82(5):382–9.
128. Hart RG, Pearce LA, Bakheet MF, et al. Predictors of stroke recurrence in patients with recent lacunar stroke and response to interventions according to risk status: secondary prevention of small subcortical strokes trial. J Stroke Cerebrovasc Dis. 2014;23(4):618–24.
129. Reinhard M, Guschlbauer B, Olschewski M, et al. Improvement of exhausted cerebral vasoreactivity in carotid occlusion: benefit of statins? J Neurol. 2011;258(5):791–4.
130. Carod-Artal FJ. Statins and cerebral vasomotor reactivity implications for a new therapy? Stroke. 2006;37:2446–8.
131. Amarenco P, Benavente O, Goldstein LB, et al. Results of the Stroke Prevention by Aggressive Reduction in Cholesterol Levels (SPARCL) trial by stroke subtypes. Stroke. 2009;40:1405–9.
132. Tuţă S, Antonescu F, Ghelmez D, et al. Ultra-early thrombolysis in capsular warning syndrome. Cerebrovasc Dis. 2011;31 Suppl 2:151.
133. Donnan GA, Bladin PF. The capsular warning syndrome: repetitive hemiplegic events preceding capsular stroke. Stroke. 1987;2013:296.
134. Nadarajan V, Adesina T. Capsular warning syndrome. BMJ Case Rep. 2013;31:151–151. pii: bcr2013010503.

第9章 颈动脉外科手术和支架术的麻醉：神经监测及围术期护理

Cristina Tudor, Ramona Jemna

刘一然 彭忠勇 译 杨 斌 审

颈动脉内膜切除术的术前评估

对准备行颈动脉内膜切除术（CEA）的患者而言，医师应对其合并症和内科情况进行综合的评估，包括回顾病史和体格检查，以发现心脏和其他问题，并进行外科手术风险分级。

由于这类患者常常合并心血管疾患，且心肌梗死是CEA最常见的并发症。因此，术前应针对患者的心肺症状进行心功能分级；麻醉前评估必须检查并优化患者的心脏情况。

患者既往和目前的用药十分关键。应着重注意抗缺血药、抗血小板/抗凝药以及抗惊厥药物的使用：

1. 所有的抗心绞痛药物在手术当天早晨不应停药，目的是预防心脏事件。
2. 降压药方面：利尿剂、β受体阻滞剂或钙通道阻滞剂可在术前继续应用，以预防反弹性高血压。而血管紧张素转化酶抑制剂或血管紧张素受体拮抗剂应当停用，因为可能带来低血压的风险。
3. 抗凝/抗血小板药物治疗
   （a）阿司匹林有助于心血管疾病的一级、二级预防，常规在术前7~10天给予以抑制血小板聚集。虽然绝大多数研究[1]显示，术前服用阿司匹林增加围术期出血，但鉴于

病史
1. 心脏病史
2. 慢性阻塞性肺疾病（吸烟、气管痉挛）
3. 饮酒史（肝硬化）
4. 糖尿病（伤口感染，鱼精蛋白反应风险）
5. 神经系统症状（短暂性缺血发作，远期卒中，既往颈动脉内膜切除术史，神经系统损害）
6. 泌尿系统症状（抗生素使用，留置尿管相关问题）
7. 溃疡病/胃肠出血（应激性溃疡的预防）
8. 活动性感染（尿路）
9. 目前服用的药物——抗心绞痛药物、利尿剂、抗血小板药物或抗凝药物，出血史
10. 药物过敏史
11. 既往手术史

体格检查
1. 皮肤感染/皮疹
2. 双臂血压相差较大——相差较大的血压可提示锁骨下动脉狭窄
3. 心脏/肺
4. 神经系统查体（阳性体征）

实验室数据
1. 血液系统：全血细胞计数，凝血酶原时间，部分凝血活酶时间，血小板计数
2. 生化：电解质，尿素氮，肌酐，血糖，肝功能（他汀类药物用药前基线情况）
3. 动脉血气（若室内血氧饱和度<90%）
4. 糖化血红蛋白水平（评估糖尿病控制情况）
5. 尿常规
6. 胸部正侧位片
7. 心电图
8. 肺功能测试——依从性差的神经系统疾病患者不可靠

CEA相关的心肌梗死风险较高，仍推荐每天服用阿司匹林81 mg。

（b）氯吡格雷是噻吩并吡啶类药物，择期手术的患者应在术前5~7天停药。绝大多数服用氯吡格雷的患者也同时服用阿司匹林，二者组成双重抗血小板治疗。研究[1]表明术前5天内服用氯吡格雷与出血风险增加、输血及再探查出血相关。但是，在急诊手术时，手术不容推迟，外科医师应注意出血潜在风险，并做好输注血小板的准备（通常为2~4单位）。值得注意的是，由于内源性代谢产物的原因，服用维持量氯吡格雷后4~6 h输注血小板的止血效果较差。

（c）普拉格雷是第三代噻吩并吡啶类药物，在相同手术条件下其抗血小板作用是氯吡格雷的10倍。相比氯吡格雷，普拉格雷的出血风险更高，应在术前7天停药。

（d）替格瑞洛是P2Y12受体的可逆性阻滞剂，其起效快，相比氯吡格雷的血小板抑制作用更显著。其半衰期仅7~8 h，且抗血小板聚集效果可逆，因此与其相关的手术出血风险较低。通常在术前1~2天停药。

（e）华法林应在术前3~5天停药，直到INR值恢复正常；期间应给予低分子量肝素（low-molecular-weight heparin，LMWH）或肝素以进行预防性抗血栓治疗。

（f）新型口服抗凝药物（NOAD）是维生素K拮抗剂的替代品；这些抗凝药物不需要常规监测INR，且抗凝效果确切。达比加群是高度特异性和竞争性的直接凝血酶抑制剂，它的口服剂型为间接药物，在酯酶介导转化为活化形态后，其血浆浓度达峰时间为2~3 h。它起效快（1~2 h），半衰期短（12~17 h），肾排泄率达80%。它必须在CEA术前3天停药（跳过4次用药）。利伐沙班是竞争性剂量相关的直接Xa因子抑制剂。其半衰期为9~13 h，肾排泄率为35%。它必须在CEA术前3天停药（跳过2次用药）。阿哌沙班是直接、可逆、竞争性、选择性Xa因子抑制剂，它必须在术前3天停药（跳过4次用药）。

（g）普通肝素（unfractionated heparin，UFH）需监测部分凝血活酶时间（PTT），使之保持在50~60 s之间。在使用肝素桥接的患者中，通常在术前4 h停药，并使PTT恢复至40 s以内。

（h）低分子量肝素（LMWH）用法简单，无须监测血液指标。需要在术前18~24 h停药以确保围术期出血风险降到最小。

4. 他汀类药物不应在围术期中停药；拟行CEA手术的症状性患者服用他汀类药物有助于改善预后。

5. 镇静止痛药和抗惊厥药应尽早恢复使用，以防症状复发，但用药前应当准确记录患者的神经系统查体状况。

6. 预防性抗生素——因为CEA术中经常使用假体材料，从而增加了局部感染风险，故推荐在CEA术前常规预防性使用抗生素。第二代抗生素应在术前2 h给予。

慢性阻塞性肺疾病（chronic obstructive pulmonary disease，COPD）是有大量吸烟史患者的常见疾病。最理想的COPD分级需要进行肺功能测试。尽管这项测试对于无呼吸功能受限的患者不是必需的，不能完成呼吸量测定试验可导致COPD报告不完整，因此低估了不良结果的风险。肺功能测试也许能分辨出具有高呼吸系统疾病风险的患者（通常认为$FEV_1 < 0.6$）。这类之前已患严重呼吸系统疾病的患者适于局部麻醉。

糖尿病是一种伴随广泛、弥散的动脉粥样硬化性疾病的情形。它的严重程度从可由饮食或口服药物控制的轻微血糖升高，到须应用胰岛素。口服降糖药物和胰岛素应持续到手术当天早晨。术中须监测血糖水平，并控制血糖低于 < 180 mg/dl，以降低神经系统并发症发生率及感染风险。术后须应用特定措施控制高血糖。

溃疡病/胃肠出血若出现在患者病史中可提示该患者须进行内镜检查，应牢记患者在术后须服用抗凝/抗血小板药物。

神经系统症状和体征的评估在手术前后都很重要，这样能及时发现术后神经系统缺陷和早期卒中事件。

任何既往史和服药情况、既往手术干预或精神病史应在病历中详细记录。医师需要通过回顾病史来鉴别其他可能影响手术预后的合并症情况。

麻醉的选择

颈动脉血运重建麻醉方式的选择总体上取决于术者的偏好和患者的特点，该手术通常选择全身麻醉或局部麻醉[3]。

不论何种麻醉方式，颈动脉血运重建麻醉最重要的要求是避免血压和心率波动过大，以维持脑灌注的稳定，并确保在手术后能及时进行早期神经系统评估。

研究显示，采用何种麻醉方式并不会影响长期预后，但全身麻醉下围术期血压的波动或低灌注可能会对脑血流造成影响。局部麻醉与少数患者的血流动力学状态改变有关。meta 分析显示接受全身麻醉和接受局部麻醉的患者 30 天卒中发生率无显著差异，尽管局部麻醉似乎与死亡率降低相关，但二者在术后出血、心肌梗死、肺部并发症和住院时间上没有显著性差异。相同的研究显示对于局部麻醉而言，手术时间更短且麻醉费用更低。

全身麻醉

全身麻醉具有患者舒适度更高的优点，而且适用于有神经系统功能不全或焦虑综合征的不配合患者[4]。全身麻醉不能预防由操作误触颈动脉窦带来的血流动力学反应（严重的迷走反应），并且可导致显著的血压、脉搏变化，尤其在插管和急救时更易发生。由于患者的合并症（如冠心病、心肌梗死等）和手术的特性，避免血流动力学波动十分重要。同样，我们需要快速复苏，以检查神经系统功能。CEA 术中的全身麻醉通常应用半衰期短的药物以确保快速的麻醉效果，因为手术时间一般不超过 2 h。

诱导麻醉通常包括依托咪酯（0.2～0.3 mg/kg）或丙泊酚（2 mg/kg），缓慢注入、滴定以维持血流动力稳定。为预防气管插管的血流动力学反应，可额外应用低剂量阿片类药物（如芬太尼 1～2 μg/kg 或瑞芬太尼 1 μg/kg）和（或）利多卡因（1 mg/kg）。

维持阶段可运用吸入或静脉麻醉技术实现稳定的麻醉效果。

1. 吸入麻醉药物——推荐使用地氟烷和七氟烷，因为它们溶解度低并且麻醉起效快。氧化亚氮不推荐作为辅助性吸入麻醉气体，因为它会增加术后恶心、呕吐的风险，这可能引发颈部血肿。此外，一些研究中显示氧化亚氮具有心脏毒性，并且加剧缺血性脑损伤。
2. 静脉麻醉药物——丙泊酚和瑞芬太尼联合应用可维持 CEA 术中的麻醉效果。阿片类药物和催眠剂合用应由麻醉医师来决定。

在缓解术后疼痛或血流动力学反应方面，吸入麻醉是否优于静脉麻醉尚未得到临床试验的证实。运用气管内插管还是喉罩仍存在争议。喉罩的优势在于诱导麻醉和起效期间的血流动力学反应较少，但是由于患者头部的空间有限，气管内插管更为安全。不管我们使用何种麻醉方法，应尽可能稳定术中二氧化碳分压。一定程度下二氧化碳分压增加会增加脑血流量，这种生理机制减少了颈动脉夹闭所致脑缺血，但可能导致灌注正常的脑组织因血流增加而发生"盗血"现象。此外，脑血管扩张可增加脑栓塞的风险。二氧化碳分压降低通过血管收缩机制降低脑血流量而引起脑缺血。

在全身麻醉下最好的脑监测方式仍无定论，尤其是对于既往存在神经系统损害的患者而言[5-7]。需要知道的是，一方面全身麻醉可以降低大脑代谢率，并减少脑缺血效应；另一方面，全身麻醉也会出现意料之外的缺血事件。

局部麻醉

颈丛麻醉

局部麻醉相比全身麻醉可提供更稳定的血流动力学状态，以及更佳的术中神经系统功能评估。通常，局部麻醉需辅以静脉镇静，以维持患者术中的舒适状态，但是镇静程度应保持最低，以允许术中间隔频繁的神经系统检查顺利进行。

接受局部麻醉的患者在术中可进行临床精神状态、言语以及四肢功能的监测。在 CEA 手术期间反复的神经系统评估是一种简便、定性、可重复以及敏感的预测脑血流灌注的方法。

局部麻醉的缺点是在手术中患者常有不适感，有时此技术可被转换成全身麻醉。

在 CEA 术中，最常使用的神经阻滞技术是浅部颈丛（颈浅丛）和（或）深部颈丛（颈深丛）阻滞。颈浅丛和颈深丛阻滞经常一起施行，以提供足够的皮肤麻醉。

药物选择

CEA 术中不需要明显的肌松作用，因此低浓度的麻醉剂是合适的，例如，1% 的利多卡因或 0.25% 的布比卡因或 0.5% 的罗哌卡因。研究显示肾上腺皮质激素（地塞米松 10 mg）和阿片类药物（芬太尼 50 μg）的结合增加了外周神经阻滞镇痛的持续时间。在地塞米松被全身应用前应收集更多的相关数据，因为地塞米松与局部麻醉药联合时存在潜在的神经毒性——剂量相关效应。据报道，单独使用一种阿片类药物也可能引起长期疼痛阈值敏感性增加，导致痛觉敏感延迟。

麻醉技术

患者置于仰卧位，头部和颈部转向需阻滞的位置对侧。

- 颈深丛阻滞（图 9.1）
  - 触诊耳后的乳突
  - 在胸锁乳突肌后缘画一条线连接乳突的顶端和 Chassaignac 结节（即 C_6 的横突）
  - 三次独立的注射：乳突下 2 cm 即 C_2 横突水平，C_2 下 2 cm 即 C_3 横突水平，C_3 下 2 cm 即 C_4 横突水平。
  - 采用 22 G 针头垂直于皮肤进针，轻轻摆动直至接触到横突水平（深度 1.5～3 cm）。
  - 抽吸以检测动脉穿刺或鞘内穿刺。
  - 注入 3～4 ml 麻醉剂
- 颈浅丛阻滞（图 9.2）
  - 麻醉 $C_{2\sim4}$ 分支。
  - 胸锁乳突肌后缘中点在与颈内静脉交点处。
  - 5 ml 局部麻醉剂注入皮下后，马上深入胸锁乳突肌。
  - 针头沿着胸锁乳突肌的边缘由上至下改变方向，在每个部位注入 5 ml。
  - 每次改变方向频繁抽吸以检测血管内注射。

颈丛阻滞的并发症

- 血管内注射（椎动脉、颈动脉、颈内静脉、颈外静脉）
- 鞘内注射（硬膜外/蛛网膜下腔麻醉）
- 同侧膈肌麻痹（部分膈神经阻滞）
- 喉部阻滞造成声音嘶哑、咳嗽和吞咽困难
- 由血管内注射局麻药或大量麻醉剂而引起癫痫发作

颈部硬膜外麻醉

颈部硬膜外麻醉是一项并发症发生率高的技术（硬膜穿刺、静脉穿刺、呼吸肌麻痹），因此，该麻醉方法不适用于颈动脉内膜切除术。另外，它可影响颈丛，使早期神经评估变得困难。

从局部麻醉转向全身麻醉

有时局部麻醉需要被转换为全身麻醉。最常见的原因是镇痛不充分、患者剧烈躁动或不合作、低氧血症、癫痫或严重的神经系统损伤。

因为切开式的颈动脉内膜切除术有时很难接近气道，需要快速静脉诱导以便麻醉师迅速固定气道。将头部转向中间位置可以协助插管。

神经监测

脑缺血是 CEA 主要的并发症之一，其围术期发生率为 1.1%～7.5%[7]。它是由栓塞事件、颈动脉夹闭阻断、颈动脉转流位置及血运重建后脑水肿所致。

在颈动脉血运重建去除粥样硬化斑块时，须阻断颈总动脉、颈外动脉和颈内动脉，使脑灌注暂时中断。在颈动脉内膜切除术期间，缺血发生风险与脑

循环、同侧颈内动脉、对侧大脑半球脑血管储备及 Willis 环的存在和功能有关。

术中进行神经系统监测以评估脑血流下降程度，有助于判断/预测是否需要颈动脉转流以改善脑供氧[7]。颈动脉内膜切除术中神经监测方法必须以预防手术相关的神经系统合并症为目的，使颈动脉阻断期间及时发现脑血流量减少，并提示需要采取的措施（安置颈动脉转流管或提高平均动脉压）。

研究表明有 80%～85% 的患者能耐受颈动脉夹闭而无需颈动脉转流[7-8]，但在无临时颈动脉转流的情况下行颈动脉夹闭和颈动脉外科干预，在对侧大脑半球不能代偿时可能导致脑血流量下降。另一方面，颈动脉转流术也有诸多不利方面，如可能通过栓塞事件导致围术期脑缺血（粥样碎屑移位、空气栓塞或转流管血栓形成）、颈动脉夹层或增加局部并发症（神经损伤、血肿、发生再狭窄）、延长手术时间、给手术视野的暴露增加难度等。另外，在颈动脉转流术中，在转流管放置和移除时的两个时间点可能导致脑血流下降[9]。我们应该记住，有些患者无论哪种转流术在技术上并不总是可行的。

关于最好的神经监测技术目前还没有达成共识，需根据麻醉类型、手术技术和转流标准来选择。鉴于没有一种监测方法能准确地监测到脑缺血现象的发生，在全身麻醉患者中，最好同时使用两种类型的监测方法[8,10]。局部麻醉下使患者保持清醒是对患者进行神经功能评估的最佳方法。

以下是监测脑灌注的几种方法，每一种都有其局限性：

脑监测
1. 患者保持清醒的局部麻醉
2. 脑电图描记
3. 经处理的脑电图（双频指数）
4. 体感诱发电位
5. 经颅多普勒超声
6. 颈动脉残端压
7. 颈静脉氧饱和度
8. 结膜氧张力（pcj O$_2$）
9. ^{133}Xe- 脑血流量测定
10. 近红外光谱——脑血氧定量法

患者保持清醒的局部麻醉

技术

在手术进程中，尤其是在颈动脉阻断期间进行神经功能评估。评估包括对侧手的抓握力和遵嘱动作能力。

脑缺血指标

- 躁动、意识模糊
- 嗜睡
- 癫痫发作
- 肢体肌力减弱

优点

- 是颈动脉内膜切除术中脑功能监测的金标准[11]。
- 可尽早发现脑缺血的发生。
- 术中放置颈动脉转流管的可能性最低（研究显示 < 5%）。

局限性

- 手术过程中患者的舒适程度低。
- 有时需要将局部麻醉转换为全身麻醉。

脑电图描记

技术

同时监测多个脑电图（electroencephalography，EEG）通道，以提高缺血事件的发现率，并可与对侧半球进行比较。脑缺血引起的脑电图变化可分为轻度、中度、重度。中度缺血导致高频活动缺失。更明显的缺血引起大振幅和低频活动，重度缺血则脑电活动完全消失[12-13]。

脑缺血指标

- 在整体或单侧分布的波形振幅减少大于 50%、δ 波或节律混乱。
- Laman 等（2005）[22] 等明确指出脑电图参数能够作为是否需要安装转流管的指征。
  - 用异氟烷麻醉，SEF 90% 是确定是否需要转流的最好的单一参数，且 F3-Cz、P4-Cz、C4-Cz 和 F7-Cz 是四个最好的来源。
  - 用丙泊酚镇静，相对 δ 功率是最好的单一参数，F8-Cz、T4-Cz、C4-Cz 和 F4-Cz 是四个最好的来源。

优点

- 能评估大脑局部和全脑的变化

局限性

- 该方法不能直接确定脑血流。
- 敏感性和特异性有限（Evans 研究分别为 69% 和 89%，Stoughton 研究分别为 73% 和 92%）[14-15]。
- 脑电图需要由神经科医师来解读，且在检测到缺血现象前会延迟达 3 min。
- 脑电图会受低体温、麻醉剂、低 / 高碳酸血症、低血压和既往缺血现象等因素影响。
- 脑电图反映大脑皮质最表层的缺血性损害，但不能提供皮质下结构的有关信息。

经处理的脑电图（双频指数 / 脑熵函数）

技术

脑熵函数和脑电双频指数（bispectral index，BIS）是由脑电图（EEG）衍生的衡量麻醉深度的多元量表。与脑血流变化相关的脑电图模式的改变也与脑熵函数和 BIS 值相关。有研究[13-14]表明，脑灌注突然下降与较低的 BIS 值相关。

脑缺血指标

在全身麻醉下，颈动脉阻断后 BIS/ 脑熵函数的突然变化可提示发生脑缺血。

局限性

- 有报道称在需要转流的清醒患者中 BIS 下降，但在发生单纯运动障碍而无意识水平改变的患者中 BIS 并没有下降。
- 只能监测由前交通动脉供血的额叶，而不能评估大脑中动脉的血流。
- 该方法对检测脑缺血的特异性和敏感性不高，尤其是局部麻醉患者。
- 无法区分全脑与局灶性的变化。

体感诱发电位

技术

诱发电位是神经系统对感觉刺激的反应所产生的电信号。体感诱发电位（somatosensory evoked potential，SSEP）是通过电刺激外周感觉神经，并记录在感觉皮质的相应区域产生的电信号[16]。在 CEA 术中监测，因为可靠和易于获得，常使用正中神经 SSEP，相关感觉皮质在大脑中动脉血管分布区内。

脑缺血指标

- 诊断缺血的常用标准是 SSEP 波幅降低 ≥ 50%。
- Haupt 等和 Rowed 认为，在 CEA 后与神经系统预后最相关的参数是 P25 宽度减少 50%。

优点

- SSEP 能检测皮质下缺血。

局限性

- 探测大脑皮质下部分，但在大脑皮质区域比 EEG 更有限。
- 术中发生在大脑中动脉区域以外的卒中有时 SSEP 不能监测到。
- 在既往有神经功能损害的患者中不可靠。
- 吸入麻醉剂会降低 SSEP 值。

经颅多普勒超声（TCD）

技术

TCD 通过颞窗（耳前颧弓上方区域）对大脑中动脉血流速度进行无创监测。通常在距离皮肤 45～55 mm 深度确认大脑中动脉血流信号[8-9]。在颈动脉内膜切除术时 TCD 可测量同侧大脑中动脉平均血流速度（V_{MCAi}）；假设血管直径（大脑中动脉）和血液黏度保持不变，流速的变化与脑血流变化成正比[13, 17]。

在颈动脉夹闭阻断的一瞬间，V_{MCAi} 初始下降，在接下来的 15 s 内逐步恢复，恢复的程度取决于对侧脑血流代偿能力。

脑缺血指标

- 当 V_{MCAi} 减少超过 40%，需要安置转流管[17]。

优点

- 可以检测栓塞现象，包括固体栓子（在游离或伤口闭合时检测能预测术后卒中）和气体栓子（颈动脉夹移除后）。

- 可检测脑组织低灌注或高灌注。
- 识别术后过度灌注综合征的发生。

局限性
- 术中难以保持多普勒信号稳定。
- 大约有 10% 的患者颅骨多普勒透声不良。

颈动脉残端压
技术
测量阻断位置以上的颈内动脉压力可以评估大脑中动脉血流。因为动脉压力取决于动脉血流和血管阻力，颈动脉残端压值可能在 25～75 mmHg 之间[10]。

脑缺血指标
颈动脉残端压可预测[10, 13-14]是否需要临时转流。当 > 50 mmHg 时表示有足够的侧支循环，当 < 40 mmHg 时表明需要临时转流。

局限性
- 血管阻力可能受低/高碳酸血症、体温和麻醉药物等影响。
- 测量压力仅在手术开始时，随后术中无法监测。
- 对于既往存在同侧卒中的患者需慎重使用该法，因为灌注压充足和脑缺血之间相关性很差。
- 颈动脉残端压并不存在一个特定的安全阈值：多项研究发现残端压力对脑缺血的预测能力很差，假阳性或假阴性率很高。

颈静脉氧饱和度
技术
在同侧颈静脉球部水平行血氧饱和度测量的方法。

局限性
敏感性和特异性较低，因为静脉血可能来自于不同的大脑区域。

结膜氧张力（pcj O_2）
技术
一些研究表明，结膜氧张力（pcj O_2）和皮质氧张力之间存在相关性。该方法目前仅用于实验研究，其检测脑缺血的敏感度及特异度较低。

^{133}Xe- 脑血流量测定
技术
该技术有两个主要的局限性：①不能在手术室常规应用并且无法连续监测；②只能识别有灌注的脑区，而对脑血流减少或缺乏区域无法识别。

经颅脑血氧定量测定：近红外光谱学
技术
经颅脑血氧定量测定是指利用近红外光谱（near-infrared reflectance spectroscopy，NIRS）分光光度法对脑组织氧合程度进行无创测量[3-4, 18]。其原理是基于氧合血红蛋白和脱氧血红蛋白在红外光谱吸收之间存在差异。由于脑血流是由 75% 的静脉血和 25% 的动脉血组成，因此脑氧饱和度（rSO_2）主要是静脉血氧饱和度。两个传感器分别置于双侧前额（图 9.3）以区分在颈动脉阻断期间非缺血源性（如血压降低会导致全脑低灌注）与缺血性脑饱和度的改变。光穿透头皮和颅骨到达大脑的灰质。每个传感器有两个检测器：近侧的检测器只收集颅外组织的反射光，较远侧检测器则收集全部路径的反射光。专用的算法最大限度降低了颅外组织对血红蛋白浓度的影响。

脑缺血指标
即使在健康成年人中，rSO_2 的正常值也可能各不相同，所以我们考虑把下降超过基线值的 20% 作为脑血流下降指标，而不是低于一个固定值（例如 rSO_2 < 60）。

作为脑灌注的一个连续监测指标，rSO_2 可以在术中用来评价颈动脉转流的放置和功能，也可以通过术后 rSO_2 的降低早期发现颈动脉闭塞。

局限性
使用 NIRS 法检测脑血氧饱和度以发现脑缺血的敏感性和特异性受评价标准的影响。另外，由于其检测值受动脉血压变化的影响较大，为了保证测量结果的准确性，需保证基线时血压与颈动脉阻断时血压值相同。

术中脑缺血的管理

颈动脉内膜切除术中最常见的并发症是来源于颈动脉的栓塞或在颈动脉阻断时侧支血流量不足所致的脑缺血事件。脑缺血的识别取决于采用的麻醉类型和对神经功能的监测。

最常见的脑缺血事件是低血压所引起的脑灌注降低。这可以通过补液和升压药治疗。术中平均动脉压须维持在高于术前值20%的水平，以确保颈动脉阻断时侧支动脉充足的血流量[2, 19]。

如果确定脑低灌注不是由低血压引起的，需要立即行颈动脉转流术以纠正脑血流不足。然而，即使使用了转流术，也并不总能保证缺血区域有充足的血流。

同时为了确保最佳的脑灌注，我们应该在术中始终保持血液碳酸盐浓度正常，因为低或高碳酸血症会改变脑血管张力。

栓塞现象可发生在手术切开、安置颈动脉转流管时及颈动脉闭合后。有研究显示术后给予30 ml右旋糖酐40静脉推注，并以50 ml/h静脉维持12 h，可能有所获益[2, 19]。

外科手术中颈动脉夹层和血栓形成是导致血流显著减少或完全闭塞的罕见并发症。主要通过外科手术或介入治疗干预。

由于术后存在缺血区域出血性转化的风险，因此术后是否应当使用抗凝药物是存在争议的，但常规使用抗血小板药物（单用阿司匹林或联用氯吡格雷/普拉格雷），包括糖蛋白Ⅱb-Ⅲa受体阻滞剂，如静脉注射用阿昔单抗或替罗非班，对颈动脉血运重建术后早期脑缺血的防治可能有一些作用。

心血管监护和管理

颈动脉内膜切除术的麻醉选择影响术中和术后血流动力学。局部麻醉患者在颈动脉夹闭期间趋向于血压升高，而脑血流恢复后和进入手术后期则趋向于血压偏低。相反，在全身麻醉模式下通常相应出现术中低血压和术后高血压。因此在颈动脉夹闭期间需要有意识地避免血压过低，而当血流恢复后，需要预防高血压。

心电图（ECG）

持续心电监护有助于检测心律失常和（或）心肌缺血。ST段改变提示应该改善心肌氧供和降低心肌耗氧量。在非心脏手术期间心肌缺血高风险的患者，术中、术后出现ST段改变与心脏病发病率和死亡率相关。

有创动脉血压监测

有创动脉血压监测有助于准确、快速地监测动脉压变化，并指导血管活性药物的管理。颈动脉疾病的患者通常有全身动脉粥样硬化性疾病，可导致两臂间血压差异。同时，对于锁骨下动脉手术的患者，应该在对侧监测血压。

中心静脉导管

主要由于手术区域的关系，在颈动脉内膜切除术中很少进行中心静脉置管，而采用两支大的外周静脉作为静脉通道。

血流动力学管理

推荐术中和术后使用连续动脉血压监测。在手术过程中，尤其是在颈动脉夹闭阻断时，患者动脉血压应维持在高于基线血压20%，以优化侧支血流灌注。即使使用转流管，这仍然是必要的。

血管活性药物

血管活性药物的应用有助于在整个围术期保持心血管稳定，并纠正心律失常（快速或缓慢性心律失常）或动脉血压异常（高血压或低血压）。常供选择的药物包括阿托品（0.2～0.4 mg推注）、去氧肾上腺素（100～200 μg推注）、麻黄碱（5～20 mg推注）、加压素（1 U推注）、尼卡地平（100～500 μg

推注）、拉贝洛尔（5～10 mg/ml 静脉注射及 5～20 mg 推注）、艾司洛尔（10 mg/ml 静脉注射及 10～50 mg 推注）、乌拉地尔（25 mg 推注，然后 2 mg/min）、硝酸甘油 [10～400 μg/min；0.1～4 μg/（kg·min）]。

补液

因为颈动脉内膜切除术中通常失血不多，因此很少需要大量补液。但为了保持正常血容量而补液是有必要的。

围术期并发症

颈动脉内膜切除术后围术期死亡率为 0.5%～3% 之间[20-22]。心肌梗死和卒中是两大主要的并发症。在合并心血管疾病的患者中，心脏并发症（心肌梗死）是颈动脉内膜切除术后的主要问题[20-21]。

卒中[21]在最常见的死亡原因中占第二位。围术期脑卒中的发病机制包括栓塞、缺血和高灌注。其发生原因有术中阻断缺血、颈部操作时血栓栓塞、围术期低血压和术后过度灌注综合征。

过度灌注综合征

过度灌注综合征是颈动脉血运重建术后出现的一种少见而严重的并发症。过度灌注的定义为脑血流量较术前或基线值增加，是一种脑循环血流动力学参数。颈动脉血运重建术后脑过度灌注综合征最常见于脑血流量较基线值增加超过 100% 的患者中，而在血流量增加小于基线值 100% 的患者中较罕见[23]。主要发病机制是氧自由基生成介导的血管内皮功能障碍引起自动调节功能受损。脑血流量增加，自动调节机制失灵，导致液体渗透到组织间质，随后发生脑水肿。脑过度灌注综合征最重要的危险因素包括脑血管储备降低、术后高血压和颈动脉内膜切除术后高灌注持续时间超过数小时。其他危险因素有糖尿病、对侧颈动脉阻塞、Willis 环不完整和术中缺血。特征性的临床表现有同侧头痛、高血压、癫痫发作和局灶性神经功能缺损。由于脑过度灌注综合征的主要并发症是严重的脑水肿、颅内或蛛网膜下腔出血和死亡，因此治疗策略是控制血压和限制脑灌注增加。当出现低血压，或需要预防癫痫或为评估神经外科手术指征而进行密切的神经功能监测时，可停止治疗。

颈动脉内膜切除术后其他并发症

- 神经损伤——迷走神经、喉返神经、面神经、舌咽神经、舌下神经
- 出血导致颈部血肿
- 气道肿胀和水肿
- 感染

图 9.1 颈深丛阻滞。a. 颈深丛阻滞的体表解剖标志。下颌骨和锁骨都用白线标记。颈外静脉的大致走行是从下颌角至锁骨正中。当患者进行 Valsalva 动作（或头低脚高体位）时静脉很容易辨认，胸锁乳突肌的后缘也很容易识别。图中标记了乳突尖部，并按顺序标记 C_1 至 C_4 横突尖，及神经点对应的位置（颈丛部分浅表分支由此开始走行于皮下）。b. 颈神经、椎动脉与骨性标志之间相互解剖关系的示意图。注意颈部神经沟、后者的后位和注射针的方向。c. 在局部麻醉时可能发生的事件——无意中刺穿椎动脉和进入蛛网膜下腔/鞘内注射（黄色箭头）。与右侧正常的位置相比（白色箭头）。d. 阻滞颈神经 C_2 至 C_4 的注射技术演示

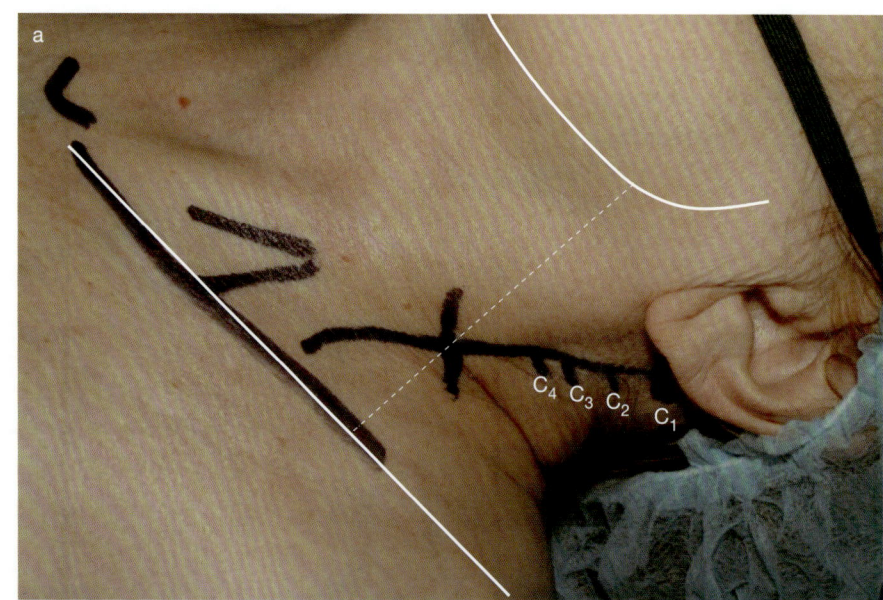

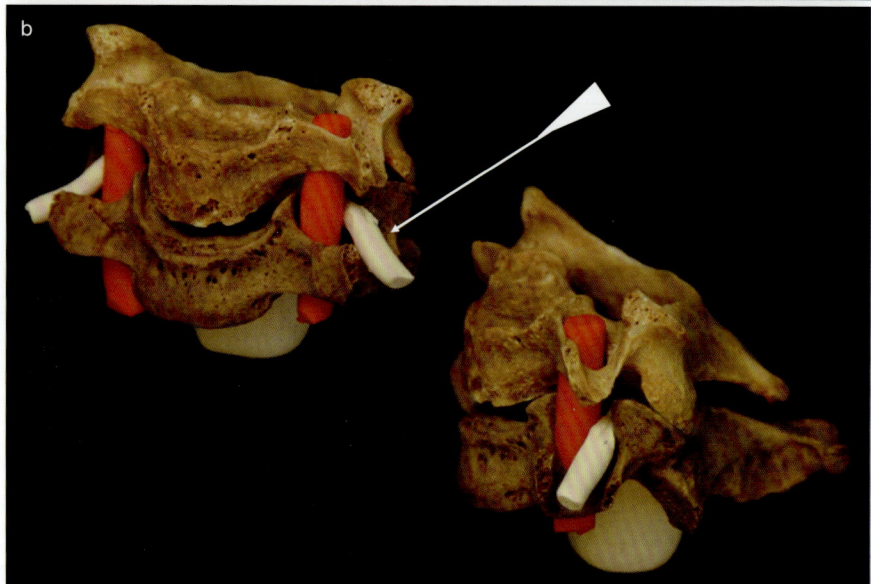

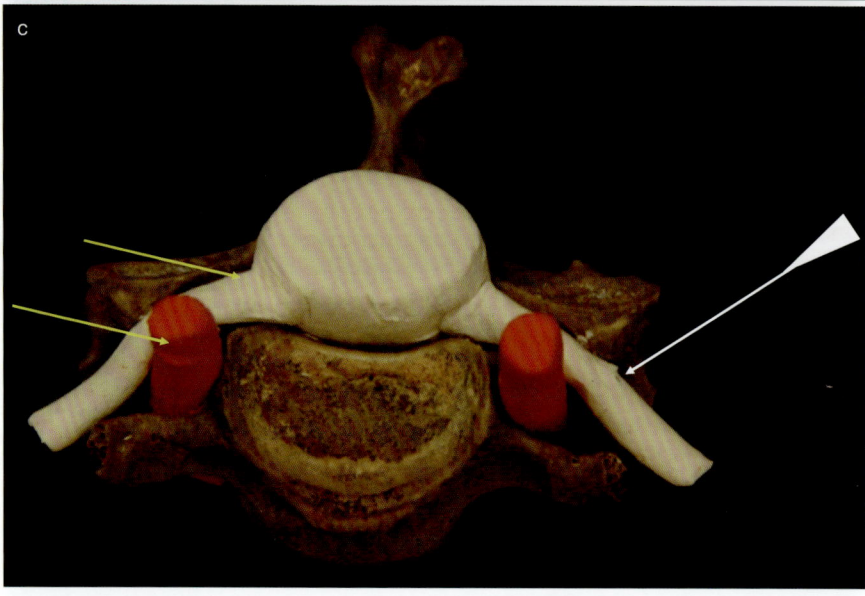

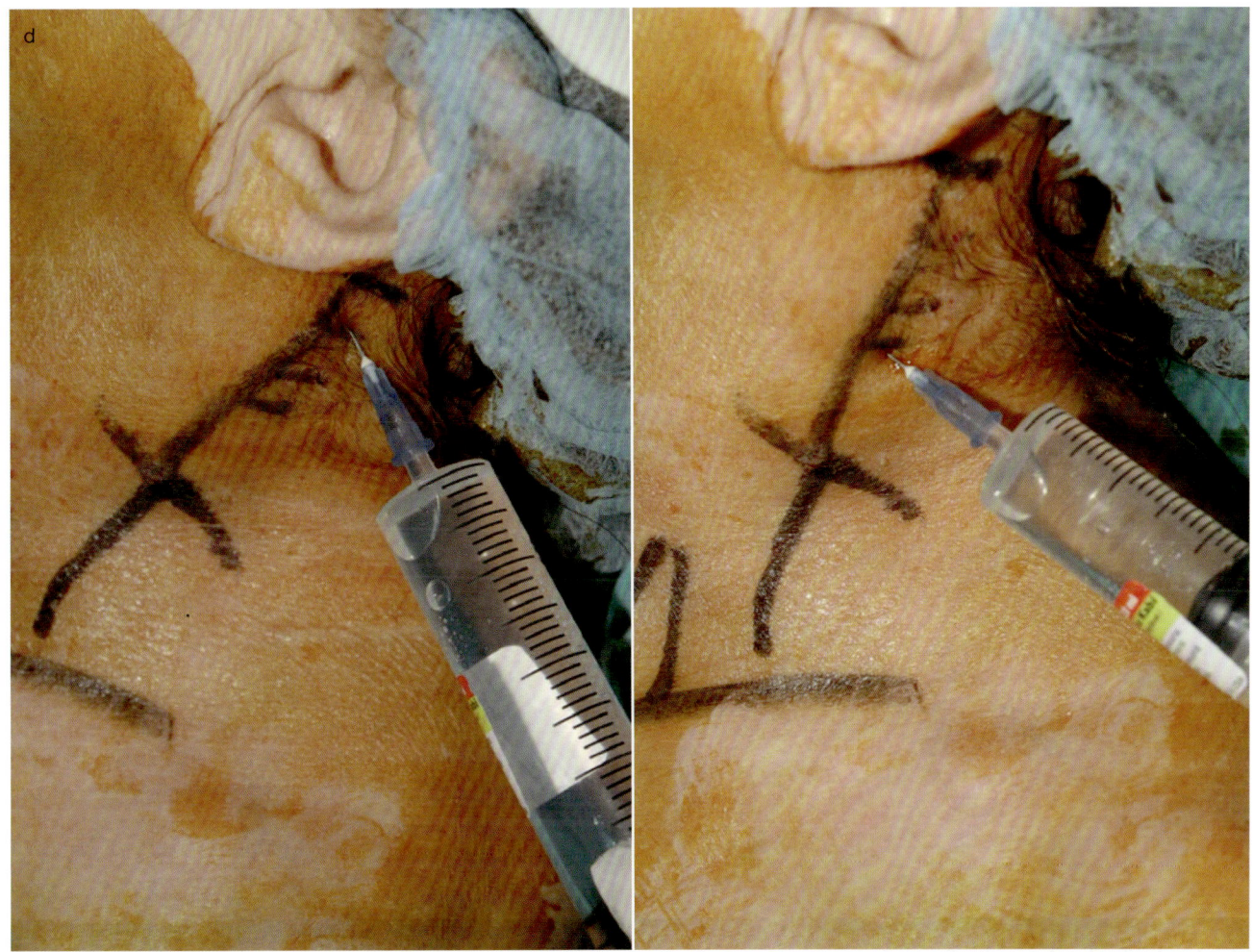

图 9.1（续）

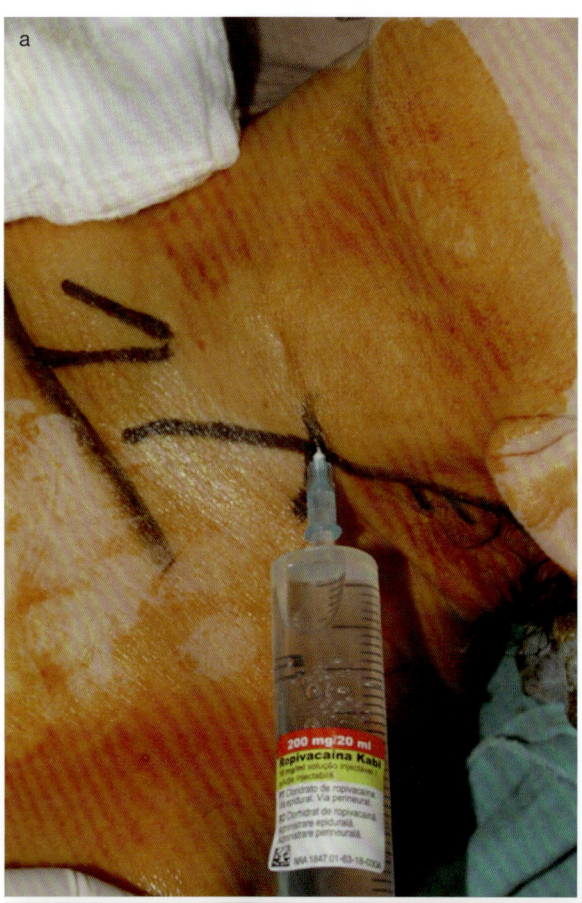
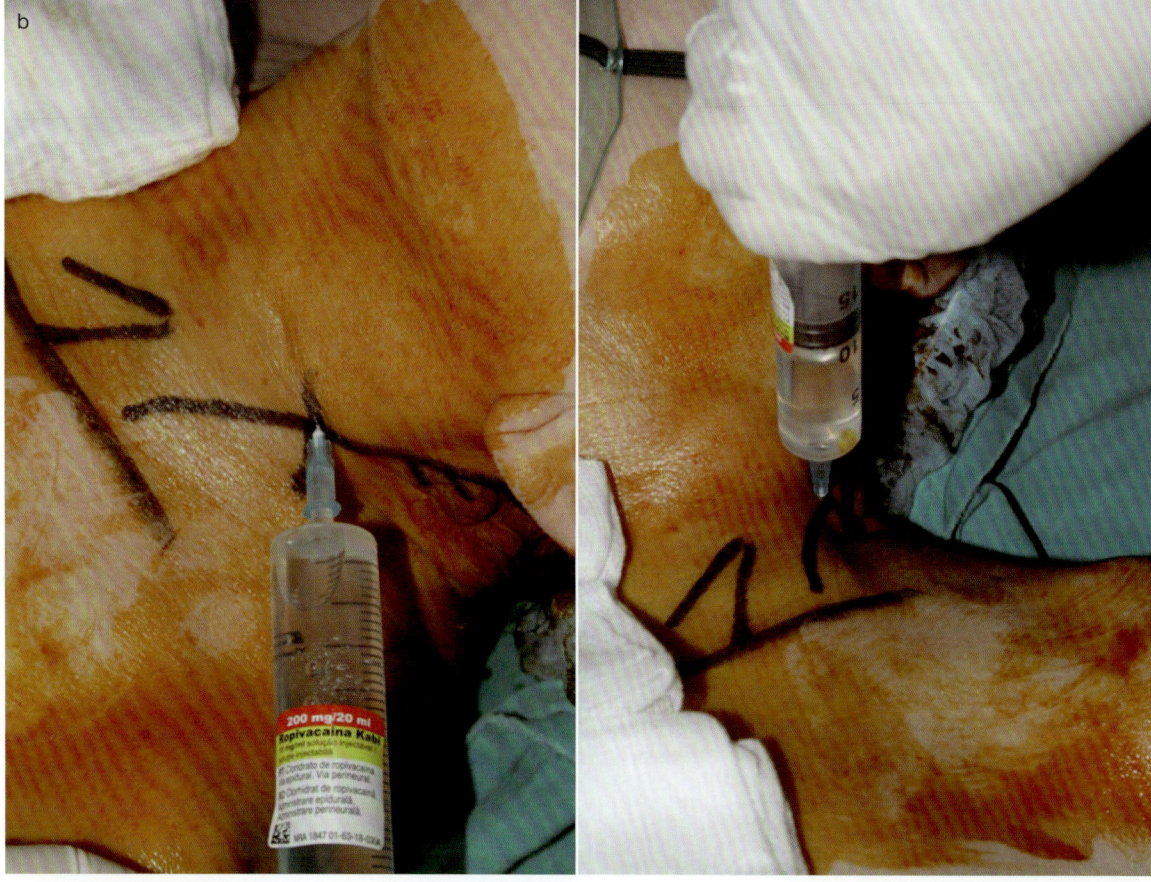

图9.2 颈浅丛神经阻滞。a. 所有颈丛浅表分支可以通过在胸锁乳突肌后缘正中水平注射阻断。进针方向向前。b. 经后下方向注射行颈浅丛神经完全阻滞（尤其是锁骨上神经）。当同时要求显露锁骨下动脉或椎动脉时，也可以额外麻醉臂丛的锁骨上神经

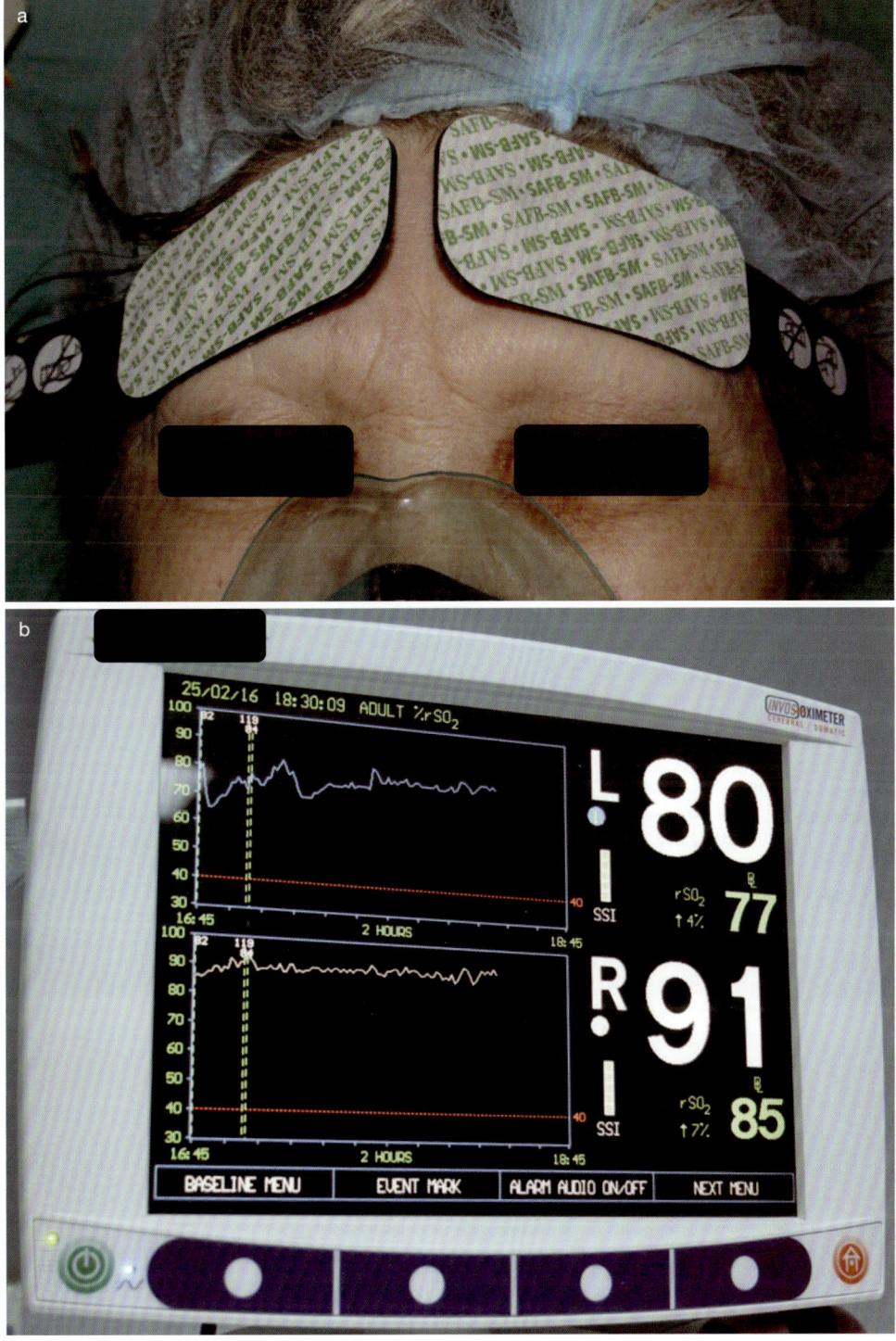

图 9.3　近红外光谱——脑血氧定量测定。**a.** 电极/传感器位置；**b.** 监测系统图示

参考文献

1. Thomas GB, Jonathan LH, Suhny A, et al. J Am Coll Cardiol. 2011;57(8):16–94. doi:10.1016/j.jacc.2010.11.006
2. Barkhoudarian G, Ali MJ, Deveikis J, et al. Intravenous administrates abciximab in the management of early cerebral ischemia after carotid endarterectomy; case report. Neurosurgery. 2004;55:709.
3. Mayberg MR, Wilson SE, Yatsu F, Weiss DG, Messina L, Hershey LA, et al. Carotid endarterectomy and prevention of cerebral ischemia in symptomatic carotid stenosis. Veterans Affairs Cooperative Studies Program 309 Trialist Group. JAMA. 1991;266:3289–94.
4. Moritz S, Schmidt C, Bucher M, et al. Neuromonitoring in carotid surgery: are the results obtained in awake patients transferable to patients under sevoflurane/fentanyl anesthesia? J Neurosurg Anesthesiol. 2010;22:288.
5. Friedman JA, Anderson RE, Meyer FB. Techniques of intraoperative cerebral blood flow measurement. Neurosurg Focus. 2000;9(5): article 4.
6. Haupt WF, Horsh S. Evoked potential monitoring in carotid surgery: a review of 994 cases. Neurology. 1992;42:835–8.
7. Magnadottir HB, Lightdale N, Harbaugh RE. Clinical outcomes for patients at high risk who underwent carotid endarterectomy with regional anesthesia. Neurosurgery 1999;45:786.
8. Ferguson GG. The North American Symptomatic Carotid Endarterectomy Trial. Surgical results in 141 patients. Stroke. 1999; 30:1751–8.
9. Eibes TA, Gross WS. The influence of anesthetic technique on perioperative blood pressure control after carotid endarterectomy. Am Surg. 2000;66:641–7.
10. Biller J, Feinberg WM, Castaldo JE, et al. Guidelines for carotid endarterectomy: a statement for healthcare professionals from a Special Writing Group of the Stroke Council, American Heart Association. Circulation. 1998;97:501.
11. GALA Trial Collaborative Group; Lewis SC, Warlow CP, et al. General anaesthesia versus local anaesthesia for carotid surgery (GALA): a multicentre, randomised controlled trial. Lancet. 2008;372:2132.
12. Rowed DW, Houlden DA, Burkholder LM, Taylor AB. Comparison of monitoring techniques for intraoperative cerebral ischemia. Can J Neurol Sci. 2004;31:347–56.
13. Moritz S, Kasprzak P, Arlt M, Taeger K, Metz C. Accuracy of cerebral monitoring in detecting cerebral ischemia during carotid endarterectomy. Anesthesiology. 2007;107:563–9.
14. Botes K, Le Roux DA, van Marle J. Cerebral monitoring during carotid endarterectomy – a comparison between electroencephalography, transcranial cerebral oximetry and carotid stump pressure. S Afr J Surg. 2007;45(2):43–6.
15. Kearse Jr LA, Martin D, McPeck K, Lopez-Bresnahan M. Computer-derived density spectral array in detection of mild analog electroencephalographic ischemic pattern changes during carotid endarterectomy. J Neurosurg. 1993;78:884.
16. Halliday AW, Thomas D, Mansfield A. The Asymptomatic Carotid Surgery Trial (ACST). Rationale and design. Steering Committee. Eur J Vasc Surg. 1994;8:703–10.
17. Hobson RW, Weiss DG, Fields WS, Goldstone J, Moore WS, Towne JB, et al. Efficacy of carotid endarterectomy for asymptomatic carotid stenosis. The Veterans Affairs Cooperative Study Group. N Engl J Med. 1993;328:221–2.
18. The European Carotid Surgery Trialists' Collaborative Group. Randomised trial of endarterectomy for recently symptomatic carotid stenosis: final result of the MRC European Carotid Surgery Trial (ECST). Lancet. 1998;351:1379–87.
19. Lawrence PF, Alves JC, Jicha D, Bhirangi K, Dobrin PB. Incidence, timing, and causes of cerebral ischemia during carotid endarterectomy with regional anesthesia. J Vasc Surg. 1998;27(2):329–34; discussion 335–7.
20. Landercasper J, Merz BJ, Cogbill TH, et al. Perioperative stroke risk in 173 consecutive patients with a past history of stroke. Arch Surg. 1990;125:986.
21. Landesberg G, Mosseri M, Wolf Y, et al. Perioperative myocardial ischemia and infarction: identification by continuous 12-lead electrocardiogram with online ST-segment monitoring. Anesthesiology. 2002;96:264.
22. Laman DM, Wieneke GH, Duijn HV, Veldhuizen RJ, Huffelen AC. QEEG changes during carotid clamping in carotid endarterectomy: spectral edge frequency parameters and relative band power parameters. J Clin Neurophysiol. 2005;22:244–52.
23. Tan TW, Garcia-Toca M, Marcaccio Jr EJ, Carney Jr WI, Machan JT, Slaiby JM. Predictors of shunt during carotid endarterectomy with routine electroencephalography monitoring. J Vasc Surg. 2009;49(6):1374–8. doi:10.1016/j.jvs.2009.02.206.

第10章 颈动脉血管成形术和支架置入术

Florina Antochi,Cristina Laza,Bogdan Dorobat

杨博文 译　焦力群 审

引言

卒中是一个世界性的负担——每年有1500万人新发卒中或卒中复发[1]。在欧洲，和世界其他地方一样，卒中的影响在不同国家之间差异很大，对低收入国家的影响明显大于高收入国家[2]。欧洲各国之间的发病率也差异很大，在男性新发卒中率为（101～239）/100 000，女性新发卒中率（63～159）/100 000[3]。尽管在过去半世纪中，发达国家的卒中发病率下降了40%以上（是执行公共卫生预防政策的结果），但是在同一时间内的低收入和中等收入国家，发病率却增加了一倍以上[4]。卒中发病率增加的部分原因是预期寿命的延长——毕竟年龄是不可改变的血管危险因素之一。因此，世界人口老龄化将会导致卒中危险人数的增加[5]。这就是为什么世界卫生组织（WHO）预测，随着人口的老龄化，欧洲年卒中事件数将从2000年的110万增加到2025年的150万[6]。

在美国，卒中患病率约占全国人口的3%，因卒中死亡的人数达所有死亡人数的1/18[7]。在世界范围内，卒中占所有死亡人数的10%，是发达国家的第三大死亡原因，仅次于肿瘤和冠心病[1]。1/3的卒中患者在发生卒中后的12个月内死亡，另外1/3的患者将会出现永久性残疾[1]。随时间增加死亡率逐渐上升：45岁以上的卒中患者有一半以上（52%的男性和56%的女性）在首次发生急性脑血管事件后5年内死亡[7]。

鉴于这些数字，卒中成为花费巨大的疾病就不足为奇了。仅2010年，欧洲卒中的花费就达约640亿欧元[8]，美国的卒中花费更是超过650亿欧元（740亿美元）[9]。

但比起社会负担和经济负担，更为重要的是，对于罹患卒中的患者个人而言，疾病更是一场人生悲剧。缺血性卒中占卒中的80%左右，根据TOAST和CCS分类系统，大动脉疾病是缺血性卒中的三种主要亚型之一[10]。急性缺血性卒中患者每分钟将损失190万个神经元、140亿个突触和12 km的有髓神经纤维；这样的患者如果不治疗的话，每小时将会损耗相当于3.6年大脑寿命[11]。对于狭窄程度为50%～99%的颈动脉狭窄患者，在第一次发生小的神经血管事件（一过性黑矇、视网膜动脉闭塞、短暂性脑缺血发作或轻度卒中）后3个月内，同侧卒中的复发率几乎达到20%[12]，并且复发性卒中患者的死亡率几乎是首次发生卒中患者的2倍[13]。

所有这些都很自然地说明，预防在卒中发病中起着重要作用。作为神经科医师，我们很少有机会在首次发生神经血管事件之前就治疗患者，因此，对于大动脉病变引起的卒中，我们主要关注二级预防，包括最佳药物治疗、颈动脉内膜切除术（CEA）和（或）经皮腔内血管成形术和支架置入术（percutaneous transluminal angioplasty and stenting，PTAS）。

方法

经皮腔内血管成形术和支架置入术（PTAS）是侵入性较CEA小的颈动脉狭窄治疗方法。在过去十年中，我们科室进行了616例此类操作。通常在局部麻醉、持续ECG和血压监测下，通过股动脉穿刺进行。将导管置于主动脉弓中，并通过造影获得主动脉弓、颈动脉和脑血管的造影图像，以明确血管狭窄程度，并排除其他病变。将引导导管置于颈总动脉（CCA）中，然后使微导丝通过颈内动脉（ICA）狭窄部位。通过这根微导丝，将栓子保护装置（embolic protection device，EPD）送至病变以远。虽然使用EPD是目前临床操作中的标准做法，但在许多比较颈动脉支架置入术（CAS）与CEA的早期研究中，它的使用是可选择性的（图10.1）。

放置EPD后，狭窄的部位可以通过球囊进行预扩张；再用支架输送装置替换球囊完成支架释放。必要的情况下，在支架展开后还可以通过球囊再扩张。最后，再次行颈动脉和脑血管造影，以了解处理的效果。

栓子保护装置有以下几种类型：

- 阻挡碎片的远端过滤装置可能会丢失较小的颗粒，但不会影响流经ICA的血液，因此可以在栓子保护期间进行造影操作——这也正是我们科室所用的装置。
- 远端保护球囊，可以阻挡碎片，但也阻断了流过ICA的血流，在保护期间不能进行造影。
- 近端保护装置，由放置在CCA和颈外动脉（ECA）中的近端保护球囊组成，可使ICA的血液逆流，从而持续性清除血栓。
- 根据释放方式不同，颈动脉支架可分为如下几种：
  - 球囊扩张支架——现在已经很少使用
  - 自膨支架——我们科室使用，可进一步分为：
    - 开环支架
    - 闭环支架
    - 杂交支架：基于血管解剖、斑块形态和栓塞的风险来决定是否使用这种类型的支架。

发展历史、相关研究及目前的建议

虽然在1979年就进行了首例颈动脉血管成形术，10年之后出现了首例颈动脉支架置入术，但是第一个关于CAS与CEA的随机对照研究却始于20世纪90年代中期，并且得到了相互矛盾的、令CAS支持者失望的结果。

颈动脉和椎动脉腔内血管成形术研究（CAVATAS）从1992—1997年招募适合手术的症状性和无症状性ICA狭窄患者（未指定狭窄程度）。504例患者被随机分组：251例患者接受经皮腔内血管成形术（PTA）合并或不合并支架治疗，253例行CEA治疗。术后30天的主要结局在不同治疗组之间并没有显示明显的统计学差异：PTA组严重卒中或死亡率为6.4%，而CEA组为5.9%，并且任何持续时间超过7天的卒中或死亡发生率在PTA组为10%，CEA组为9.9%。然而，术后1年PTA组同侧颈动脉重度狭窄（70%～99%）发生率为14%，而CEA组为4%。

3年之后，两组之间同侧卒中的发生率并无明显统计学差异[14]。随访研究显示，PTA组术后5年再狭窄风险高于CEA组3倍，与同侧神经血管症状相关[15]，但两组8年同侧非围术期脑卒中发生率均较低，两组之间卒中结局并无明显差异[16]。

尽管这些结果可能看起来令人失望，但是我们必须考虑此研究进行的时间和当时的条件。对CAVATAS研究最常见的一些评论包括以下几点[17]：

- 没有纳入高危患者。
- 没有规定颈动脉狭窄程度的阈值。
- 既包括了症状性又包括了无症状性患者。
- 在1994年以前行PTA治疗的患者并没有从支架治疗中受益，甚至在1994年以后，血管成形术组中支架的置入也不是强制性的，从而导致PTA组仅有26%的患者行支架置入，其余的74%仅为球囊扩张。
- 没有使用EPD。
- 术前及术后均未给予双重抗血小板治疗。

在CAVATAS之后，相关研究开始系统地使用EPD和支架置入术，并且以下三项主要试验仅纳入有症状的患者。

根据NASCET标准（图10.2），症状性重度颈动脉狭窄患者的内膜切除术与血管成形术随机对照试验（EVA-3S）纳入了527名狭窄程度60%以上的症状性颈动脉狭窄患者，主要终点为治疗后 30 天卒中或死亡。但是该试验在早期就因为安全性和有效性问题而终止了：CAS 组（9.6%）的主要终点发生率明显高于 CEA 组（3.9%）[18]。该研究的缺陷包括：

- 未纳入高危患者。
- CAS 操作者经验有限。
- 使用的支架和 EPD 的类型有很大的异质性。
- 有 8% 的 CAS 没有使用 EPD。
- 建议双重抗血小板治疗，但并未强制实施，因此在 CAS 组有 17% 的术前患者及 15% 的术后患者仅使用阿司匹林单药治疗。

对 EVA-3S 试验进行了为期 4 年的随访研究，结果显示，对于预防中期同侧卒中，CAS 与 CEA 一样有效[19]。

基于支架的颈动脉经皮血管成形术与内膜切除术（SPACE）的随机对照试验，将 1200 例颈动脉重度狭窄（>70%）的症状性患者随机分为两组，主要终点事件为同侧卒中或死亡，比较两组之间治疗后 30 天的差异。尽管两个治疗组的主要终点发生率相似，CAS 为 6.84%，CEA 为 6.34%，但与内膜切除术相比，该研究未能证明支架置入术的非劣效性[20]。

2 年随访分析显示，CAS 和 CEA 患者同侧卒中复发率相似，但 CAS 复发性颈动脉狭窄发生率明显高于 CEA[21]。

SPACE 试验设计的一些缺陷是：

- 未纳入高危患者。
- 使用支架的异质性。
- 只有 27% 的 CAS 患者使用了 EPD。

该类别的最新试验是国际颈动脉支架研究（ICSS）。该研究纳入了 1700 多例狭窄程度大于 50% 的症状性颈动脉狭窄患者。主要终点——术后 120 天发生的致残性卒中或死亡，CAS 组发生率为 4%，CEA 组为 3.2%；卒中、死亡或心肌梗死的发生率在支架组中为 8.5%，而内膜切除术组为 5.2%；CAS 患者各种类型的卒中和死亡风险也较高[22]。

该研究的缺陷与 EVA-3S 和 SPACE 试验类似：

- 术者缺乏 CAS 经验——神经内科医师，外科医生或介入医师需要有至少 10 例颈动脉支架手术的经验。
- 尽管术中推荐使用 EPD，但在 CAS 操作中有 20% 患者没有使用 EPD。
- 登记的患者中有颈动脉狭窄程度在 50%～70% 的患者。

ICSS 试验的创新之处是包含了 MRI 子研究，结果表明在弥散加权成像（DWI）序列上，治疗后新发的缺血性病变在支架组中的发生率为内膜切除术组的 3 倍，EPD 似乎并不能有效预防新发脑梗死。然而，1 个月后，只有 17% 的支架组和 53% 的内膜切除术组患者的 DWI 病变与 FLAIR 成像的信号变化有关[23]。

在临床实践中，血管成形术和支架置入术的主要转折点，是在内膜切除术高风险患者进行支架置入术和血管成形术伴保护装置试验（SAPPHIRE）之后。该研究将 334 例狭窄程度在 50% 以上的症状性颈动脉狭窄患者或狭窄程度超过 80% 的无症状颈动脉狭窄患者进行随机分组，这些患者被认为具有内膜切除术后较高的并发症风险。试验的主要终点是治疗后第一年主要心脑血管事件的累积发病率，包括术后 30 天内卒中、死亡或心肌梗死的复合终点，或术后 31 天至 1 年内的同侧卒中或死亡。对主要终点的分析显示，颈动脉支架置入术不逊于内膜切除术，一年后主要终点累积发生率的二次分析显示 CAS 与 CEA 有明显差异。试验表明，对于手术高危患者，使用 EPD 的 CAS 在预防卒中、死亡或心肌梗死中并不逊于颈动脉内膜切除术[24]。在长期（3 年）随访研究中，使用 EPD 的颈动脉支架置入术治疗与颈动脉内膜切除术治疗患者之间的长期结局并无明显差异。

SAPPHIRE 试验研究设计的改进包括：血栓保护装置的广泛使用和从支架术前 24 h 开始到术后 2～4 周严格的双重抗血小板治疗。然而，SAPPHIRE 也并不完美，其主要缺陷是大约 70% 的随机患者是无症状的[24]。

但是，它的结果仍然令人信服，从而使 AHA/ASA 卒中预防指南在 2006 年得到更新，包括：

- 对于存在症状性重度狭窄（狭窄程度 > 70%）且难以实施手术或在当前医疗条件下手术风险过大的患者，或其他特殊情况如辐射诱发的狭窄或 CEA 术后再狭窄等，CAS 并不逊于颈动脉内膜切除术，此时 CAS 是可以被考虑的（Ⅱb 级推荐，B 级证据）。
- 对于围术期并发症发生率和死亡率稳定在 4%～6% 的术者来说，CAS 是切实可行的，与 CEA 和 CAS 试验中观察到的相似（Ⅱa 级推荐，B 级证据）[26]。

最近发表的研究结果来自颈动脉血运重建内膜切除术与支架术试验（CREST），这也许是迄今为止最大的研究。此试验包含了 2500 例患者，为狭窄程度超过 50% 的症状性颈动脉狭窄患者和狭窄程度超过 60% 的无症状颈动脉狭窄患者。此研究设计的新颖性在于：使用标准化类型的支架和 EPD；在支架置入术前 48 h 开始到至少术后 30 天，强制性持续使用双重抗血小板治疗（无禁忌证时）；最后，由经过严格认证的介入医师来进行 CAS 操作[27-28]。

需要注意的是，随机化患者中 47% 是无症状的，只有 13% 的总体患者颈动脉狭窄程度小于 70%，96% 的支架术治疗患者使用了栓子保护装置[29]。

主要复合终点事件发生率：围术期任何原因的卒中、心肌梗死或死亡以及治疗后 4 年内任何同侧卒中的发生率，在 CAS 和 CEA 组之间没有显著差异。然而，围术期心肌梗死发生率存在差异，CAS（1.1%）低于 CEA（2.3%），围术期卒中发生率 CAS（4.1%）高于 CEA（2.3%）。术后 30 天，两组患者同侧卒中发生率相对较低[29]。此外，症状性及无症状亚组或性别亚组之间治疗效果没有显著差异，但年龄分组显示了不同的结果：70 岁以下患者支架术后效果更好，而 70 岁以上患者内膜切除术后效果更好[30]。

CREST 结果公布后，2011 年 AHA/ASA 指南又出现了变更：

- 在无创成像显示颈内动脉管腔直径减少 > 70% 或血管造影显示管腔直径减少 > 50% 时，对于具有相同或较低血管内治疗相关并发症风险的症状性患者，CAS 可以被考虑为 CEA 替代方案（Ⅰ级推荐，B 级证据）。
- 对于存在症状性重度狭窄（狭窄程度 > 70%）且难以实施手术或在当前医疗条件下手术风险过大的患者，或存在其他特殊情况如辐射诱发的狭窄或 CEA 术后再狭窄等，可以考虑行 CAS 治疗（Ⅱb 级推荐，B 级证据）。
- 在上述情况下，对于围术期并发症发生率和死亡率稳定在 4%～6% 的术者来说，CAS 是切实可行的，与 CEA 和 CAS 试验中观察到的相似（Ⅱa 级推荐，B 级证据）[31]。

这些结果可能看起来令人印象深刻，但 CREST 仍然遭到非议，主要观点有：

- 试验纳入无症状的患者，降低了结果的效力和意义。
- 在短期终点中同等考虑了轻度心肌梗死、卒中及死亡，但在长期终点中并没有。
- 最重要的是，在初步报告中没有显示结果受有无症状或性别影响，但是随后的分析显示，在症状性患者和女性患者中，CAS 与较高的卒中或死亡率相关[32]。

在 AHA/ASA 指南修订后不久，Cochrane 卒中小组更新了比较颈动脉支架置入术和颈动脉内膜切除术的随机对照试验结果的系统回顾。包括 7500 多名症状性或无症状性颈动脉狭窄患者的 16 项试验被纳入评估，结论是：与手术相比，血管内治疗具有更高的围术期卒中或死亡风险[33]。其次是"北美指南"的最新版本，其建议：

- 在无创成像显示颈内动脉管腔直径减少 > 70% 或血管造影显示管腔直径减少 > 50% 时，对于具有相同或较低血管内治疗相关并发症风险的症状性患者，并且预期围术期卒中或死亡率 < 6% 时，CAS 可以被考虑为 CEA 替代方案（Ⅱa 级推荐，B 级证据）（修订推荐）。

- 在选择 CAS 或 CEA 时，考虑患者的年龄是合理的。对于老年患者（即年龄大于 70 岁），与 CAS 相比 CEA 可能有更好的结果，特别是当动脉解剖情况不利于血管内介入治疗时。对于年轻患者，CAS 与 CEA 在围术期并发症风险（即卒中、MI 或死亡）和同侧卒中的长期风险是相当的（Ⅱa 级推荐，B 级证据）（新推荐）。
- 对于存在症状性重度颈动脉狭窄（狭窄程度 > 70%）且在目前的医疗或者解剖条件下手术风险过大，或存在其他特殊情况，如辐射诱发的狭窄或 CEA 术后再狭窄等，可以考虑行 CAS 治疗（Ⅱa 级推荐，B 级证据）（修订推荐）。
- 在上述情况下，对于症状性患者，CAS 和 CEA 应由围术期卒中和死亡率保持在 6% 以下的术者进行，与 CEA 和药物治疗对比试验以及最近的观察性研究中观察到的结果相似（Ⅰ 级推荐，B 级证据）（修订推荐）[34]。

没有人知道今后的指南会是什么样的，但是我们唯一可以确信的是，随着科学、技术的发展和试验越来越集中在患者亚组水平上，治疗指南也会继续发生变化，并更新其方法以提供更加个性化的视角。

我们的个人经验

纳入和排除标准

近十年来，本科室进行了 616 例 CAS 手术。可从血管成形术和支架置入术获益的患者筛选标准包括：根据 NASCET 标准颈内动脉狭窄 70%～99%，症状性，并且不适合行颈动脉内膜切除术或不同意手术。图 10.3 中展示的是一名颈动脉内膜切除术后再狭窄患者接受经皮血管成形术和支架置入术。

对于颈动脉闭塞（图 10.4）或颈动脉内血栓形成（图 10.5）患者，不进行血管成形术和支架置入术。

其他排除标准有：

- 合并髂动脉闭塞的严重的外周动脉疾病，因其会阻碍股动脉血管内路径。
- 严重的肾、肝或凝血功能障碍，难以耐受双重抗血小板药物和高剂量他汀类药物治疗。
- 预期生存期小于 1 年的患者。

药物治疗和超声随访

每位患者必须在血管成形术前至少 24 h 接受双重抗血小板治疗，服用低剂量阿司匹林和氯吡格雷以及他汀类药物。在双重抗血小板治疗的第 1 天，氯吡格雷的剂量为 300 mg，此后维持剂量为 75 mg/d。阿司匹林加氯吡格雷方案在血管成形术后持续应用至少 1 个月，然后长期单药维持，如果没有另外说明的话，通常为氯吡格雷 75 mg/d。

如果没有特殊情况，常规在血管成形术后 1 周行第一次血管超声检查；此后患者需要在 1、3、6 和 12 个月以及此后每年定期进行血管超声检查。颈动脉支架的超声成像见图 10.6。

早期并发症

我们遇到的最常见同时也是最易控制的并发症是血流动力学不稳定。在颈动脉血管成形和支架置入术中或术后，尽管有足够的液体平衡，仍然有多达 20% 的患者会出现心动过缓和（或）收缩压下降超过 30 mmHg。我们的分析表明，狭窄程度超过 90%，狭窄段长度超过 6 mm，以及 β 受体阻滞剂的使用是 CAS 后血流动力学不稳定性的独立危险因素[35]。

检测到微栓子信号（microemboli signal，MES）是患者中另一个相当常见的现象（图 10.7）。尽管目前进行 MES 监测的患者数量有限，但是我们发现 80% 以上的患者在 CAS 后第一周支架侧检测到的 MES 至少高出对侧三倍以上，在介入治疗后一年，仍有 65% 以上支架置入段可以检测到大量的 MES。在 CAS 后一年 MES 的存在可能预示着患者认知减退[36]。

我们遇到的更严重的并发症是 5 例缺血性卒中（< 1%），其中 2 例是使用栓子保护装置下发生的血栓栓塞；另外 3 名患者为血流动力学因素所致，出现了颈动脉痉挛。我们也经历了 1 例急性支架内血栓形成（图 10.8）。

我们还遇到了 1 例严重的再灌注综合征，为 1 名左侧颈内动脉重度狭窄的老年女性患者；患者在 CAS 术后 15 min 内出现了明显的血压升高、局限性神经功能缺损、癫痫发作、精神状态改变，最终发生了致命性的颅内出血（图 10.9）。我们对此的解释是患者长期存在（至少 2 年）重度狭窄，导致慢性灌注不足，损害了大脑微循环的自我调节能力。

文献中报道的 CAS 其他严重的围术期并发症包括动脉夹层和非常罕见的动脉壁穿孔以及造影剂相关脑病，好在我们并没有遇到。

晚期并发症

颈动脉支架置入术最严重的晚期并发症是由内皮细胞增生引起的再狭窄。在我们 616 例患者中有 15 例出现了再狭窄（约 2.4%），并通过球囊扩张得到缓解（图 10.10）。除了再狭窄外，我们还遇到 1 例发生在后循环的支架内闭塞（图 10.11）。

颈动脉血管成形术和支架置入术的其他用途

在多年的颈动脉血管成形术和支架置入术经验中，我们注意到一个患者亚群——症状性颈内动脉闭塞合并同侧颈外动脉狭窄。在这些患者中，ECA 通过与 ICA 远端部分的吻合在颅内循环的前循环中起着决定性作用。到目前为止，我们发现了 9 例这样的患者，其中 4 例患有双侧 ICA 闭塞，我们决定对其进行 ECA 血管成形术和支架置入术（图 10.12）。

虽然颅内血管内治疗并不常见，我们发现在经过特别选择的病例中，此方法也是非常有用的。在过去 6 年中，我们发现了 8 名患者患有 ICA 远端或大脑中动脉（MCA）M1 段血流动力学表现显著异常的颅内动脉狭窄，尽管经过了系统的药物治疗，但患者仍然存在症状，最终我们决定对其进行血管内治疗。

有 2 例 ICA 远端狭窄患者通过血管成形术和球囊扩张支架置入术治疗（图 10.13），6 例 MCA M1 段狭窄患者通过低压球囊血管成形术进行治疗（图 10.14）。结果显示良好，无重大并发症，所有患者继续无限期接受最大剂量的药物治疗。

在过去二十年中，血管内治疗一直是血管医学的主要进步之一，颈动脉血管成形术和支架置入术仅是这一不断发展领域的一小部分。我们希望随着时间的推移，科技、材料和技术将变得更加安全、广泛和普及，为更多的侵入性操作提供有效的替代方案。

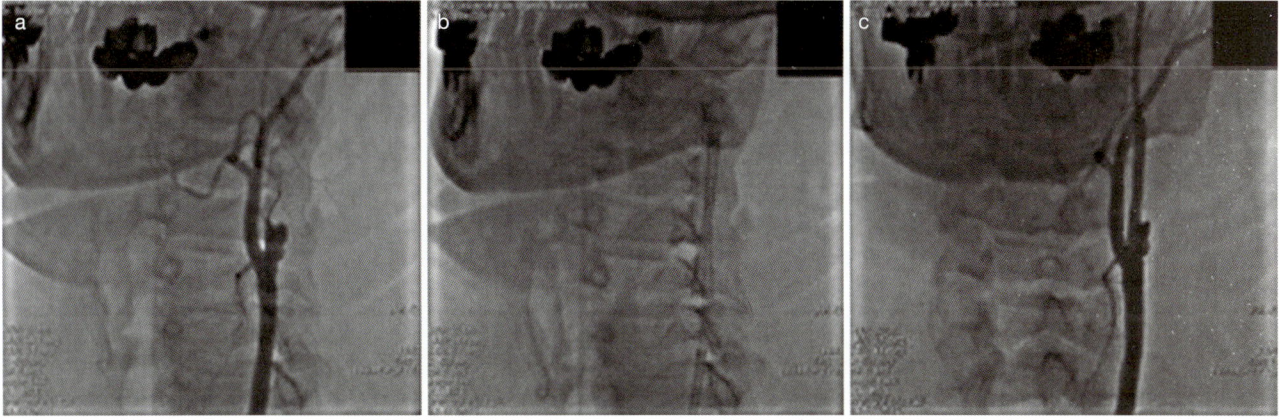

图 10.1　左侧 ICA 支架置入术。**a.** 初始颈动脉情况；**b.** 支架置入后；**c.** 最终结果

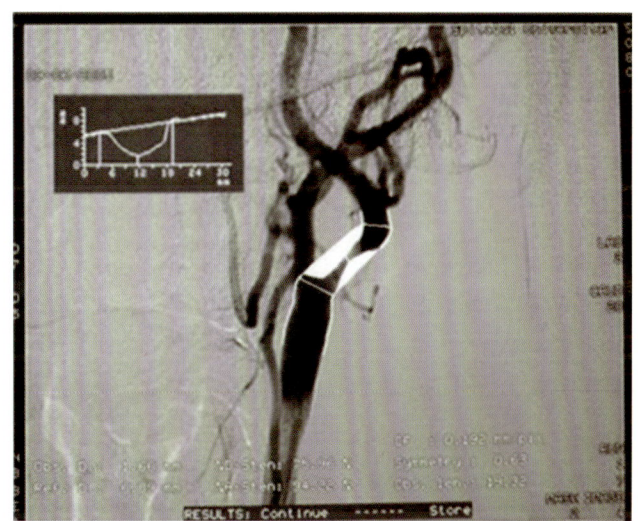

图 10.2　根据 NASCET 标准测量的狭窄程度

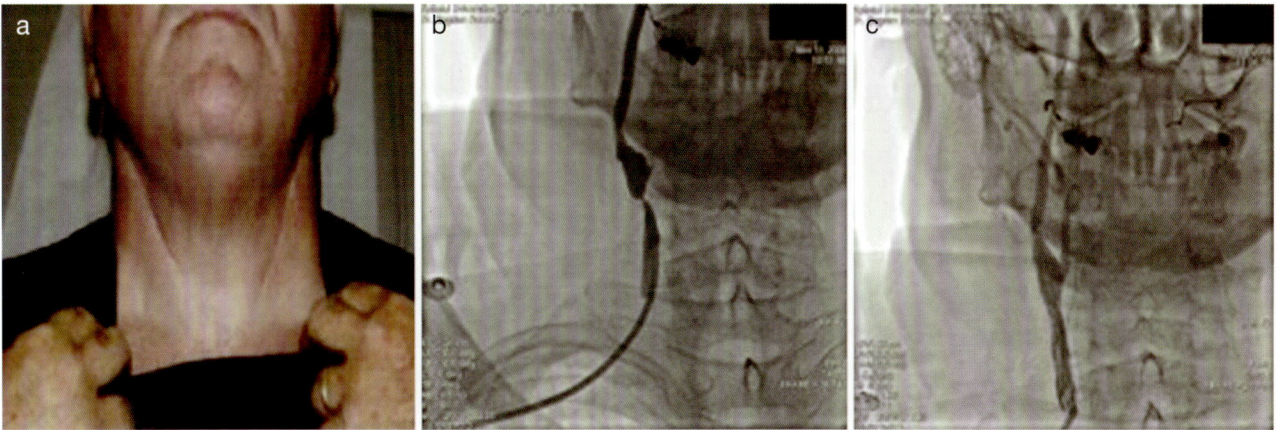

图 10.3　CEA 术后再狭窄行右侧 ICA 血管成形术和支架置入术。**a.** 患者颈部外观；**b.** 初始颈动脉情况；**c.** 最终结果

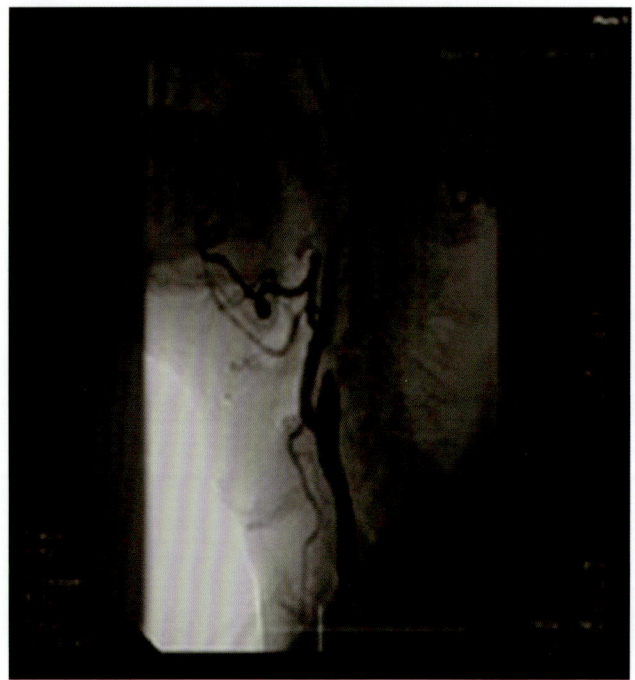

图 10.4　ICA 的闭塞不适用于血管内血运重建

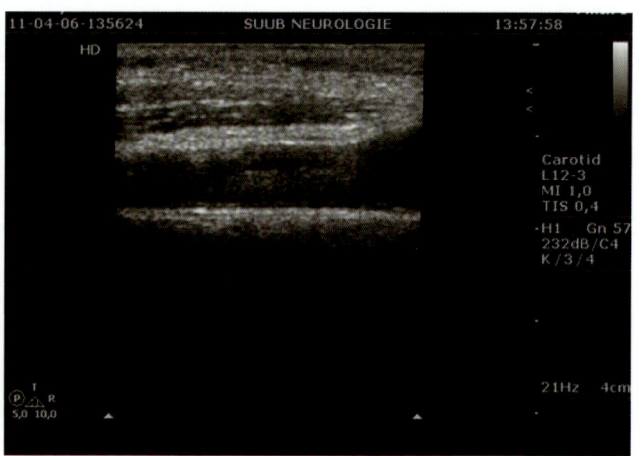

图 10.5　管腔内血栓形成的超声成像，排除了 CAS 血运重建

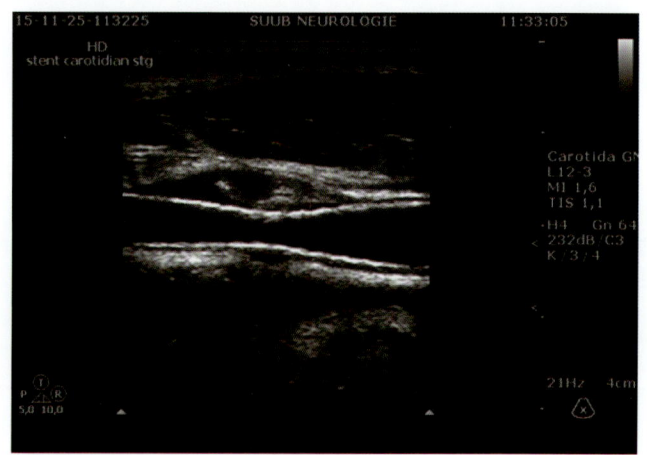

图 10.6　颈动脉支架的超声成像

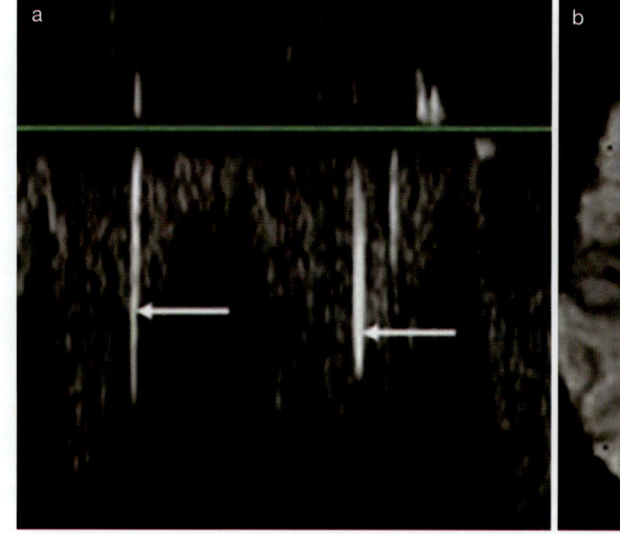
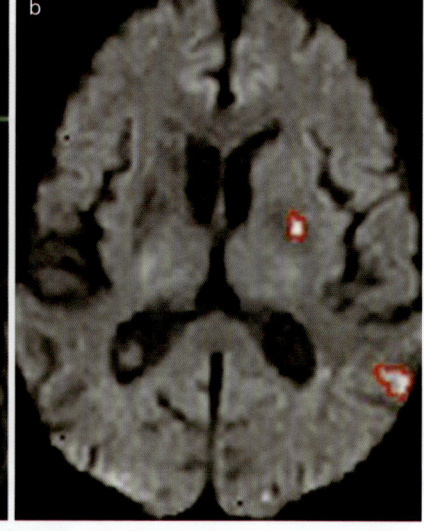

图 10.7　微栓子。a. 在超声流速图上的表现（白色箭头）；b. 在弥散加权磁共振成像上观察到的微小梗死

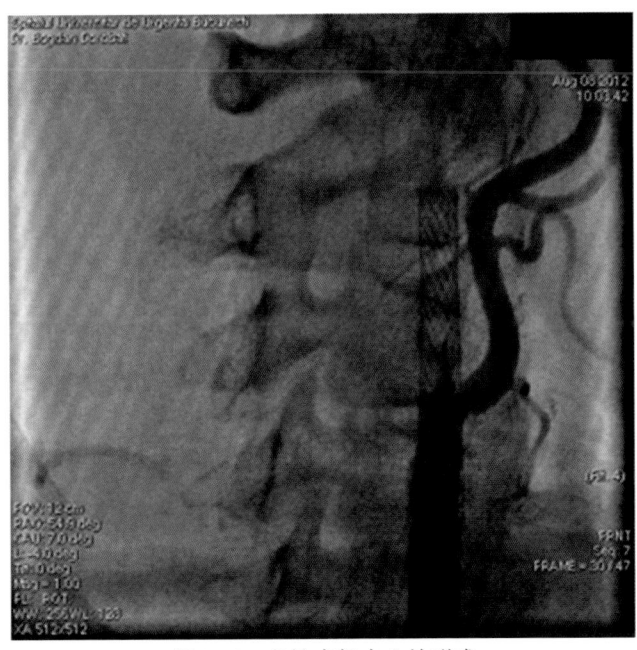

图 10.8　急性支架内血栓形成

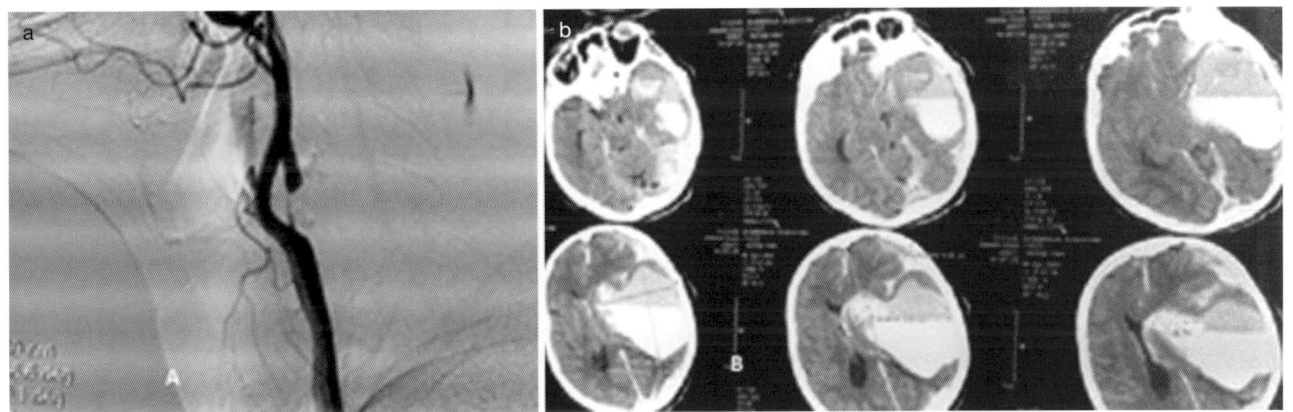

图 10.9　严重再灌注综合征。**a.** 初始颈动脉造影显示左侧 ICA 重度狭窄；**b.** 成功行 CAS 术后 30 min CT 扫描图

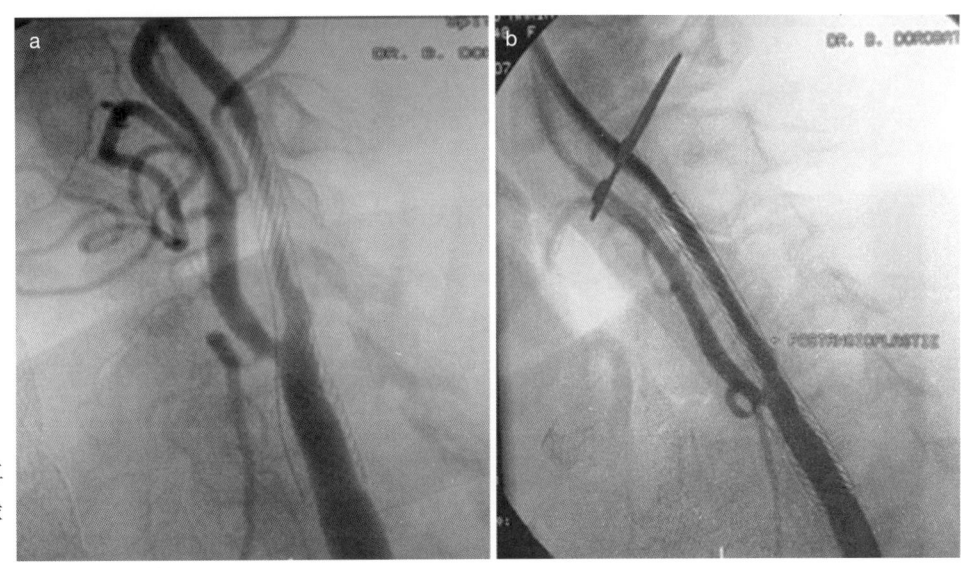

图 10.10　CAS 术后内皮增生和再狭窄。**a.** 初始颈动脉造影；**b.** 球囊血管成形术后的颈动脉造影

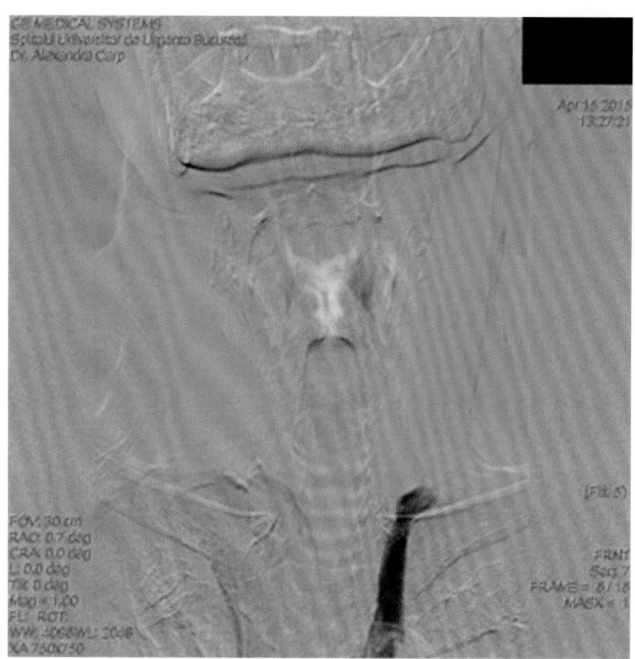

图 10.11 后循环支架后闭塞,无临床症状

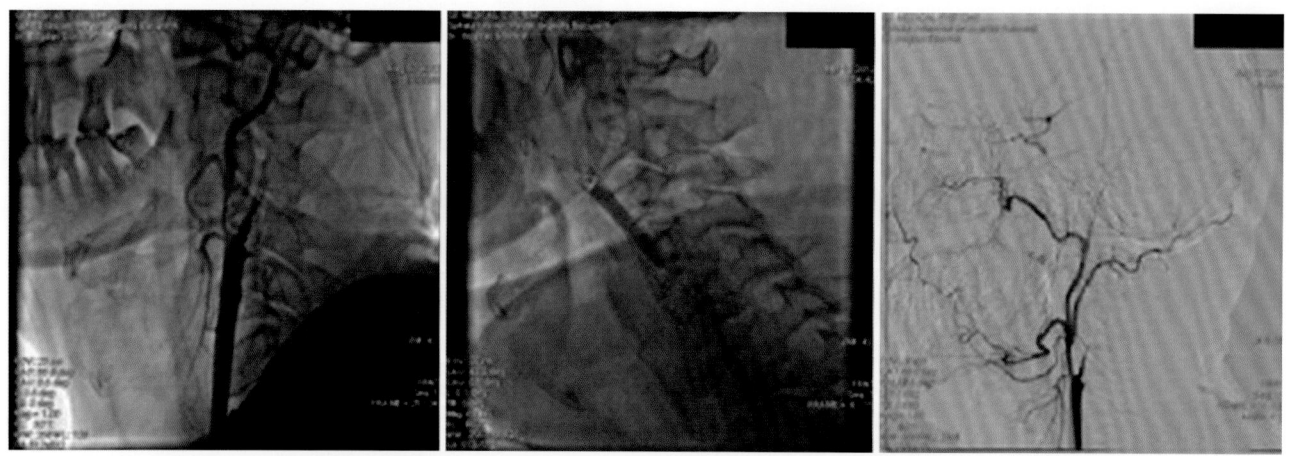

图 10.12 ECA 的血管成形和支架置入术。a. 初始颈动脉造影;b. 球囊扩张支架释放;c. 最终结果

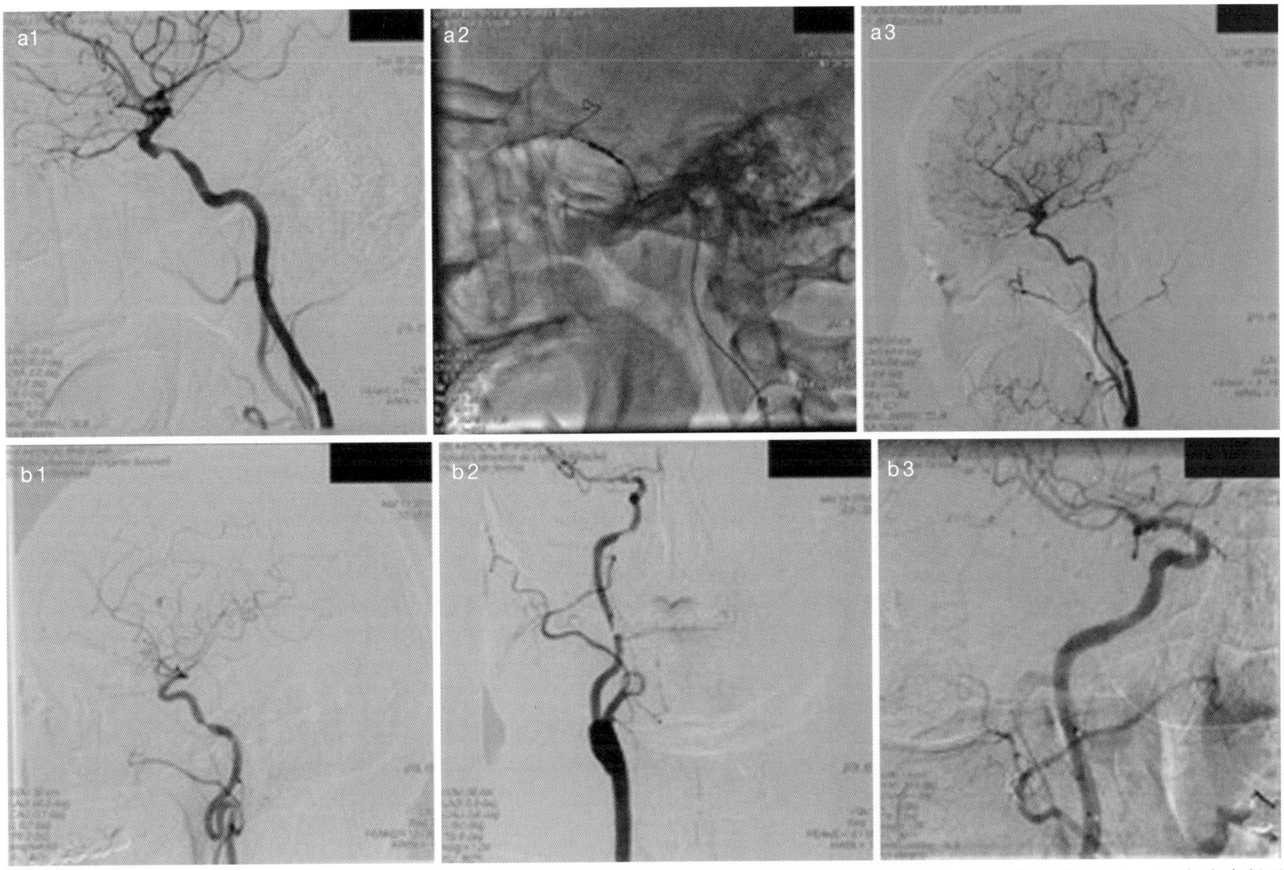

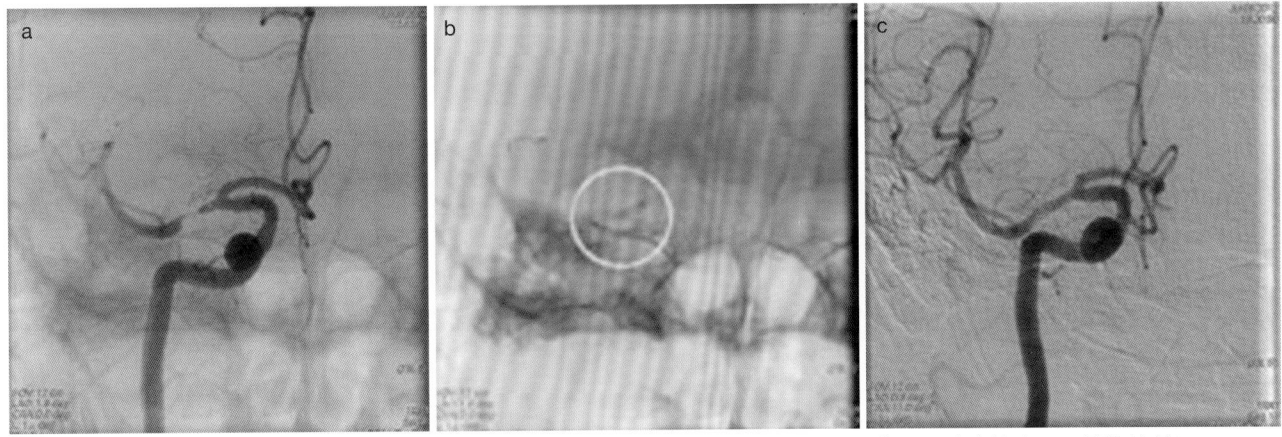

图 10.13 ICA 远端症状性颅内动脉狭窄的血管成形和支架置入术：**患者 a**（图 a1～a3）——初始颈动脉造影、释放球囊扩张支架、最终结果；**患者 b**（图 b1～b3）——诊断性血管造影、重复颈动脉造影、最终结果

图 10.14 右侧大脑中动脉 M1 段症状性狭窄的球囊血管成形术。**a.** 初始图像；**b.** 球囊扩张；**c.** 最终结果

参考文献

1. The Atlas of heart disease and stroke, WHO 2004. http://www.who.int/cardiovascular_diseases/en/cvd_atlas_15_burden_stroke.pdf. Mackay J, Mensah G. The Atlas of Heart Disease and Stroke. Geneva: World Health Organization; 2004.
2. Johnston SC, Mendis S, Mathers CD. Global variation in stroke burden and mortality: estimates from monitoring, surveillance, and modelling. Lancet Neurol. 2009;8:345–54.
3. EROS Investigators. Incidence of stroke in Europe at the beginning of the 21st century. Stroke. 2009;40:1557–63.
4. Ferri CP, Schoenborn C, Kaira L, et al. Prevalence of stroke and related burden among older people living in Latin America, India and China. J Neurol Neurosurg Psychiatry. 2011;82:1074–82.
5. Di Carlo A. Human and economic burden of stroke. Age Ageing. 2009;38:4–5.
6. Truelsen T, Piechowski-Jozwiak B, Bonita R, et al. Stroke incidence and prevalence in Europe: a review of available data. Eur J Neurol. 2006;13:581–98.
7. Roger RL, et al. AHA Heart Disease and Stroke Statistics 2011 update: a report from the American Heart Association. Circulation. 2011;123:e18–209.
8. Gustavsson A, Svensson M, Jacobi F, et al. Cost of disorders of the brain in Europe 2010. Eur Neurpsychopharmacol. 2011;21:718–79.
9. Lloyd-Jones D, Adams RJ, Brown TM, et al. AHA Heart Disease and Stroke Statistics—2010 update: a report from the American Heart Association. Circulation. 2010;121:e46–215.
10. McArdle PF, Kittner SJ, Ay H, Brown Jr RD, Meschia JF, Rundek T, Wassertheil-Smoller S, Woo D, Andsberg G, Biffi A, Brenner DA, Cole JW, Corriveau R, de Bakker PI, Delavaran H, Dichgans M, Grewal RP, Gwinn K, Huq M, Jern C, Jimenez-Conde J, Jood K, Kaplan RC, Katschnig P, Katsnelson M, Labovitz DL, Lemmens R, Li L, Lindgren A, Markus HS, Peddareddygari LR, Pedersén A, Pera J, Redfors P, Roquer J, Rosand J, Rost NS, Rothwell PM, Sacco RL, Sharma P, Slowik A, Sudlow C, Thijs V, Tiedt S, Valenti R, Worrall BB, NINDS SiGN Study. Neurology. Neurology. 2014;83(18):1653–60.
11. Saver JL. Time is brain–quantified. Stroke. 2006;37(1):263–6.
12. Johansson EP, Arnerlöv C, Wester P. Risk of recurrent stroke before carotid endarterectomy: the ANSYSCAP study. Int J Stroke. 2013;8(4):220–7.
13. Jørgensen HS, Nakayama H, Reith J, Raaschou HO, Olsen TS. Stroke recurrence: predictors, severity, and prognosis. The Copenhagen Stroke Study. Neurology. 1997;48(4):891–5.
14. Endovascular versus surgical treatment in patients with carotid stenosis in the Carotid and Vertebral Artery Transluminal Angioplasty Study (CAVATAS): a randomised trial. Lancet. 2001;357(9270):1729–37.
15. Bonati LH, Ederle J, McCabe DJ, Dobson J, Featherstone RL, Gaines PA, Beard JD, Venables GS, Markus HS, Clifton A, Sandercock P, Brown MM, CAVATAS Investigators. Long-term risk of carotid restenosis in patients randomly assigned to endovascular treatment or endarterectomy in the Carotid and Vertebral Artery Transluminal Angioplasty Study (CAVATAS): long-term follow-up of a randomised trial. Lancet Neurol. 2009;8(10):908–17.
16. Ederle J, Bonati LH, Dobson J, Featherstone RL, Gaines PA, Beard JD, Venables GS, Markus HS, Clifton A, Sandercock P, Brown MM, CAVATAS Investigators. Endovascular treatment with angioplasty or stenting versus endarterectomy in patients with carotid artery stenosis in the Carotid and Vertebral Artery Transluminal Angioplasty Study (CAVATAS): long-term follow-up of a randomised trial. Lancet Neurol. 2009;8(10):898–907.
17. http://www.trialresultscenter.org/study7249-CAVATAS-CEA.htm.
18. Mas JL, Chatellier G, Beyssen B, Branchereau A, Moulin T, Becquemin JP, Larrue V, Lièvre M, Leys D, Bonneville JF, Watelet J, Pruvo JP, Albucher JF, Viguier A, Piquet P, Garnier P, Viader F, Touzé E, Giroud M, Hosseini H, Pillet JC, Favrole P, Neau JP, Ducrocq X, EVA-3S Investigators. Endarterectomy versus stenting in patients with symptomatic severe carotid stenosis. N Engl J Med. 2006;355(16):1660–71.
19. Mas JL, Trinquart L, Leys D, Albucher JF, Rousseau H, Viguier A, Bossavy JP, Denis B, Piquet P, Garnier P, Viader F, Touzé E, Julia P, Giroud M, Krause D, Hosseini H, Becquemin JP, Hinzelin G, Houdart E, Hénon H, Neau JP, Bracard S, Onnient Y, Padovani R, Chatellier G, EVA-3S investigators. Endarterectomy Versus Angioplasty in Patients with Symptomatic Severe Carotid Stenosis (EVA-3S) trial: results up to 4 years from a randomised, multicentre trial. Lancet Neurol. 2008;7(10):885–92.
20. SPACE Collaborative Group, Ringleb PA, Allenberg J, Brückmann H, Eckstein HH, Fraedrich G, Hartmann M, Hennerici M, Jansen O, Klein G, Kunze A, Marx P, Niederkorn K, Schmiedt W, Solymosi L, Stingele R, Zeumer H, Hacke W. 30 day results from the SPACE trial of stent-protected angioplasty versus carotid endarterectomy in symptomatic patients: a randomised non-inferiority trial. Lancet. 2006;368(9543):1239–47. Erratum in: Lancet. 2006 Oct 7;368(9543):1238.
21. Eckstein HH, Ringleb P, Allenberg JR, Berger J, Fraedrich G, Hacke W, Hennerici M, Stingele R, Fiehler J, Zeumer H, Jansen O. Results of the Stent-Protected Angioplasty versus Carotid Endarterectomy (SPACE) study to treat symptomatic stenoses at 2 years: a multinational, prospective, randomised trial. Lancet Neurol. 2008;7(10):893–902.
22. International Carotid Stenting Study investigators, Ederle J, Dobson J, Featherstone RL, Bonati LH, van der Worp HB, de Borst GJ, Lo TH, Gaines P, Dorman PJ, Macdonald S, Lyrer PA, Hendriks JM, McCollum C, Nederkoorn PJ, Brown MM. Carotid artery stenting compared with endarterectomy in patients with symptomatic carotid stenosis (International Carotid Stenting Study): an interim analysis of a randomised controlled trial. Lancet. 2010;375(9719):985–97.
23. Bonati LH, Jongen LM, Haller S, Flach HZ, Dobson J, Nederkoorn PJ, Macdonald S, Gaines PA, Waaijer A, Stierli P, Jäger HR, Lyrer PA, Kappelle LJ, Wetzel SG, van der Lugt A, Mali WP, Brown MM, van der Worp HB, Engelter ST, ICSS-MRI study group. New ischaemic brain lesions on MRI after stenting or endarterectomy for symptomatic carotid stenosis: a substudy of the International Carotid Stenting Study (ICSS). Lancet Neurol. 2010;9(4):353–62.
24. Yadav JS, Wholey MH, Kuntz RE, Fayad P, Katzen BT, Mishkel GJ, Bajwa TK, Whitlow P, Strickman NE, Jaff MR, Popma JJ, Snead DB, Cutlip DE, Firth BG, Ouriel K, Stenting and Angioplasty with Protection in Patients at High Risk for Endarterectomy Investigators. Protected carotid-artery stenting versus endarterectomy in high-risk patients. N Engl J Med. 2004;351(15):1493–501.
25. Gurm HS, Yadav JS, Fayad P, Katzen BT, Mishkel GJ, Bajwa TK, Ansel G, Strickman NE, Wang H, Cohen SA, Massaro JM, Cutlip DE, SAPPHIRE Investigators. Long-term results of carotid stenting versus endarterectomy in high-risk patients. N Engl J Med. 2008;358(15):1572–9.
26. Sacco RL, Adams R, Albers G, Alberts MJ, Benavente O, Furie K, Goldstein LB, Gorelick P, Halperin J, Harbaugh R, Johnston SC, Katzan I, Kelly-Hayes M, Kenton EJ, Marks M, Schwamm LH, Tomsick T, American Heart Association, American Stroke Association Council on Stroke, Council on Cardiovascular Radiology and Intervention, American Academy of Neurology. Guidelines for prevention of stroke in patients with ischemic stroke or transient ischemic attack: a statement for healthcare professionals from the American Heart Association/American Stroke Association Council on Stroke: co-sponsored by the Council on Cardiovascular Radiology and Intervention: the American Academy of Neurology affirms the value of this guideline. Stroke. 2006;37(2):577–617.
27. Sheffet AJ, Roubin G, Howard G, Howard V, Moore W, Meschia JF, Hobson 2nd RW, Brott TG. Design of the Carotid Revascularization Endarterectomy vs. Stenting Trial (CREST). Int J Stroke. 2010;5(1):40–6.

28. Hopkins LN, Roubin GS, Chakhtoura EY, Gray WA, Ferguson RD, Katzen BT, Rosenfield K, Goldstein J, Cutlip DE, Morrish W, Lal BK, Sheffet AJ, Tom M, Hughes S, Voeks J, Kathir K, Meschia JF, Hobson 2nd RW, Brott TG. The Carotid Revascularization Endarterectomy versus Stenting Trial: credentialing of interventionalists and final results of lead-in phase. J Stroke Cerebrovasc Dis. 2010;19(2):153–62.
29. Brott TG, Hobson RW, Howard G, et al. Stenting versus endarterectomy for treatment of carotid-artery stenosis. N Engl J Med. 2010;363(1):11–23.
30. Mantese VA, Timaran CH, Chiu D, Begg RJ, Brott TG, CREST Investigators. The Carotid Revascularization Endarterectomy versus Stenting Trial (CREST): stenting versus carotid endarterectomy for carotid disease. Stroke. 2010;41(10 Suppl):S31–4.
31. Furie KL, Kasner SE, Adams RJ, Albers GW, Bush RL, Fagan SC, Halperin JL, Johnston SC, Katzan I, Kernan WN, Mitchell PH, Ovbiagele B, Palesch YY, Sacco RL, Schwamm LH, Wassertheil-Smoller S, Turan TN, Wentworth D, American Heart Association Stroke Council, Council on Cardiovascular Nursing, Council on Clinical Cardiology, and Interdisciplinary Council on Quality of Care and Outcomes Research. Guidelines for the prevention of stroke in patients with stroke or transient ischemic attack: a guideline for healthcare professionals from the american heart association/american stroke association. Stroke. 2011;42(1):227–76.
32. Paraskevas KI, Mikhailidis DP, Liapis CD, Veith FJ. Critique of the Carotid Revascularization Endarterectomy versus Stenting Trial (CREST): flaws in CREST and its interpretation. Eur J Vasc Endovasc Surg. 2013;45(6):539–45.
33. Bonati LH, Lyrer P, Ederle J, Featherstone R, Brown MM. Percutaneous transluminal balloon angioplasty and stenting for carotid artery stenosis. Cochrane Database Syst Rev. 2012;9:CD000515.
34. Kernan WN, Ovbiagele B, Black HR, Bravata DM, Chimowitz MI, Ezekowitz MD, Fang MC, Fisher M, Furie KL, Heck DV, Johnston SC, Kasner SE, Kittner SJ, Mitchell PH, Rich MW, Richardson D, Schwamm LH, Wilson JA, American Heart Association Stroke Council, Council on Cardiovascular and Stroke Nursing, Council on Clinical Cardiology, and Council on Peripheral Vascular Disease. Guidelines for the prevention of stroke in patients with stroke and transient ischemic attack: a guideline for healthcare professionals from the American Heart Association/American Stroke Association. Stroke. 2014;45(7):2160–236.
35. Popescu D, Mergeani A, Bajenaru OA, Antochi FA. Hemodynamic instability after elective carotid stenting: frequency and risk factors. Maedica (Buchar). 2011;6(4):258–61.
36. Laza C, Popescu BO, Popa M, Roceanu AM, Tiu C, Antochi FA, Bajenaru OA. Microemboli detection in patients with carotid artery stenting–a potential marker for future cognitive impairment? J Neurol Sci. 2013;326(1–2):96–9.

颈动脉内膜切除术

第 **11** 章

Horia Muresian

高志波　张彦杰　译　焦力群　审

颈动脉分叉部位的病灶备受关注，因为大多数病灶（被认为是责任病灶）优先发病于此。随机试验已经显示无论是血管内介入或外科手术治疗颈动脉分叉部位狭窄病变，均可以使患者获益。但是，当讨论颈动脉内膜切除术（CEA）或颈动脉血管成形和支架置入术（CAS）的指征与结果时，以下条件是不能忽视的。

第一，许多研究是在规范的他汀类药物和抗血小板治疗之前以及现代药物控制性降压、降糖、戒烟的年代之前实施的。

第二，术前影像学检查提供了全部弓上主动脉系统（包括颅内循环）的图像和斑块性质评估，从而方便为患者提供较好的风险分析和精确、有效的治疗。

第三，影像学检查还可以鉴别无症状性脑缺血患者与不典型临床症状及体征的患者。这是一个特殊类别的能够从 CAS 或 CEA 治疗中获益的患者。

第四，对于一些特定的患者，分期手术和（或）复合手术可能更为受益，因此，很难直接对比几种方法的有效性。

第五，外科手术或者血管内介入治疗是多样化的治疗过程（例如，根据疾病需要或术者偏好，会使用不同技术和装置），因此，当仅对 CEA 和 CAS 进行比较时，许多细节（的差别）都被忽视了。

第六，诊断及治疗的疗效和结果与术者紧密相关，与个人经验及治疗中心的经验直接相关。

第七，颈动脉狭窄-闭塞性疾病通常双侧均有累及；因此，狭窄造成的影响应当考虑对侧的情况及侧支循环的状态和代偿能力。颈动脉狭窄以及最终闭塞的自然病史差异较大。双侧颈动脉闭塞性病变时单侧 CEA 术中及术后并发症的风险升高[1]。

第八，一种特殊类型的患者，即双侧颈动脉狭窄但是症状侧为狭窄程度较轻的一侧。这就产生了一个重要问题：应该优先治疗哪一侧——症状侧或者高度狭窄侧？或者进行双侧 CEA 手术？哪一侧（症状侧或高度狭窄侧）为优势半球也是需要考量的因素。

第九，在已进行的不同研究中，血管狭窄测量的方法也有差异（图 11.1），包括 NASCET[2]、ECST[3] 和颈总动脉法[4-5]。关于狭窄测量的具体细节和特殊情况、难易程度及有关缺陷详见图 11.2。

因此，指南的解读需要结合患者基线状态（表 11.1）[6]，同时，一种新兴的治疗策略必须基于详尽的临床和诊断检查，最好是团队协作的结果（神经科专家、心脏病专家、介入治疗专家、外科医生）。

颈动脉血运重建需考虑的要点包括：有利于患者（预防远期卒中、改善神经功能状态、延长生存期、降低其他手术风险）、围术期发病率和死亡率、再狭窄风险，以及医疗系统的成本和付出。有的医疗系统可追踪到患者的住址，有的则不能，所以没有理想的预防卒中的筛查方法，也没有针对必须选择 CAS 或者 CEA 治疗个体的早期诊断的理想筛查方法。另一方面，较大的诊疗中心和训练有素的专家可以提供更有效的手术和较低的围术期风险。

颈动脉内膜切除术患者的选择包括以下情况：

- 高度颈动脉狭窄的症状性患者
- 发生无症状性脑梗死的患者
- 拟计划实施冠状动脉血运重建和腹主动脉瘤切除的高度颈动脉狭窄无症状患者（所谓的预防性

表 11.1 关于颈动脉血运重建的主要建议

临床表现及狭窄程度	主要指征	备注
TIA，6个月内的缺血性卒中，70%~99%狭窄	CEA	如果围术期并发症发生率和死亡率＜6%，没有早期血运重建（2周）的禁忌证
TIA，缺血性卒中，50%~69%狭窄	CEA	依据患者特定因素（年龄、性别、合并症^a）以及围术期并发症发生率和死亡率＜6%
＜50%狭窄	无CAS或CEA指征	随访斑块的形态和症状很重要
高龄患者	CEA优于CAS	
超声检查狭窄＞70%或血管造影检查狭窄＞50%的症状性患者	CAS	
颈内动脉闭塞伴重度残疾	无血运重建指征	CEA唯一的绝对禁忌证
复发颈动脉狭窄	再次CEA或CAS	
颈部解剖不利因素	CAS	颈动脉高分叉、高位且较长的狭窄、放射治疗史、气管切开、对侧声带麻痹（见后文详细讨论）

CAS，颈动脉血管成形和支架置入术；CEA，颈动脉内膜切除术；ICA，颈内动脉；TIA，短暂性脑缺血发作
^a 合并症增加血运重建（不论是CAS还是CEA）的风险：NYHA Ⅲ~Ⅳ级心力衰竭，左心室射血分数＜30%，Ⅲ~Ⅳ级心绞痛，左主干或多支血管病变的冠心病，需要30天内心脏手术，4周以内的心肌梗死，严重慢性肺部疾病

颈动脉内膜切除术）
- 患有颈部肿瘤，拟颈部肿瘤切除术后进行放射治疗的颈动脉中度狭窄的患者
- 计划实施颅内血管支架置入或颅内动脉瘤介入栓塞但颈动脉特别迂曲的患者
- 主动脉弓综合征（主动脉弓起始部或分支部狭窄-闭塞性病变和只有颈动脉分叉部中度病变，拟计划实施升主动脉-颈动脉搭桥）的患者
- 远端颈部椎动脉血运重建术合并中度颈动脉分叉部病变患者
- 拟锁骨下动脉-颈动脉搭桥治疗颈总动脉重度狭窄或闭塞合并颈动脉分叉部中度狭窄患者

显而易见，指南只是提及了以上各种情况的一部分。在本章，我们将关注已知指南之外的某些特定情况。

不论是对神经内科医生还是神经外科医生，双侧颈动脉狭窄的治疗都是一个挑战性的主题。从诊断的角度来看，必须清晰评估症状与体征，以及这些与颈动脉狭窄之间的关联性。很难预测双侧颈动脉狭窄治疗单侧病变后患者的进展情况及远期卒中风险。这种预测很大程度上取决于非手术侧狭窄的进展情况、斑块形态、侧支循环情况、患者治疗依从性、相关合并症控制的有效性以及危险因素控制情况。我们提倡个体化的方法，并更倾向于治疗双侧病变。对于严重的双侧颈动脉狭窄病例，我们对绝大多数也实施双侧CEA的同期手术（详见第13章同期行双侧颈动脉内膜切除术）。

预防性颈动脉内膜切除术也是存在争议的。同冠状动脉血运重建术、主动脉瘤切除术、腹部大手术等手术的围术期卒中及死亡率风险相比，颈动脉内膜切除术的风险也需要予以权衡，因为到目前为止还没有进行随机试验。此类患者可能有或无症状，病变为单侧或双侧。随着局部麻醉下颈动脉支架置入术或颈动脉内膜切除术的出现，适应证随之拓展。无论何时只要可能，对于将要接受重大手术治疗的单侧或双侧颈动脉病变患者，我们提倡实施局部麻醉下的颈动脉内膜切除术。甚至在同一次住院期间完成两次手术。在急诊手术的情况下，我们尽量避免低血压、低血容量、低碳酸血症等。在需要全量肝素的情况下（如心脏手术），也有可能出现斑块内出血的风险。另一种理论上合理的选择是实施非体外循环冠状动脉血运重建术，虽然血压波动的影响有时可能会比一个良好的心肺分流术更明显。

有些患者的狭窄病变不仅发生在颈动脉分叉部，而且出现在颅内段。如果颅内段呈重度狭窄，我们建议两处狭窄都进行治疗（颈动脉内膜切除术加颅内血管成形术或者颈动脉支架置入术加颅内血管成形术）。

颅内动脉瘤合并颈动脉分叉部狭窄引出了一个动

脉瘤破裂的远期风险问题。从另一方面来讲，我们应该考虑到这样一个事实，系统性高血压的出现其实也是严重颈动脉狭窄的反弹机制。大多数患者在颈动脉狭窄治愈后，对降压药物的需求量减少了。颅内动脉瘤通常是多源供血（如颈动脉或椎动脉结扎只对动脉瘤的发展有暂时性作用），持续存在的高血压将促进动脉瘤的发展及破裂。在一小部分患者中，我们治疗了两种病变，在颈动脉内膜切除术后，动脉血压控制良好，颅内动脉瘤保持稳定而且无症状。而且，在颈动脉内膜切除术后，动脉瘤处理起来会更加安全，不会因为颈动脉分叉部病变引起栓塞的风险。

另一类型患者表现为颅内动脉瘤合并颈段 ICA 异常迂曲，而且颈动脉分叉部出现轻度或中度狭窄。颈段 ICA 迂曲使导丝无法到达颅内 ICA，此类患者应首先进行颈动脉内膜切除术治疗（外翻技术）。同样的治疗策略适用于有严重、闭塞前 ICA 颅内段狭窄和极度迂曲的患者（图 11.3）。

颈部肿瘤引起一些特殊问题。外科术后和（或）放疗后颈部瘢痕可能妨碍颈动脉内膜切除术（CAS 也可能同样受限）。颈总动脉和颈内动脉的管径可能改变，而动脉壁可能存在缺陷；切口感染以及愈合不良在此类患者中的发生率也很高。喉切除的患者经常存在永久的气管造口。根据我们的经验，不论是在局部麻醉还是在全身麻醉下，不论是行单侧或同期双侧颈动脉内膜切除术，这种情况只是一个相对禁忌证（图 11.4）。还有一些术者在有选择的患者中同期进行双侧颈动脉内膜切除术加喉切除术。另一方面，如果颈动脉血运重建术后需要进行放射治疗，我们建议行颈动脉内膜切除术而不是颈动脉支架置入术。

主动脉弓综合征与颈动脉分叉部中度狭窄有关。这类患者需要通过升主动脉和颈部血管搭桥进行血运重建。是否应该将人工血管远端植入颈总动脉，而分叉部不做处理，或者是否应该同时行颈动脉内膜切除术（或者在颈动脉内膜切除术后，将人工血管桥接在颈动脉分叉部）？我们建议同期行颈动脉内膜切除术，人工血管远端吻合于内膜切除后的颈动脉分叉部上。同样的推荐也适用于合并颈动脉分叉部中度狭窄患者的椎动脉血运重建术：首先进行颈动脉内膜切除术，大隐静脉移植作为颈动脉分叉部的扩大补片。这也是颈总动脉闭塞需要锁骨下-颈动脉搭桥术患者较好的解决方案。

颈动脉内膜切除术患者的诊断性检查工作应该包括心脏病学和神经病学排查、肺功能检测、肾衰竭和糖尿病的评估及控制。耳鼻喉科检查有助于排除因脑神经功能缺损所导致的气管插管困难的可能性。基本的心脏检查包括心电图和心脏超声；对于程度严重及多发性动脉粥样硬化病变的患者，还需要进行冠状动脉造影。神经病学检查的目的是明确神经功能状态及缺损，然后经双功能超声随访（最好能由同一个神经病学专家完成）。严重的心脏疾病以及重度肺功能不全、高龄、肾衰竭、控制不良的糖尿病、存在卒中等都与 CEA 预后不良相关。值得注意的是，人口流行病学显示患病人群正趋向于具有一种以上主要危险因素。麻醉和围术期危险评估通常由麻醉师团队来完成。

主要的影像学检查通常在多数治疗中心都能开展和完成，包括双功能超声、血管造影、CT 和 CT 血管成像、MRI 和 MRA。影像学检查的选择取决于治疗中心的偏好及其有效性。然而，绝大多数患者至少要有最基本的超声检查，甚至必要时，需要进行完整的超声再评估，因为院前的检查不一定都是由受过良好培训的专业人员或者神经病学专家完成的。在我们的日常实践中，我们依靠一位训练有素的神经病学专家进行超声检查（包括经颅超声）。只有神经病学专家能够较好地鉴别超声数据以及详细的临床意义。根据我们的经验，治疗指征的把握需要两项互补的影像学检查，通常是超声和血管造影或者超声和 CT 血管成像（依据是每项技术的敏感性、特异性、特殊细节以及指征，详见专业章节）。这两种检查是互补的，并且共同提供了一种可靠的解剖学及功能图像。我们倾向于强调整个主动脉弓上系统的检查而不仅仅是颈部的颈动脉和椎动脉。完整清晰的椎基底动脉系统检查也是必需的。CT 和 MRI 用来评价脑组织（主要用于除外肿瘤、出血等其他疾病）。一般而言，在专业治疗中心，在进行颈动脉支架置入术或颈动脉内膜切除术时，CT 血管成像和 MRA 是很重要的检查。

颈动脉内膜切除术的准备包括使用阿司匹林（75～100 mg/d）、他汀类药物、预防性应用抗生素和有效控制动脉性高血压、心律失常和糖尿病。我们提倡停用氯吡格雷（最好在切除术前 7 天），而保持阿司匹林。需长期口服抗凝药物的患者可以通过围术期应用低分子量肝素来替代。

对于麻醉方式的选择、药物、术中和术后的监测及策略详见第9章。

外科技术

"颈动脉内膜切除术"包含各种不同操作技术的思考和尝试。这种差异使不同治疗中心之间的对比变得更加困难，因为一些操作技术本身优于其他操作技术。在选择性病例中，病变的类型和患者的特征决定了采用的具体外科手术技术（见下文）。外科治疗颈动脉狭窄的主要步骤如下：①颈动脉分叉的充分暴露，以利于血管钳准确、有效、无损伤地阻断适当长度的动脉。②必要时扩大手术范围以获得备选的供体动脉。③尽可能减小对相邻结构的干扰（脑神经、颈动脉窦及颈动脉球神经等）。④将粥样硬化斑块完整切除。⑤保护颈内动脉远端内膜末端，避免形成内膜瓣（可导致早期血栓形成或夹层）。⑥采用以下技术进行动脉的缝合以避免再狭窄和血管的成角及扭曲。我们使用和推荐的技术如下：

1. 颈动脉内膜切除术和切开动脉的直接缝合（图11.5）。比较理想的动脉切口是从颈总动脉远端至颈内动脉的后外侧纵行切开（能最大程度减少对颈动脉窦神经的干扰）。切开长度应超越颈动脉狭窄长度（包括近端和远端）。分离平面位于动脉壁内，一般在中膜水平。斑块连同中膜的一部分被随之切除。然而，一些斑块范围广泛，动脉壁的残余部分在颈动脉内膜切除术后过于菲薄，需要进行诸如动脉切除和搭桥术的替代手术。为了避免内膜活瓣形成，颈内动脉起始部远端内膜必须进行单独缝合予以保护。切开的动脉采用连续缝合，在仔细排气后恢复血流。该技术具有一部分理论优势：直视下进行内膜切除，不必使用人工材料，颈动脉阻断时间缩短。另一方面，该技术也有一些局限：不适用于比较狭窄的动脉，远端缝合可能缩窄颈内动脉入口。因此，该方法只适用于一小部分患者。

2. 颈动脉内膜切除术与补片缝合（图11.6）。该技术应用较为广泛。前几步与上述提到的技术相似，包括颈内动脉内膜的处理。切开动脉的缝合通过植入一个补片来完成（人工或者自体静脉）。通常补片的缝合从远端开始（如朝向颈内动脉）。应用补片的主要优势如下：颈总动脉与颈内动脉内径可以更好匹配，再狭窄风险最低。补片有助于缝合颈内动脉远端内膜的外侧面。补片可以扩大颈内动脉入口。补片还可以通过适当剪裁来扩大颈外动脉入口。在那些颈动脉内膜切除术后血管壁变薄的病例，补片可以加固颈动脉分叉，允许较深层缝合。人工补片不易导致颈动脉分叉部瘤样扩张。这项技术也有一些限制和注意事项。补片缝合较耗费时间。必须充分对补片进行设计和剪裁以避免颈总动脉与颈内动脉差异过大（例如，较大的分叉部和纤细的颈内动脉远端，此种结构易于产生喷射性血流冲击损伤而导致内膜增生）。如果补片缝合不当，颈内动脉起始部可以产生成角性血流冲击损伤（补片的长轴和颈内动脉必须相符）。

3. 外翻技术（图11.7）。颈内动脉被切断，外层中膜和外膜从斑块上剥离。斑块被剔除，颈内动脉被再次吻合。该技术适用于近端颈内动脉水平的局限性斑块（在斑块范围广泛的病例，颈外动脉也可以被切断，实现颈外动脉及颈总动脉的外翻）。颈内动脉扭曲是外翻技术的主要适应证，因为颈内动脉可以进行剪裁、缩短以适应合适的长度。该技术耗时短，不需要人工材料。但也有诸多限制。切断颈内动脉会干扰颈动脉窦的神经支配。斑块的剥离是非直视下操作，容易形成内膜活瓣。颈内动脉起始部的颈内动脉吻合口可能产生可视的缩窄（诱发内膜增生）。难以处理接近颈总动脉的斑块。一些技术的改进取得了重要进展：在颈内动脉过长（颈内动脉迂曲）的病例，颈内动脉的纵行切开直达斑块远端，斑块的剥离将不再是盲目操作。多余的颈内动脉在颈内动脉和颈总动脉再吻合时可以作为补片使用。此外，颈总动脉也可以沿纵轴切开以利于斑块下部的完整切除。将颈内动脉离断的切口设计得尽可能倾斜（几乎是垂直的）也有助于斑块完整切除和再吻合。

4. 动脉切除和搭桥（图11.8）。该技术适用于分叉部病变严重病例或者表现为颈动脉斑块向外形成溃疡或者内膜切除术后动脉壁极其菲薄的病例。分叉部被人工血管或者自体静脉替代。颈外动脉可能被结扎或者重新移植到先前的颈总动脉-颈内动脉搭桥通路上（主要取决于颈外动脉的内径和对侧颈动脉分叉的质量）。颈外动脉的再移植也有利于在开放主动脉之前更好地排气。首先进行颈内动脉远端吻合。移植血管的裁剪有利于颈内动脉与颈外动脉伴随吻合。在一些病例中，颈总动脉壁病变极为严重，伴有溃疡斑块，此时将颈总动脉及分叉部同时切除。

5. 联合技术：翻转加补片。该技术应用在颈内动脉扭曲并伴有内径狭窄病例。首先离断颈内动脉，剥离斑块，此步骤与外翻技术相同。同时颈内动脉除了前部以外被吻合在颈总动脉上，前部通过植入补片完成吻合。因此，本方法不但可以切除扭曲的颈内动脉，还可以扩大颈动脉分叉部和颈内动脉起始部。

6. 联合技术：补片加搭桥（图11.9）。如果颈内动脉内径纤细伴或不伴颈内动脉壁薄而脆，我们不能常规直接吻合移植血管到颈内动脉，而是从远端到近端缝合补片到颈内动脉。随后移植血管会与被补片扩大的颈内动脉进行吻合。

7. 颈动脉内膜切除术和颈动脉分叉"提升"技术（图11.10）。在颈外动脉上行纵行切口，与颈内动脉的纵行切口保持平行，颈外动脉用来扩大颈内动脉起始部。也可以将补片植入到颈内动脉与颈外动脉前部之间。

颈动脉内膜切除术中的转流

此项附加操作理论上可以将对颅内血流的干扰降到最低，并且减轻手术团队对阻断时间的顾虑所产生的压力。然而，转流管的应用也有局限性和注意事项：

- 第一，为了安全和快速地置入和取出转流管，需要血管的扩大暴露。对于高分叉和较长斑块患者，可能存在颈内动脉有效夹闭空间不足的问题。
- 第二，转流管的插入不是无创的操作：如果斑块被剥离可能产生内膜瓣和夹层。
- 第三，插入转流管需要增加肝素使用剂量。另外，操作时间的延长可能导致转流管与动脉壁间形成血栓。
- 第四，转流管的位置尤其是颈内动脉远端的位置难以预测，如果存在血管成角或者转流管口顶在颈动脉壁上，转流管可能部分阻塞。患者需要针对转流管的功能状态进行良好的术中监测。
- 第五，在转流管的置入和取出过程中可能产生气体栓塞的风险。
- 第六，转流管的应用减少了手术空间，增加了斑块剥离和置入补片的难度。

我们常规不使用转流（除外特殊病例）。术中监测尤其是局部麻醉的常规应用，极大减少了转流管的应用（见第10章）。我们采用低剂量肝素（阻断前2500 IU）而且不需中和肝素。普通肝素在术后3 h开始随术中剂量追加应用（普通肝素通常维持24 h，继之以低分子量肝素替代应用）。在CEA术中，开放的颈动脉使用肝素盐水间断冲洗。在缝合（补片、再吻合或直接缝合）完成之前，颈内动脉首先开放，然后再夹闭；缝合完成，颈外动脉和颈总动脉均开放。血流直接进入颈外动脉约1 min，随后开放颈内动脉。检查出血的位置，是随动脉搏动出血还是渗出。术中超声应当列为常规评估技术。神经监测是评估手术效果的辅助方法。置入负压引流（通常保留48 h）后常规关闭切口。为避免术后颈部血肿，我们推荐分层缝合。术后第2天早晨鼓励患者下床活动。在此期间，患者在ICU留观并监护。进入ICU数小时后允许进食流质饮食，第二天常规进食。

结语

显而易见，各种各样的相关技术和经典技术的改良，都可以称作"颈动脉内膜切除术"。首先，没有单一的绝对可靠的外科技术，外科医生必须掌握更多的手术方式；在术式选择上的多样性是颈动脉手术的"必要条件"。第二，由于执行手术操作的不同，不同治疗中心的统计资料仍旧很难对比分析。对于同类型颈动脉病变，不同的治疗中心和外科医生（及介入医生）的治疗方法也可能不同，一些医生偏向扩大手术，而另一些医生则选择联合手术（复合手术）。我们的观点是，很难针对此类因素设计随机研究。第三，患者的偏好应当被考虑：一些患者倾向进行"明确的外科手术"，而另外一些患者则愿意进行血管内介入治疗或者复合手术。术者（治疗中心）的经验和并发症发生率也应着重作为患者选择的考量。第四，大多数颈部区域的手术都能在局部麻醉（颈丛 ± 臂丛阻滞）下安全完成，甚至实行双侧手术或同时进行手术。这将使得一类在全身麻醉下手术有较高风险的患者获益，包括对生活质量的改善和更有效地预防卒中。

不同类别的专家和中心之间应当加强交流。多学科的团队合作无疑会降低甚至消除选择最佳治疗策略的偏差。

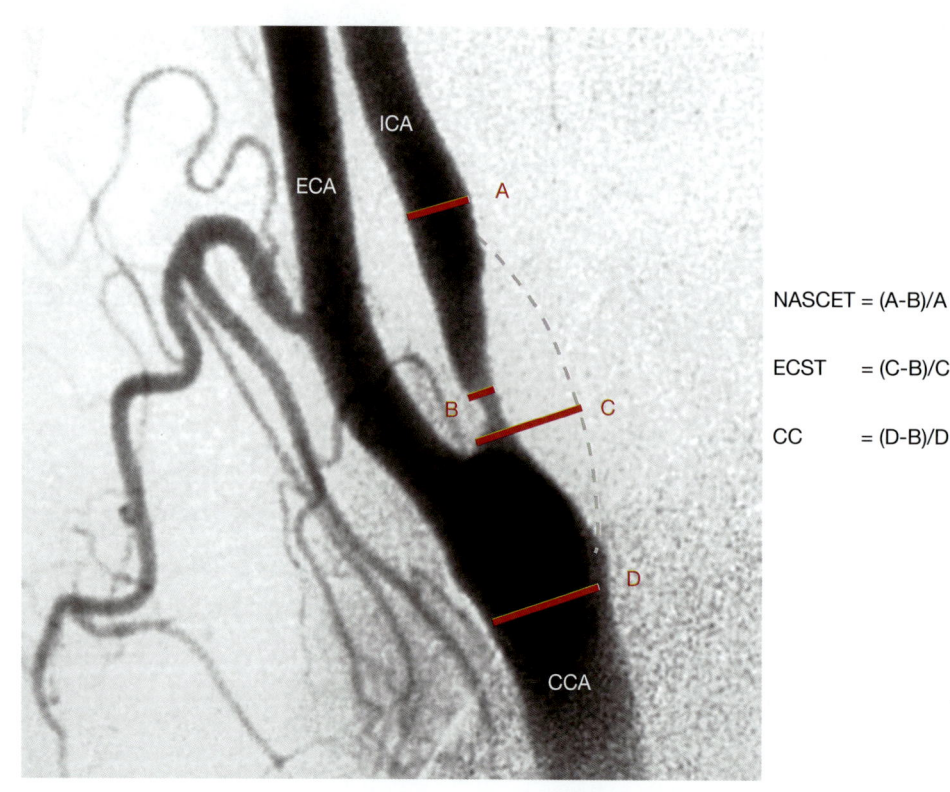

图 11.1 颈动脉狭窄不同测量方法之间的比较。狭窄区域（最窄的区域）测量数据同颈总动脉、颈内动脉（狭窄病变远端）或者颈动脉球部估测宽度比较。欧洲颈动脉外科试验（ECST）方法会低估狭窄程度。关于这些测量方法的局限和评论，详见图 11.2

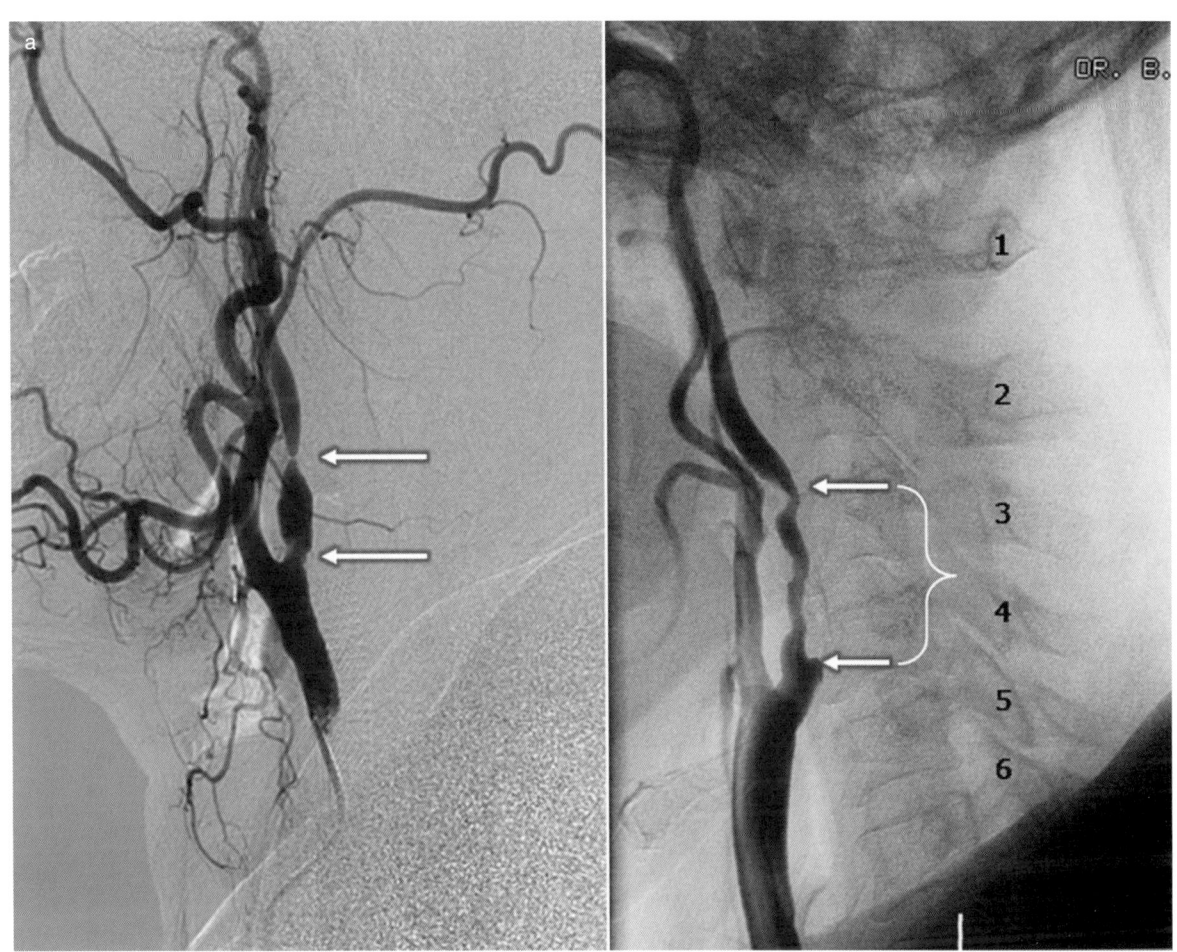

图 11.2 狭窄评估的局限性及预防措施。**a.** 图示两种类型狭窄。左图示两处狭窄之间有几乎正常的动脉内径（白色箭头），右图示长的类似管状的狭窄（白色箭头）。从单纯形态学观点来看，很难评估狭窄的严重程度和临床意义。超声可能误判对更远端狭窄处血流的影响。1～6 标识的是第一至第六颈椎棘突。**b.** 狭窄形态差异。左图是一个梭形狭窄，右图显示的是管状、阶梯式狭窄。尽管狭窄程度相似，但视觉表现不同。**c.** 发育不良颈内动脉的狭窄（白色箭头），该病变使正确评估血流动力学影响以及外科手术指征变得困难。**d.** 颈内动脉狭窄＋更近端颈总动脉狭窄（白色箭头）。颈总动脉狭窄常表现为长程、偏心、程度较轻的狭窄。然而，斑块性质可能比较严重（溃疡、表面粗糙、体积增加）。仅仅进行颈内动脉起始部内膜切除，由于颈总动脉处狭窄的进展，可能使患者迟早陷入危险。建议行扩大的颈动脉内膜切除合并长补片应用，或者两处狭窄支架置入。**e.** 颈内动脉起始部狭窄合并颈总动脉发育不良（白色箭头）。颈内动脉狭窄处的血流动力学影响可能较难评估。在颈内动脉内径正常、产生临床症状的病例，颈动脉分叉部的动脉内膜切除术联合发育不良颈总动脉的移植血管替代可能是一个有价值的解决方案

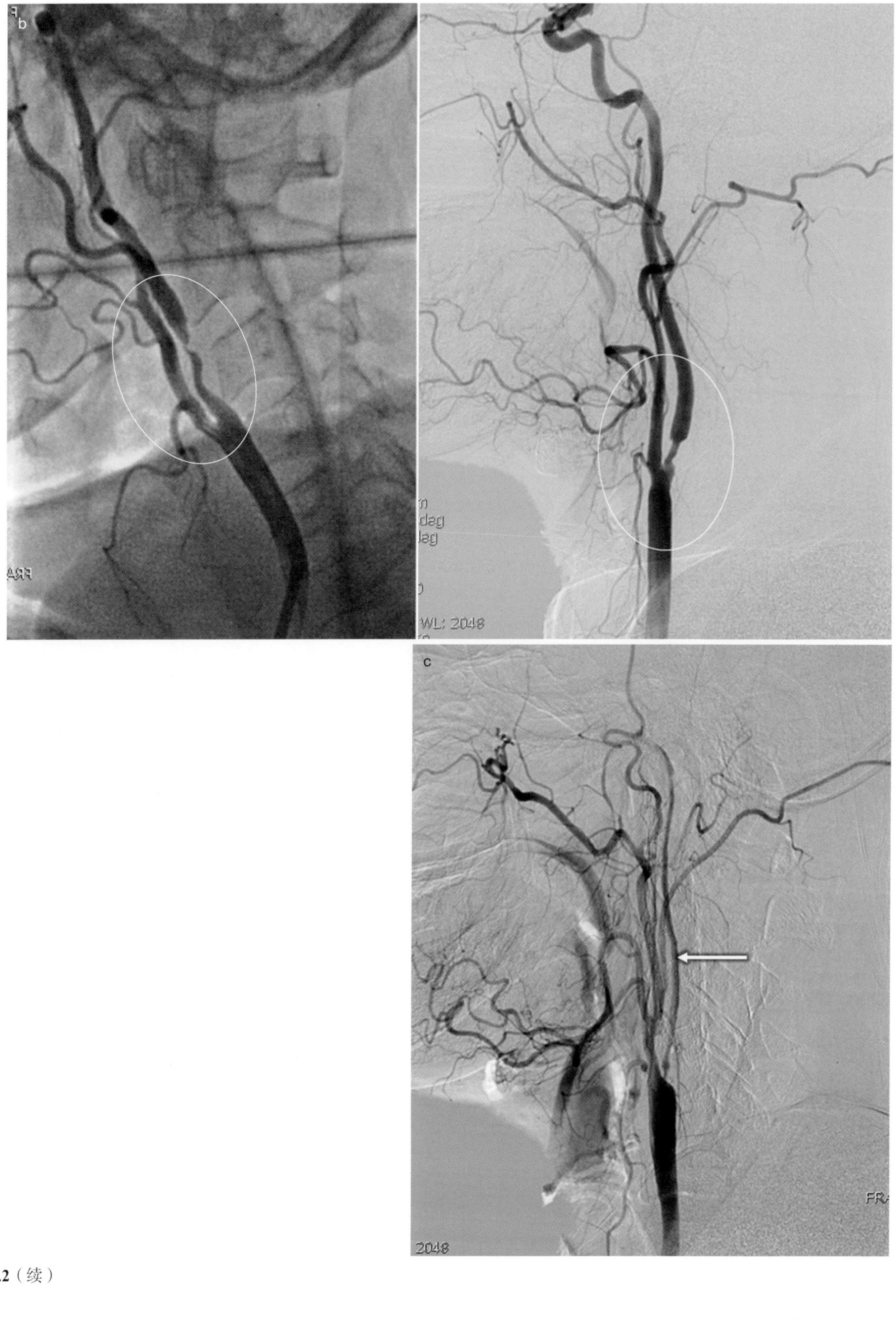

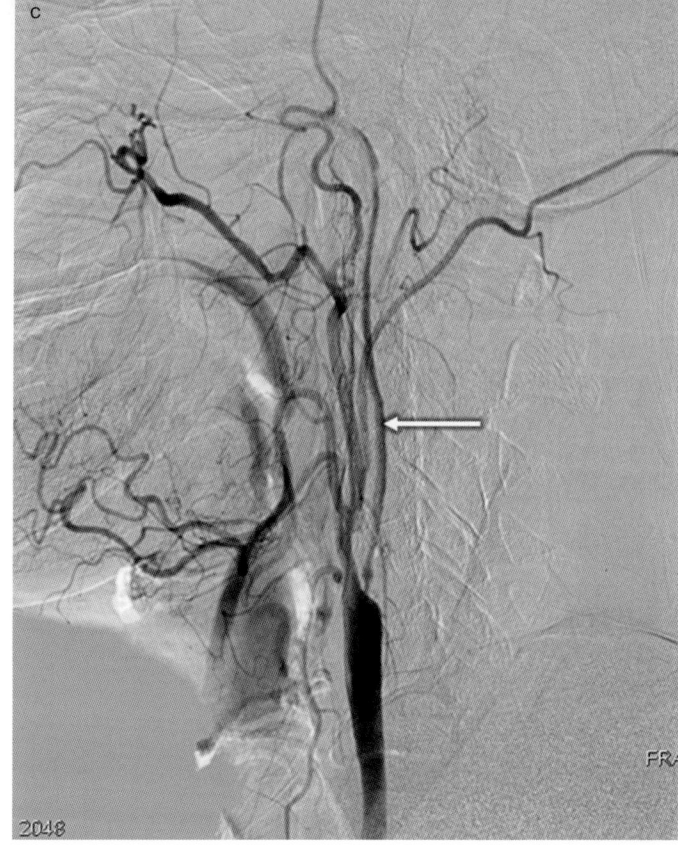

图 11.2（续）

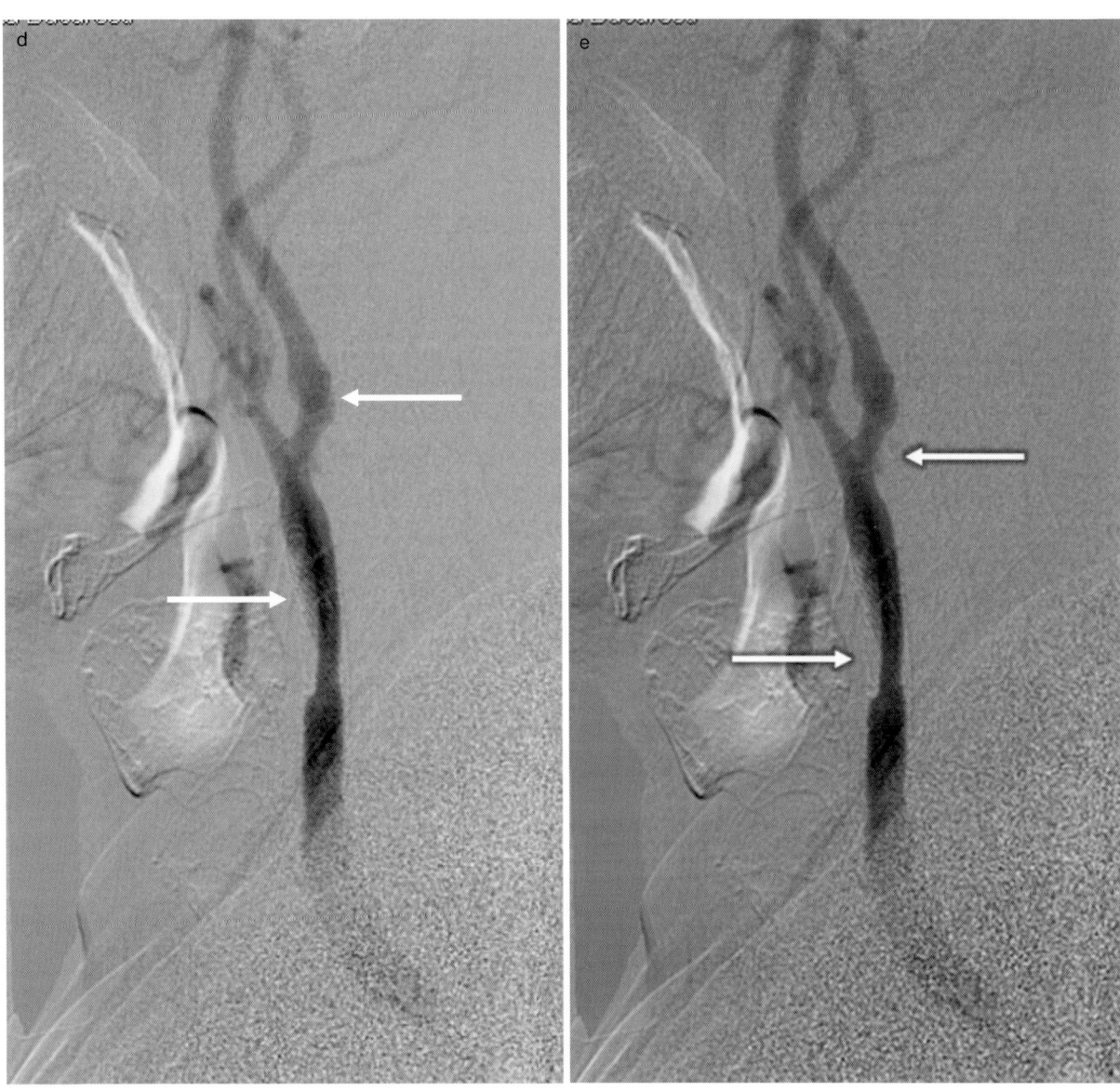

图 11.2（续）

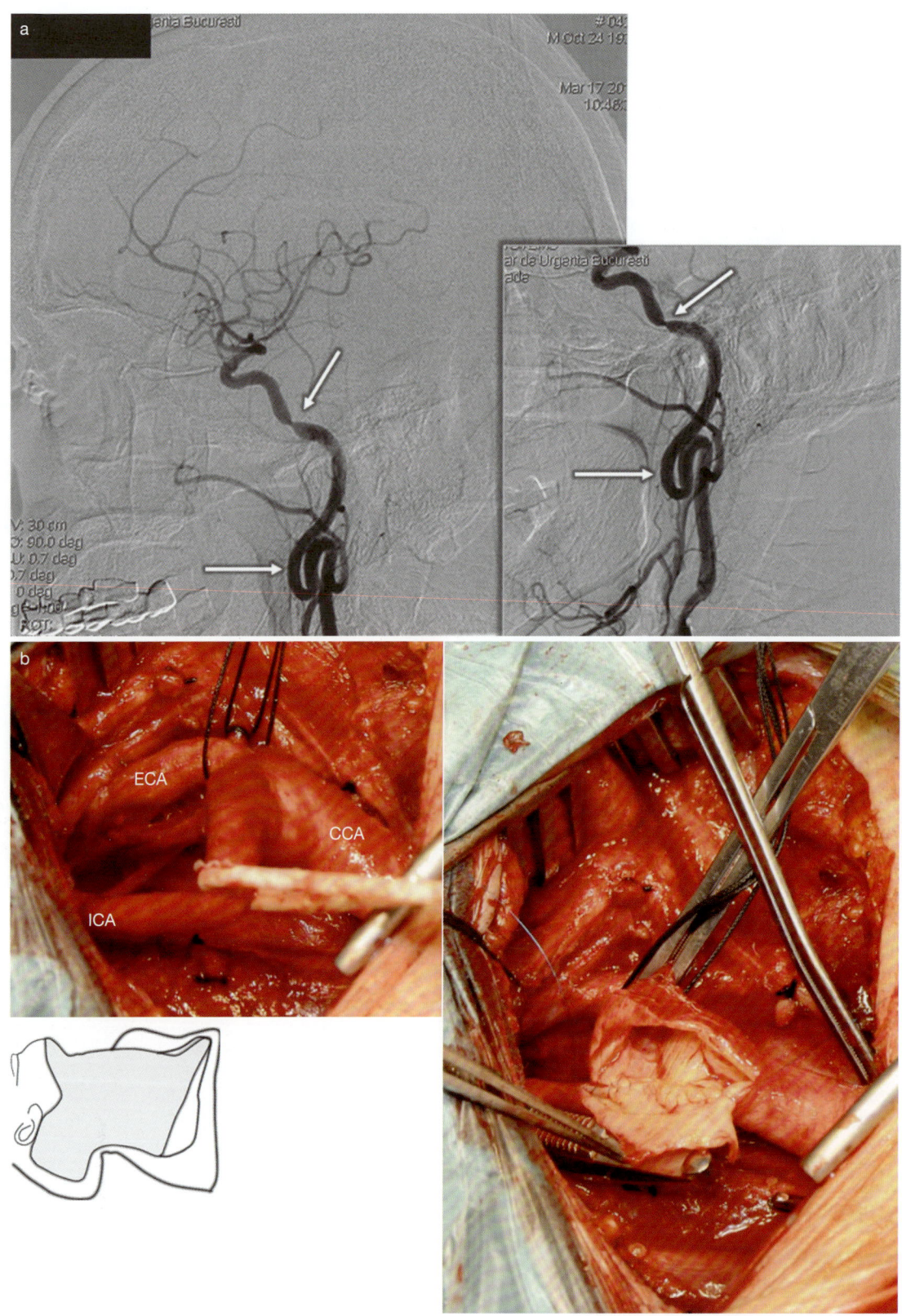

图 11.3　颈内动脉（ICA）颅内段狭窄合并颈段 ICA 迂曲（白色箭头），迂曲阻碍了血管内治疗的路径。**a.** 血管造影显示 ICA 颅内段狭窄（临床症状阳性患者），ICA 颈段极度迂曲。**b.** 术中，显示迂曲过长的 ICA 颈段。ICA 被部分切除（采用外翻技术），并重新吻合于颈总动脉。**c.** 术后再次血管造影，显示颈动脉分叉部扩大，ICA 迂曲消失，远端 ICA 可以轻易通过（白色箭头）。**d.** ICA 颅内段狭窄的血管成形和支架植入术（白色箭头）

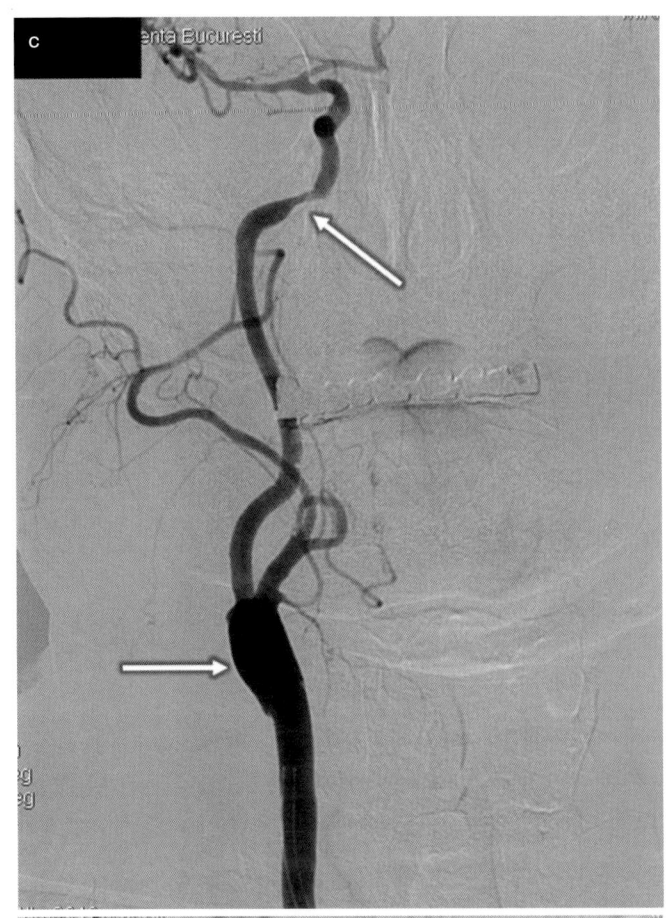

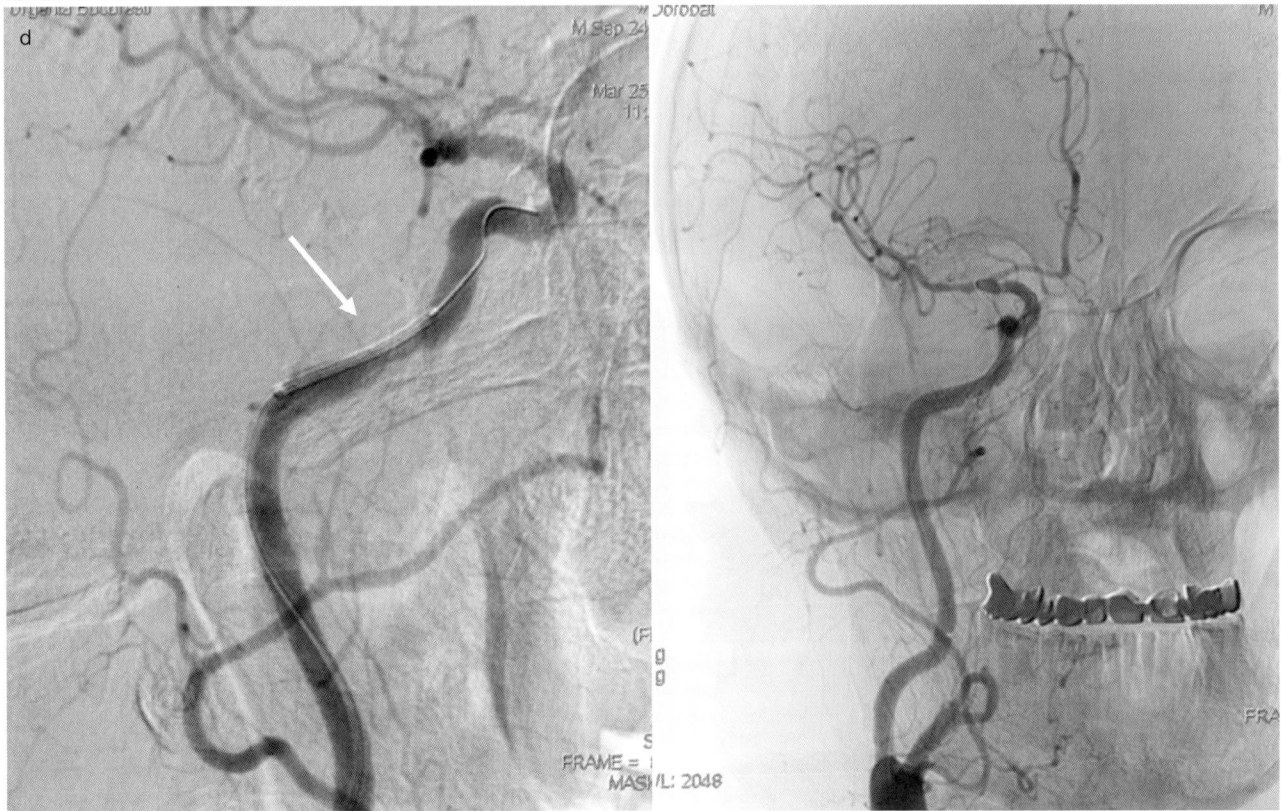

图 11.3（续）

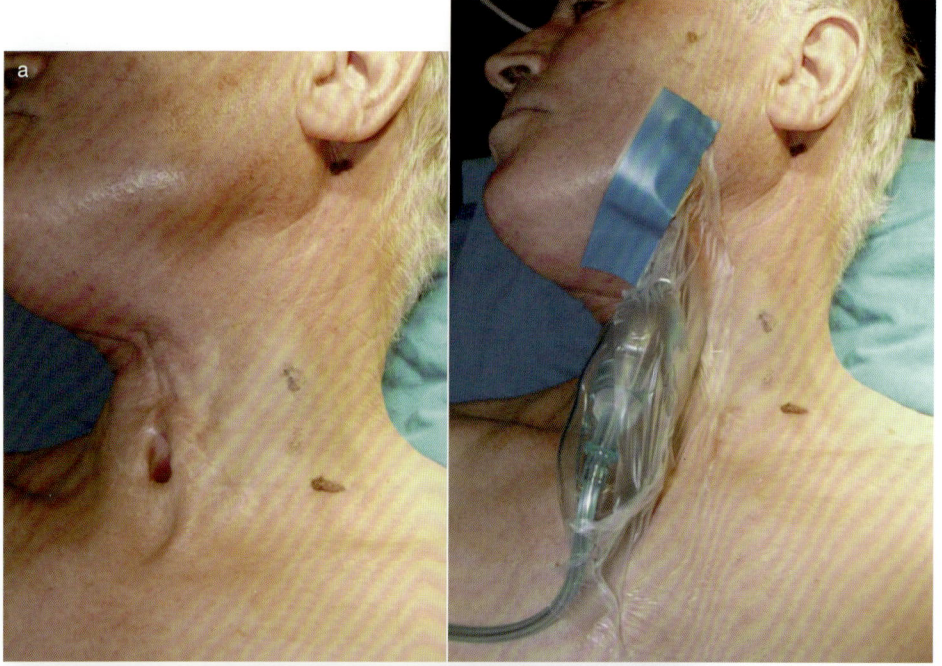

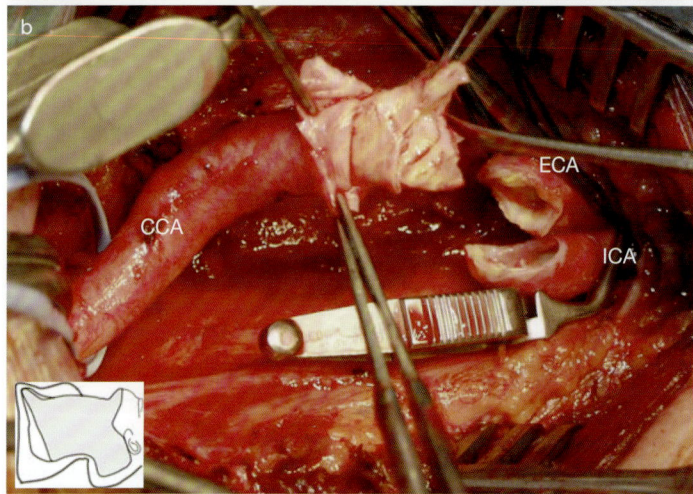

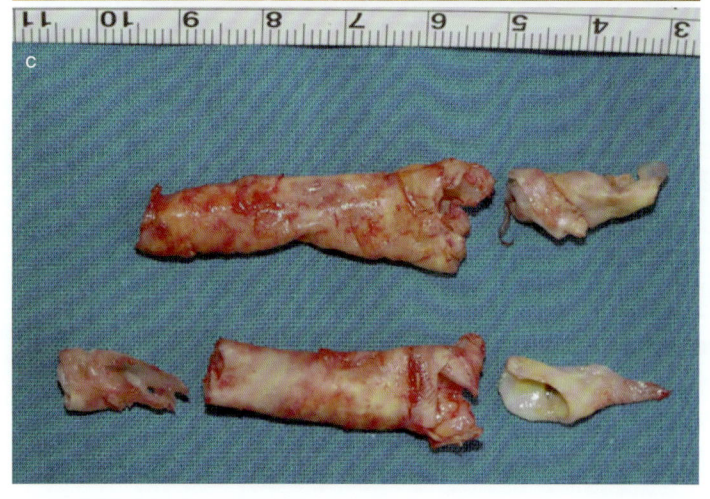

图 11.4 同时进行双侧颈动脉内膜切除术病例，该患者是因喉癌行喉切除术后永久性气管造口，手术在双侧颈丛阻滞下进行（患者清醒）。**a.** 患者准备。考虑到气管造口，术中应用面罩给予供氧。该患者采用双侧颈丛阻滞。**b.** 左侧颈动脉分叉部手术情况，拟行外翻手术。颈外动脉（ECA）与颈内动脉（ICA）从颈总动脉（CCA）离断。尽管先前颈部经过放疗，动脉及其周围组织不难解剖，颈内静脉和迷走神经也容易分离。术前放疗史仅仅是手术的一个相对禁忌证。**c.** 双侧颈动脉切除斑块展示，包括从颈总动脉剥离的较长斑块（也见外翻技术）

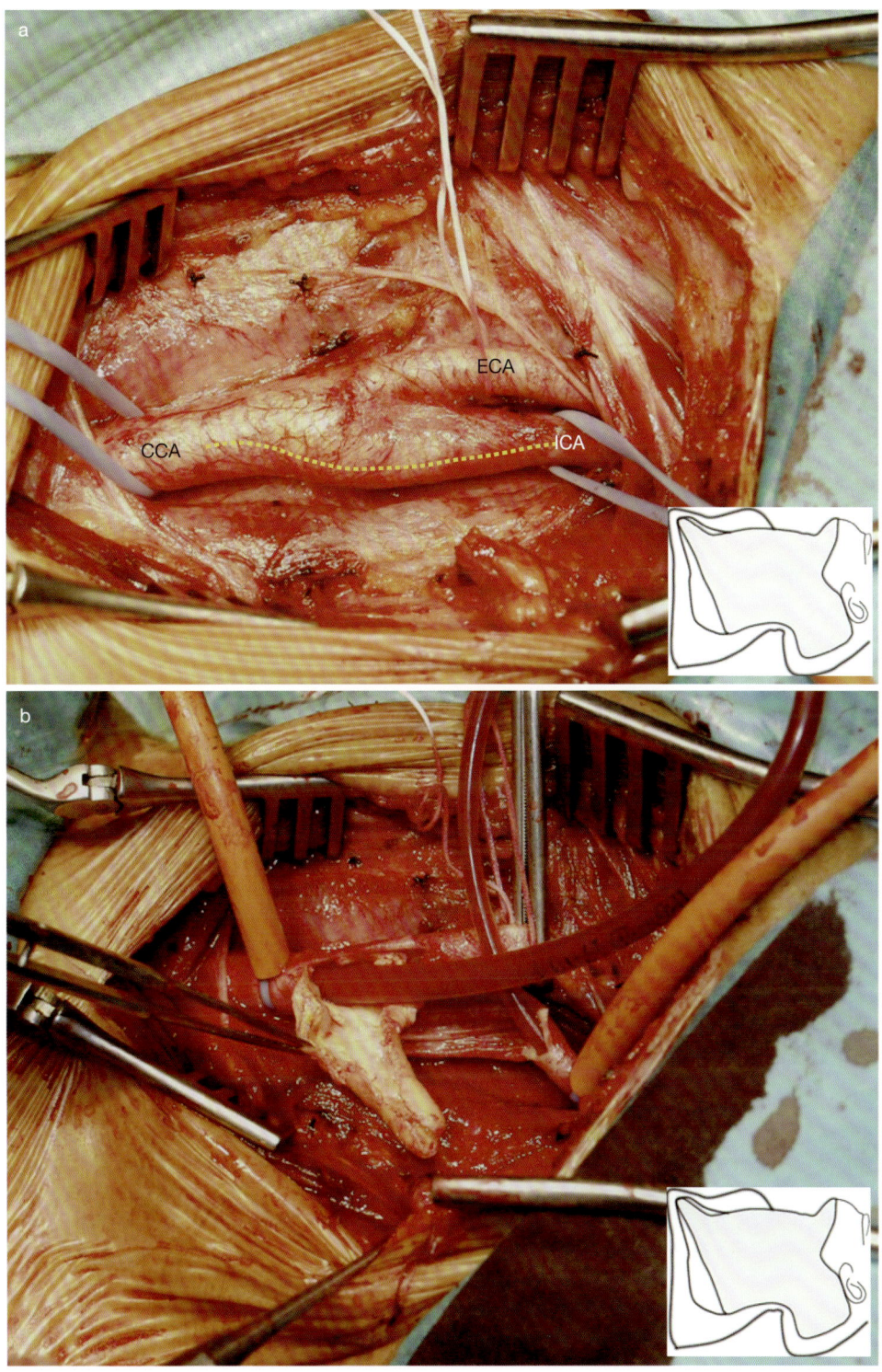

图 11.5 颈动脉内膜切除术（CEA）和切开动脉的直接缝合。**a.** 颈动脉分叉处的准备。在颈总动脉（CCA）和颈内动脉（ICA）的侧后方水平，进行动脉切开，避开颈动脉窦和颈动脉球的神经。**b.** 切除颈动脉斑块，该患者应用了转流管。注意斑块的体积和残余颈动脉壁的外观。**c.** 手术已完成。左图显示了颈动脉切开直接缝合后的颈动脉分叉。与补片修补的新分叉的形状（右图）进行比较

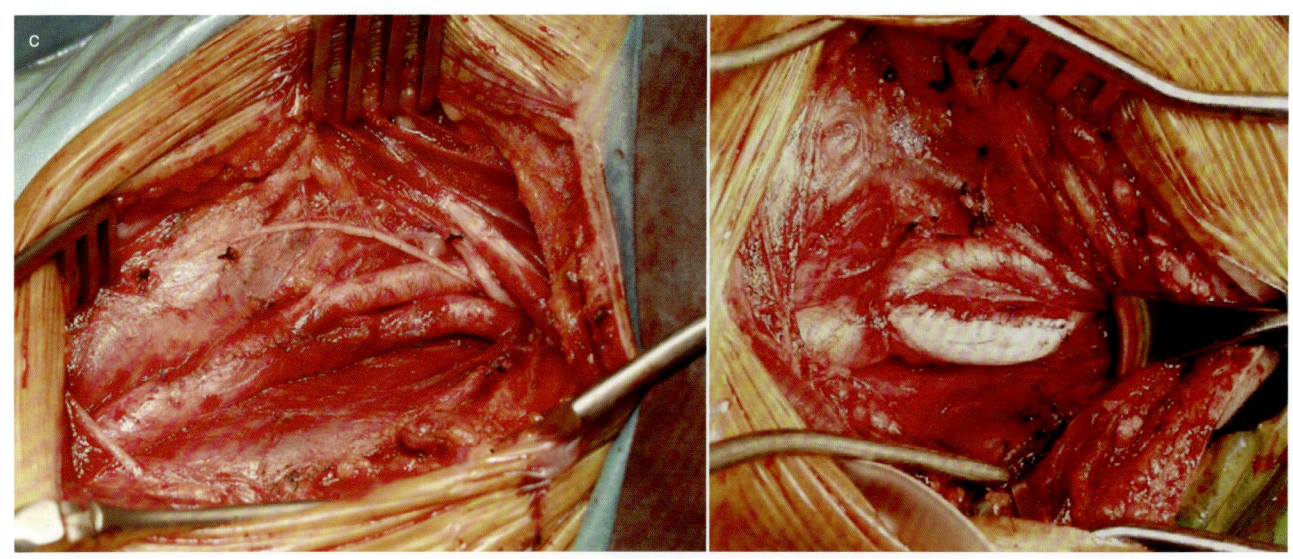
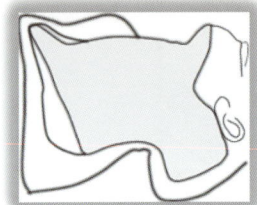

图 11.5（续）

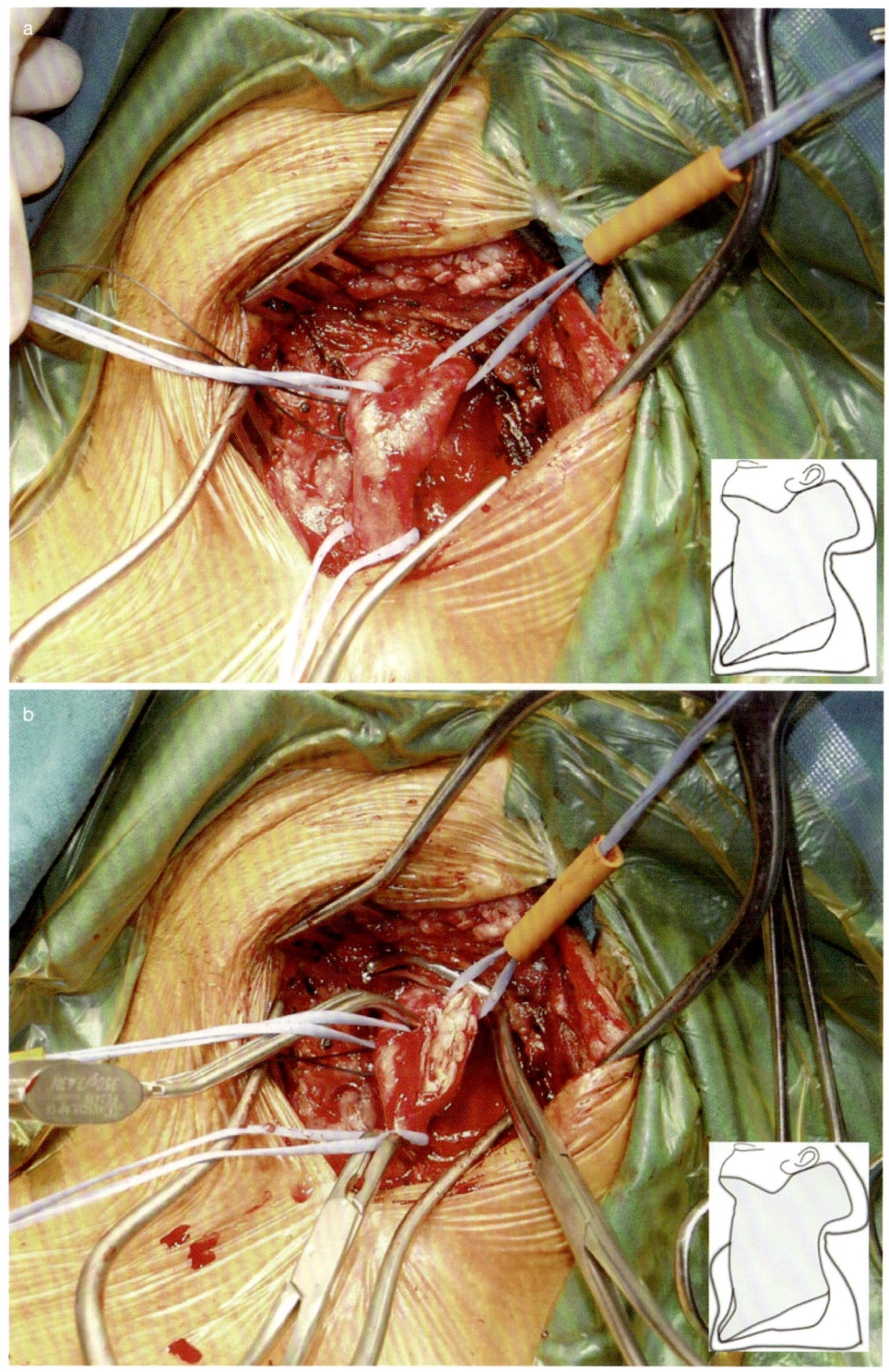

图 11.6 颈动脉内膜切除术和补片缝合。图示手术的主要步骤。**a.** 颈动脉分叉的准备。**b.** 动脉切开后，辨别斑块以及斑块与残余动脉壁之间的裂隙。**c.** 切除斑块。**d.** 斑块切除后，注意剩余的动脉内表面不会太光滑，尤其在斑块周围没有明显的裂隙的情况下。注意在远端部分，颈内动脉末端看上去较其余部分要厚。我们用孤立的缝线保护颈内动脉末端，以避免内膜瓣的形成。**e.** 从动脉的远端开始嵌入补片。检查补片缝合的每个部分，确保不会有任何剩余或可能的褶皱。颈内动脉的入口处也需要很好地校准。若颈内动脉较纤细，表明需要使用弯曲的补片。通过对移植血管合适的修剪，可以获得合适的补片。**f.** 手术结束，与直接缝合相比，补片修补后的颈动脉分叉显示了更自然的形态。**g.** 另外，颈外动脉（ECA）起始部的内膜切除也可以额外完成，并且可以在颈动脉分叉处用补片修补成型

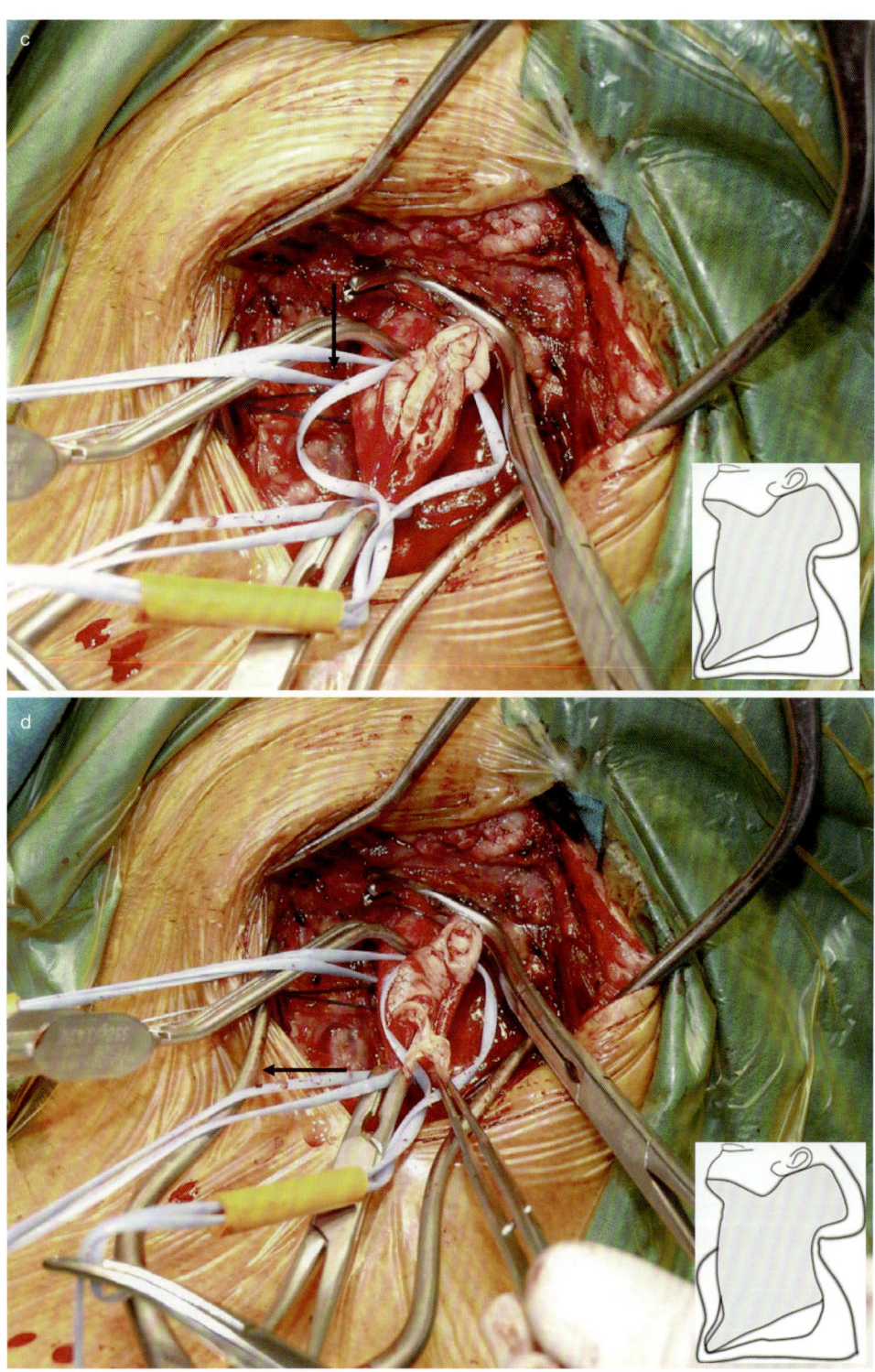

图 11.6（续）

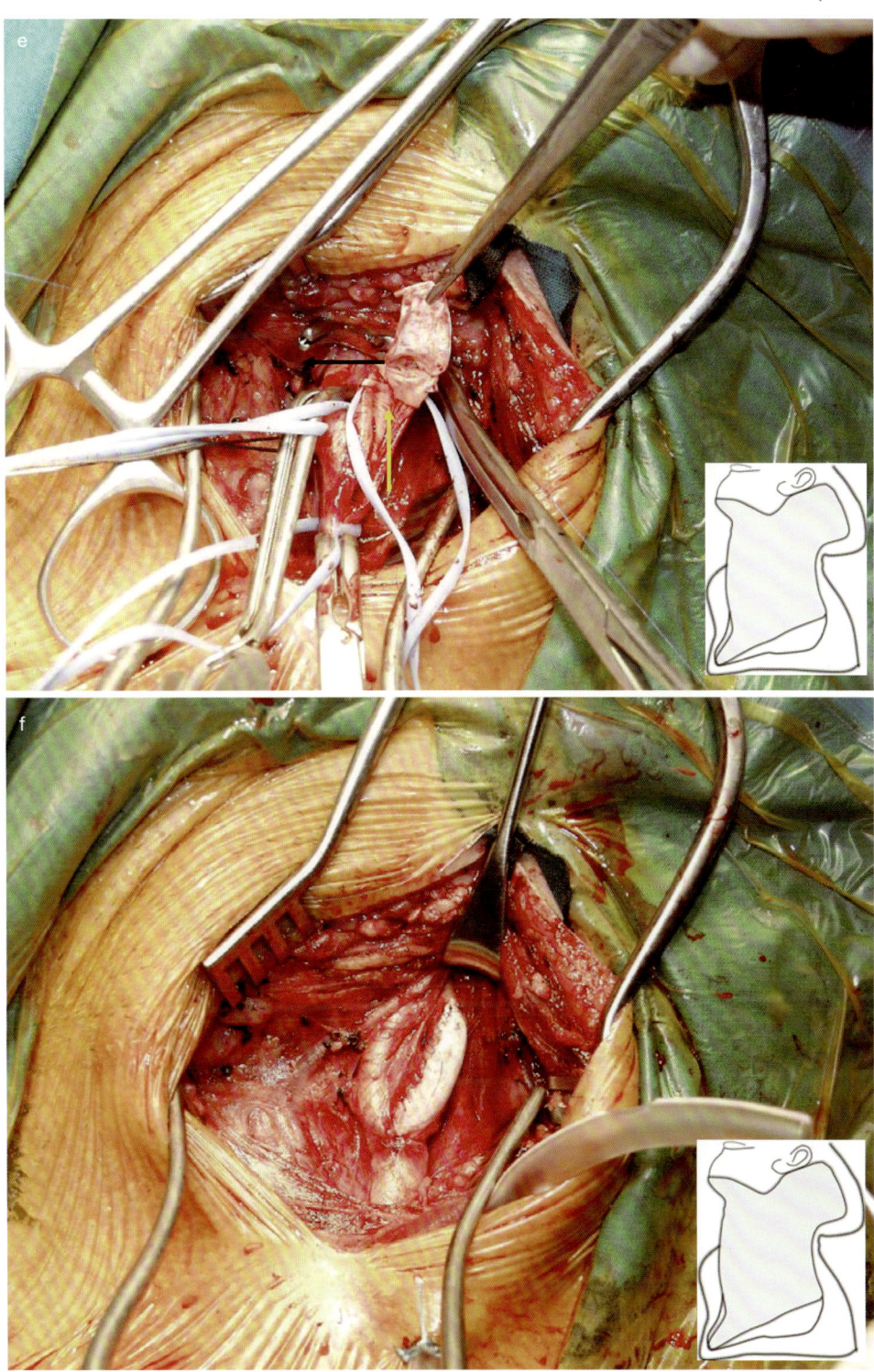

图 11.6（续）

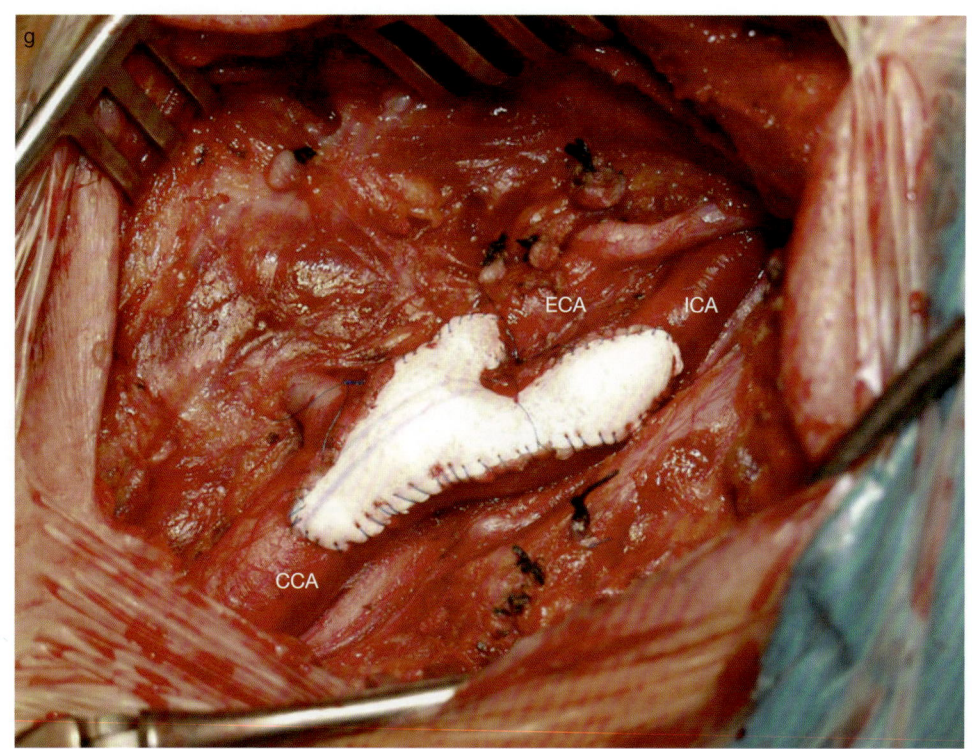

图 11.6（续）

图 11.7 外翻技术。a. 颈动脉分叉（在这个特殊病例中有一段较长的颈总动脉）已经准备好。b. 颈内动脉（ICA）和颈外动脉（ECA）从颈总动脉（CCA）上分离。颈内动脉的斑块被辨认并拖出，同时残余的动脉壁被外翻。c. 同样的方法应用于这个病例，斑块占据了颈总动脉颈段的绝大部分。d. 颈总动脉一个很长的斑块被拖出，颈总动脉被翻转。e. 颈内动脉和颈外动脉被再吻合到颈总动脉上。假如有些病例再吻合后可能出现狭窄或前壁大部分缺失，也可以考虑行补片修补。f. 再吻合结束

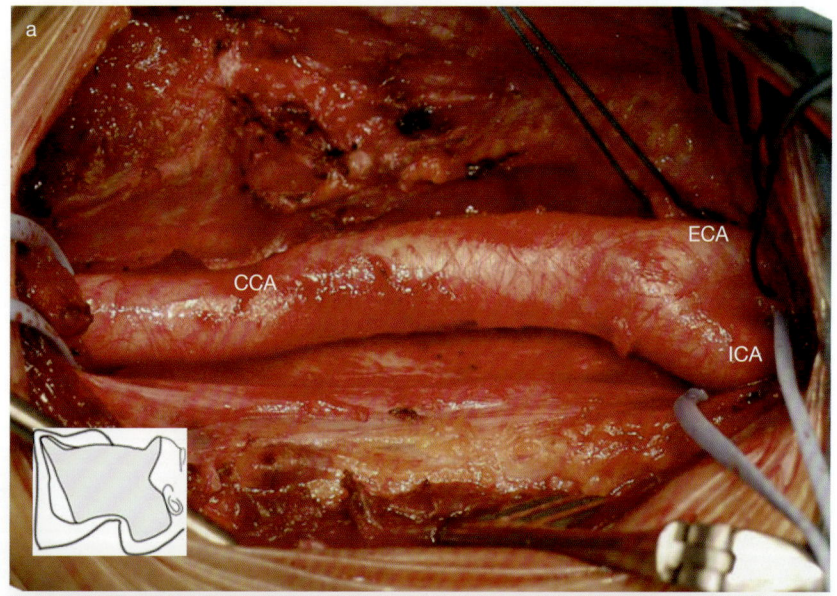

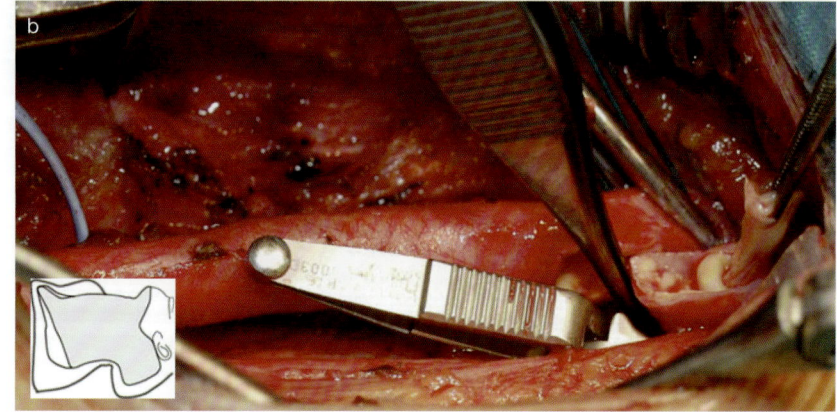

第 11 章 颈动脉内膜切除术 247

图 11.7（续）

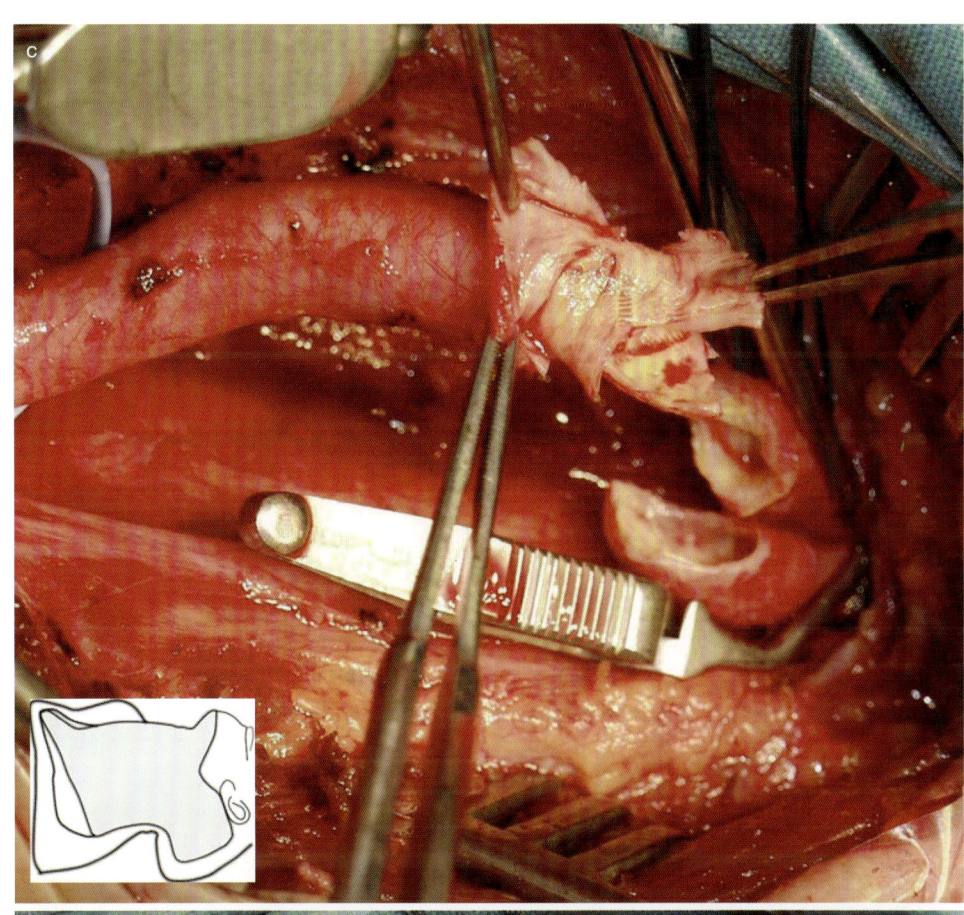

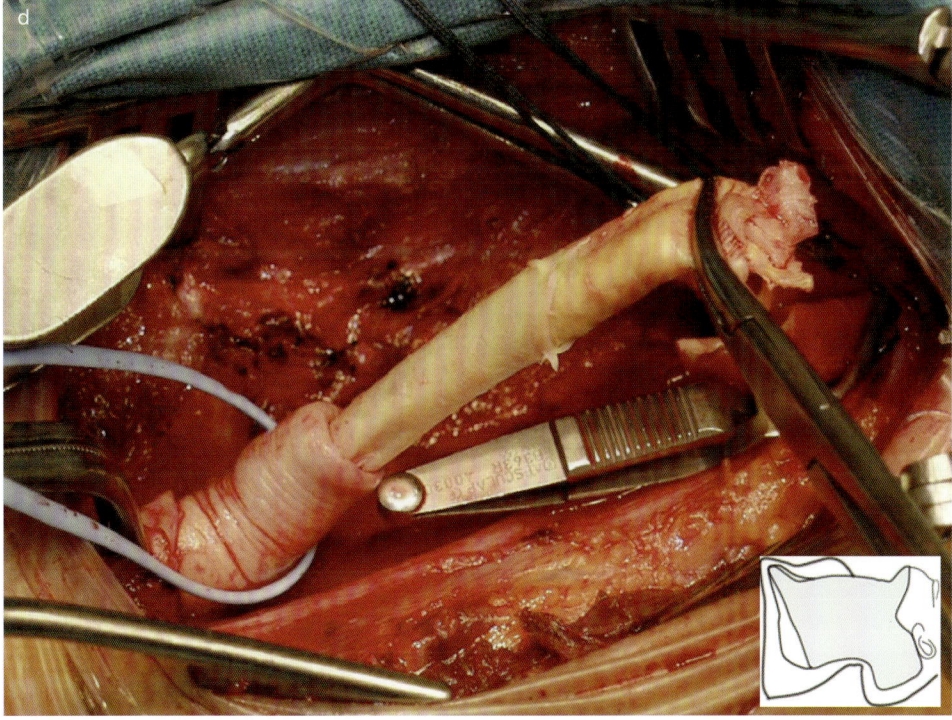

图 11.7（续）

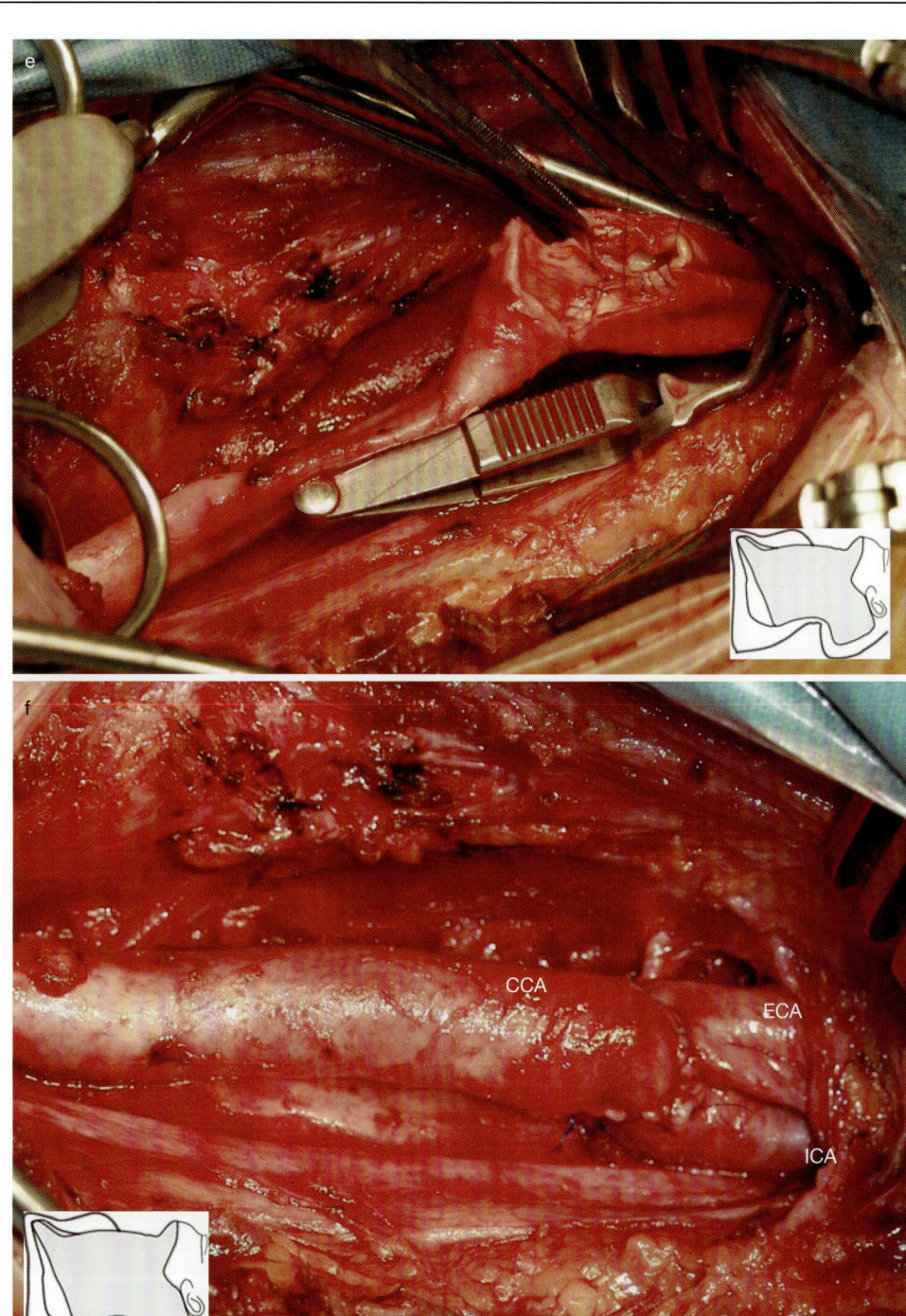

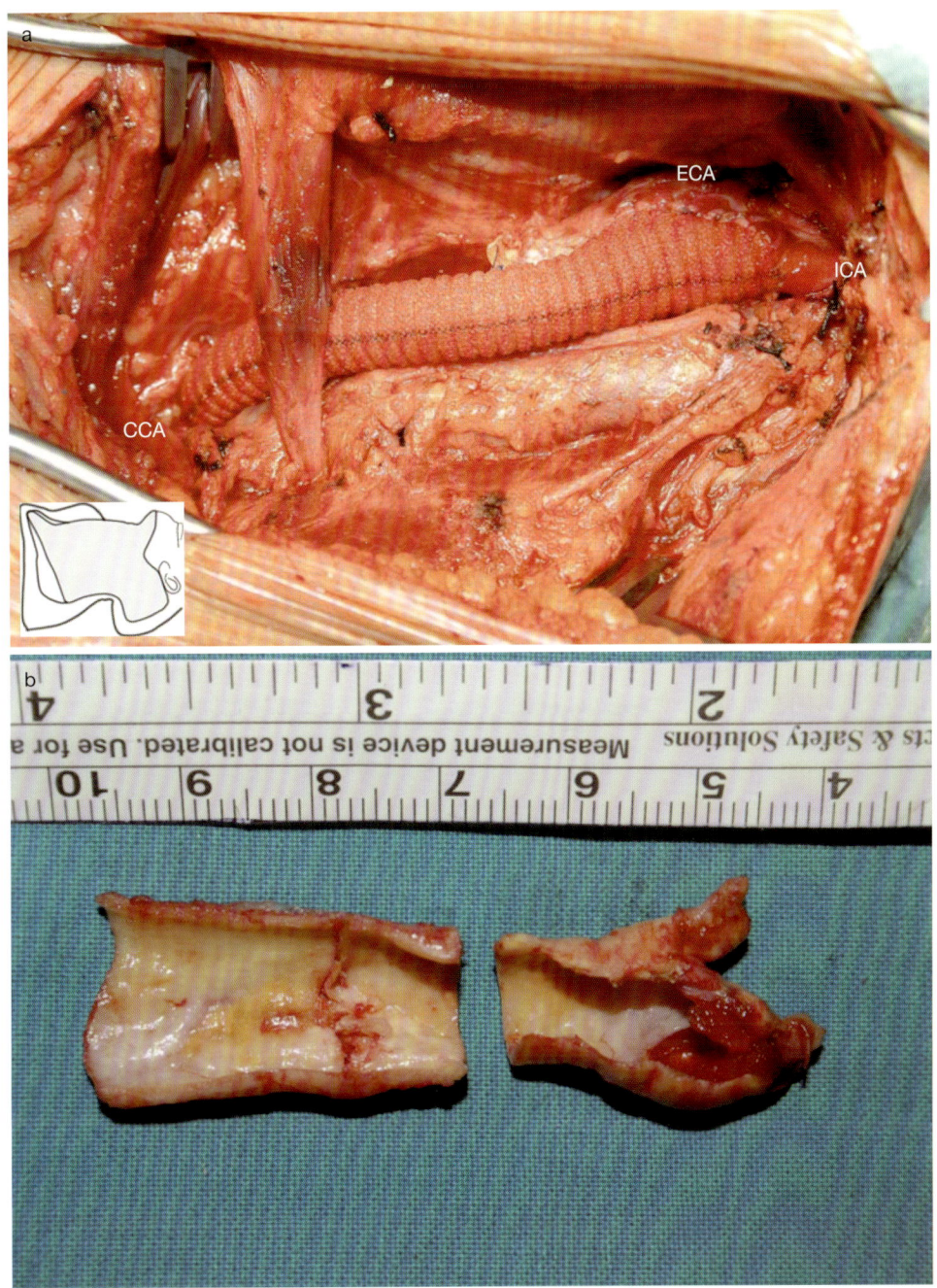

图 11.8 颈动脉内膜切除术，颈总动脉（CCA）切除与搭桥。在特殊病例中，颈总动脉重度病变，或狭窄或有溃疡斑块。贯穿颈总动脉可能要做一个较长的动脉内膜切除术，但是残余的动脉壁可能会变得粗糙，并且有潜在的血栓形成风险。在这样的病例中，我们推荐将病变的颈总动脉切除后进行血管移植。只要颈内动脉的起始部不是太细，管壁不是太薄，便可以安全地将替代血管直接缝合于颈动脉分叉处（**图 a**）（先进行远端吻合）。**图 b** 显示了颈总动脉斑块的内面。另一种情况是，颈动脉内膜切除术后可以植入补片，并将移植血管与已经扩大的颈动脉分叉吻合（图 11.9）

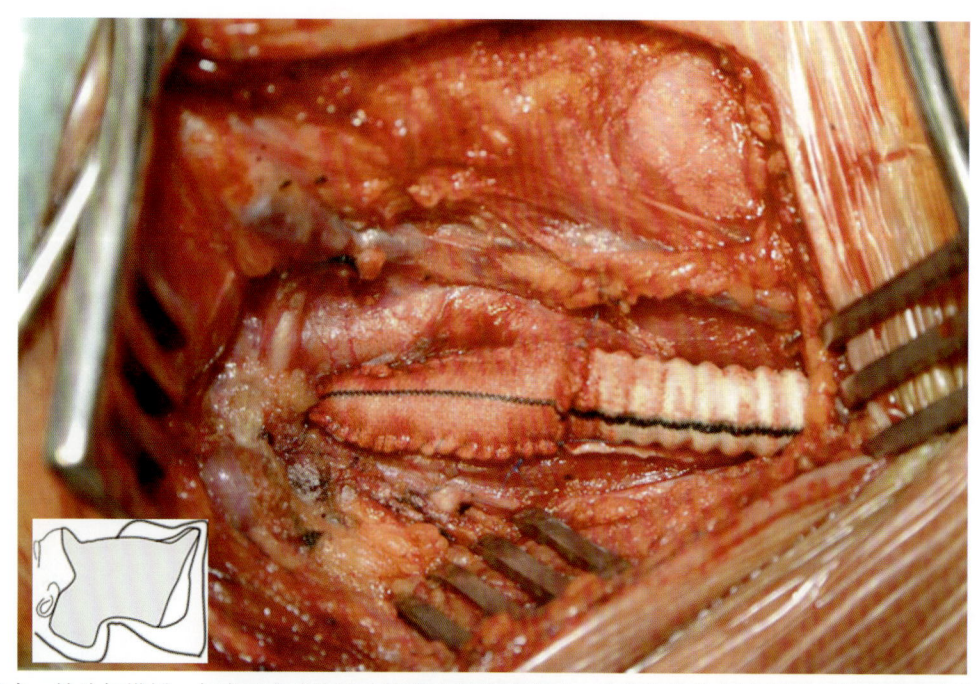

图11.9 联合技术：补片加搭桥。每当颈内动脉质地较薄或直径减小时，这种方法就会被应用。补片可以让移植血管更安全地吻合。在完成移植血管远端吻合之前和执行更近端CCA的近端吻合之前，ICA 和 ECA 之间的交通血流可以被开放

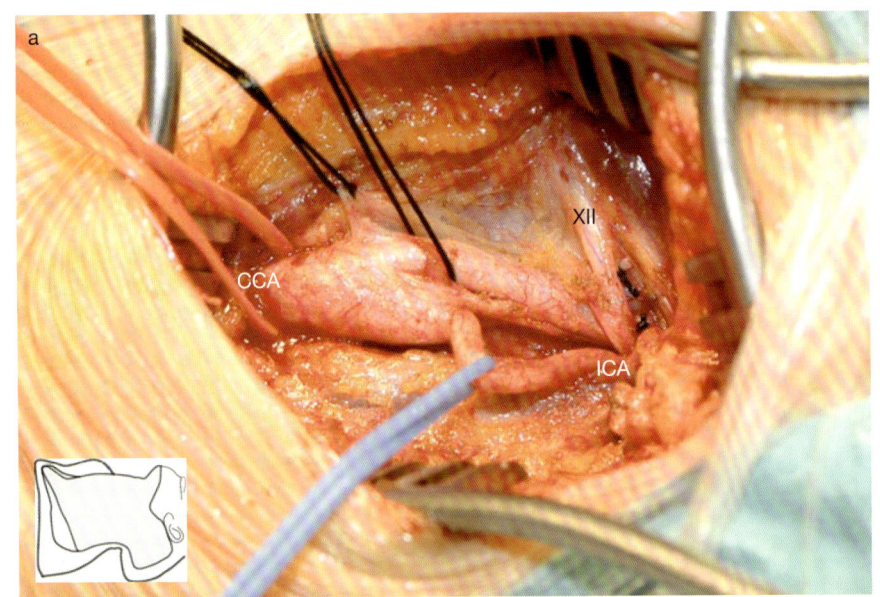
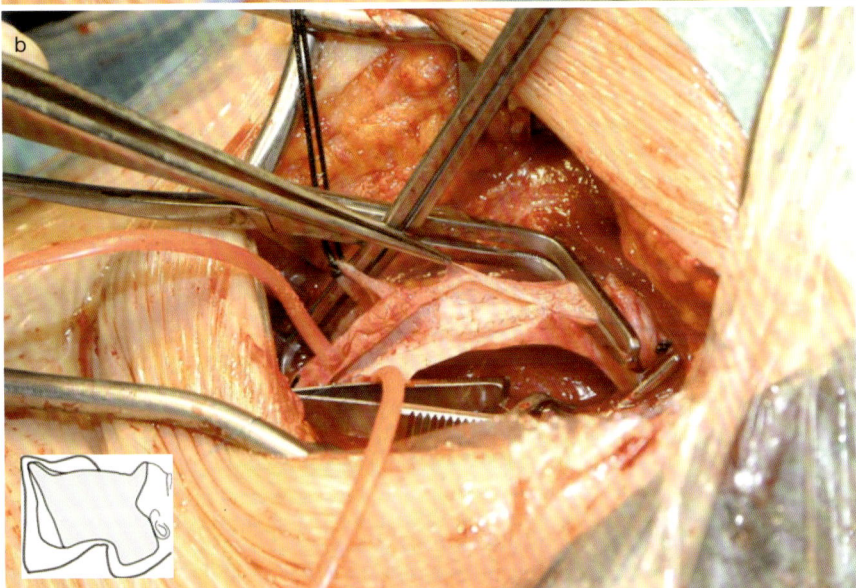
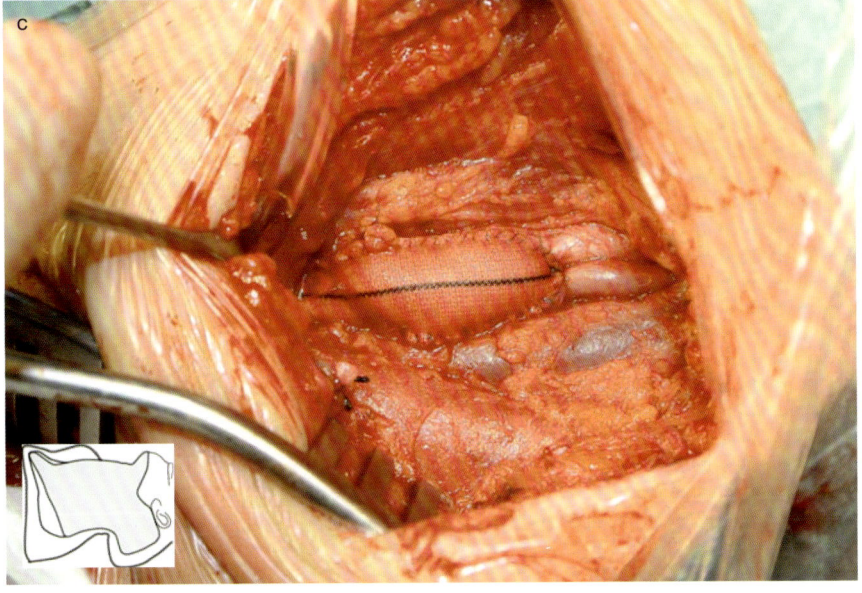

图 11.10 动脉内膜切除术和颈动脉分叉的"提升"。**a.** 颈动脉分叉处术中可见扭曲及中度发育不全的颈内动脉。注意颈内动脉颈段的过度延长。**b.** 颈动脉内膜切除术后，颈内动脉的冗余部分被修剪，而颈内动脉与颈外动脉和颈总动脉重新吻合（就像常规的外翻技术一样）。颈外动脉的一部分被用于扩大颈内动脉的入口；通过这种方法，新的颈动脉分叉将显得"上移"了。**c.** 剩下的颈动脉分叉前面部分是通过植入合成补片来完成的

参考文献

1. Faggioli G, Pini R, Mauro R, Freyrie A, Gargiulo M, Stella A. Contralateral carotid occlusion in endovascular and surgical carotid revascularization: a single centre experience with literature review and meta-analysis. Eur J Vasc Endovasc Surg. 2013;46(1):10.
2. North American Symptomatic Carotid Endarterectomy Trial. Methods, patients, characteristics, and progress. Stroke. 1991;22(6):711.
3. MRC European carotid surgery trial: interim results for symptomatic patients with severe (70–99%) or with mild (0–29%) carotid stenosis. European Carotid Surgery Trialists' Collaborative Group. Lancet. 1991;337(8752):1235.
4. Rothwell PM, Gibson RJ, Slattery J, Sellar RJ, Warlow CP. Equivalence of measurements of carotid stenosis. A comparison of three methods on 1001 angiograms. European Carotid Surgery Trialists' Collaborative Group. Stroke. 1994;25(12):2435.
5. Wardlaw JM, Lewis SC, Humphrey P, Young G, Collie D, Warlow CP. How does the degree of carotid stenosis affect the accuracy and interobserver variability of magnetic resonance angiography? J Neurol Neurosurg Psychiatry. 2001;71(2):155.
6. Kernan WN, Ovbiagele B, Black HR, Bravata DM, Chimowitz MI, Ezekowitz MD, Fang MC, Fisher M, Furie KL, Heck DV, Johnston SC, Kasner SE, Kittner SJ, Mitchell PH, Rich MW, Richardson D, Schwamm LH, Wilson JA, American Heart Association Stroke Council, Council on Cardiovascular and Stroke Nursing, Council on Clinical Cardiology, and Council on Peripheral Vascular Disease. Guidelines for the prevention of stroke in patients with stroke and transient ischemic attack: a guideline for healthcare professionals from the American Heart Association/American Stroke Association. Stroke. 2014;45(7):2160.

椎动脉血运重建

第 12 章

Horia Muresian

厉宗祥 译　焦力群 审

椎基底动脉系统是脑部供血的一个重要系统，大约 20% 的脑缺血事件发生在椎基底动脉系统。它的临床表现是多方面的，且经常在伴随颈动脉狭窄的情况下被忽视。更重要的是，对椎基底动脉系统的关注较少，因为许多医生仍然认为在颈动脉病变纠正后，后循环的症状也会发生改变。椎基底动脉系统缺血主要是由椎动脉（VA）、基底动脉（BA）和大脑后动脉（PCA）的闭塞性病变或夹层，以及心源性栓塞或动脉栓塞（主动脉或 VA）引起。特殊的情况来自血管冗长扩张症（扩张性动脉病）和锁骨下动脉盗血综合征（椎动脉盗血综合征）。血管冗长扩张症指动脉延长、管径扩大和迂曲[1-2]，最终导致脑缺血、脑神经受压、动脉破裂和出血。锁骨下动脉/椎动脉盗血综合征是间歇性脑缺血的原因之一，在锁骨下动脉（SCA）或头臂干（BCT）严重狭窄或闭塞的情况下，可伴有上肢缺血的体征。有趣的是，即使 V0 和 V1 段闭塞，椎动脉盗血综合征仍可在 V3 和 SCA 或颈外动脉（ECA）之间通过发达的侧支循环发生。

椎基底动脉系统的解剖在第 1 章已介绍。椎基底动脉供血不足的临床表现（包括后循环 TIA）在第 2 章已介绍。

本章介绍椎基底动脉系统的颅外动脉血运重建，主要包括椎动脉、SCA 和 BCT。

VA 粥样硬化病变的大部分涉及它的起始段（V0）和骨外段（V1）。斑块常常来自 SCA，并延伸到椎动脉的起始段。除此以外，一些椎动脉还呈现几乎累及整个 V1 段的更广泛病变，从而使 VA 难以重新植入颈总动脉（CCA）。根据我们的经验，我们不会将 VA 重新植入 SCA，因为以下原因：SCA 通常会出现广泛的动脉粥样硬化病变；SCA 的壁比 CCA 的壁更薄，更容易破裂；并且对于再植入 SCA 而言，VA 的可用长度必须比再植入 CCA 的长度更长（VA 需要在 SCA 上更远端重新定位）

将 VA 再植入 CCA（图 12.1）

如果动脉粥样硬化斑块的解剖和位置允许，这是最简单和更常用的技术。手术方法是通过锁骨上切口入路（如第 4 章所述）。将前斜角肌分开，CCA 被解剖分离并移动到颈内静脉后侧。必须尽快对 CCA 血管壁的质量进行评估。在完全从 VA 起始段解剖到 C_6 横突的过程中，评估斑块大小对 VA 的影响是很重要的。必须估算 CCA 和 VA 之间的距离，未来 CCA 上重新植入的位置必须用细的缝线标记。还必须标记 VA 的位置，以避免再植入时的扭转。同样的神经监护适用于颈动脉手术。给予肝素（低剂量的 UFH，2500 IU，静脉推注）后，VA 被夹闭约 3 min。如果没有发现神经系统症状（清醒患者）或脑灌注异常改变，则 VA 可以从 SCA 安全断开（在少数情况下，我们必须从远端 SCA 至 VA 插入临时转流管）。将 VA 在距离起始处几毫米的部位离断，近端残端缝合。VA 可暂时松开让血液倒流，以便清除粥样碎片，将 VA 剪成一个倾斜的吻合口以便重新吻合到 CCA 上。阻断 CCA 的同时进行 VA 的准备，需要评估对血流阻断的耐受程度。一般对 CCA 夹闭都有很好的耐受性。外膜需要从前述标记的吻合位置剥离，形成一个 4～4.5 mm 大小的吻合口，VA 以类似 CCA 天然分支的方式吻合（所产生的角度约为 60° 面向上）。

注意，吻合部位位于 CCA 的后外侧。血管夹可以将 CCA 进行临时旋转，直到完成吻合。在吻合结束之前，首先要松开 VA 的阻断夹几秒后再次阻断，CAA 在其远端和近端也要暂时松开，然后完成吻合口的闭合。CCA 在近端打开阻断夹，而在远端，它仍然被夹紧。将细针插入 CCA 中的远端阻断夹下，以进行抽吸排气。然后移除远端 CCA 阻断夹，同时仍然保持针头 1～2 min。最后要松开的是 VA 阻断夹。重要的是彻底检查吻合口和 VA 残端。

如果在 VA 上具有很长的斑块，那就要打开 VA 周围的骨管以游离更多的 VA（图 12.2）。C_6 横突可以借助咬骨钳轻松地撕裂，同时防止残留任何骨质尖锐残端。需要特别注意保护 C_6 的神经干。许多静脉分支容易出血，需要良好的止血。如果更广泛的病变涉及 VA 的 V2 段，我们主张进行 V3 段的血运重建，而不是更多地磨除 VA 周围的骨质：后一种方法更耗时，而在 C_6 水平以上的吻合将变得更困难。

将 VA 再植入 SCA

如前所述，由于 SCA 血管壁的质量（与 CCA 相比），这种技术很少在我们中心使用。如果 SCA 血管壁合适的情况下，当 CCA 和 VA 之间的距离比通常更大时，可以实行 VA 到 SCA 的再吻合（图 12.3）。

CCA 至 VA 的搭桥术

在 VA 不能足够游离或没有足够的长度用于安全再植入 CCA 的情况下，可以使用自体静脉或血管假体（通常为 PTFE 移植物）在两个动脉之间进行搭桥。首先对 VA 的远端吻合处进行相同的预防措施，以避免血管的旋转。在具有主动脉-颈动脉分叉旁路的复杂手术中，VA 可以安全地再植入移植物（neo-CCA）。V1 段也可以行动脉内膜切除，并准备用于搭桥或再吻合（图 12.4）。

使用 SCA 或 BCT 血运重建可以实现间接性 VA 血运重建（参见第 14 章）。

在 Berguer 和 Kieffer 的研究[3-4]中，VA 的 V3 段血运重建（图 12.5）在某些病例中也可以被考虑。各种技术都可以使用[5]：V3 段搭桥（通常与颈动脉分叉）、ECA 的转位、枕动脉的转位、V3 转位至 ICA。根据我们的经验，患者需要同期行颈动脉手术，并使用自体静脉实现颈动脉分叉与 VA 搭桥。下面描述我们应用的技术。颈动脉分叉和椎动脉 V3 段可以通过起自甲状软骨水平前外侧向后延伸跨越 SCM 到达乳突下方 1 cm 的单一颈部切口得到显露（如第 4 章所述）。在部分分离 SCM 和椎前肌肉组织之后，颈动脉分叉与 V3 之间的距离似乎减少，C_1 和 C_2 之间的血管袢可供暴露 2 cm 的 VA。当整个 V2 段病变时，只有远端哈巴狗夹控制 VA 才能满足要求。首先进行 V3 远端的吻合。移植血管的近端吻合于颈动脉分叉。如果病变位于该水平，则也可以行 CEA，并且移植血管的近端也将用作颈动脉分叉的补片。

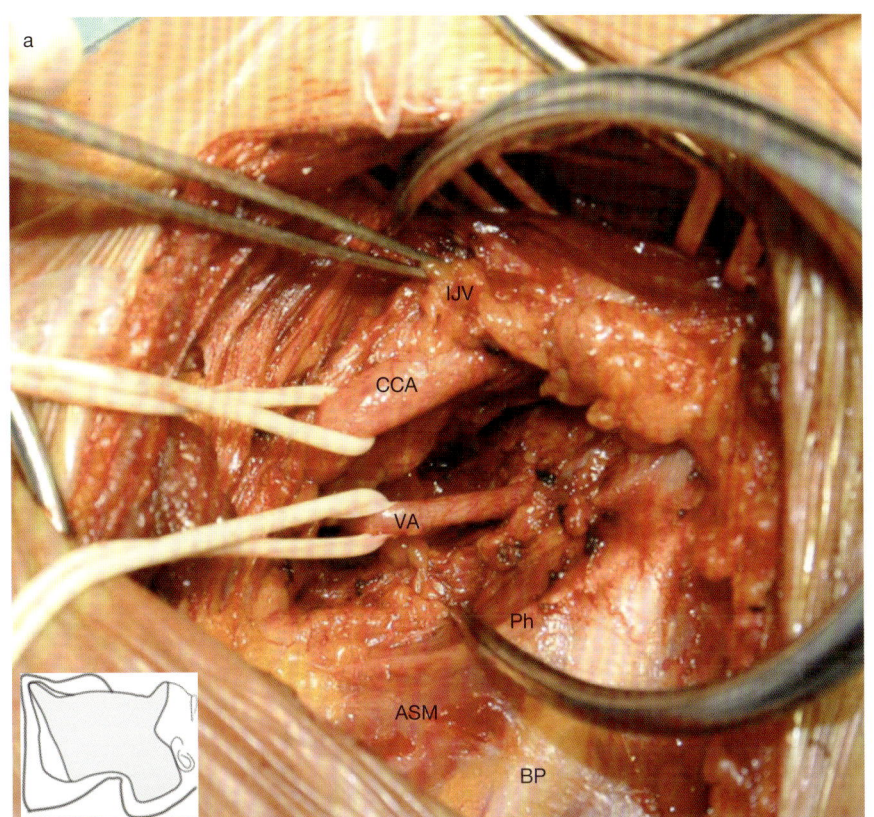

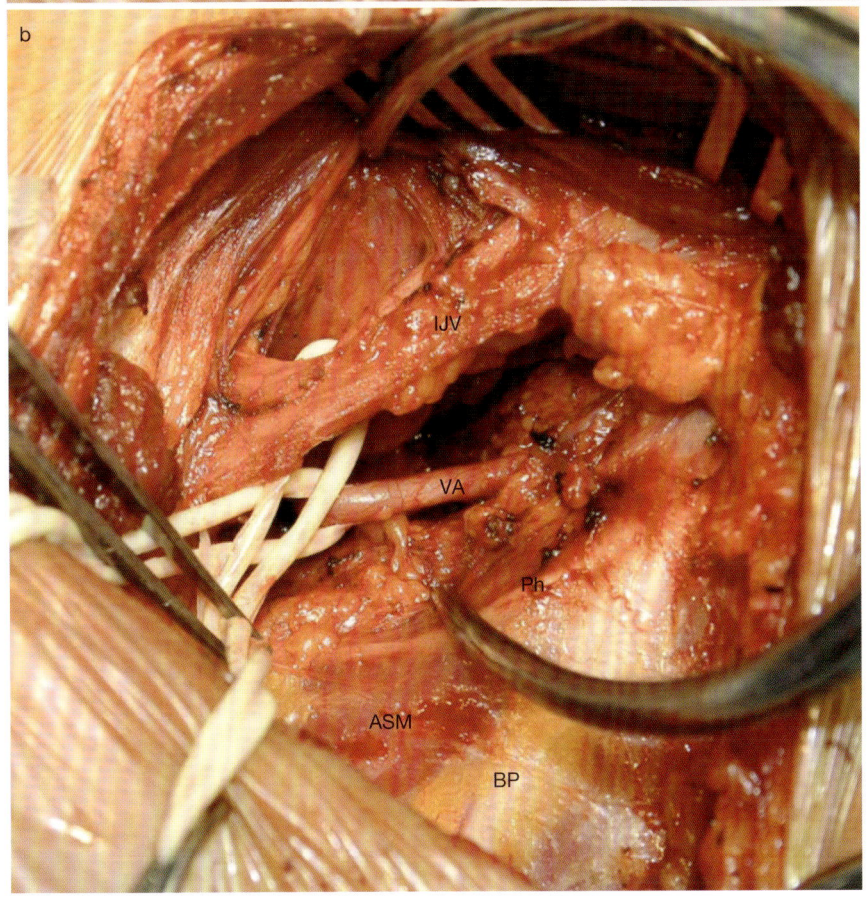

图 12.1　将 VA 再植入 CCA。a. 锁骨上入路暴露 CCA 和 VA 起始段（V0～V1）。在 CCA 和颈内静脉（IJV）之间暴露 VA（IJV 被向前牵开），CCA 被游离。注意 VA 与 CCA 之间的紧密关系。ASM，前斜角肌；Ph，膈神经；BP，臂丛。b. CCA 位于 IJV 下方，将 VA 轻轻地移动，以选择再植入 CCA 的适当位置。另外检查和触诊动脉以明确有无任何病变及管壁改变，这些情况可能成为再植入的禁忌。c. 植入完成。注意重新植入的 VA 角度平滑，类似于 CCA 的自然分支。右侧：再植入的 VA 血管造影

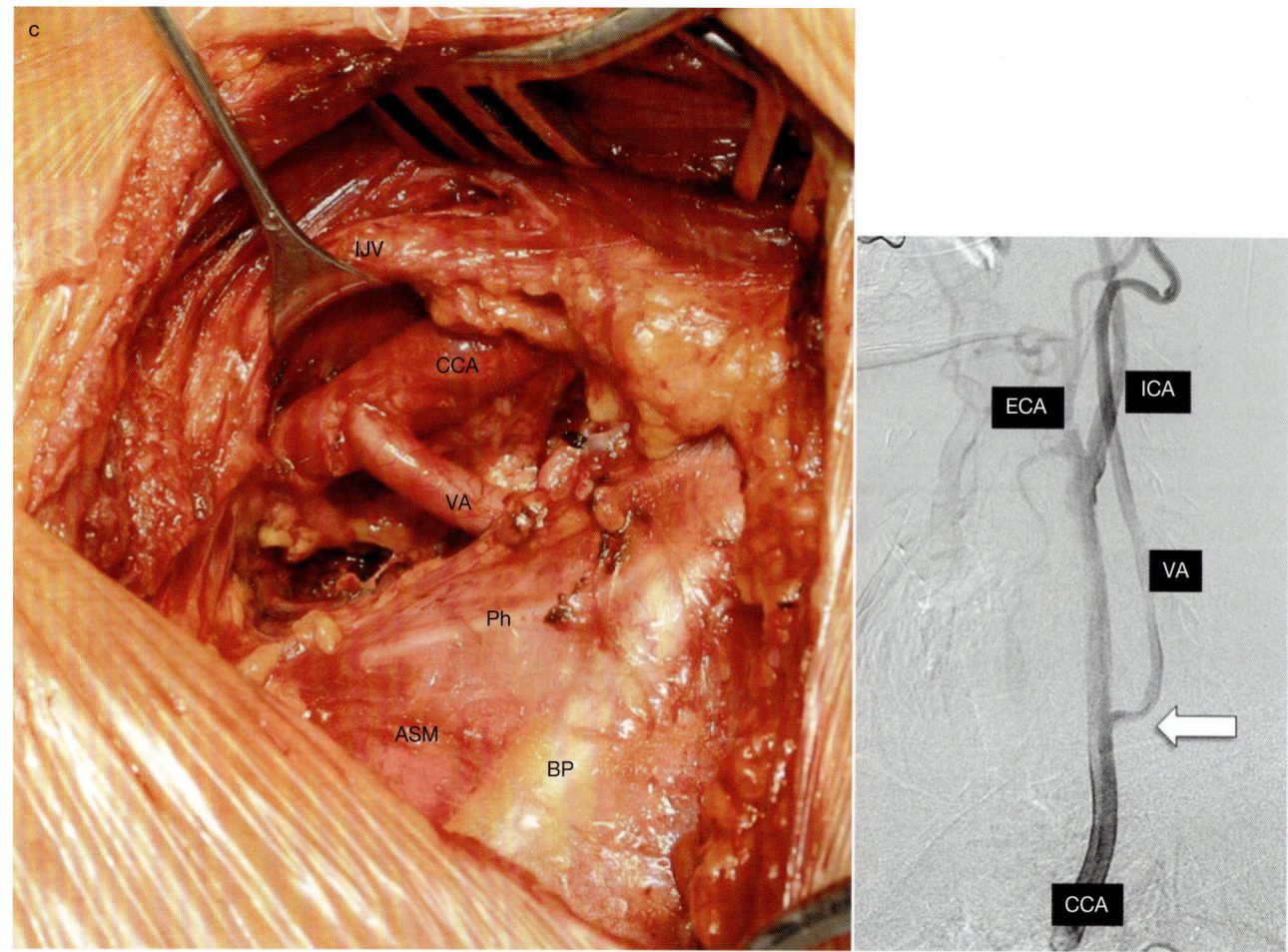

图 12.1（续）

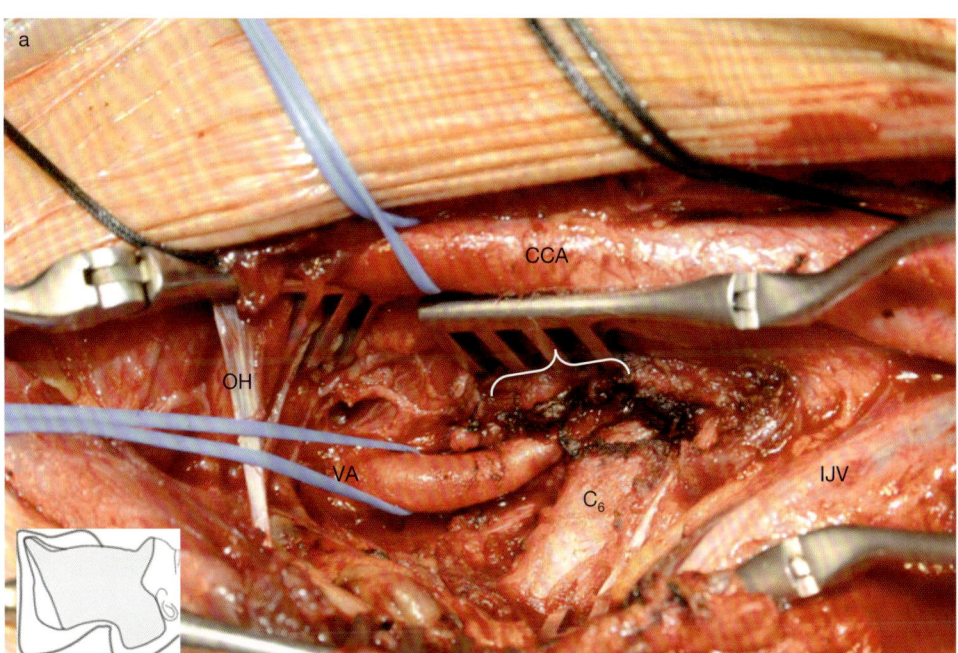
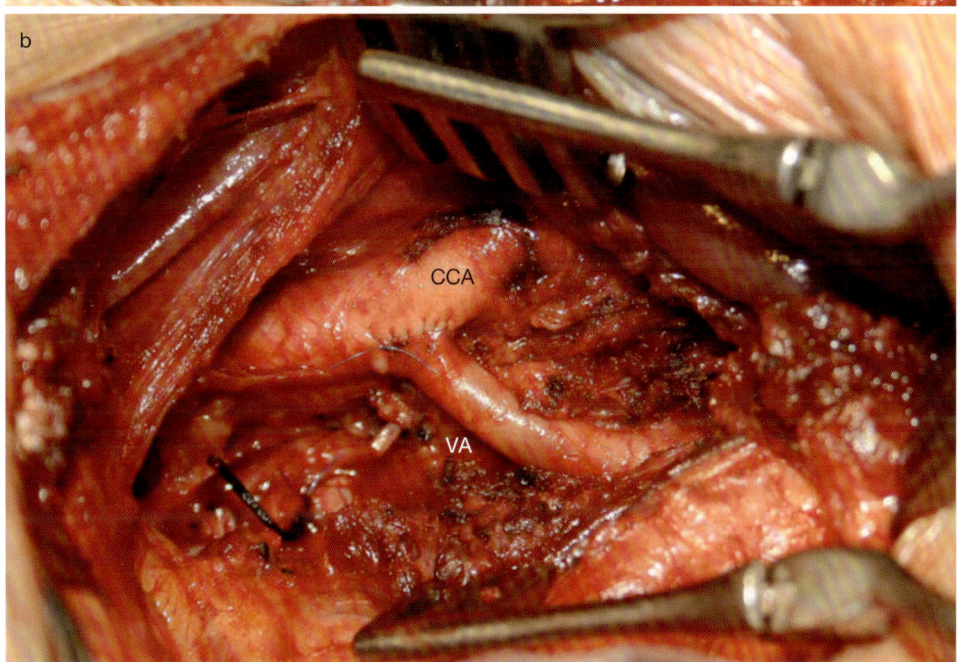

图 12.2 C₆ 处开放骨管。a. 当 VA 的长度不足或 V1 段呈现广泛的动脉粥样硬化病变时，VA 的骨管部分暴露是必需的。需要打开骨管获得额外的长度，C₆ 颈神经干必须受到保护。b. 术中 VA 再植入。注意，即使在这种情况下，也要使 VA 有一个平滑曲线

图 12.3 VA 再植入 SCA。这种方法很少被采用，主要取决于 SCA 血管壁的质量。**a.** 通过锁骨上切口进行手术。必要时，需要将 SCA 的一些侧支分离以游离松解动脉。BP，臂丛；Ph，膈神经；IJV，颈内静脉。**b.** 以 L-T 方式吻合，通常用 8-0 聚丙烯缝线进行连续缝合。**c.** 完成重新植入 SCA。注意在这些病例中，为了获得更好的暴露，前斜角肌被分离。膈神经被识别和保护

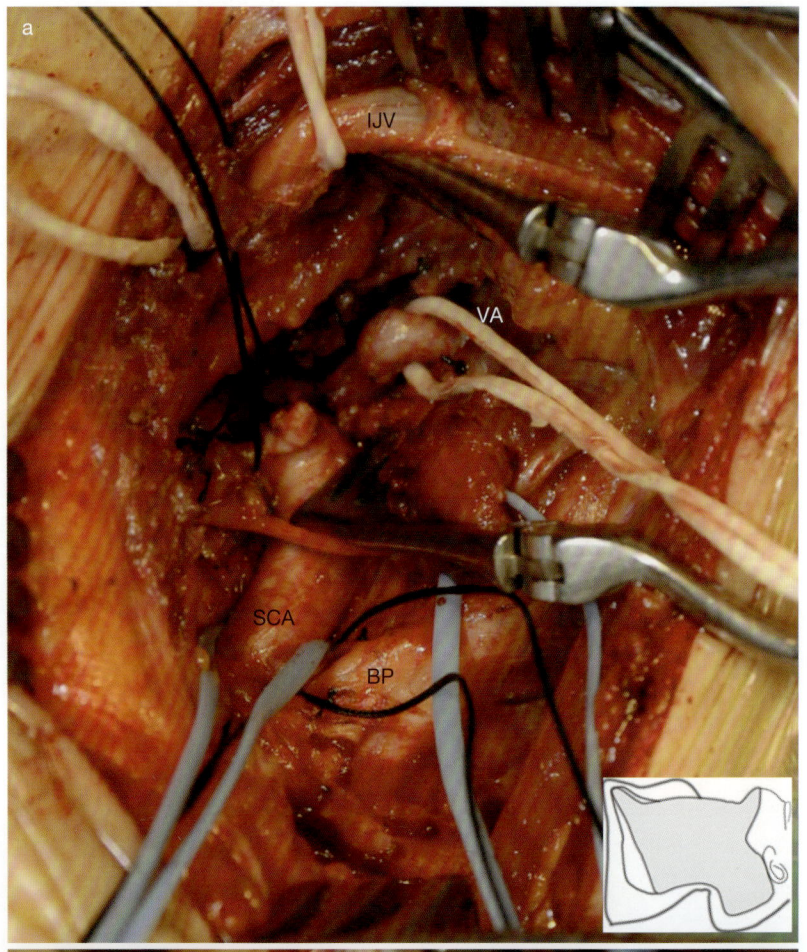

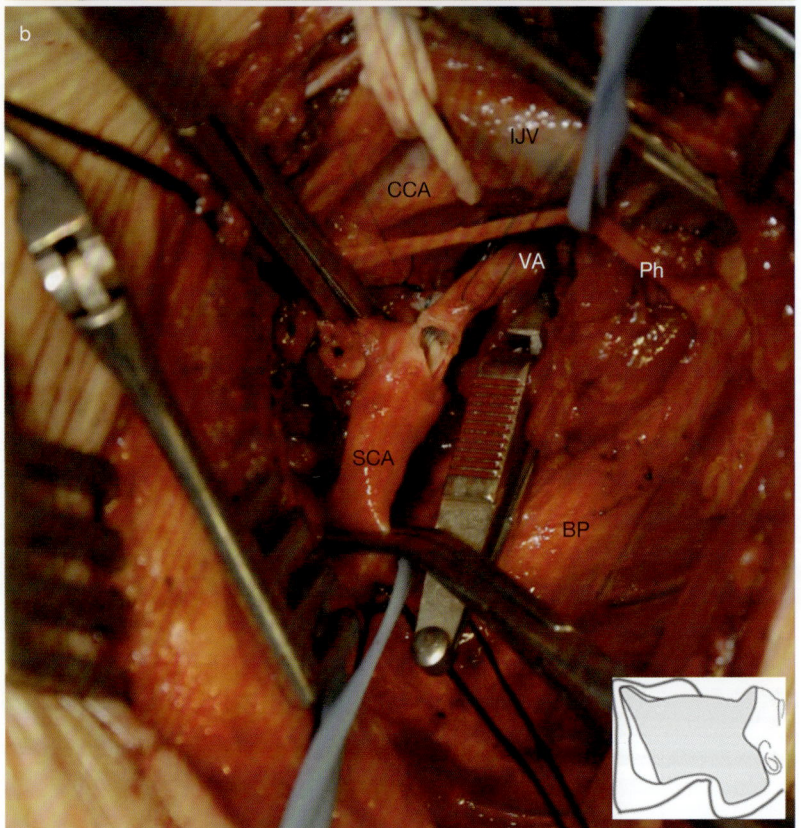

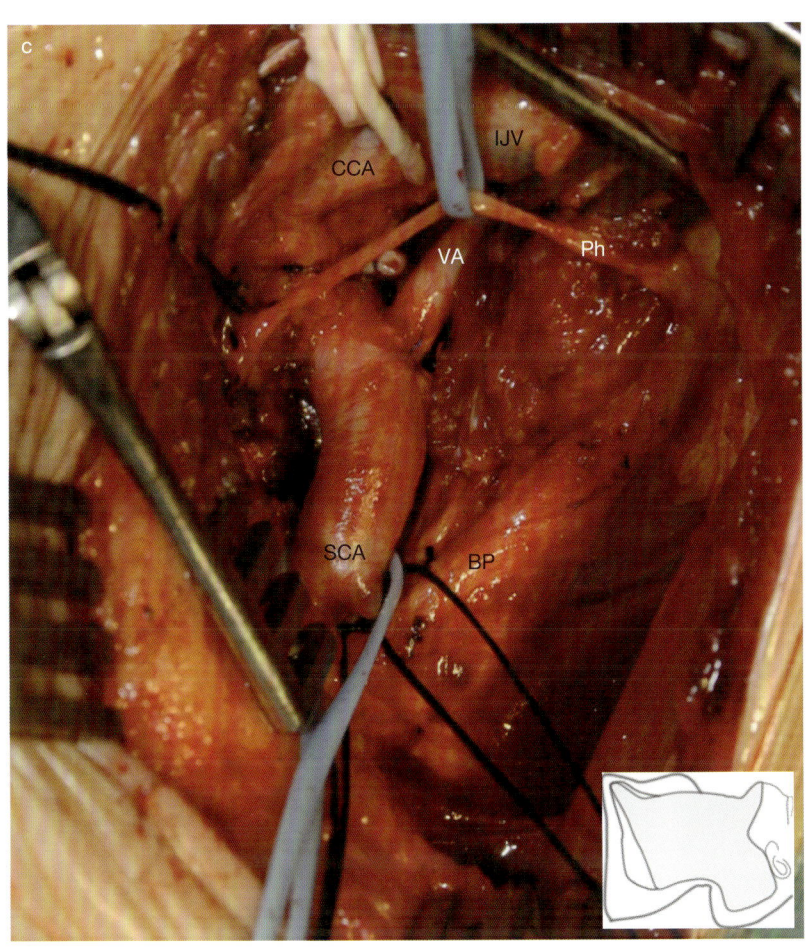

图 12.3（续）

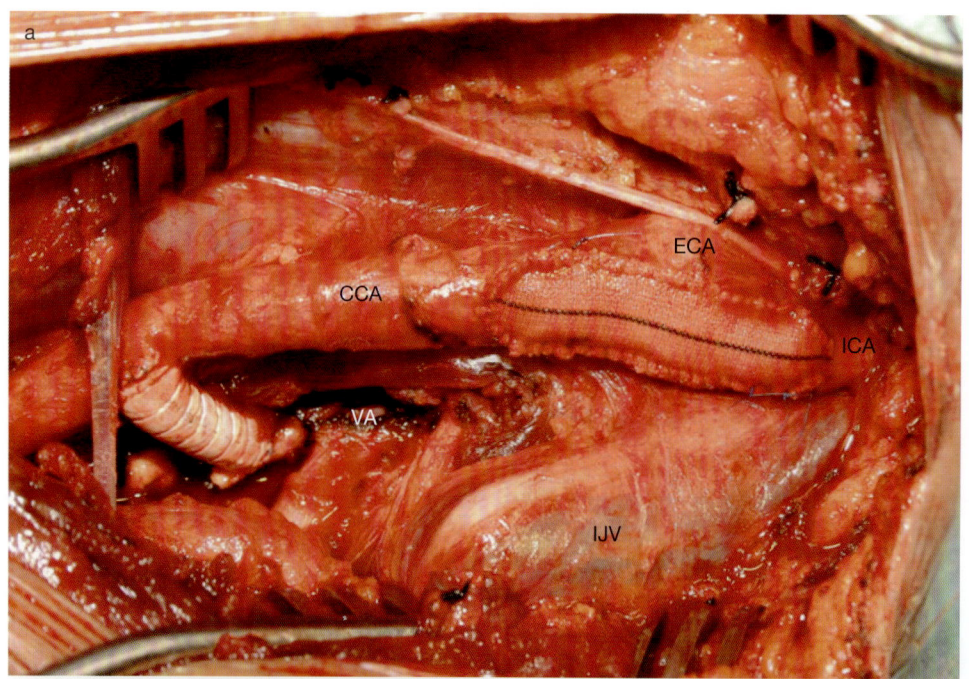

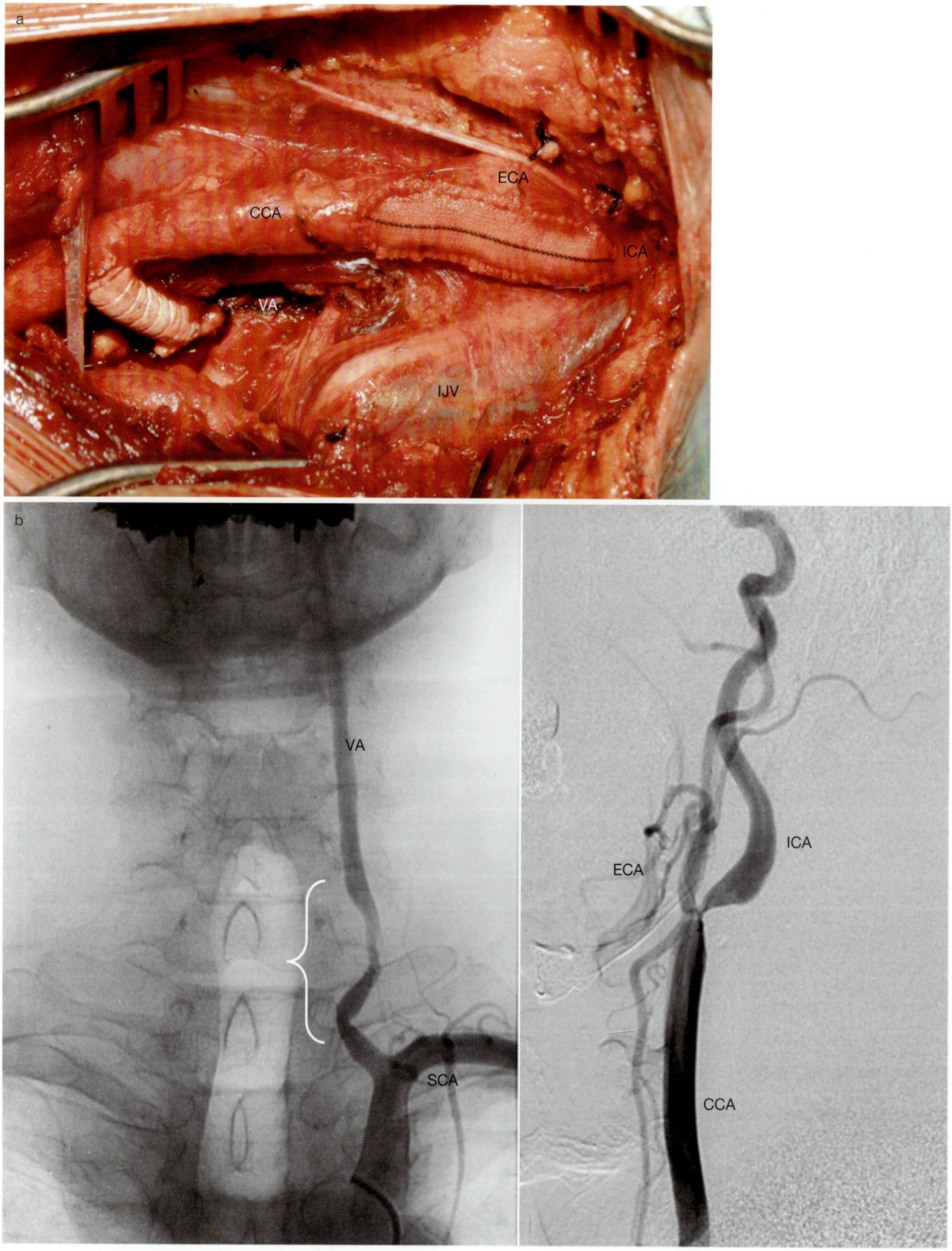

图 12.4 CCA 到 VA 搭桥术。当直接再植入不可行时，可考虑使用人工血管或自体静脉进行 CCA 和 VA 之间的搭桥。**a.** 使用 6 mm PTFE 移植物进行 CCA 至 VA 的搭桥。同时实施 CEA 和补片缝合术。**b.** 同一病例的血管造影，显示左颈总动脉分叉水平的严重狭窄和 VA 起始处的扩张性病变，后者需要行 VA 的内膜切除术，位置几乎达到 C_6 水平。因此，开放了骨管，从而获得额外长度。**c.** 从 VA 和颈动脉分叉处剥离的斑块，外面观和切开后所见。注意斑块的组成成分和两个动脉的狭窄程度

c

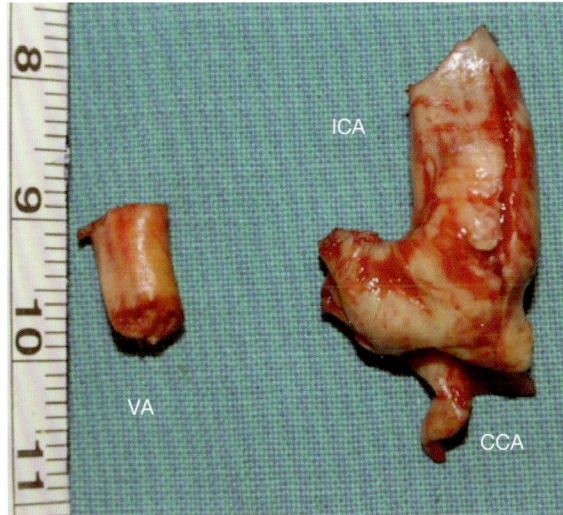
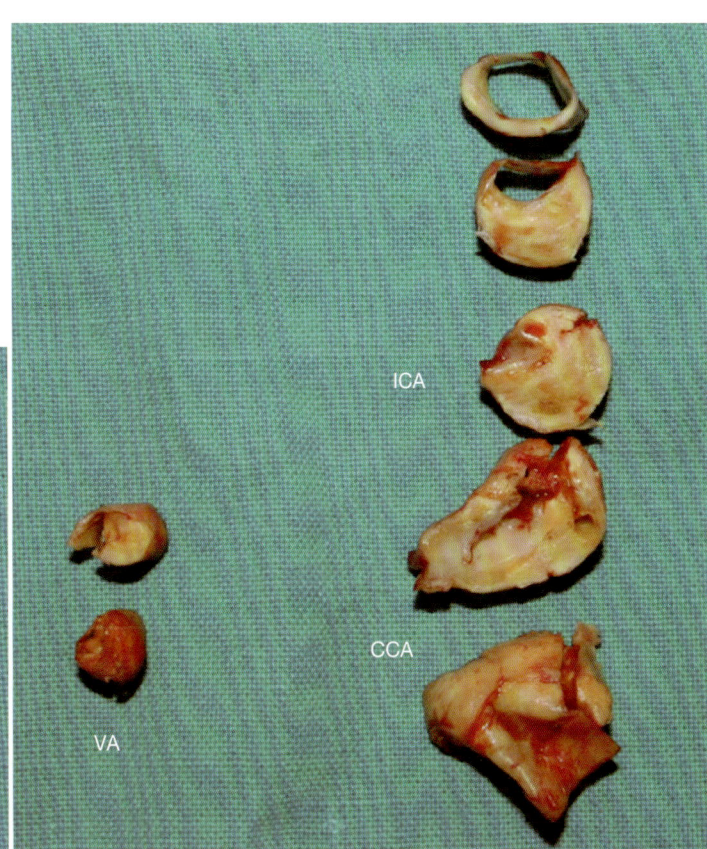

图 12.4（续）

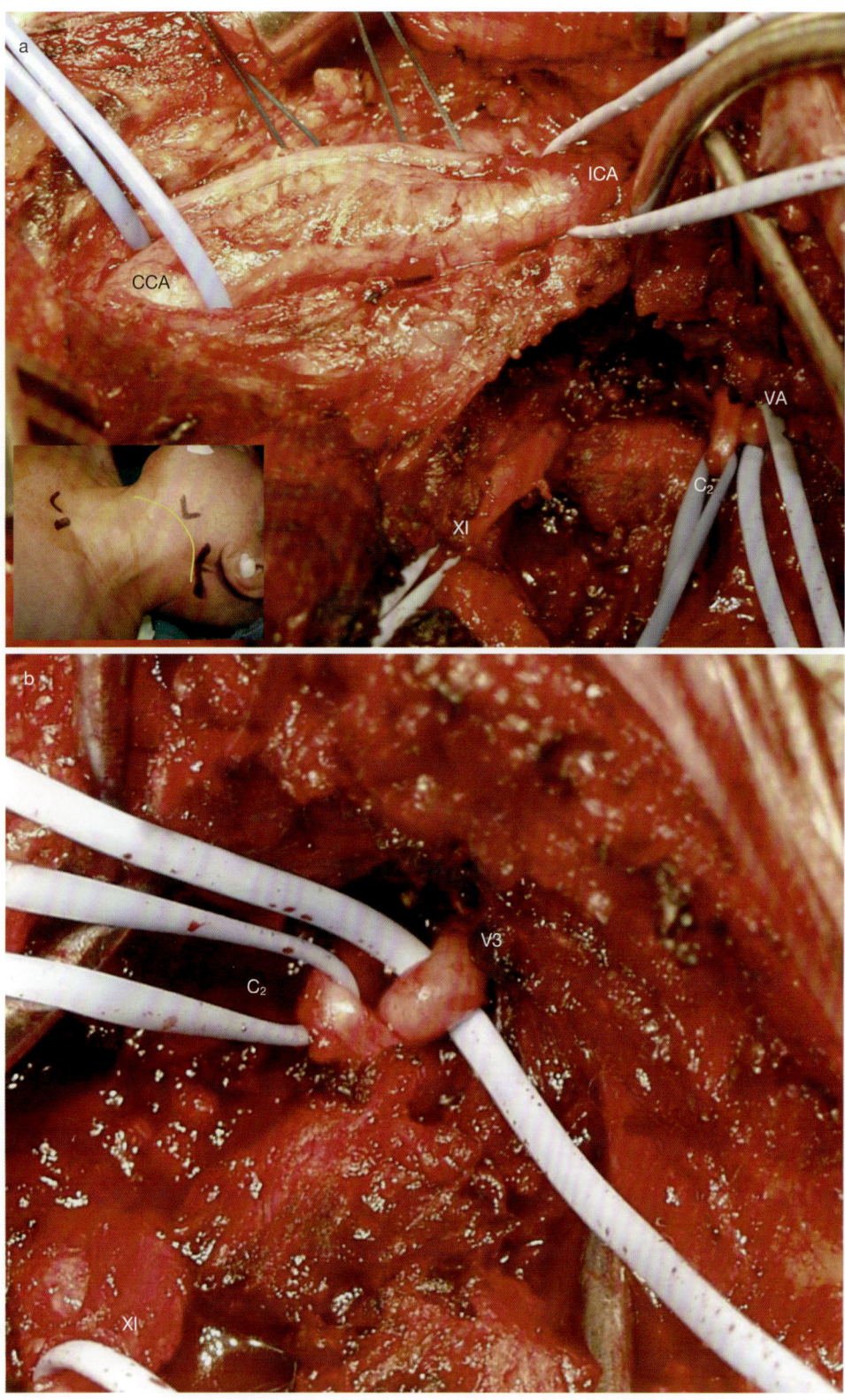

图 12.5 VA 的 V3 段血运重建。a. 手术须暴露颈动脉分叉和 VA 的 V3 段。注意 C_2 神经干是良好的解剖标志。b. C_2 神经与 V3 段之间相互关系的特写。c. 搭桥完成，采用的是大隐静脉（G）。大隐静脉可以从颈静脉前或后位置穿过。同时完成了 CEA 和颈动脉分叉的补片修补。血管造影了解手术效果

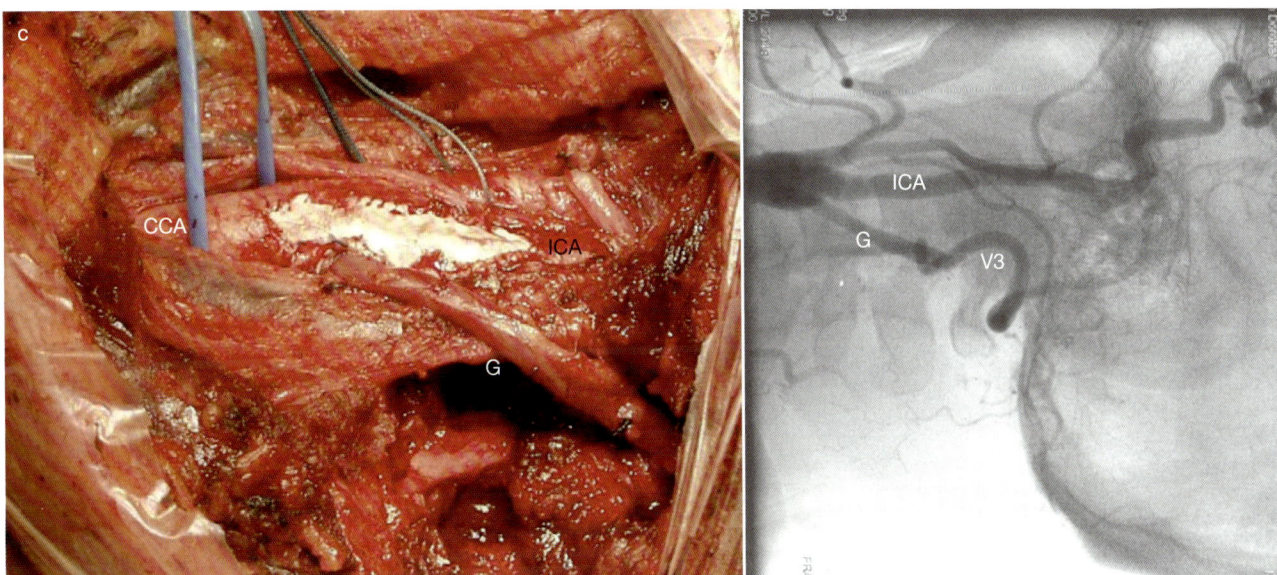

图 12.5（续）

参考文献

1. Passero SG, Rossi S. Natural history of vertebrobasilar dolichoectasia. Neurology. 2008;70(1):66.
2. Lou M, Caplan LR. Vertebrobasilar dilatative arteriopathy (dolichoectasia). Ann N Y Acad Sci. 2010;1184:121–33.
3. Berguer R. Distal vertebral artery bypass: technique, the "occipital connection", and potential uses. J Vasc Surg. 1985;2:621–6.
4. Kieffer E, Praquin B, Chiche L, Koskas F, Bahnini A. Distal vertebral artery reconstruction: long-term outcome. J Vasc Surg. 2002;36(3):549–54.
5. Coleman DM, Obi A, Criado E, Arya S, Berguer R. Contemporary outcomes after distal vertebral reconstruction. J Vasc Surg. 2013;58(1):152–7.

扩大范围的脑血管血运重建

第 13 章

Horia Muresian

魏广鑫 译 焦力群 审

主动脉弓上系统广泛而严重的狭窄/闭塞性病变代表了一类重要的患者，他们不仅在治疗策略和计划上具有挑战性，而且发病率也日益升高。这些患者其他重要脏器的血管床（如肾、下肢、冠状动脉）也常常受累。脑缺血的症状及体征常常是错综复杂的，需要全面的临床诊断评估。手术和麻醉的风险是全面增加的，在多次麻醉干预下分次进行小范围的手术，还是一次性完成更加充分的重建手术，孰优孰劣目前似乎尚无定论。尤其是扩大的脑血管血运重建可能导致脑过度灌注综合征[1]（一种预后较差的严重并发症）。在这一章，我们通过展示一例多处血管受累患者的一期手术经过，阐述超过一个区域的脑血管血运重建经验。

双侧同期颈动脉内膜切除术

同时处理双侧颈动脉病变仍然存在很大争议，包括同期双侧颈动脉内膜切除术（simultaneous bilateral carotid endarterectomy，SBCE）、同时行双侧颈动脉血管成形和支架置入术（CAS）或一侧行颈动脉内膜切除术而另一侧行颈动脉支架置入术（CEA + CAS）。考虑的主要问题是同时治疗的必要性、未处理一侧病变的风险（无论是重度狭窄还是症状性）（图 13.1）、脑过度灌注综合征的风险、双侧脑神经麻痹的风险（尤其是喉返神经和舌下神经），这些必须同等待二次手术所带来的理论上脑梗死的风险相比较。

同期双侧颈动脉内膜切除术（SBCE）的支持点包括，高危患者（理论上生存期大于 5 年）两次麻醉或手术过程的风险增加，在第一次 CEA 术中及术后急性斑块内出血的风险，患者接受二期手术的困难，以及同时行双侧手术的脑并发症的低发生率[2]。

反对 SBCE 的观点主要有：行双侧切口（尤其是纵向切口）后颈部血肿的发生率会增高，如果有双侧（扩大的）颈部感觉减退，则预后更严重；舌缺血风险（双侧舌动脉离断）；双侧脑神经受损，尤其是喉返神经（双侧声带麻痹或窒息）、喉上神经（音调变低和喉疲劳）、舌下神经（舌麻痹和萎缩）；以及脑过度灌注综合征。

同期双侧颈动脉内膜切除术的主要指征包括：

- 双侧颈动脉狭窄大于 70% 且斑块内出血。
- 症状侧狭窄程度大于 70% 且非症状侧狭窄程度大于 80% 以及复杂斑块（溃疡或出血）。
- 双侧非症状性狭窄程度大于 80% 且双侧斑块出血。
- 双侧非症状性狭窄加上实施其他重大外科手术的必要性，如冠状动脉血运重建[3-4]。

一些预防措施必须铭记在心。做手术计划时应仔细评估 Willis 动脉环的形态及血流方向（哪侧先治疗、如何更好地评估夹闭的影响等）。当颈动脉病变合并椎基底动脉系统疾病时（图 13.2），是否在同一次手术中完成椎动脉的血运重建（在我们的经验中，我们有 6 例患者在同一手术中同时行双侧颈动脉内膜切除术和椎动脉再植术，这 6 名患者有严重的双侧颈动脉狭窄和椎动脉狭窄合并对侧椎动脉闭塞）。当合并颅内大动脉病变时也是如此，尤其是同时行双侧颈动脉内膜切除术后主干血管内血液分布不均衡时。双侧颈动脉血运重建期间血流动力学变化是应该考虑的一个重要因素。患者一开始处于慢性脑低灌注的状态，即便麻醉团队术中采取了保护措施，患者在颈动脉夹闭过程中仍经历了一个脑灌注进一步减低的过程。夹闭 ICA 通常在那些单侧重度狭窄的患者是耐受的，而双侧重度狭窄的患者耐受性要差（就像单侧颈动脉狭窄合并对侧闭塞。不管怎样，这些病例代偿性侧支循环的建立需要一个很长的过程）[5]。治疗侧突然恢复的血流迅速导致了双侧脑血流灌注差异。这种差异在夹闭未处理侧颈动脉分叉期间进一步增大。最后松开阻断夹才可恢复全脑血流。

同期双侧颈动脉内膜切除术对于麻醉/术者团队以及患者都是一个考验。很多损伤和并发症都可能发生，有些即便是有保护措施也不能幸免。最严重的是脑过度灌注综合征（cerebral hyperperfusion syndrome，CHS）。据报道有 2%～15% 的患者发生了脑过度灌注综合征，主要表现为脑微循环失衡和多发腔隙性脑梗死。死亡率很高，为 30%～60%。其发生风险可通过经颅多普勒检查、乙酰唑胺试验以及 SPECT 进行评估。作为一般预防措施，术前必须评估 Willis 动脉环的结构及功能。强烈推荐术中及术后控制性降压及避免高血压危象。脑过度灌注综合征可出现急性局限性水肿（类似卒中表现），表现为急性出血或迟发性癫痫表现（24 h 后）、局限性运动障碍、晚期脑内出血。同时在颈动脉或椎基底动脉系统行支架置入术后发生的脑过度灌注综合征也值得注意[6]。

同期双侧颈动脉内膜切除术治疗的获益需要较长时间的随访才得以体现（5 年），年龄大于 75 岁以及病情严重的患者（有多种严重的合并症）无显著获益。因此推荐用于术前预期生存期大于 5 年，且围术期卒中、心肌梗死及死亡的复合风险小于 3% 的患者。目前还需要长时间的随访和大型数据的比较。同期双侧颈动脉内膜切除术超出了目前指导规范的范畴，因此需要一个完整的临床判断结果、一个刻苦的团队协作以及对适应证的良好把握。术中过程及监测的优势则通过局部麻醉的应用体现出来。

根据我们的经验，我们完成了双侧同期颈动脉内膜切除术及双侧同期颈动脉内膜切除术合并其他动脉重建 138 例，如表 13.1 所示。

手术技术需做以下阐述。手术入路可能通过两个单独的颈部切口（纵行切口和斜切口）或单个横切口，取决于颈部的形状、美容原因、是否合并甲状腺疾病、颈动脉病变的范围（是否包括 CCA）、颈动脉分叉的高度等（图 13.3）。在同期双侧颈动脉内膜切除术中，颈动脉内膜切除、补片和外翻等技术的指征与单侧 CEA 手术时相同。同一项技术既可以应用于单侧，也可以应用于同一患者的两侧。两侧分叉处都被暴露，ECA、ICA 及 CCA 分别用血管带游离孤立出来。首先处理的多是狭窄严重的一侧或症状侧。许多学者建议先处理优势半球侧。两侧颈动脉分叉暴露，我们通常先处理耐受夹闭的那一侧。在那些 Willis 环没有足够侧支循环的患者，我们必须双侧转流；因为即使处理了一侧后，患者也往往不能耐受夹闭对侧颈动脉。双侧放置引流，即使采用单个颈部切口，这些患者发生颈部血肿的风险也是升高的。在这些复杂的过程中同麻醉团队的协作是必要的。对于斑块不稳定的病例，我们推荐先夹闭分叉远端的 ICA，然后再暴露整个颈动脉分叉。在我们行同期双侧颈动脉内膜切除术的手术经验中，斑块的形态和大小也是导致高风险的一个原因（图 13.4）。

表 13.1 同期双侧颈动脉内膜切除术（SBCE）

SBCE 不伴其他脑血管重建手术	
患者总数	125 例
双侧颈丛阻滞	106 例
全身麻醉	19 例
死亡	1 例
卒中	2 例
主要并发症发生率（死亡+卒中）	1 + 2 = 3 例（2.4%）
SBCE 合并其他动脉重建手术[a] = 19 例	

[a] VA 再植入/SCA-双侧 ICA 搭桥术/升主动脉-双侧 ICA 搭桥术

同时行颈动脉和椎动脉血运重建

颈动脉内膜切除术＋椎动脉再植术

该技术适用于存在颈动脉分叉处严重病变（典型的CEA适应证）合并优势侧或单侧椎动脉严重狭窄（对侧椎动脉显著发育不全或闭塞）的病例。手术入路取决于颈动脉分叉的高度、椎动脉病变的范围、颈部的长度和形状。下面的两个入路被用到：沿着胸锁乳突肌前缘的单个纵行颈部切口和两个平行的水平切口（一个是锁骨上，一个是下颌下）。两个水平切口可以做得尽量短，以起到美容的效果（手术入路可参见第4章）。首先做椎动脉的再植，然后行颈动脉内膜切除术。暴露CCA、VA及颈动脉分叉（见第5章）。椎动脉再植到CCA参见第12章，颈动脉内膜切除术参见第11章（也见图2.14、图5.8a和b、图13.3a）。

相关手术过程还包括：椎动脉在骨管内扩大暴露和椎动脉V1段的内膜切除（见图12.4c）

同时行双侧颈动脉内膜切除术＋椎动脉再植术：三合一手术（图13.5）

该技术应用在6例合并双侧颈动脉和优势侧椎动脉起始段重度狭窄的患者。这些手术都采取双侧颈丛阻滞（局部麻醉）。在椎动脉再植的一侧，手术入路采取了一个纵行长切口。治疗病变的顺序如下：首先，病变椎动脉对侧的颈动脉分叉部；第二，椎动脉再植；第三，椎动脉再植侧的颈动脉分叉。图13.5展示的是一例通过外翻技术行双侧颈动脉内膜切除术及右侧椎动脉再植到CCA的病例。术中未见明显异常，没有膈神经的麻痹，患者术后恢复平稳。

头臂干的闭塞性疾病

头臂干闭塞性疾病的手术方式多种多样。解剖学上的重建包括动脉内膜切除术、补片修补、升主动脉至SCA和颈动脉的搭桥。我们不推荐前者，原因包括：首先，高质量的头臂干内膜切除术需要夹闭头臂干的起始段或相邻的主动脉，而这要求有合适的入路，即部分上胸骨切开术，才能保障手术质量和安全。第二，头臂干的病变不仅局限于头臂干，还可能累及SCA和CCA。第三，有可能同时合并颈动脉分叉水平病变，需要手术治疗（颈动脉内膜切除术或补片修补）。相比下来，升主动脉至SCA和颈动脉的搭桥更加方便、安全，并有更好的远期受益（当合并颈动脉分叉病变时，我们联合CEA，并将桥血管吻合在实施动脉内膜切除术的颈动脉分叉处）（图13.6）。

其他超解剖学重建途径包括对侧SCA或CCA与病变侧SCA或CCA之间的搭桥。这个过程可在局部麻醉下进行。

以上提及的每一种技术均有其优点及局限性。解剖学重建理论上有更高的再通率但手术复杂。而超解剖学重建，供血血管的质量和特殊的血流动力学在一段时间后限制了它的功能和通畅性。但是不管怎样，它可以在局部麻醉下完成。

颈动脉内膜切除术＋锁骨下动脉血运重建

通过CCA与SCA间的搭桥对SCA行血运重建通常适用于SCA起始端闭塞、重度狭窄和血管成形术失败（因为局部因素）、SCA起始端的长节段狭窄，或者涉及肩关节运动的多处病变（病变部分覆盖椎动脉起始处并不是SCA支架置入术的禁忌）。SCA闭塞或重度狭窄的患者可以出现椎动脉盗血，虽然有时无症状。正如前文所述，椎动脉盗血也可能发生在椎动脉近端（V0和V1段）闭塞的病例中，通过椎动脉V3段和SCA或ECA之间扩大的侧支血管发生。在大多数颈动脉分叉处无病变的病例中，实行单纯CCA和SCA之间的搭桥。然而，在合并颈动脉分叉处中-重度狭窄的患者，两种类型的血运重建被同时实施：

- CEA和CCA-SCA搭桥，常采用涤纶和聚四氟乙烯（PTFE）移植物，直径取决于血管的质量，通常为6～8mm（图13.7a）。如前所述，前斜角肌被分离出来，SCA远端被暴露到第三段（斜角肌外段）。静脉也可用来作为桥血管（图13.7b）。在极少情况下，还可能需要向更远的腋动脉搭桥。
- 应用涤纶和PTFE移植物给颈动脉分叉和锁骨下动脉之间搭桥（图13.8）。分叉部行内膜切除，桥血管用作扩大颈动脉分叉的补片。桥血管从胸锁乳突肌下通过。
- 采用翻转技术治疗CCA闭塞：在SCA和颈动脉分叉之间完成搭桥（必要时行CEA）。

主动脉弓综合征

主动脉弓血管起始处和近端的广泛病变被统称为主动脉弓综合征，尽管最初称为Takayasu动脉炎。动脉粥样硬化病变可同时累及更远端的动脉节段，病变范围更为广泛。因此，这种类型疾病可累及整个主动脉弓上系统。临床表现千变万化，取决于病变的类型和血流代偿方式。

只要主动脉上干无病变（或者质量良好），就可以用作供血血管为一个或更多的解剖外旁路进行搭桥（见上文：头臂干的闭塞性疾病）。颈动脉-颈动脉搭桥是一种有效的技术，尤其是需进行双侧颈动脉内膜切除术患者（图13.9：双侧颈动脉内膜切除术＋颈动脉-颈动脉搭桥）。

当仔细考虑一个完整的血运重建术时，升主动脉可以作为供体血管（图13.10）。手术通过两个或更多的颈部切口分离出目标血管。主动脉通过胸骨正中切开入路暴露。心包腔被打开，主动脉用绳带环绕。准确检查供体和目标血管后，再选择移植血管。修剪移植物为那些需要到达的血管做准备。分叉的移植物使用频率很高；必要时还可以增加移植物的分支（既可以加在移植物主干上，也可以加在其分支上）。在胸骨下及胸锁关节后方，一个四分叉的移植物可能需要占用额外的空间。补充的分支可以L-T的形式吻合在两分叉移植物两臂的颈部。分支从带状肌和胸锁乳突肌下方及静脉平面（左头臂静脉和颈内静脉）后方通过。移植物主干吻合在升主动脉的右侧方（类似于BCT的位置，尽管位置更低），这将使移植物不那么突向胸骨下方，并减少对相邻纵隔结构的压迫。升主动脉侧方夹闭耐受良好。远端血管吻合的顺序主要根据临床症状和受体血管狭窄的程度而定。我们通常首先重建SCA来增加椎动脉的供血。然后优先重建症状性的或狭窄程度较重的颈动脉。即使是在这种类型的手术中，我们也常规给予低剂量的普通肝素（2500单位，静脉推注），且术后不需去肝素化处理。颈部和胸骨切口以常规的方式引流和关闭。

有些情况下，如升主动脉有钙化或扩张时，头臂干（BCT）也可被选作供体动脉（图13.11）。

ECA的血运重建

在一些双侧ICA闭塞并且后循环（椎基底动脉）代偿不好的特殊病例中，也可对一侧或两侧的ECA狭窄行血运重建，包括血管内治疗（见第6章）或外科手术，从而通过天然存在的代偿通道供应颅内的ICA。临床症状的改善和经颅多普勒超声技术探及颅内血流的增多提示对ECA的血运重建是有益的，类似于颅外-颅内的搭桥。颈动脉分叉的暴露采用常规的方法。ECA更广泛的病变节段需要一个更长的暴露。CCA远端及ECA的内膜切除必须在直视下进行，并采用补片修补（图13.12）。也可以选取自身闭塞的ICA作为补片。术者必须注意和确保斑块被完全清除，以及ECA分支保持通畅。同ICA补片相比，人工补片可能更容易顺应ECA的走行。

另一种情况是ICA和ECA均进行血运重建术。更严重的病变可能导致ECA起始部同时闭塞。此时处理包括ICA和ECA起始段在内的整个颈动脉分叉部可能是更为明智的选择。

ICA血栓切除术

当ICA血栓性闭塞时间较短或仅累及起始部时，可以进行复原或重建术（图13.13）。重建发育不全或近期闭塞的ICA的益处仍存在争议，但是问题要看到它的两面性：

- 指征取决于患者的临床症状和对侧ICA的状态。准确评价颅内循环（血管造影、CTA、TCD）是必需的。

- 重度颈动脉狭窄术中可能意外发现 ICA 血栓性闭塞（图 13.14）。ICA 可能在诊断到手术期间出现闭塞（在许多患者，甚至 1～2 周的时间）。如果血栓取出后从 ICA 远端回血，需要常规对分叉和 ICA 进行修补。否则，只需要单独修补 ECA（见上）。可以将补片剪裁成两分叉（"燕尾式"）（图 13.15），以同时扩大 ICA 和 ECA。在那些 ICA 取栓不成功的病例，则实施 ECA 的修补。

超过 CCA 的扩大颈动脉内膜切除术

在多数情况下，CCA 情况非常糟糕以致必须行外科治疗。然而有时，术前诊断性检查并没提示 CCA 狭窄程度太重或累及范围过广，而术中却发现病变严重程度超过预期，需要做一个扩大的动脉内膜切除，甚至在一些病例中，需实施切除或人工血管置换术。在此，我们将展示前一种情况（后一种情况已在前文中阐述）（图 13.16）

颈动脉内膜切除＋CCA-SCA 搭桥＋V3 搭桥

在左侧 SCA 闭塞、左侧椎动脉（V1～V2 段）闭塞合并椎动脉盗血综合征及左侧颈动脉分叉狭窄的患者中，选择这种类型的手术。手术结果呈现于图 13.17。

特殊情况

这是指存在严重合并症和（或）危重状态的患者（表 13.2）。优先选择的技术是局部麻醉下行颈动脉内膜切除术（伴补片修补或外翻技术）。

结语

复杂的重建过程并不罕见，在我们的经验中所占比例并不低（表 13.3）。实际上，在这些病例中，适应证已超出了指南，但都经过了全面的诊断分析和治疗策略的选择。结果是令人鼓舞的，尤其是当比较单侧 CEA 或双侧同期 CEA 的主要并发症发生率上（不要忘记双侧颈动脉内膜切除术患者动脉粥样硬化程度更重，且合并更多系统及器官的并发症）。这些技术也可用于主动脉弓动脉瘤合并颈部血管选择性灌注的患者。

表 13.2 特殊 / 严重的情况

情况	患者的数量（占总体 CEA 手术的百分比）
需要透析的慢性肾衰竭	2（0.4%）
缺血性扩张型心肌病	3（0.6%）
机械瓣膜	2（0.4%）
喉切除术和气管造口术	3（0.6%）
慢性阻塞性肺疾病-重型	4（0.8%）
神经功能不稳定	6（1.2%）
总数	20（4.2%）

表 13.3 复杂的重建手术

手术的类型	患者的数量
双侧同期 CEA（在一次手术中完成）	125
CEA ＋ VA 再植	28
主动脉弓综合征（各种从升主动脉到颈部血管的搭桥）	22
双侧同期 CEA ＋ VA 再植	6
总数[a]	181

[a] 其他类型的手术，如 CCA-SCA 超解剖学搭桥、颈动脉-颈动脉搭桥、椎动脉再植（不伴 CEA）等，在这里没有计数，因为这些被认为是简单的手术。同时，可以将这些患者数量（181 例）与行 CEA 的总数（478 例）相对比

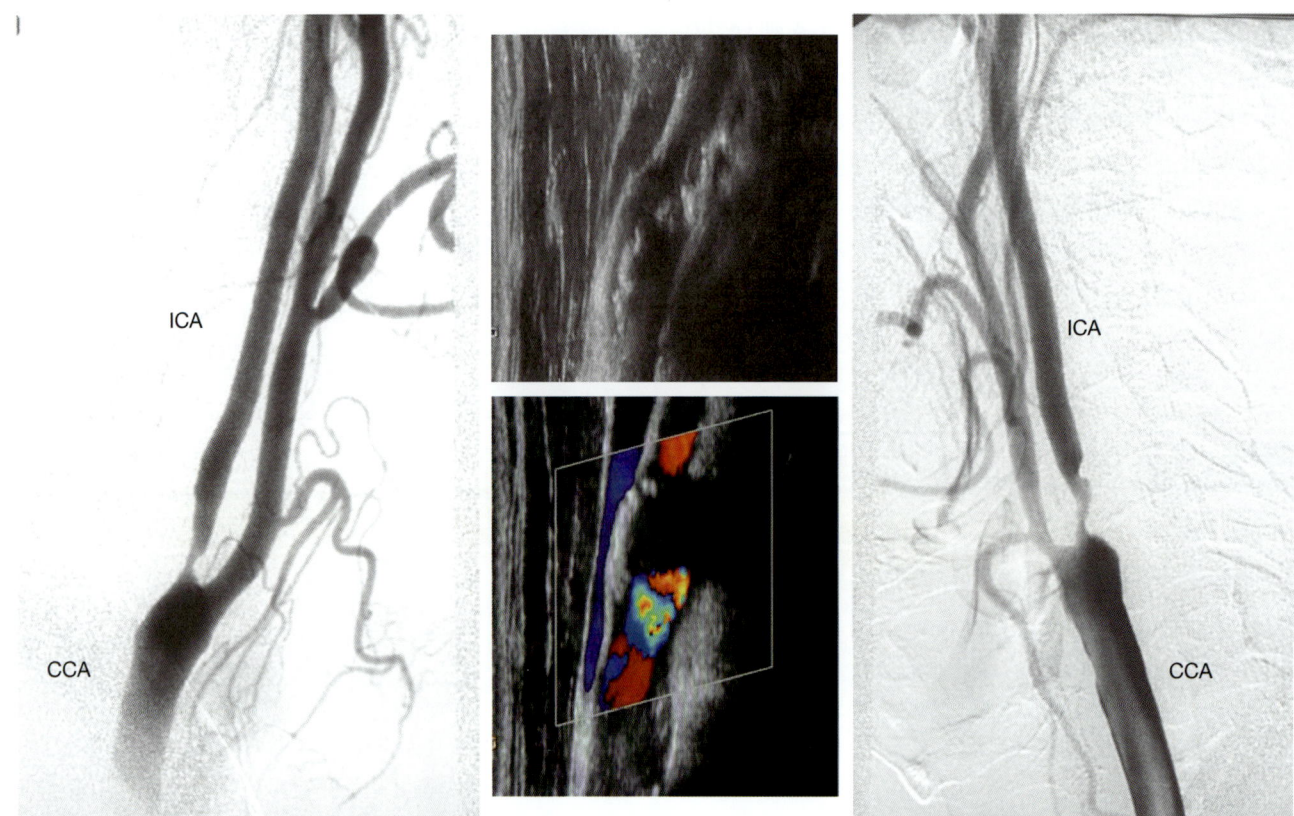

图 13.1 同期双侧颈动脉内膜切除术（SBCE）。患者表现为猝倒症，双侧颈动脉分叉部可见严重的近闭塞狭窄，计划行 SBCE 手术。图中分别为血管造影和多普勒检查

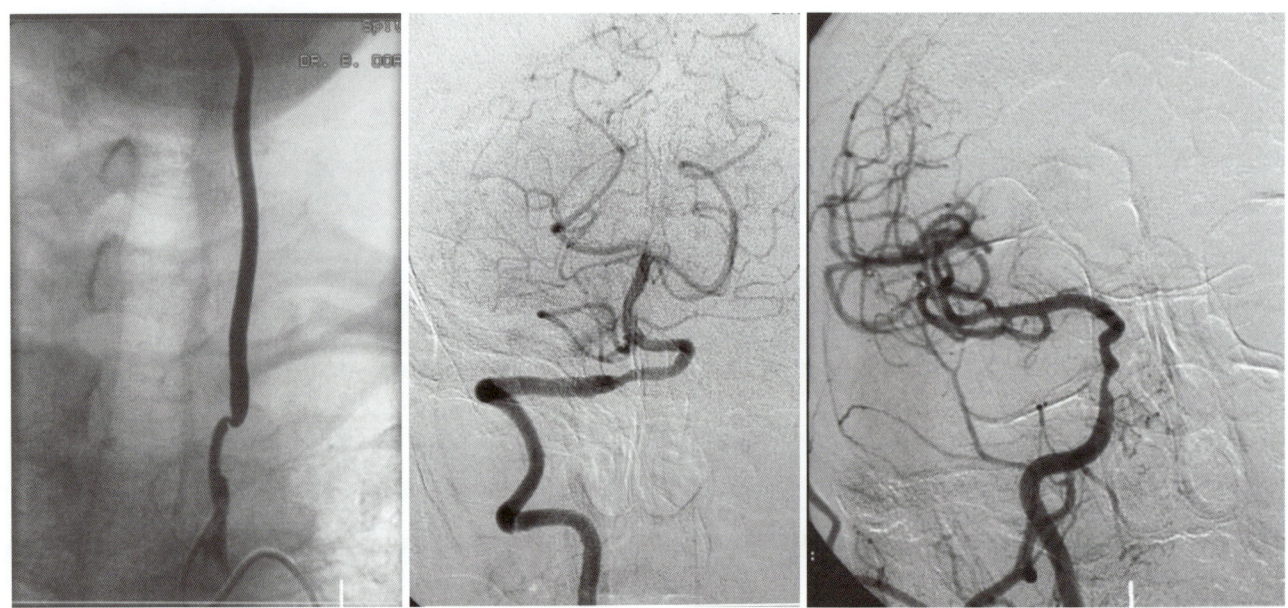

图 13.2 其他相关病变。椎基底动脉系统（颅内、颅外或两者都有）和 ICA 颅内段都存在相关病变，需要特别关注，因为这些可能影响血运重建的策略和流程，甚至是血运重建的禁忌。在局部麻醉下术中可对清醒患者的 Willis 环代偿功能进行最准确的评估

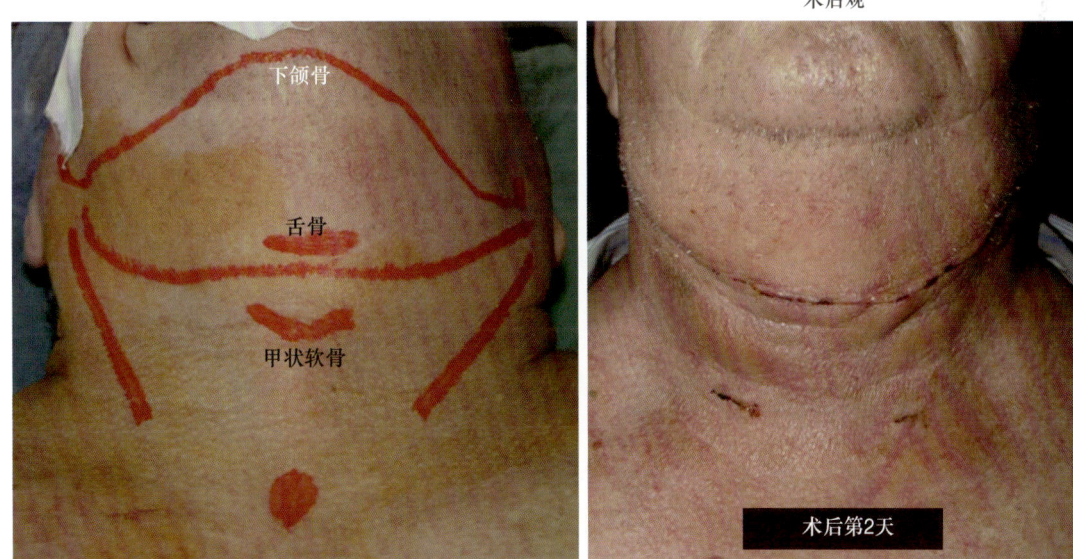

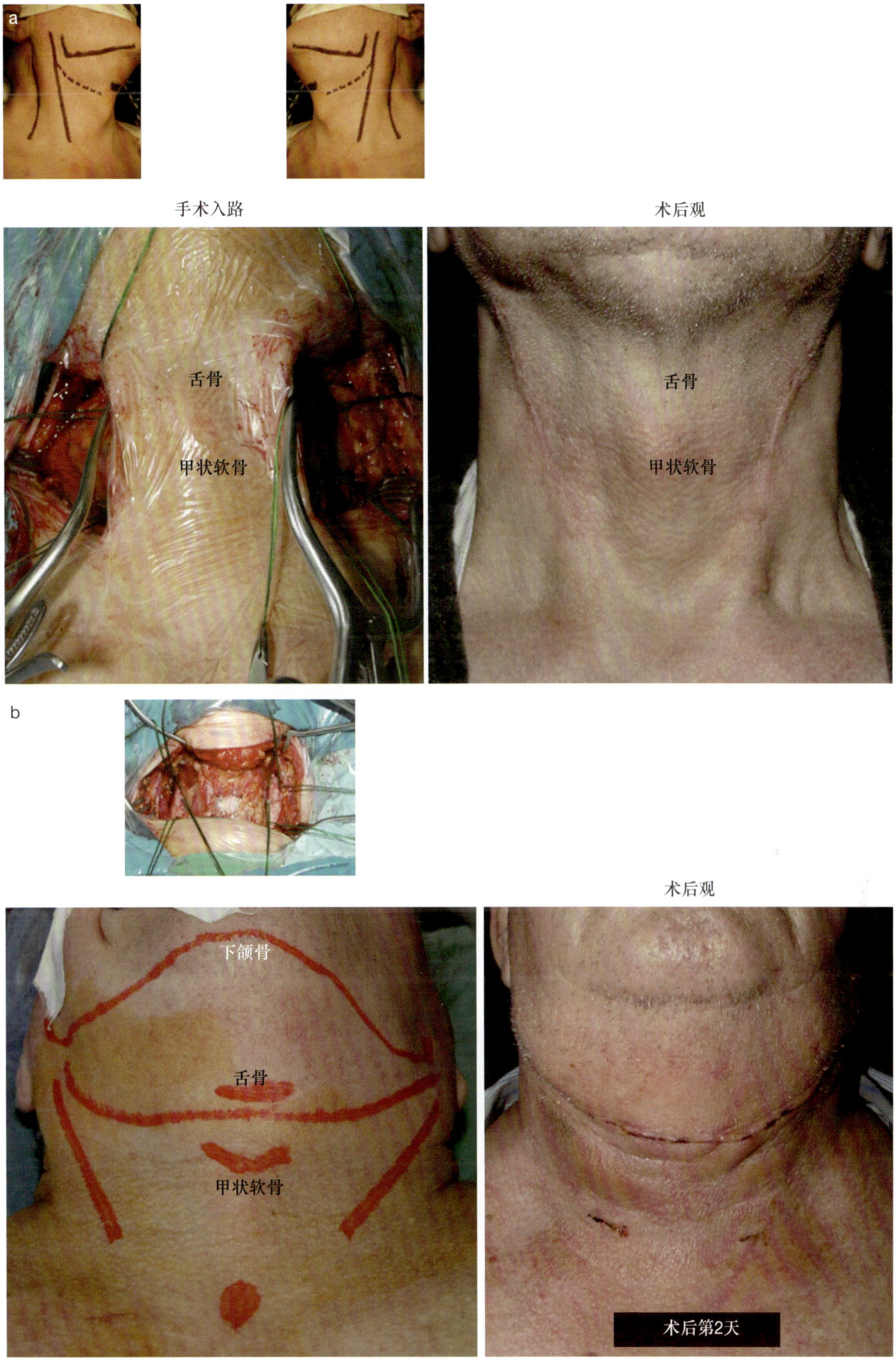

图 13.3 SBCE 的手术入路。**a.** 经典入路为颈部两个独立的纵行切口。另外，可采用斜切口。**b.** 单个颈部横切口，同时暴露颈动脉分叉。注意最好的美容效果。然而，这种入路发生颈部血肿的风险较高

图 13.4 SBCE 斑块形态。**a.** 严重双侧狭窄和不稳定斑块伴有明显的脂质核心。**b.** 重度的狭窄和对侧症状性溃疡斑块。这些例子说明在颈动脉分叉部病变的形态多样，且重度狭窄和复杂斑块之间相关性并不强

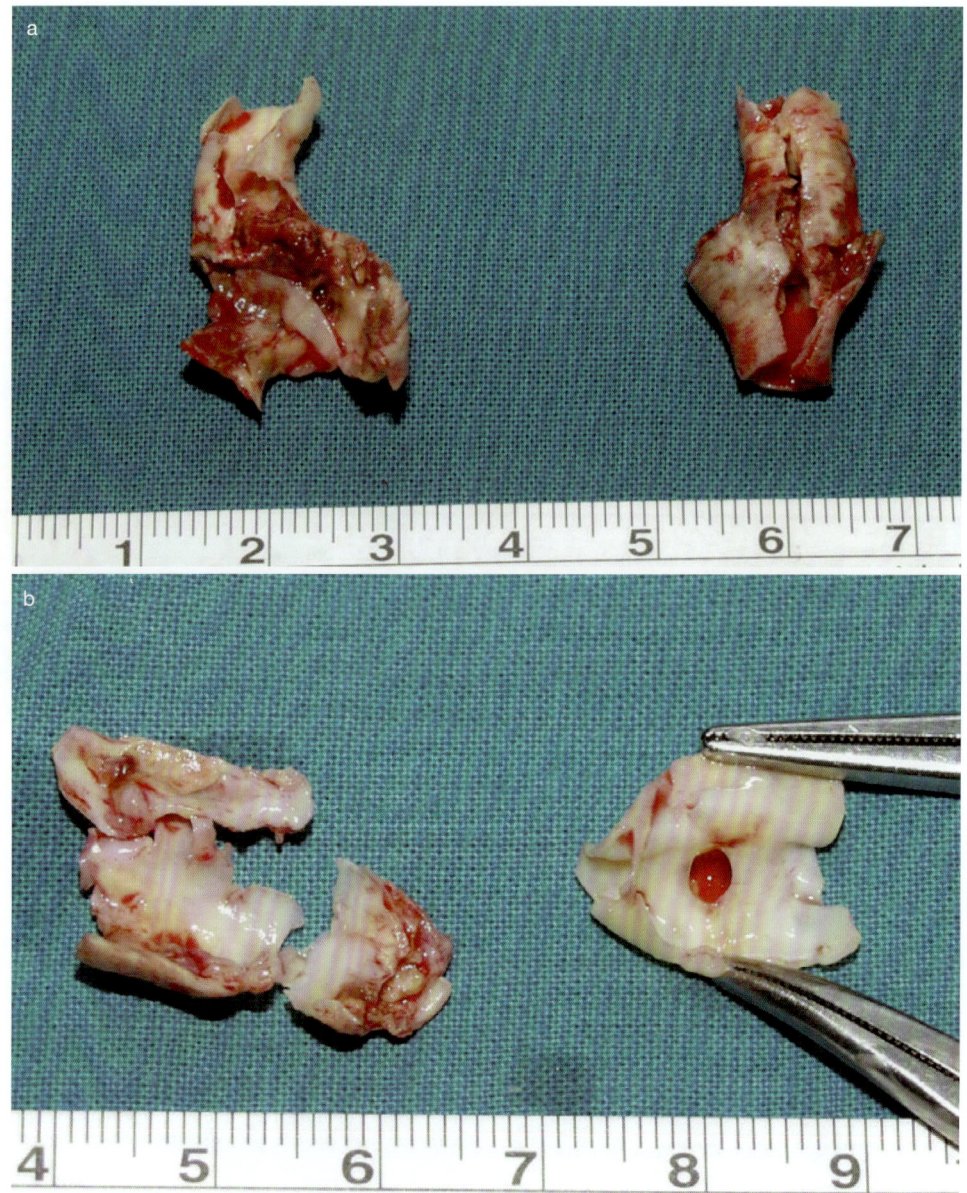

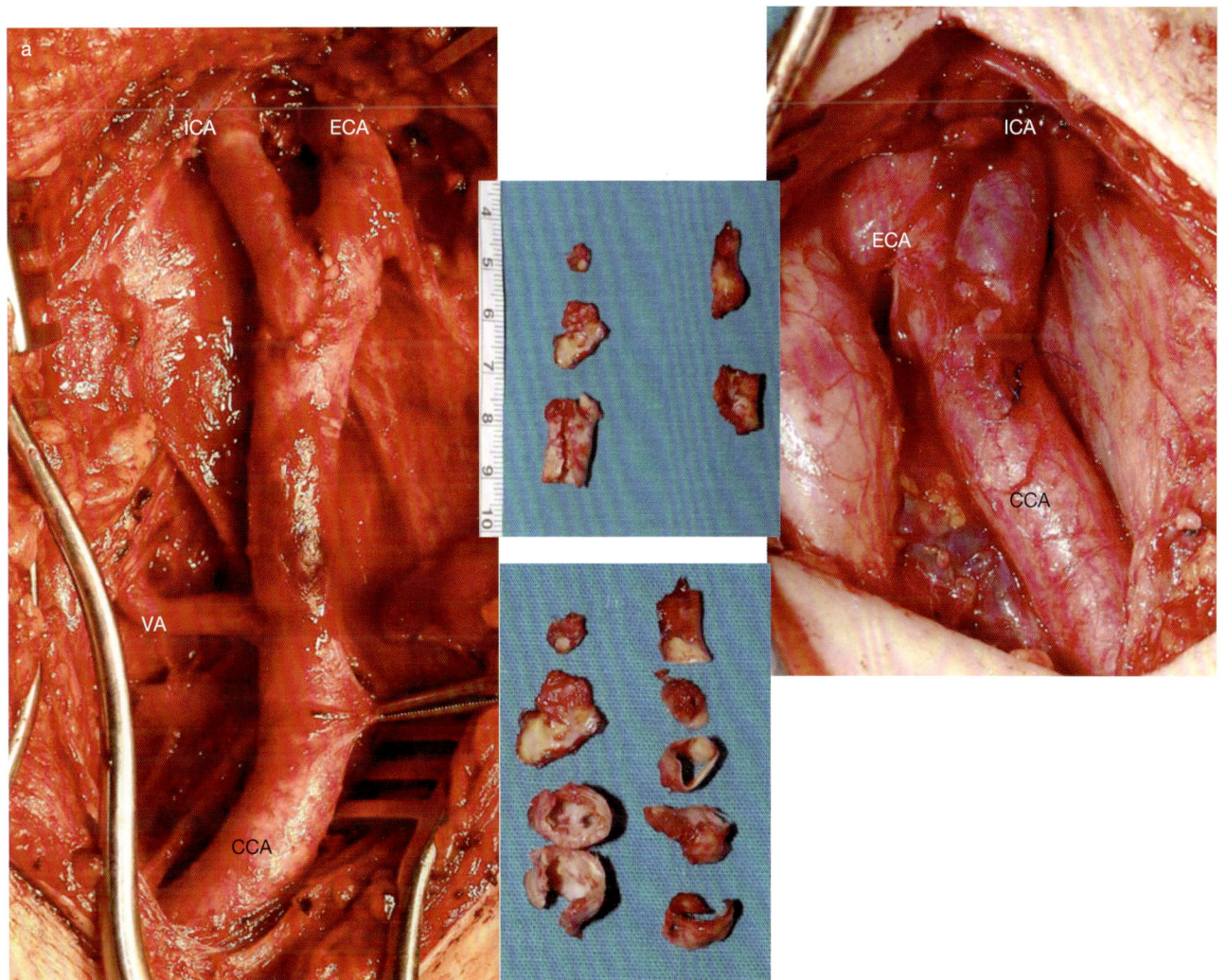

图 13.5 SBCE ＋椎动脉再植：三合一手术，a. 术中复杂的重建包括 SBCE 和右侧椎动脉再植到 CCA。在中间，是切除的斑块。双侧颈动脉分叉的处理采用的是外翻技术。b. 同一位患者的最终造影。CEA，颈动脉内膜切除术；VA，椎动脉

图 13.5（续）

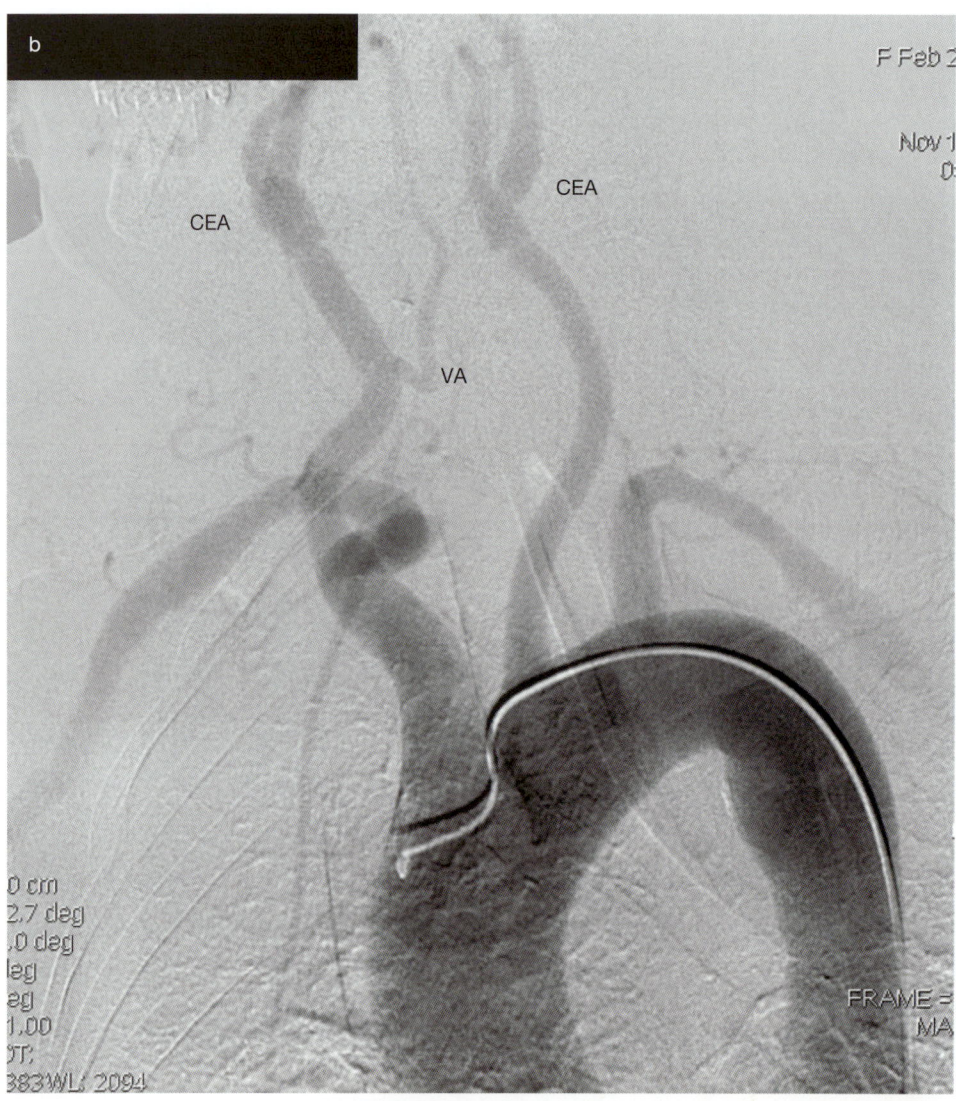

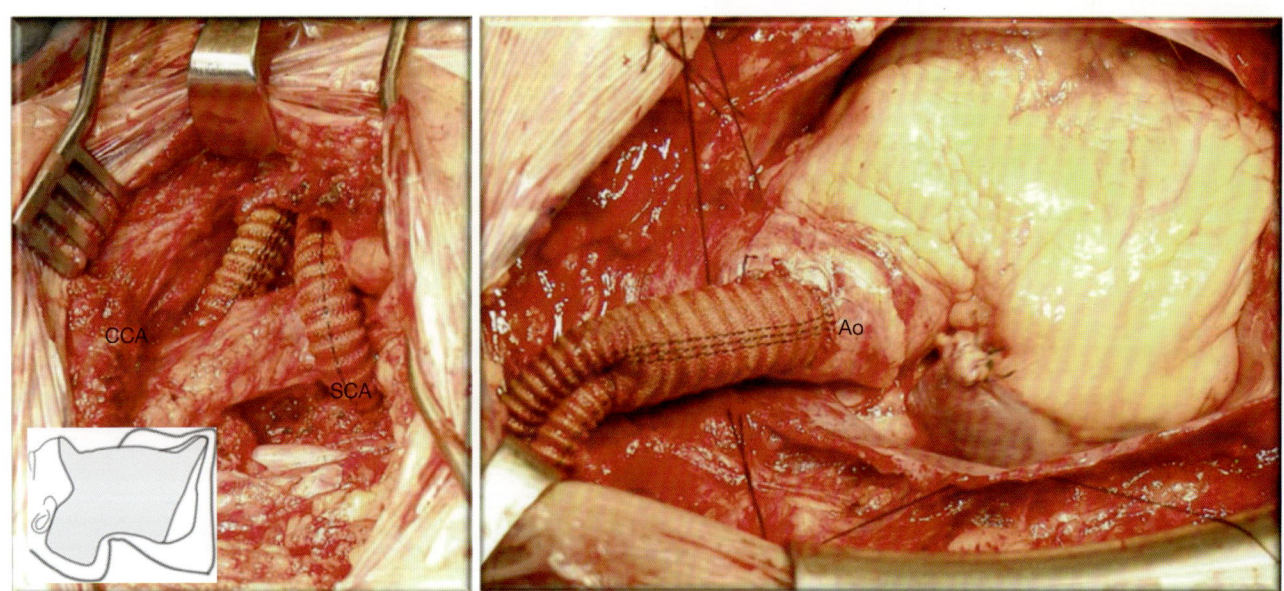

图 13.6 闭塞的头臂干搭桥。对头臂干闭塞的解剖学重建：从升主动脉至右侧 SCA 和右侧 CCA 搭桥。当发现右侧颈动脉分叉部存在病变时，在 CEA 后将移植物的颈动脉支吻合到右颈动脉分叉部

第 13 章 扩大范围的脑血管血运重建 | 275

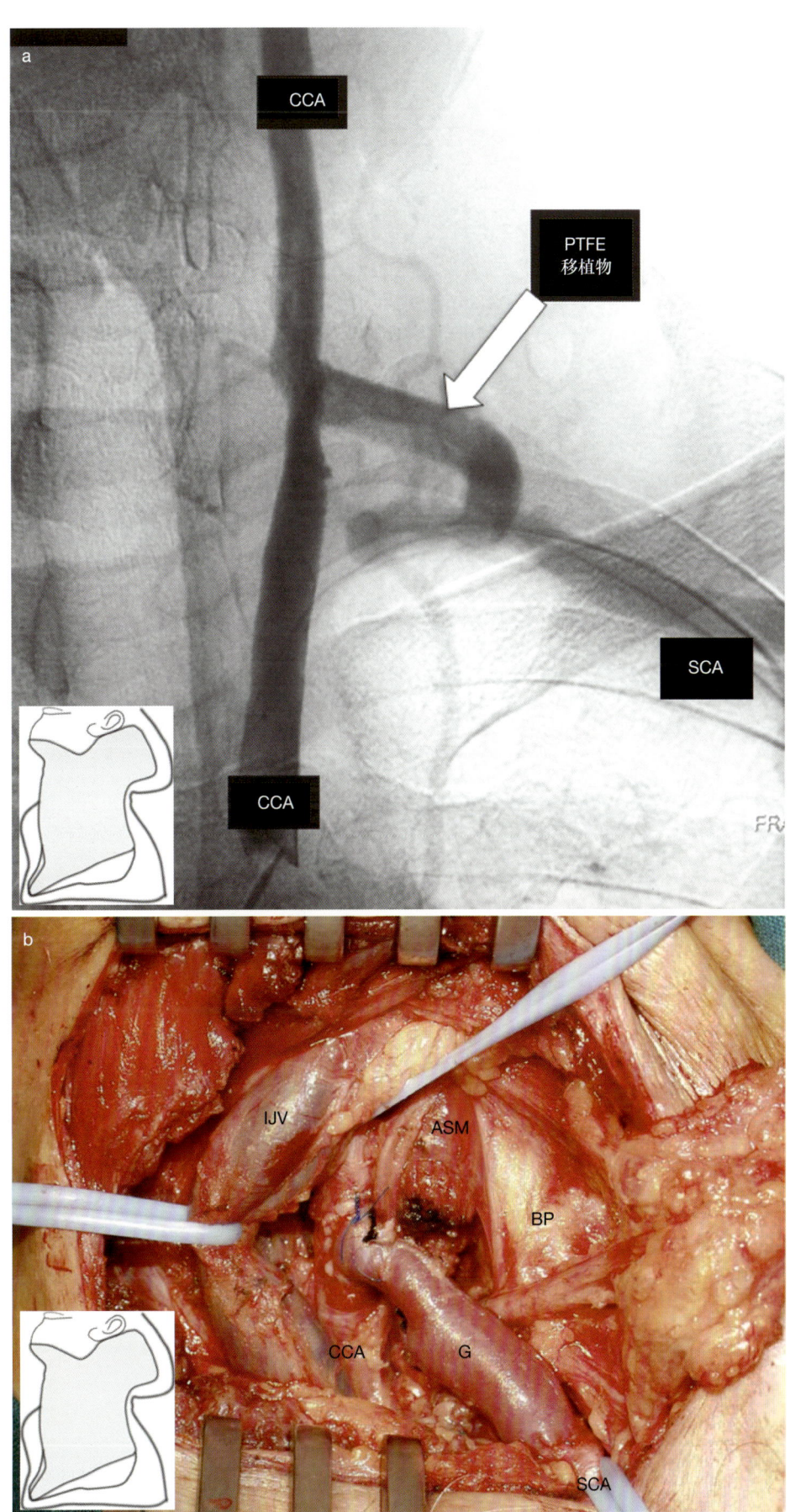

图 13.7 CEA＋SCA 血运重建。a. 造影显示从 CCA 到闭塞的 SCA 搭桥，采用 PTFE 移植物。注意 SCA 分支的逆行显影。特别注意清除空气、血栓，防止其作为栓子进入远端的 CCA 和 ICA 或椎动脉。b. 替代手术方案使用自体静脉移植（G）。注意桥血管在颈内静脉的后方。ASM 被切断

图 13.8 颈动脉分叉到 SCA 搭桥。这项技术包括颈动脉内膜切除术和内膜切除后的颈动脉到闭塞 SCA 的搭桥。PTFE 移植物上方部分用作补片扩大颈动脉分叉。移植的管道位于胸锁乳突肌下方

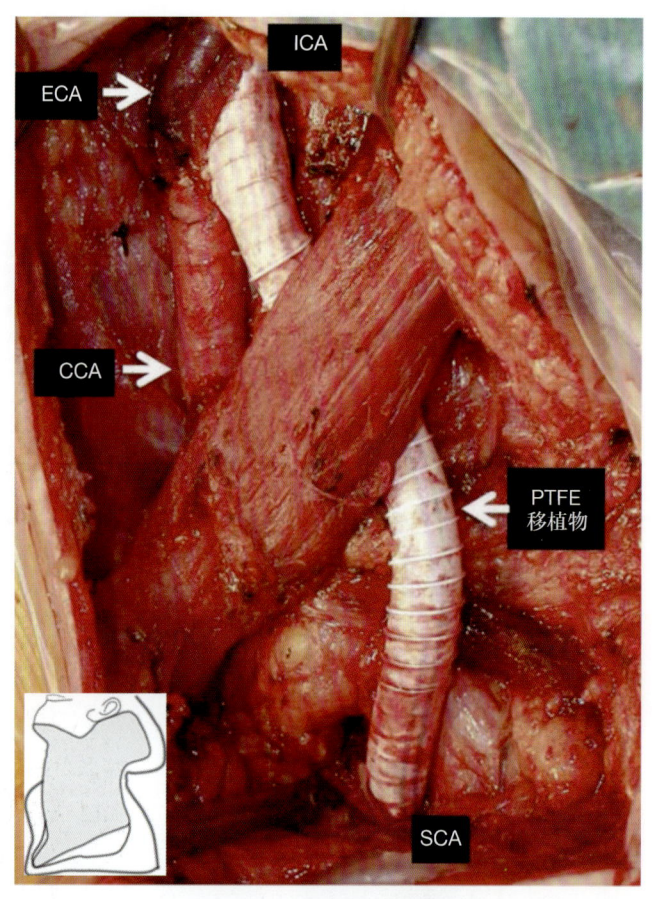

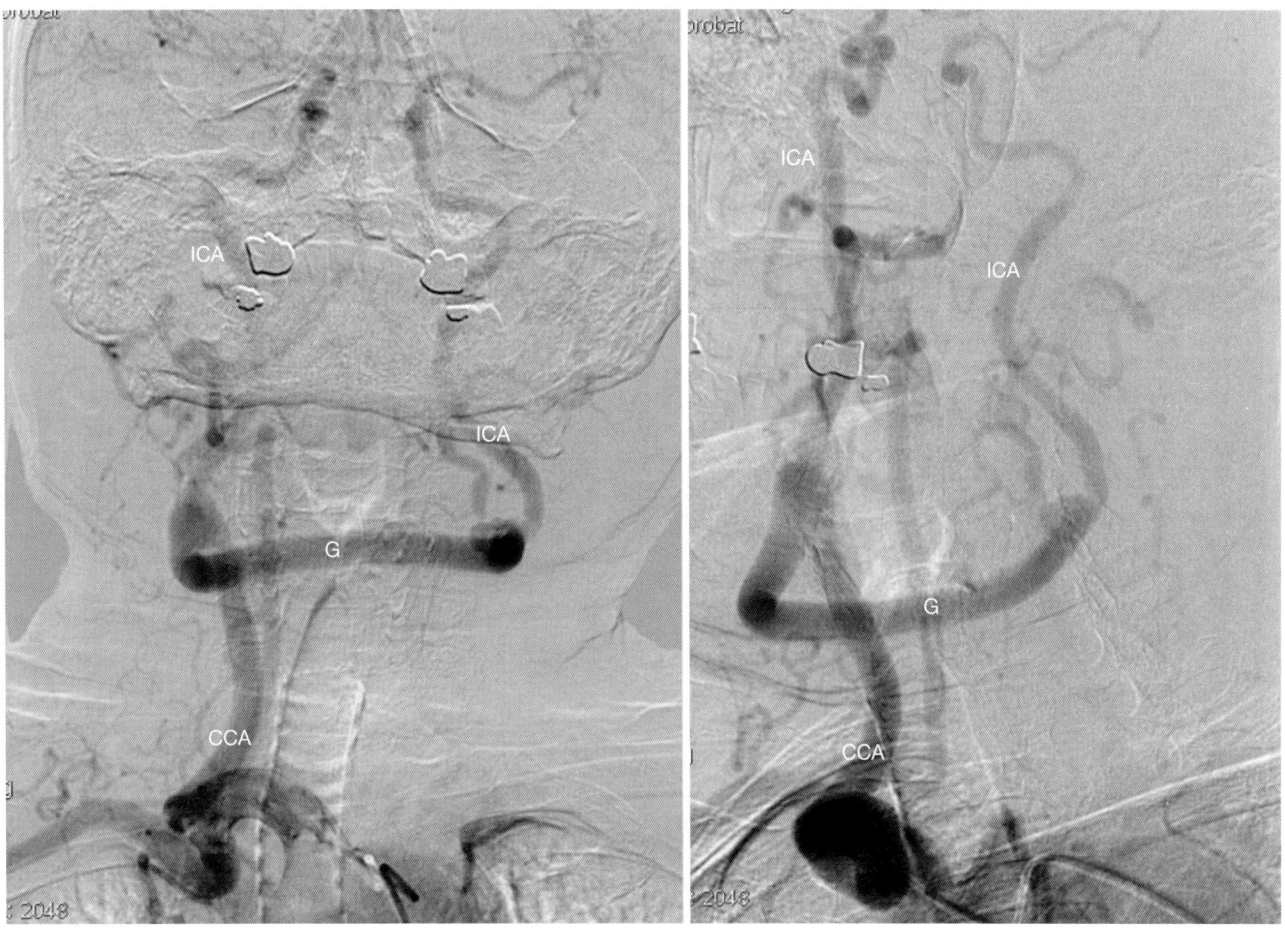

图 13.9　超解剖学颈动脉-颈动脉搭桥术。图示一例老年女性患者，颈部血管均有重度动脉粥样硬化，只有一根供血血管相对较好，即右侧 CCA。左侧 CCA 闭塞，但分叉处仍然是通畅的。两个颈动脉分叉均有动脉粥样硬化病变，需要行同期双侧颈动脉内膜切除。喉前的 PTFE 桥血管（G）用于重建左侧颈动脉系统

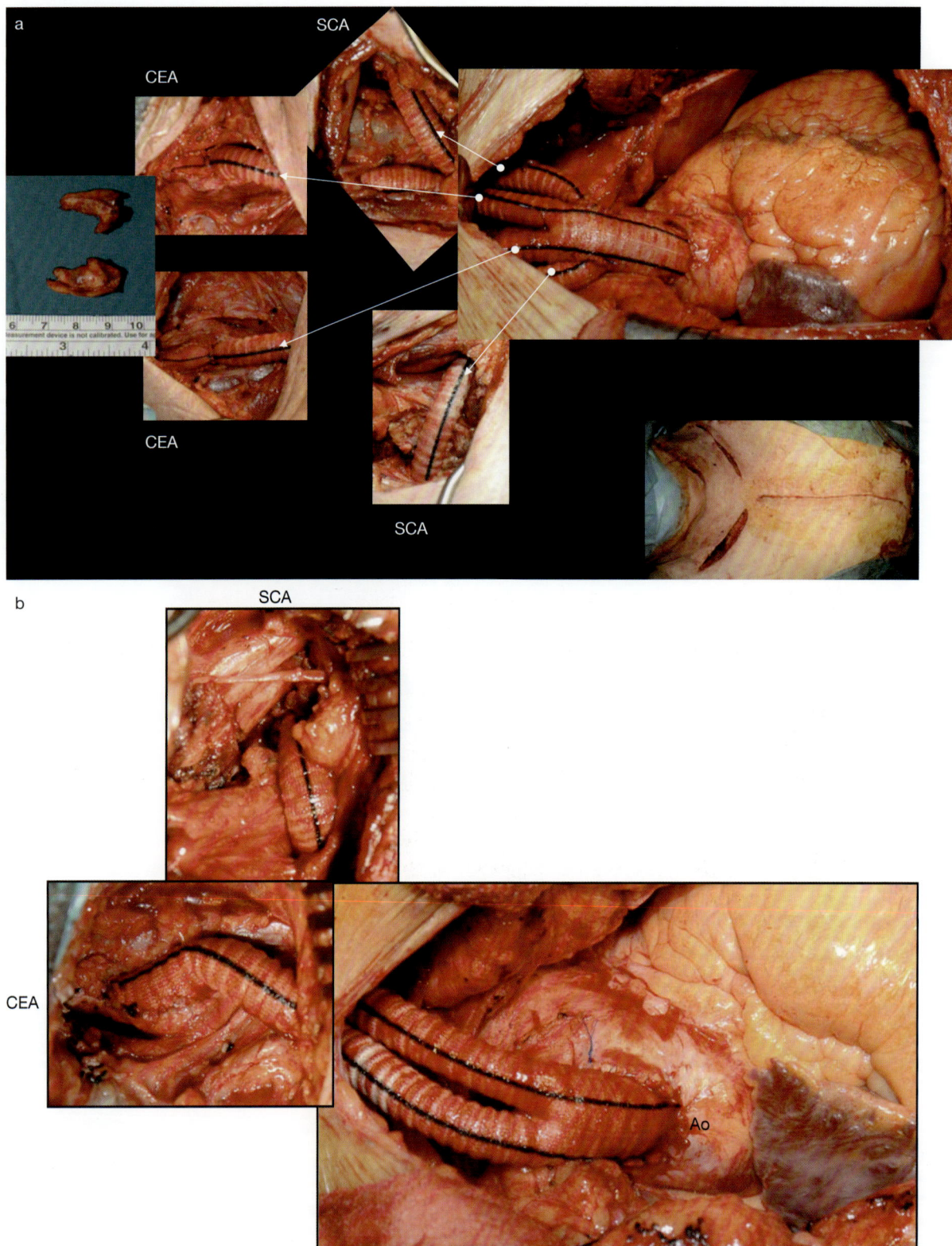

图 13.10 自升主动脉的搭桥。为重建颈部血管进行各式各样的搭桥。所有这些都可以用于主动脉弓动脉瘤的患者。**a.** 升主动脉上植入四分叉的移植物（额外的两支临时吻合）。分支到达双侧 SCA 和双侧的颈动脉。注意分叉部做了内膜切除（最左侧展示了切除的斑块）和人工补片修补。右下图显示联合入路切口：胸骨切开和双侧平行切口。我们更倾向于颈部平行切口而不是单一纵行切口。**b.** 从升主动脉到左侧颈部血管（ICA 及 SCA）搭桥。注意在这个病例中，移植物颈支被用作扩大补片修补。**c.** 一例头臂干闭塞的患者在右侧接受了类似的重建。**d.** 四分叉移植物的患者术后造影

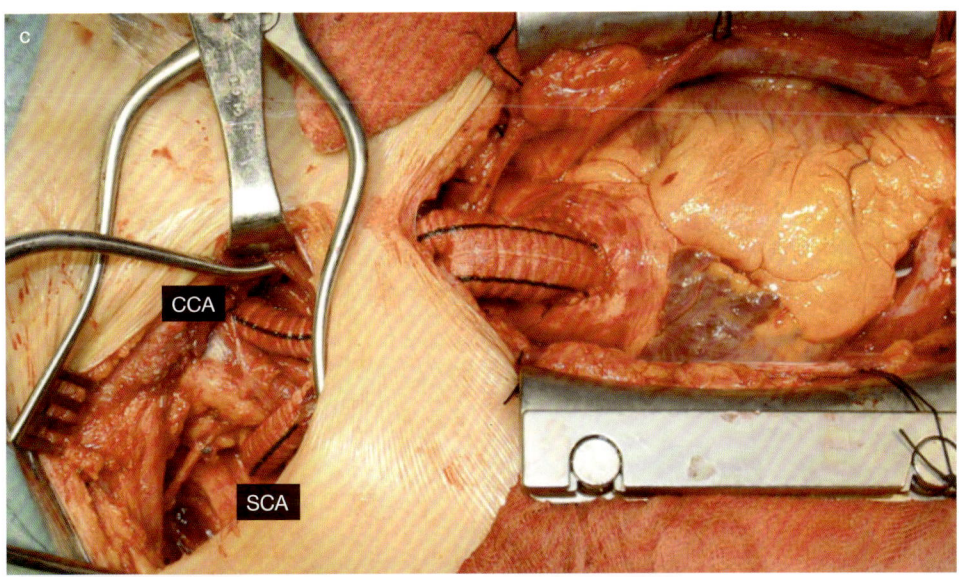
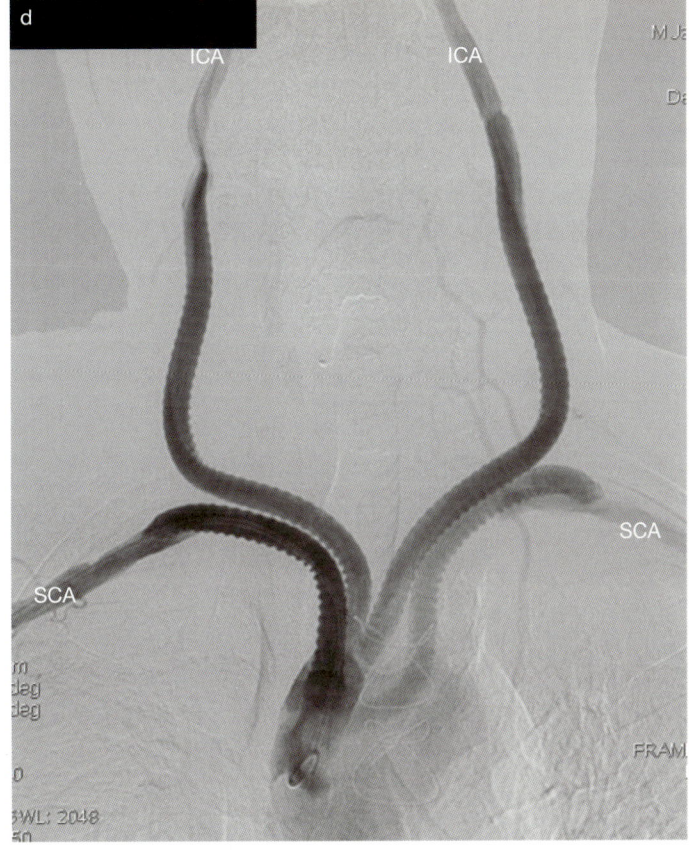

图 13.10（续）

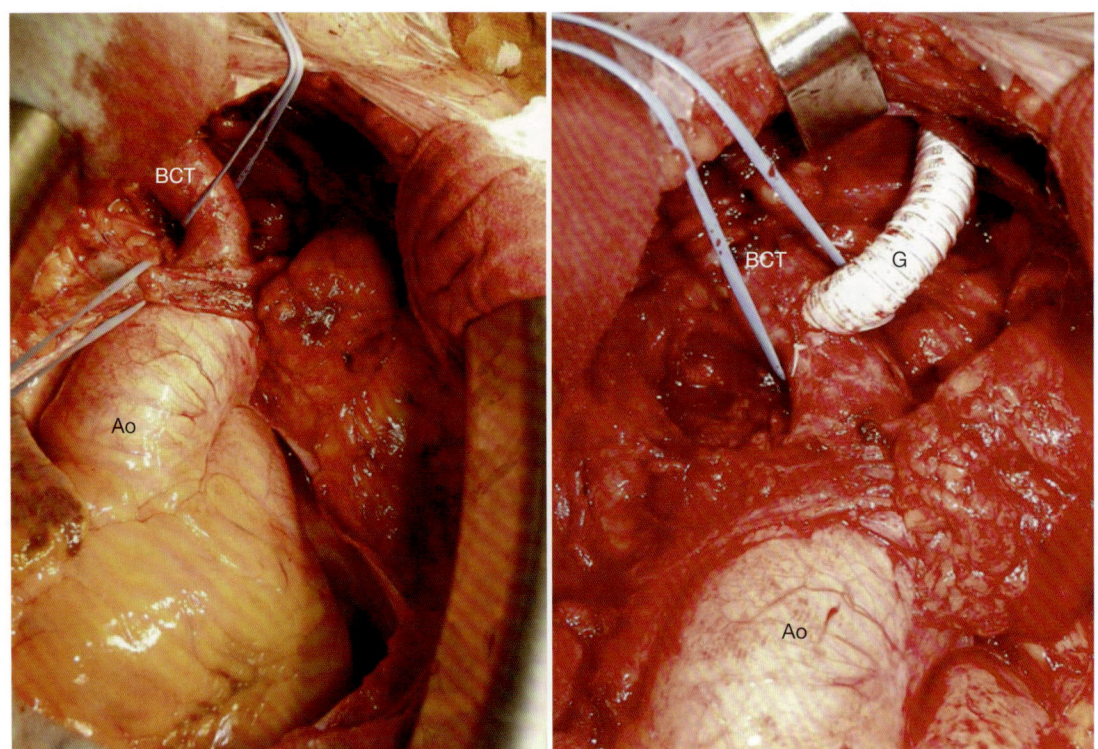

图 13.11 头臂干作为供血血管。当升主动脉的质量限制其用作搭桥的血管或患者不能耐受升主动脉侧方夹闭时，头臂干也是一个好的选择。虽然术前的诊断评估必须要排除升主动脉的扩张或大量严重的钙化，但总会遇到一些特殊情况，在术中才发现升主动脉条件不好。冠状动脉旁路手术时也一样，此时近端吻合点可能选择在头臂干而不是升主动脉

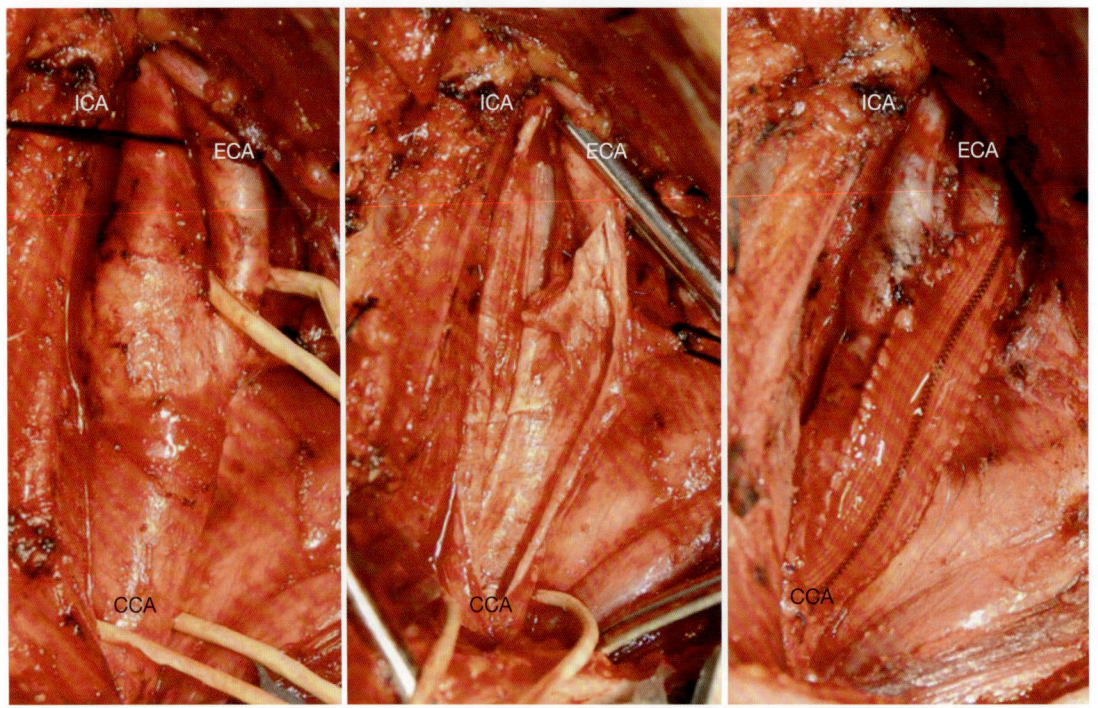

图 13.12 ECA 的血运重建。双侧 ICA 闭塞患者，ECA 起始端重度狭窄，治疗可以行血管内治疗（见第 7 章）或手术治疗。术中暴露右侧颈动脉分叉部。ICA 闭塞（注意 ICA 松开阻断后没有血液反流）。ECA 起始部行动脉内膜切除术后，置入补片并导向 ECA

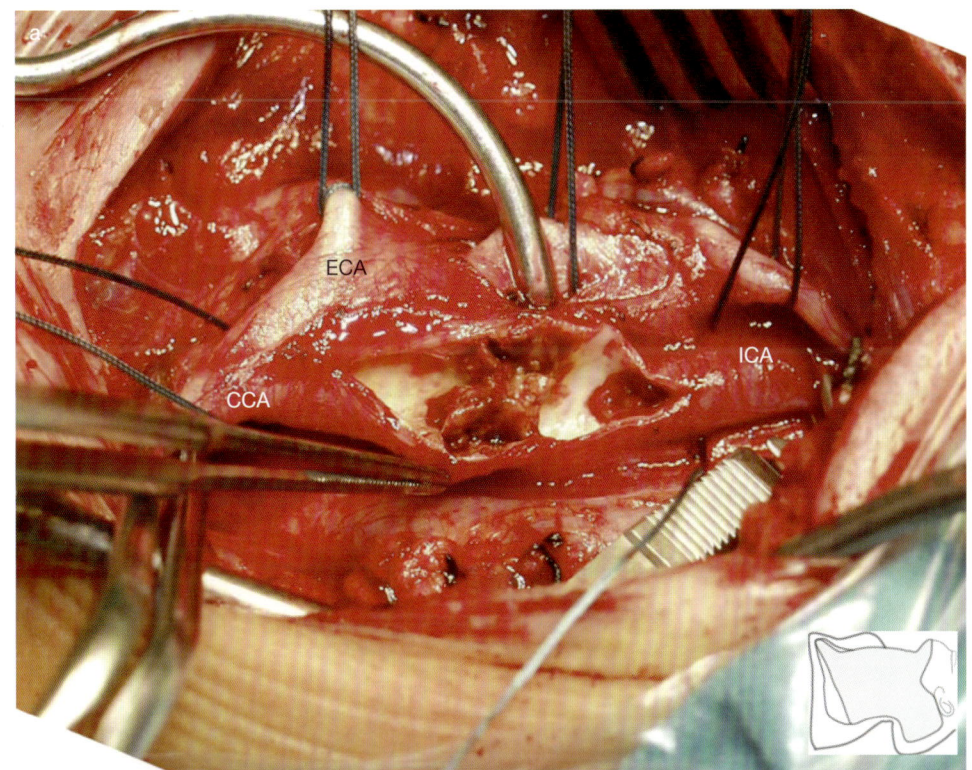
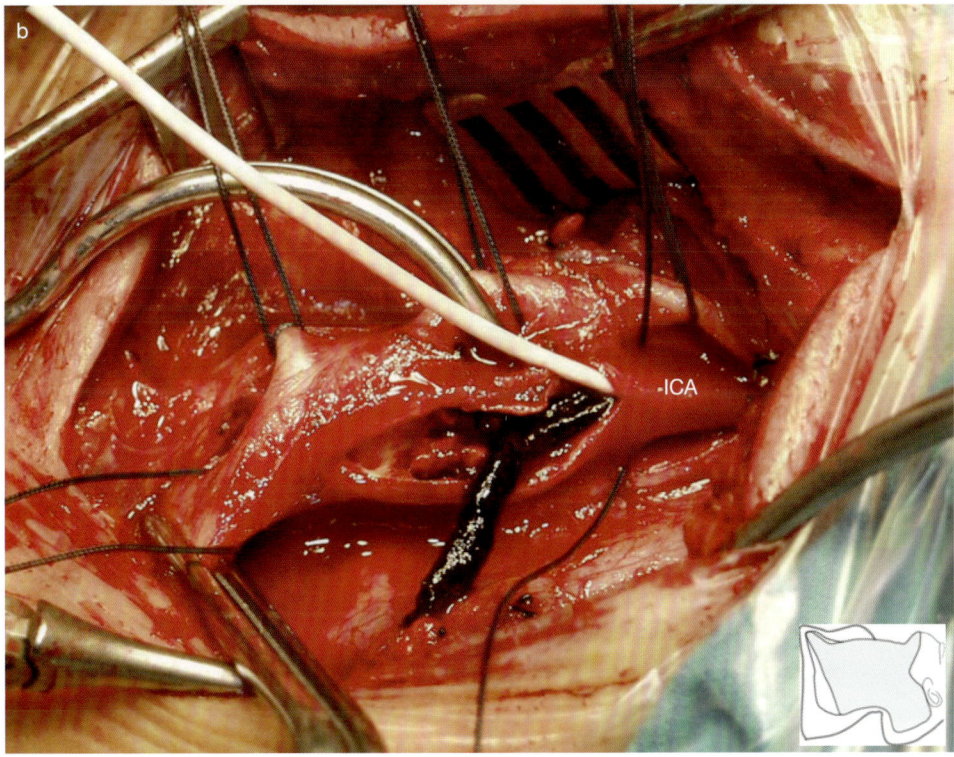

图 13.13 ICA 血栓切除术（1）。近期血栓性闭塞的 ICA 可以通过取栓和补片修补实现再通。**a.** 左侧 ICA 起始段闭塞（注意斑块内出血），血栓的末端在 ICA 起始处。**b.** 通过一个 Fogarty 导管实现 ICA 再通。斑块被切除，分叉用补片修补。**c.** 从 ICA 切除的斑块和取出的血栓。血液从 ICA 颅内段逆流防止血栓造成远端的栓塞

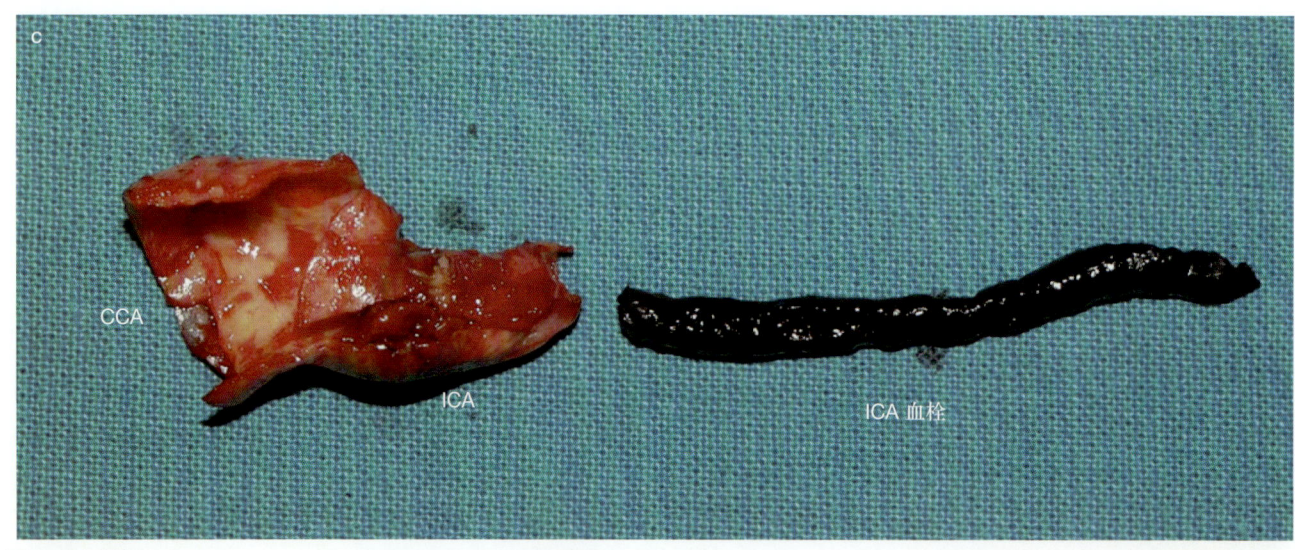

图 13.13（续）

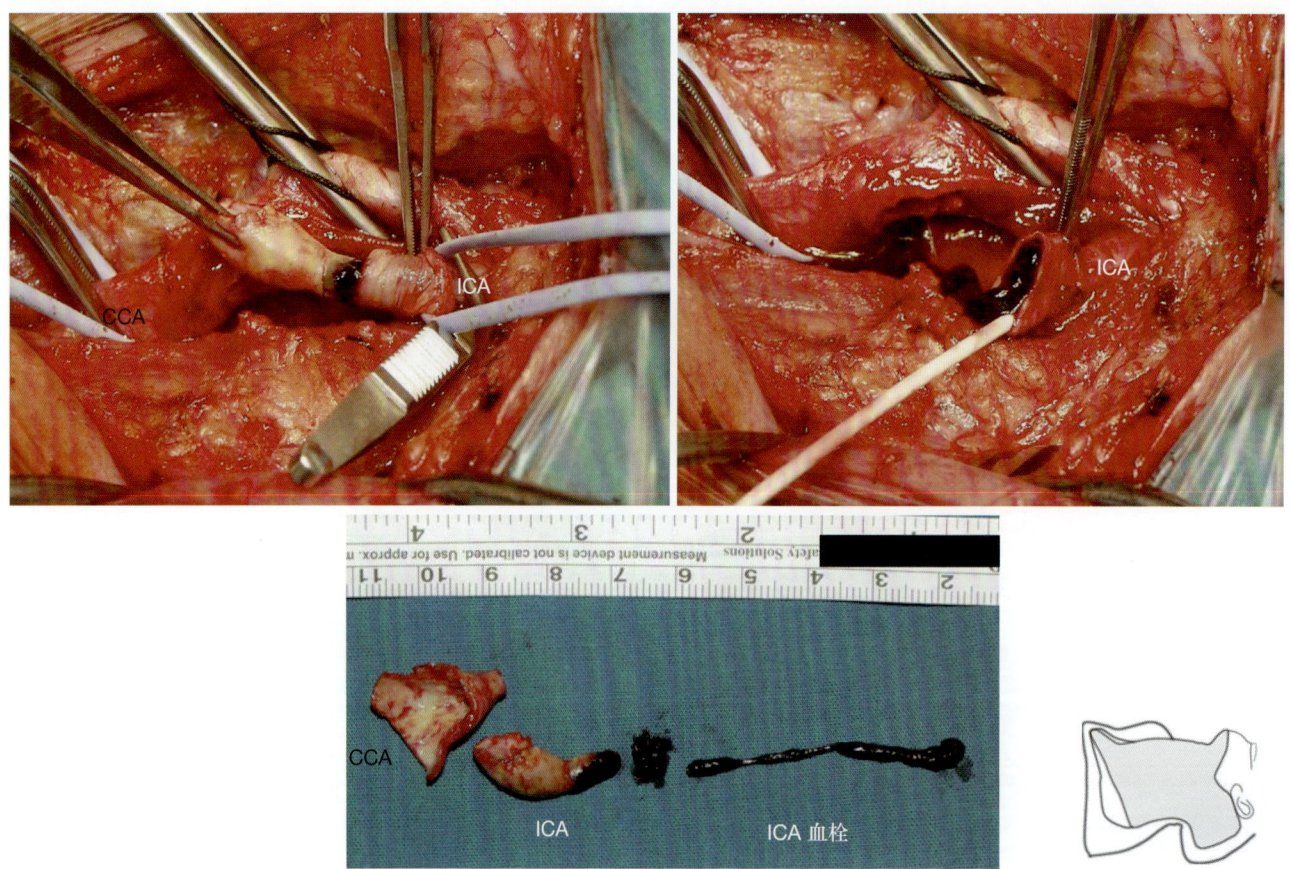

图 13.14 ICA 血栓切除术（2）。一例近闭塞病变的患者 CEA 术中意外发现 ICA 内血栓形成。在从诊断到手术的过程中，ICA 闭塞了。ICA 的处理同上。斑块通过外翻技术被切除

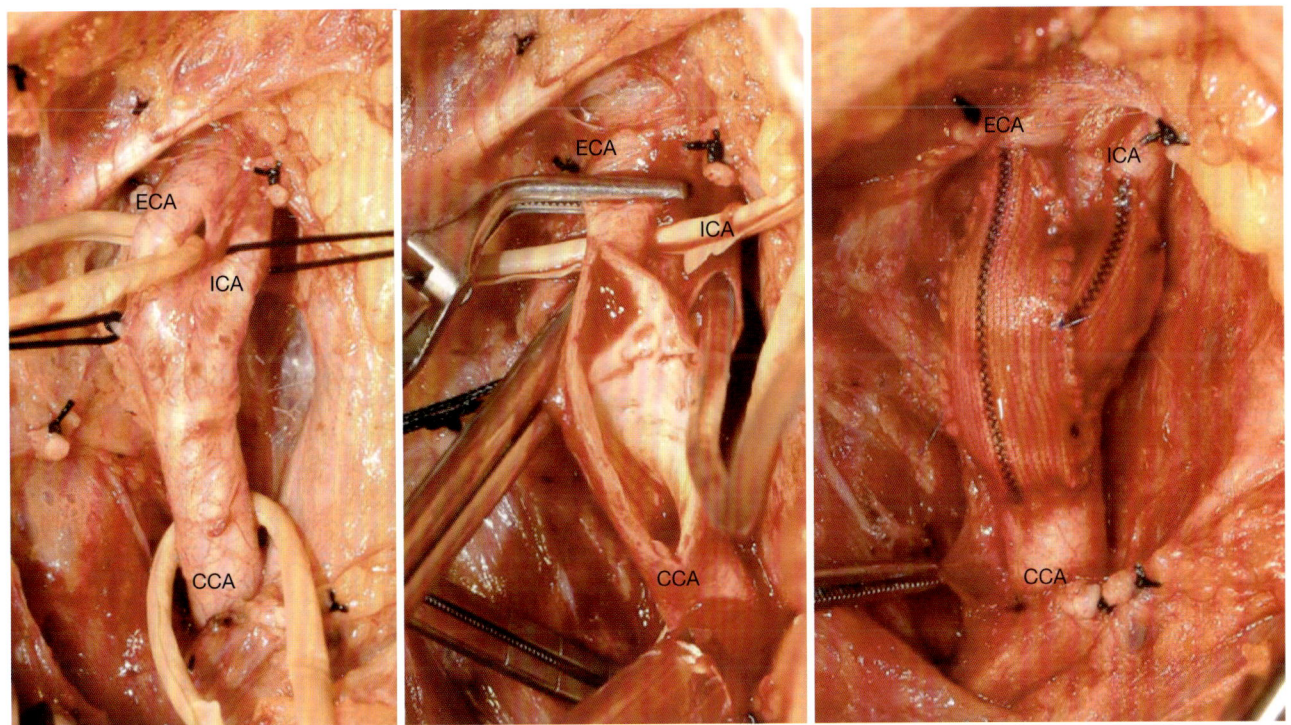

图 13.15 两分叉形补片。右侧颈动脉分叉部术中所见。ICA 发育不良（与 ECA 直径相比较）。用软管试探 ICA 的通畅性。分叉部切开后，证实 ECA 起始部扩大，正常的补片被修补于 ECA 的起始部。一个额外的燕尾式补片被用来扩大 ICA 的起始部。如果 ICA 逐渐闭塞，ECA 仍然能保持通畅

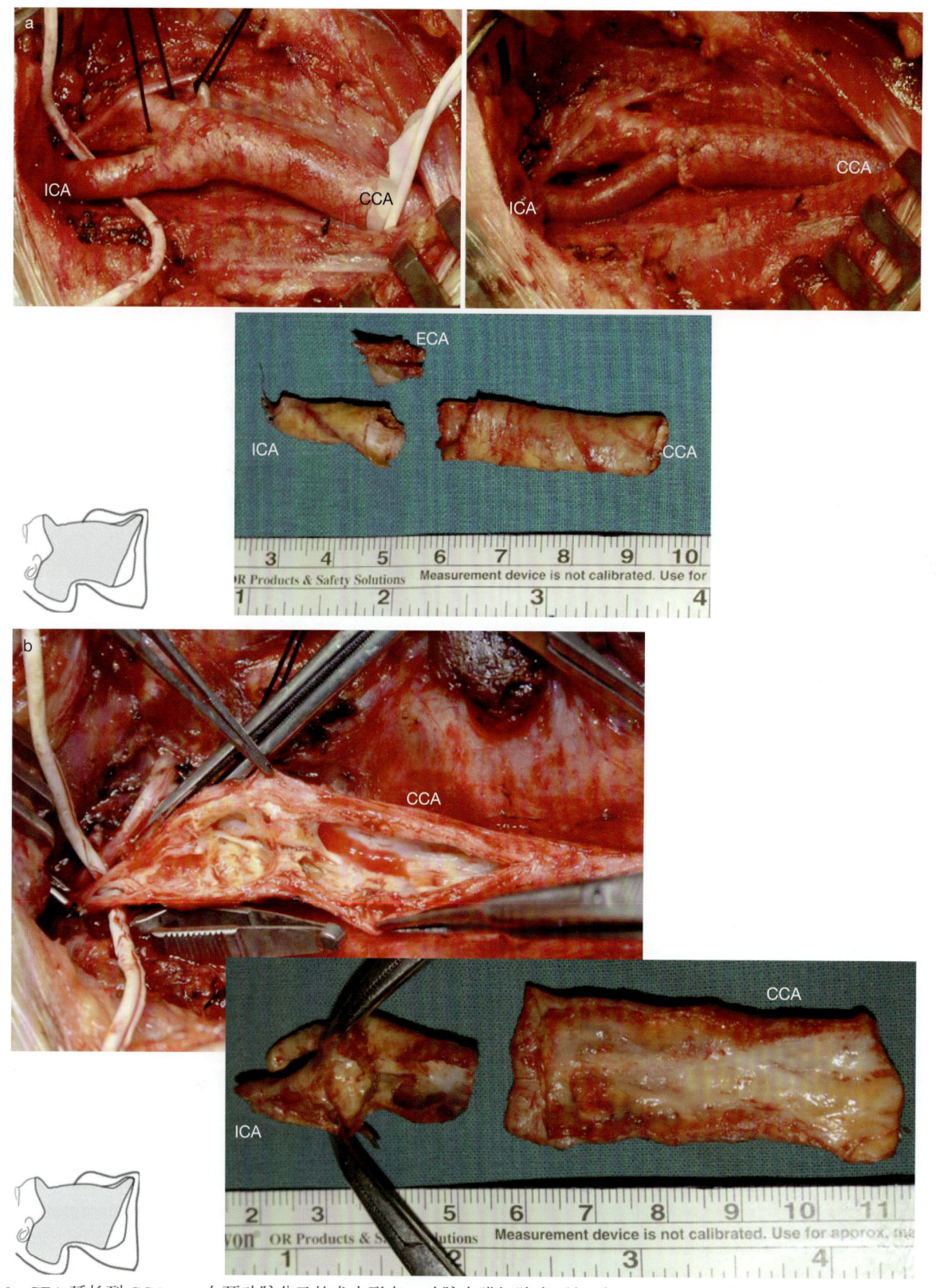

图 13.16 CEA 延长到 CCA。a. 右颈动脉分叉的术中形态。动脉内膜切除术延长到了 CCA，通过外翻 CCA 切除了长的斑块（约 4 cm）。b. 在体及切除后的颈动脉斑块的形态。注意阻塞血流的多级位点和斑块的复杂特征。CCA 上的斑块也存在一个显著的脂质核心并且也是溃疡性的。c. 另一例较长的动脉内膜切除术后的斑块和超过常规尺寸的补片的形态（约 7 cm）。还要注意 CCA 虽然是中度狭窄，但合并有溃疡性斑块

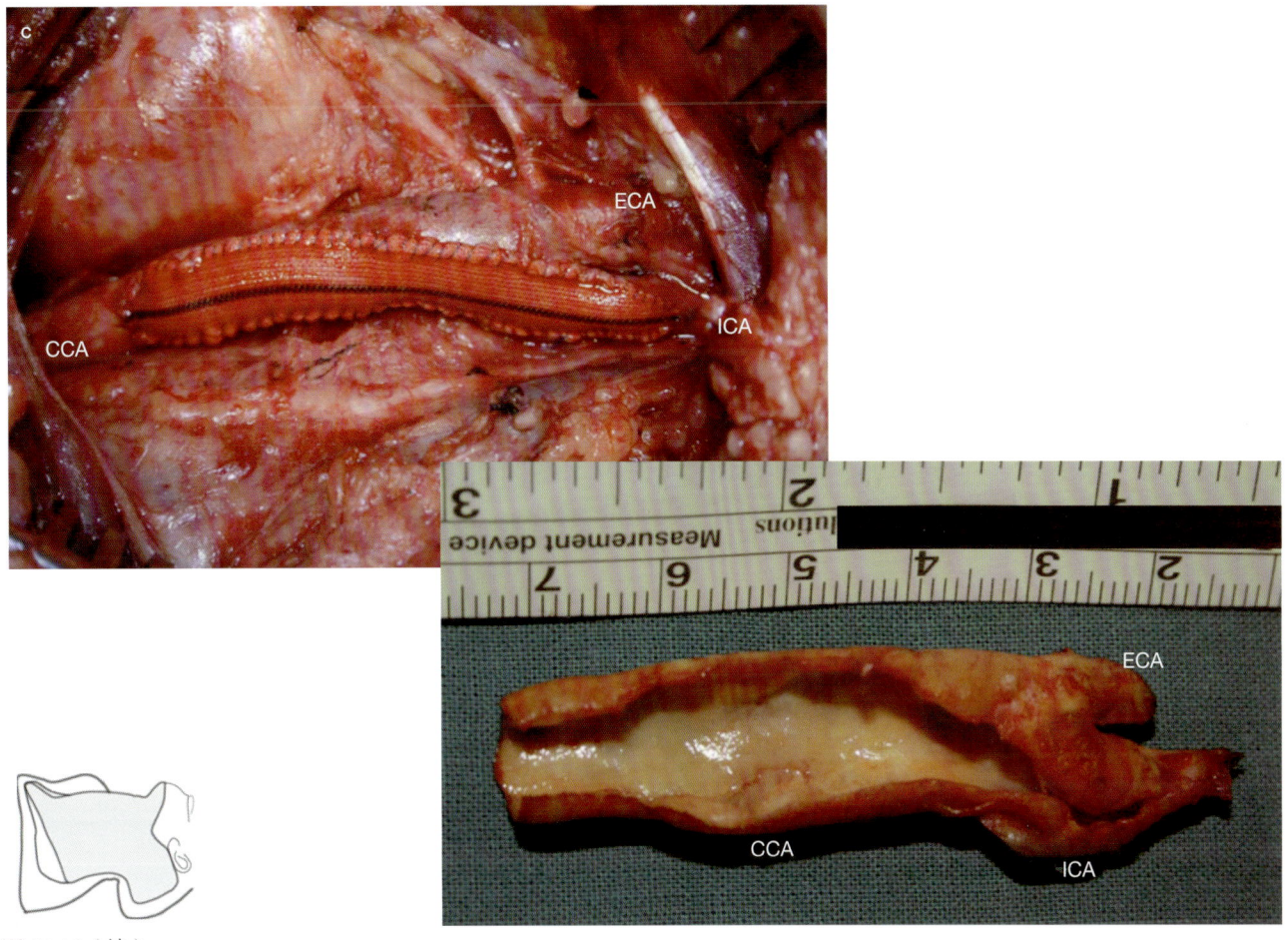

图 13.16（续）

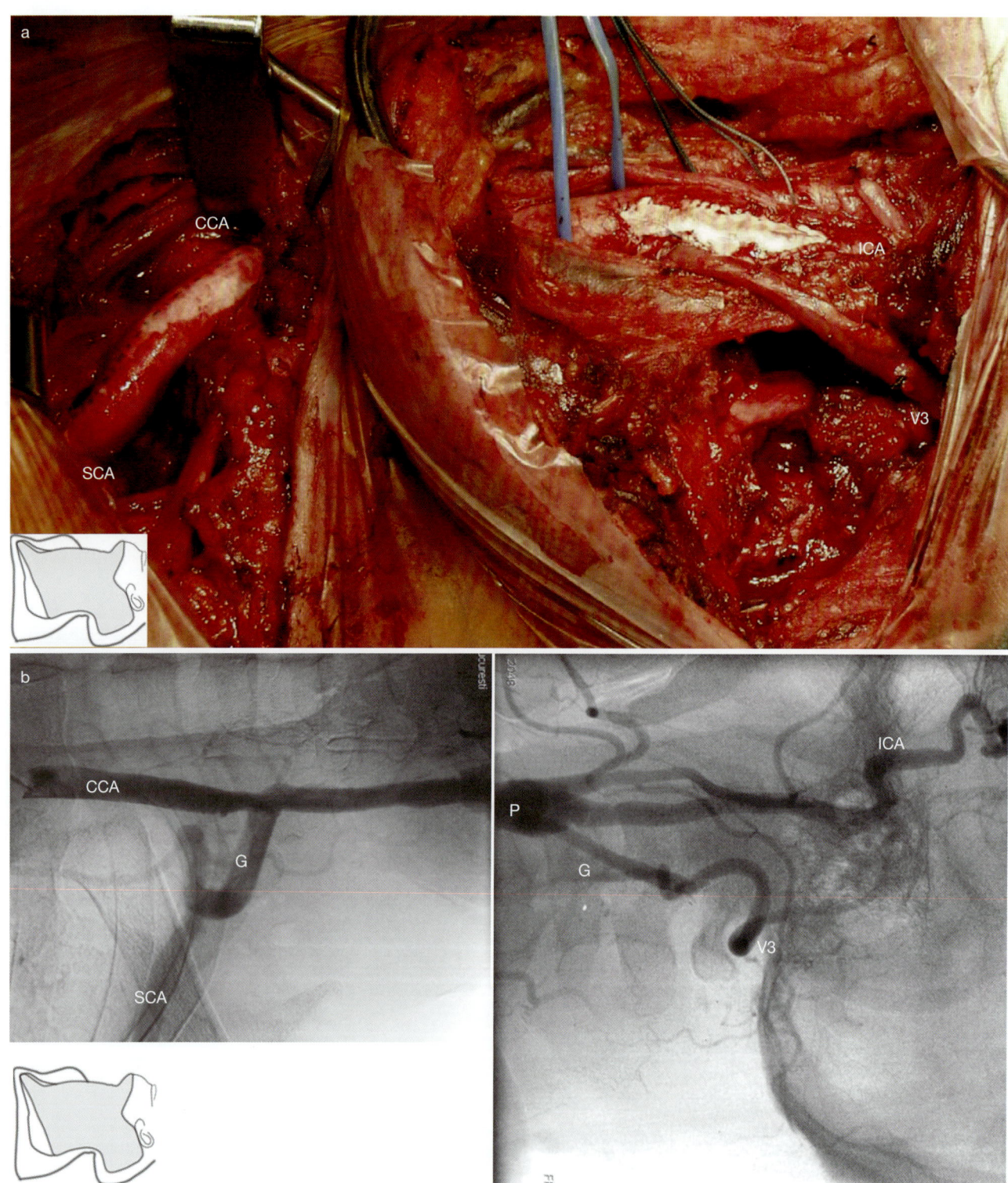

图 13.17 CEA + CCA-SCA 搭桥 + V3 段搭桥。这里介绍了 SCA、VA 和 CEA 的联合血运重建。**a.** 术中形态。进行两个平行的水平切口以暴露血管：用于 CCA 和 SCA 的锁骨上切口，及用于暴露颈动脉分叉和 V3 的上部切口。首先用 PTFE 人工血管进行 CCA-SCA 搭桥。移植大隐静脉（G）的远端与 V3 吻合。随后进行 CEA 和颈动脉分叉的补片修补。在完成补片的缝合后，大隐静脉补片的近端与颈动脉分叉处吻合。没有使用转流管。**b.** 动脉重建的血管造影形态。两个移植物均标记为"G"：左侧为 PTFE 人工血管，右侧为移植的大隐静脉。颈动脉分叉已成为三分叉

参考文献

1. Kaku Y, Yoshimura S, Kokuzaka J. Factors predictive of cerebral hyperperfusion after carotid angioplasty and stent placement AJNR. 2004;25:1403–8; Coutts SB, Hill MD, HU WY. Hyperperfusion syndrome: toward a stricter definition. Neurosurgery. 2003;53:1053–8.
2. Riles TS, Imparato AM, Mintler R, Baumann FG. Comparison of results of bilateral and unilateral carotid endarterectomy for five years after surgery. Surgery. 1982;91:258–62.
3. Pomè G, Passini L, Colucci V, Taglieri C, Arena O, Collice M, Pellegrini A. Combined surgical approach to coexistent carotid and coronary artery disease. J Cardiovasc Surg (Torino). 1991;32(6):787–93.
4. Mulinari LA, Tyszka AL, Silva Jr AZ, Navarro FB, de Carvalho RG. Bilateral carotid endarterectomy combined with myocardial revascularization during the same surgical act. Arq Bras Cardiol. 2000;74(4):353–4.
5. Lee JH, Choi CG, Kim DK, Kim GE, Lee HK, Suh DC. Relationship between circle of Willis morphology on 3D time-of-flight MR angiograms and transient ischemia during vascular clamping of the internal carotid artery during carotid endarterectomy. AJNR Am J Neuroradiol. 2004;25(4):558–64.
6. Rezende MT, Spelle L, Mounayer C, Piotin M, Abud DG, Moret J. Hyperperfusion syndrome after stenting for intracranial vertebral stenosis. Stroke. 2006;37(1):e12–4.

头颈部动脉夹层

第 14 章

Florina Antochi, Athena Mergeani

樊琪 译 杨斌 审

颈部动脉夹层

颈部动脉夹层的流行病学、病理生理学以及危险因素

颈部动脉夹层（cervical artery dissection, CAD）是指颈部动脉内膜局部撕裂并形成活瓣，使得血液能够顺着撕裂口进入管壁内的现象[1]。CAD 是年轻人发生脑缺血事件的主要原因，表现为脑卒中或短暂性脑缺血发作，另外也可引起一系列临床症状，如头痛、颈痛、Horner 综合征、脑神经麻痹[2]。

颈部动脉夹层在人群中发病率低；据报道，颈内动脉夹层发病率为（2.6～2.9）/100 000[3]。其中颈内动脉夹层的发病率比椎动脉多见。据 Redekop 报道，自发性颈动脉夹层的年发病率为（2.5～3.0）/100 000，而自发性椎动脉夹层的年发病率为（1～1.5）/100 000。总的来说，因 CAD 导致的脑卒中仅占缺血性脑卒中的 2%[4]，多见于年轻成人，平均年龄 44 岁，CAD 导致的脑卒中占 30 岁以下脑卒中患者的 20%[5]。CAD 在大于 65 岁的患者中是非常罕见的。来自欧洲的一些病例系列显示，与女性相比，男性 CAD 的发病率较高（53%～57%），且发病年龄偏大[2]。颈部动脉管壁分为三层：内膜、中膜和外膜。内膜位于管壁最内层，由内皮细胞组成，由一层薄薄的结缔组织支撑，比中膜和外膜更薄、更脆弱，更容易撕裂[6]。内膜的损伤是动脉夹层形成最常见的起因。中膜是位于管壁中间的肌层，是管壁最厚的一层。外膜位于管壁最外层，主要由纵向排列的胶原纤维构成，与血管周围组织融合，起到固定血管的作用[7]。相对于颅内段，颈部动脉的颅外段更易形成夹层，因为颈动脉、椎动脉颅外段易于受到外力损伤，并且颈动脉容易被牵拉，椎动脉由于活动度大，经常发生 90°的位置变化而更容易受损[8]。

当动脉壁内膜被撕裂，血液冲入管壁间，形成壁间血肿，当血肿位于内膜和中膜之间时，导致管腔狭窄，当血肿位于中膜和外膜之间时，导致血管呈动脉瘤样扩张[9]。

动脉夹层通常分为外伤性和自发性[10]。

CAD 患者大多动脉管壁薄弱，多伴有动脉本身结构和功能的异常，例如主动脉根部直径增大[11]、颈动脉硬度和管壁圆周的应力增加[12]、内皮细胞功能障碍[13]和动脉结构冗余（扭结、绕圈、迂曲等）[14-15]。

也有少数疾病与自发性的 CAD 相关。遗传性结缔组织病，尤其是血管 Ehlers-Danlos 综合征Ⅳ型，是自发性夹层的危险因素[16]。自发性 CAD 已经被证实与肌纤维发育不良有关，这是一种罕见的、非动脉粥样硬化性、非炎性疾病，主要累及中型动脉，如颈动脉和肾动脉[17]；自发性 CAD 也与可逆性脑血管收缩综合征有关，这是一种罕见的、可逆性多灶性脑动脉狭窄，临床表现以突然（雷击样）严重头痛、伴或不伴脑缺血或脑出血为特征。其他与 CAD 相关的疾病有马方综合征、常染色体显性遗传性多囊肾病、成骨不全综合征Ⅰ型[19-20]、Loeys-Dietz 综合征[21]。

CAD 也可因外伤所致，通常这种创伤较小。颈部过伸或旋转、咳嗽、呕吐、打喷嚏或颈部推拿，都被报道可以导致 CAD 的形成[22]。全身麻醉或心肺复苏插管时也可发生[23-24]。

其他导致CAD的潜在危险因素包括颈部血管周围感染，如化脓性扁桃体炎、化脓性和非化脓性咽炎、中耳炎、鼻窦炎[25]，及呼吸道感染[26]。感染可能通过损伤内皮细胞或血栓形成而导致CAD，急性CAD与白细胞计数和CRP水平增高有关[15, 27]。

研究表明CAD和偏头痛相关。偏头痛，尤其是无先兆偏头痛，在CAD所致缺血性脑卒中患者的发生率高于非CAD缺血性脑卒中患者（35.7% vs. 27.4%，$P < 0.001$）[28]。

最新研究表明，虽然高血压等血管危险因素在CAD缺血性脑卒中患者中少见，但仍是CAD的一个危险因素，而高胆固醇血症、肥胖和超重却与CAD呈负相关[29]。CAD与高同型半胱氨酸血症[30]和低水平的α-1抗胰蛋白酶[31]有关。

遗传因素对于CAD的病理生理学也很重要，通常是多遗传因子易感，很少是单基因疾病。有一项meta分析发现 MTHFR 677TT 基因型与CAD的发病显著相关（OR, 1.67; 95% CI, 1.21～2.31）。少量相关研究还发现其他基因如 ICAM-1 和 COL3A1 与CAD的发病有关，但这些研究样本量小且没有可重复性[32]。

颈部动脉夹层临床表现

CAD患者可以不同的临床症状起病，包括局部临床表现和单侧或双侧神经功能缺失症状。例如，颈内动脉夹层患者可出现因缺血性脑卒中或短暂性脑缺血发作而导致的局灶性症状和视网膜缺血表现，也可出现局部体征如头痛、颈痛、Horner综合征、脑神经麻痹[33-34]。椎动脉夹层患者可出现后循环缺血性症状或枕部疼痛、后颈部疼痛，或两者皆有。蛛网膜下腔出血是CAD的一种罕见并发症，后期病例中会提及。有时CAD的临床症状是缺血性损伤和蛛网膜下腔出血的综合表现[35-37]。

颈部动脉夹层的急性期治疗和二级预防

第一个关于CAD急性期治疗的随机临床试验入组了250例患者，对比抗血小板治疗和抗凝治疗对预防CAD患者3个月内卒中事件的效果，结果显示两组间无显著差异，且3个月时，脑卒中复发者罕见。与抗血小板治疗组相比，抗凝治疗组缺血事件的发生率更低，但此差异被合并一例蛛网膜下腔出血者抵消了[38]。

有研究显示CAD患者缺血性卒中大多数情况下是由血栓栓塞导致，而非血流动力学因素引起，结论确证了抗凝治疗的优势[39]，而缺血性脑卒中急性期应用阿司匹林优于肝素等发现支持抗血小板药物的治疗[40]。对于缺血性脑卒中或TIA合并CAD患者的二级预防，应该至少使用抗血小板或抗凝治疗3～6个月（Ⅱa级推荐，B级证据）[41]。

一项meta分析对比了静脉内溶栓治疗（intravenous thrombolysis，IVT）和动脉内溶栓治疗（intra-arterial thrombolysis，IAT），后者包括只接受IAT治疗、IVT组治疗后桥接IAT治疗，或IAT与其他血管内治疗方法（如机械血栓清除术或支架置入术）的联合治疗。分析显示对于CAD合并缺血性脑卒中患者，应该根据纳入和排除标准进行溶栓治疗，因为这些患者溶栓治疗是安全的，这些患者溶栓后死亡率、脑出血发生率及预后与其他原因导致脑卒中患者基本一致[42]。

一些小样本研究证明介入治疗有效[43-44]。支架不仅可以封闭假腔，开通受损血管，还能防止撕裂部位在血管壁的再出现[45]。根据我们的见解和经验，介入治疗前必须根据患者临床表现、实验室检查、超声检查和影像学检查等进行严格把关。对于介入治疗失败或不适合做介入治疗的CAD合并复发性缺血事件的患者，若最佳药物治疗无效也可以考虑手术治疗[41]。

颅内动脉夹层

颅内动脉夹层的流行病学、病理生理学和危险因素

颅内动脉夹层（intracranial artery dissection，IAD）的特点是颅内动脉壁内存在血肿。其发生率不明确，在欧洲可能低于CAD的发病率，平均发病年龄50.4岁。合并蛛网膜下腔出血的IAD患者平均年龄更大。其危险因素和诱发因素也尚不明确。一些小型病例系列报道颅内动脉夹层与创伤、Loeys-Dietz综合征、马方综合征和肌纤维发育不良有关[46]。

由于颅内动脉具有较厚的内弹力膜，而中膜缺乏弹力纤维、外膜缺乏外弹力膜，因此与颅外动脉夹层不同，颅内动脉夹层一般位于内膜或内弹力膜与中膜

之间，而不是中膜的外层或中膜和外膜之间。当血肿位于内弹力膜与中膜之间时，容易凸向管腔内部，但不会突破中膜外层或外膜，从而导致血管管腔狭窄，伴或不伴狭窄后再扩张。当 IAD 位于外膜下时，则可能突破外膜，造成蛛网膜下腔出血，这种情况占 IAD 报道病例的 50%～60%[46]。

前循环颅内动脉夹层主要表现为缺血事件，尤其是合并动脉瘤时；而后循环动脉夹层更多以蛛网膜下腔出血起病[49-51]，具体病例将在本章后文中描述。IAD 相关缺血性事件的机制可能与血流动力学、血栓栓塞或由于壁间血肿致穿支动脉闭塞有关[46]。

临床症状

颅内动脉夹层患者临床症状可能来自于假性动脉瘤占位压迫脑干或脑神经[52]、脑组织缺血、蛛网膜下腔出血，在极少数情况下，也可同时出现[53]。值得注意的是，约 80% 的颅内动脉夹层患者存在前驱性头痛[46]。

治疗

由于目前没有关于 IAD 治疗的大样本随机对照研究，因此 IAD 最佳的治疗方案尚未确立。对于不合并蛛网膜下腔出血的 IAD 患者，主要针对急性脑卒中以及预防长期脑缺血事件予以药物治疗。对于合并蛛网膜下腔出血或未合并蛛网膜下腔出血但 IAD 动脉瘤破裂风险较高的患者，多数予以手术治疗或介入治疗以预防动脉瘤破裂出血[46, 54]。

在本章的下文中，我们将通过经典案例呈现不同类型颅内动脉夹层的特点和治疗方法。这里我们先介绍不同类型颅内动脉夹层的共同特性。

颈总动脉夹层

颈部动脉夹层多数累及颈内动脉和椎动脉，很少累及颈总动脉，（后者受累时）大多合并有主动脉夹层。据估计，颈总动脉夹层（common carotid artery dissection，CCAD）患病率约占颈部动脉夹层（CAD）的 1%[55]。

一篇发表于 2012 年关于颈总动脉夹层（CCAD）的综述汇总了 43 例 CCAD 患者，20 例为自发性，11 例为外伤性，4 例为医源性，43 例中 12 例合并有主动脉弓夹层[56]。在我们临床工作实践中，多数 CCAD 患者也存在主动脉夹层。这些患者急性起病，因缺血性脑卒中症状或心电图异常就诊。

颈动脉超声检查是诊断 CCAD 简便且实用的方法[57-58]。（在超声下）可以看见壁间血肿、真假腔等征象。假腔处血流速度变慢[59]，导致管腔完全闭塞或继发血栓栓塞后外周动脉栓塞[60]。除了双腔征、壁间血肿、颈动脉闭塞或以血流/流速改变为表征的管腔狭窄外，还有动脉内膜瓣、管腔内高回声/等回声病灶或假性动脉瘤等超声表现[56]。

颈总动脉夹层的 CTA、MRA 以及 DSA 影像学表现与颈内动脉夹层类似，这些将在以后的章节中进一步讨论。本章我们将分享一例合并高同型半胱氨酸血症，表现为多发血栓栓塞伴血流动力学改变的脑梗死的 CCAD 病例（病例 14.1）。

颈内动脉夹层

颅外段颈内动脉夹层

如前所述，相对于颅内段动脉，头颈部动脉夹层以颅外段动脉更常见。原因如前所述，主要由于颅外段动脉有更大的活动度，也容易被骨性结构如椎骨和茎突等损伤。颈部动脉夹层最常见的部位是颈内动脉，首次发生脑卒中的患者中约 2.5% 是由颅外段颈内动脉夹层（internal carotid artery dissection，ICD）造成的[61-62]。ICD 的发生率是椎动脉夹层（vertebral artery dissection，VAD）的 3～5 倍[7]。

颈部动脉夹层的部位与动脉粥样硬化的部位有很大不同。在 ICD 病例中，夹层常常累及颈内动脉咽段及其远端，而动脉粥样硬化累及部位大多位于颈内动脉起始段和球部。颅外段 ICD 的好发年龄为 35～50 岁之间，男女发病率无差异[62]。

颈内动脉夹层（ICD）的诊断主要依据特异性临床表现、影像学检查（如脑血管造影、CT/CTA、MRI/MRA 和超声检查），并排除累及颈内动脉的其他疾病，尤其是动脉粥样硬化[63]。

颈动脉超声检查由于其普及率高，已经成为颈内动脉夹层评估常用的方法。颈动脉超声可初步显示

ICD 的异常征象，随后可以通过磁共振成像（MRI）、计算机断层扫描（CT）和有创性方法如数字减影血管造影（DSA）得到进一步验证。颅颈血管超声检查对疑似 ICD 患者的诊断非常有用，同时，还可以作为随访工具，如通过颈动脉血流的正常化来评估自发性再通情况，或者在永久性闭塞的情况下，评估侧支循环代偿情况。双功能多普勒超声检查可以通过掀起的内膜、真假腔、无回声血栓、双向高阻血流、无血流或高速血流等征象来诊断 ICD[66-68]。彩色多普勒超声检查，除可以发现上述表现外，还可以识别不同的血流方向[65]。在单相超声检查中 ICD 表现为无动脉粥样硬化性改变回声，伴高位颈段血流速度增加或颈内动脉全程无血流信号，提示狭窄或闭塞。经颅多普勒超声常常用于评估因颈内动脉夹层所致血管狭窄或闭塞引起的血流动力学改变，包括 Willis 环侧支循环情况，以及 ICD 同侧大脑中动脉的脉波衰减情况[64]。

虽然 MRI/MRA 和 CT/CTA 都有着不同的优劣势，但这些非侵入性成像技术仍然是 ICD 患者诊断和随访的有效方法。MRI 轴位 T1 加权脂肪抑制序列可以显示新月形高信号区，代表假腔壁间血肿内高铁血红蛋白的沉积，位于血管真腔内反常血流周围[63]。

通过 MRA 时间飞跃（time-of-flight，TOF）序列可确诊亚急性期的壁间血肿，因为它不完全抑制静态组织的短 T1 值，而相位增强 MRA 及对比增强 MRA 则只用于血管腔的评估[69]。在 T1 加权成像中，壁间血肿在第 1 周内或慢性期常常表现为与周围组织一致的等信号，使其难以被观察到，而在第 2 周和以后 2 个月内表现为高信号，而 6 个月时可呈现等信号或信号消失[70]。MRA 还可通过动脉外径的增加揭示夹层动脉瘤的存在[71]。弥散加权 MRI（DWI）在确诊急性脑卒中方面优势明显[72]。

脑 CT 平扫对诊断 ICD 相关的缺血性和出血性脑卒中很有帮助。CTA 可以提供动脉管壁和管腔的高分辨率和高对比度的图像[69]。颈内动脉管腔偏心性狭窄和外径增加是 ICD 在 CTA 上的特征性表现，这些征象伴薄层环形增强对 ICD 的诊断特异度很高但敏感性有限[73-75]。在 CTA 图像上壁间血肿可表现为管壁厚度增加，但与高铁血红蛋白新月形征象相比，管壁厚度增加的特异性不高。对于急性颈部 ICD 病例，脑 CT 平扫可以发现呈新月形高密度的壁间血肿影，但在 CTA 图像上，由于壁间血肿与周围肌肉组织一样呈现等密度影，所以难以与动脉粥样硬化导致的管壁增厚或血栓相区分[76]。CT 和 CTA 还可显示掀起的内膜或夹层动脉瘤。

ICD 也可以通过头颈部血管造影检查明确诊断，并且是诊断的金标准。但是一定谨记它是一项有创的方法，除非必需的情况才行此检查。因为 MRI/MRA 以及 CT/CTA 已经可以有效地显示病变的动脉。在血管造影检查中看到的 ICD 常见特征并不多，例如线样征（一条长而窄的圆柱样造影剂，自 ICA 起始部外侧延伸至颅底）、火焰状变细的管腔。颈内动脉经常自起始部 2 cm 开始闭塞。

有时 ICD 还可以合并夹层近端或远端动脉瘤样扩大及内膜瓣。接下来的章节中我们会展示 3 例 ICD，包括 1 例创伤后双侧颅外段 ICD（病例 14.3），2 例单侧自发性夹层（病例 14.2 和 14.4）。其中仅 1 例进行了介入治疗（病例 14.2），为发病 6 个月后血管接近闭塞的患者。还有 1 例与偏头痛及呼吸道感染相关的 ICD 值得注意。在治疗方案上，除了 1 例起初使用了抗凝治疗而 3 个月后改为抗血小板治疗外，其他患者均使用了双重抗血小板治疗。

颅内段颈内动脉夹层

颅内段 ICD 比颅外段 ICD 少见，但也有可能是因为部分 ICD 缺乏特征性的影像学特点而没有被诊断。与颅外段 ICD 相比，颅内段 ICD 患者发病年龄更为年轻，好发于 10～30 岁，通常与严重的卒中相关，死亡率高达 75%[62]。

颅内段 ICD 通常见于颈内动脉床突上段，并常常延伸至分叉处，有时甚至可累及大脑前动脉和大脑中动脉。

由于颅内动脉管径小且夹层早期在影像学上缺乏明显的特征性表现，颅内段 ICD 的影像学诊断很有挑战性。与颅外段 ICD 中描述的一样，颅内段 ICD 的典型影像学表现也是血管壁间血肿、掀起的内膜瓣、双腔征等，但与颅外段 ICD 不同的是，必须通过高分辨检查（如 3T MRI）增加图像的灵敏度和特异度才能区分。显示颅内段 ICD 壁间血肿最好的检查方法是高分辨 MRI，而内膜瓣则在脑 DSA 检查中显示更清楚。

MRA 可以显示所有颈部动脉内正常血流，包括 ICD 的颅外段，而颅内段从颅骨入口到夹层末端则表现为血流较少或者缺失。如前所述，MRI/MRA 可以通过管壁厚度的异常以及同侧外侧裂（sylvian）和大脑前动脉的血流减少来检测是否存在壁间血肿。

在颅内段 ICD 影像学表现中，火焰状血管闭塞或不规则狭窄，并不像颅外段 ICD 那样具有特异性。尽管头颈部数字减影血管造影（DSA）是评估血管管腔病变及继发于颅内段 ICD 的闭塞、狭窄及动脉瘤的金标准，但它只有在其他无创性检查如 MRA 和 CTA 没有确诊的情况下才推荐应用，这两种影像学检查方法对于发现以上这些异常改变都具有极高价值，同时可以展现血管壁的情况[46]。在颅内段 ICD 这一章节，我们选择了 1 例存在颅内段和颅外段 ICD 合并动脉瘤样扩大，并压迫脑神经引起 Villaret 综合征的病例（病例 14.5），1 例无明显血流动力受损的自发性颅内段 ICD（病例 14.7），以及 1 例创伤后双侧颅内段 ICD 合并明显狭窄并且采取了双侧颈内动脉血管成形及支架置入术的患者（病例 14.6）。所有患者都接受了双重抗血小板治疗方案，合并 Villaret 综合征的患者双重抗血小板治疗前接受了 6 个月的抗凝治疗。

椎动脉夹层

颅外段椎动脉夹层

如前所述，椎动脉夹层（VAD）比颈内动脉夹层（ICD）少见，而以 C_1 和 C_2 椎体对应的部分最容易受累，因为在此处椎动脉离开了纵向的椎间孔突然转弯进入颅内，故这一部分更易形成夹层[62]。VAD 也会累及椎动脉的近端 V1 段，常常自椎动脉开口以上到进入 C_5 或 C_6 椎间孔之前的这段均易累及。远端的 VAD 可以延伸至颅内，或近端 V2 段[77]。颅外段 VAD 在女性中的发病率是男性的 2.5 倍[79]。

与 ICD 类似，夹层多累及椎动脉颅外段的远端，而动脉粥样硬化通常累及近端[62]。除了本章节描述的常见临床症状外，椎动脉夹层的一个显著特点是可伴随颈髓梗死症状，这与夹层累及供应颈髓的椎动脉分支有关[80]。

颅颈动脉超声对于颅外段 VAD 的诊断也很有帮助。彩色多普勒超声可以发现壁间血肿、管壁异常、内膜夹层、锥样狭窄、真假腔和血管内回声等。双功能超声可显示狭窄或扩张的血管节段。多普勒超声也可以通过间接征象来诊断动脉夹层，如颅外段椎动脉寰椎血管袢处血流缺失和高阻型血流信号、二维超声似乎正常的近端椎动脉流速下降，及对侧椎动脉的代偿性高流速等[77]。在超声随访过程中发现血管再通可以确诊夹层，因为动脉粥样硬化性病变即使进行了最优效的治疗也很少消失[81]。

MRI/MRA 和 CT/CTA 也被越来越多地用于椎动脉夹层的诊断，它们是无创检查，能够使血管壁可视化，用来明确血管闭塞情况，定量管腔狭窄的程度。由于椎动脉通常直径较小，且周围多骨性结构，常规的影像学难以评估，而通过 CT 和 MRI 的结合，能够准确评估全程椎动脉的情况。

CTA 也被广泛使用，通过轴向 CT 扫描后很容易完成。管壁增厚、直径增加伴随管腔狭窄和闭塞的情况高度提示 VAD，但当夹层发生于内膜下而非壁间或外膜下时，血管直径增粗并不明显[82]。

利用数字减影血管造影，通过假性动脉瘤、内膜瓣、真假腔等影像学表现都可以诊断夹层动脉瘤，但这些特征性的改变并不常见，更多表现为管腔不规则狭窄或闭塞等非特异性表现，而这些病变在动脉粥样硬化或血栓栓塞部分再通后的血管中也存在。所以，有些病例的诊断则需要联合影像学表现、临床表现、随访观察来综合考虑。

近年来，随着 CT 和 MRI 血管成像技术的发展，在某些病例中，CTA 和 MRA 对椎动脉夹层的诊断价值甚至优于 DSA，因为 CTA 和 MRA 还可以显示壁间血肿本身，尤其在血管腔内缺乏特异性表现时。有研究表明，CTA 在椎动脉夹层的诊断中也很有优势，敏感度达 100%，特异度达 98%，在诊断颅外段颈内动脉夹层时，敏感度和特异度均达 100%[74,76]。磁共振成像对椎动脉夹层的诊断效能不如颈内动脉夹层，可能是由于椎动脉比颈内动脉发育更纤细，因此很难区分高铁血红蛋白的新月形信号与正常的硬膜外静脉丛[63]。

接下来我们提供一个颅外段椎动脉夹层致椎动脉闭塞的病例（病例 14.8）和另一例造影导致的医源性椎动脉夹层病例（病例 14.9），提示脑血管造影是有创性操作，应充分考虑其内在风险，仅在必需的情况下才做。本病例是造影过程中出现锁骨下动脉夹层，同时行锁骨下动脉和椎动脉血管成形术。

颅内段椎动脉夹层

与颅外段 VAD 相反，颅内段 VAD 更常见于男性，且多于 50% 的颅内段 VAD 合并蛛网膜下腔出血[83]。基底动脉夹层非常罕见，伴有高致残率和高死亡率[84]。当怀疑有椎基底动脉夹层动脉瘤并需要反复评估时，MRA 可以取代脑血管造影，因为近年来多个研究表明，MRA 显示夹层动脉瘤与脑血管造影是一致的[85]。

血管超声不能直接评估颅内段 VAD，但是可以通过间接征象如血管直径相同的椎动脉出现高阻型血流信号来提示相应病变。当椎动脉颅内段远端闭塞，常规影像学不能显示时，经颅多普勒超声（必要时加用超声对比剂）可能对诊断提供进一步支持，即使在这些病例中，其他影像手段如 CT/CTA、MRI/MRA 也是十分必要的。在有些病例中，DSA 或许是明确诊断的唯一方法。在本章后文，我们提供了一例颅内段 VAD 合并蛛网膜下腔出血的病例（病例 14.10），充分体现出影像学检查对明确诊断的重要性，但腰椎穿刺也是必不可少的。

病例 14.1　自发性颈总动脉夹层合并高同型半胱氨酸血症

- 42 岁，男性。
- 既往高同型半胱氨酸血症、高尿酸血症病史。
- 因缺血性脑卒中 3 周入院。

头颈部血管超声检查显示：左颈总动脉中远段管腔内径均匀变窄，壁内低回声 / 等回声信号。右侧颈总动脉、右侧椎动脉正常，无粥样硬化斑块。头颅 MRI 检查显示：左侧大脑中动脉皮质支和深穿支供血区域及大脑前、中动脉分水岭区有多发缺血病灶。MRA 和 MRI（图 a）示左侧颈总动脉内膜、中膜间明显增厚，病变长度达 32.1 mm。全脑数字减影血管造影（DSA）（图 b）显示左侧颈总动脉管腔变窄，但无明显血流受限征象。

治疗：口服阿司匹林和氯吡格雷双重抗血小板药物。

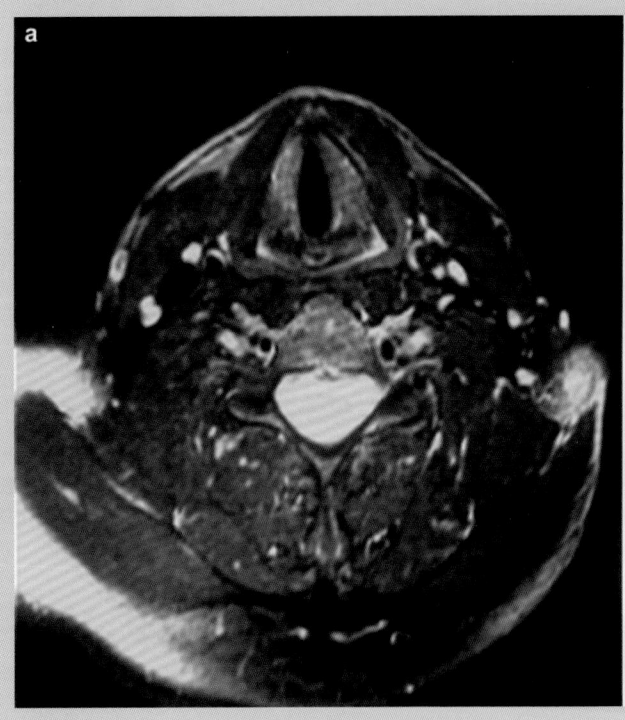
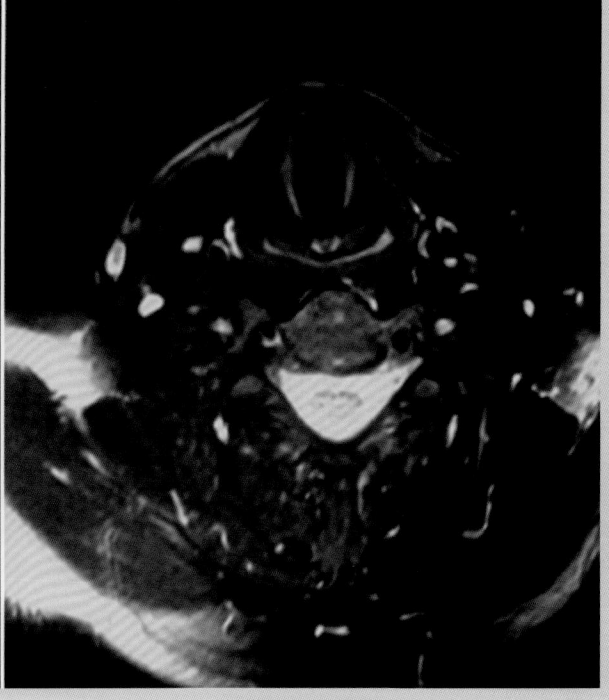

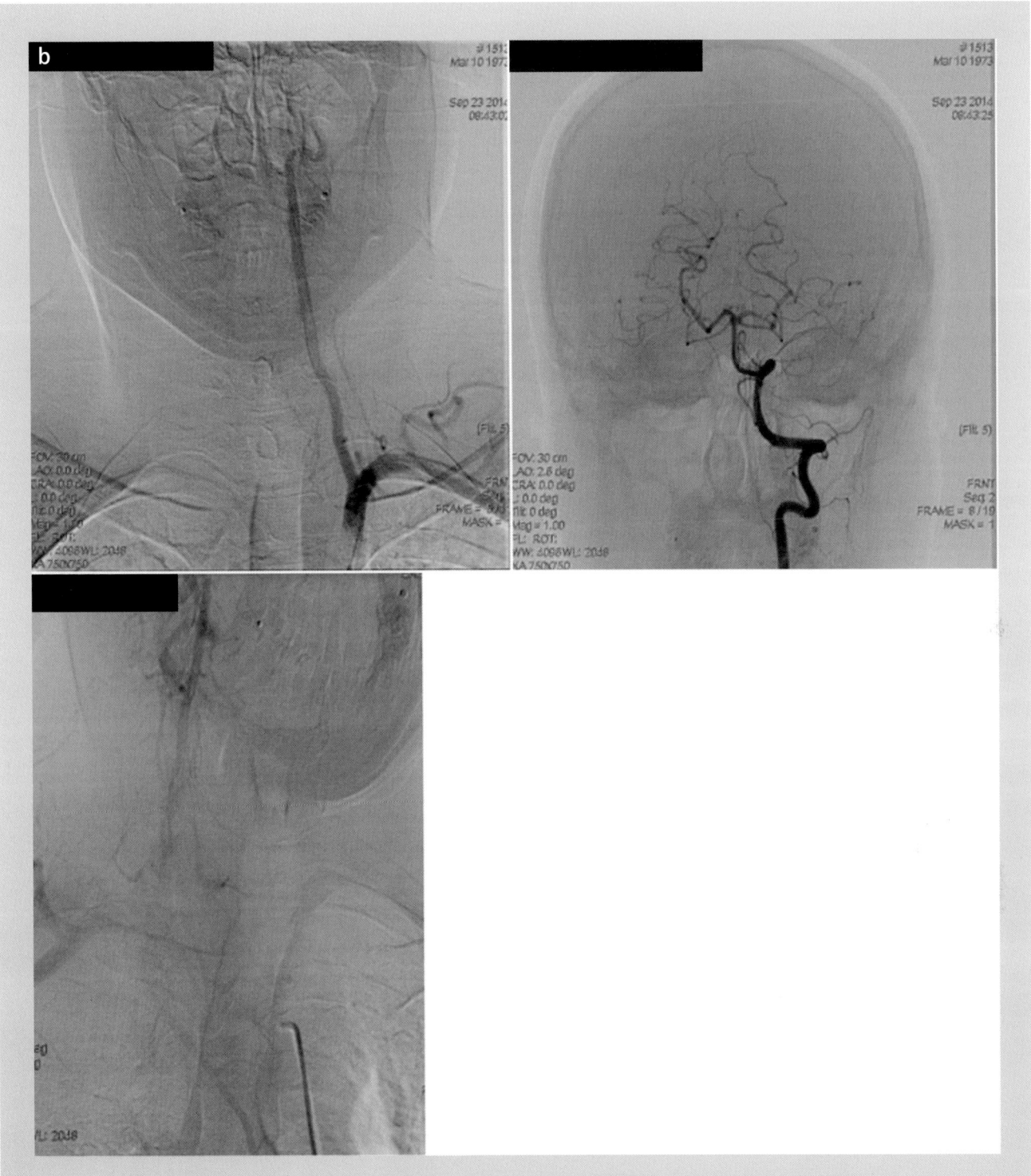

病例 14.2　自发性右侧颅外段颈内动脉夹层伴重度狭窄

- 41 岁，女性。
- 既往高血压病史，未正规治疗。
- 因缺血性脑卒中后 6 个月入院。

头颈部血管超声检查显示右侧颈内动脉呈近闭塞狭窄病变。颅脑 CT 扫描（**图 a**）显示右侧大脑中动脉深穿支供血区低密度缺血灶。MRA 和 MRI（**图 b**）示右侧颈总动脉管壁增厚，右侧颈内动脉起始部管腔重度狭窄，狭窄段长度约 6.0 mm。头颈部数字减影血管造影（DSA）（**图 c**）示：右侧颈内动脉起始处呈近闭塞改变，伴右侧大脑中动脉和大脑前动脉充盈减弱，而右侧大脑前动脉由左侧颈内动脉供血。

治疗：右侧颈内动脉球囊扩张并支架置入，围术期及术后无并发症。术后 7 天头颈部血管超声检查（**图 d**）示右侧颈内动脉通畅，无血栓形成。后期口服阿司匹林和氯吡格雷双重抗血小板治疗。

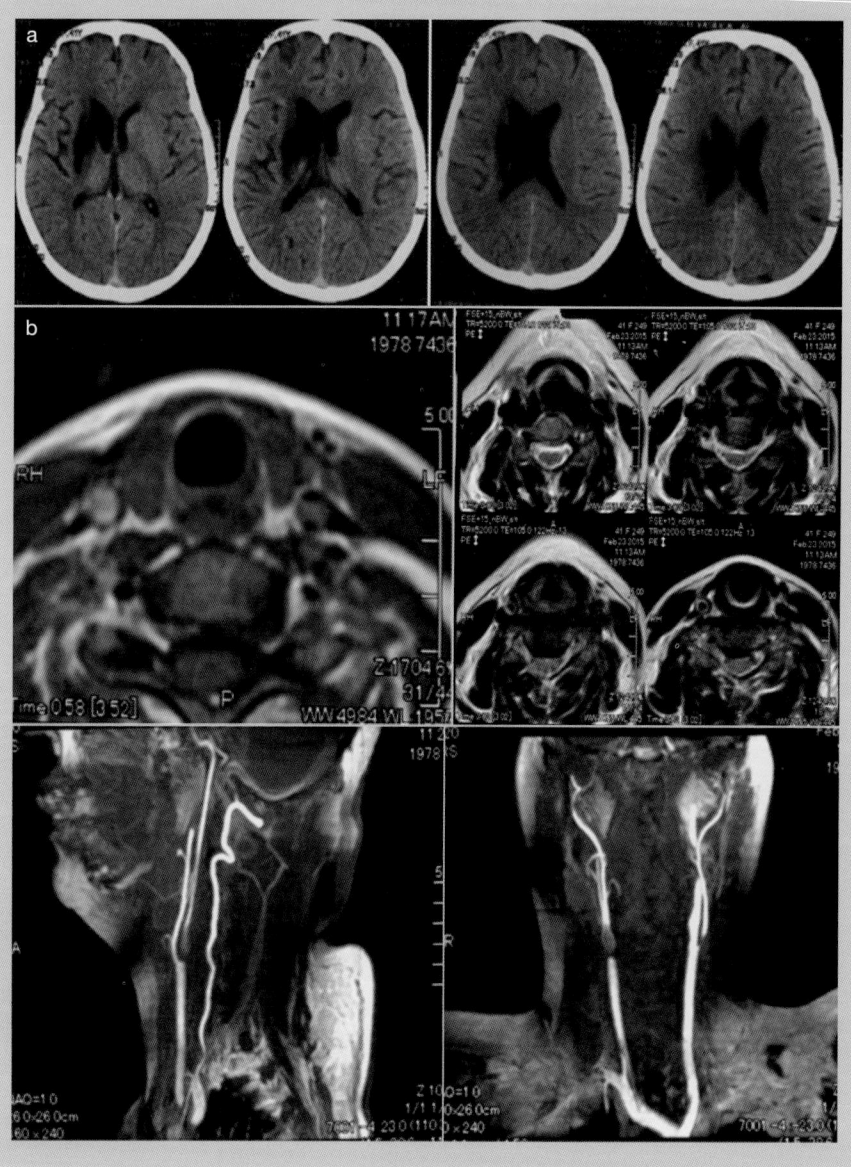

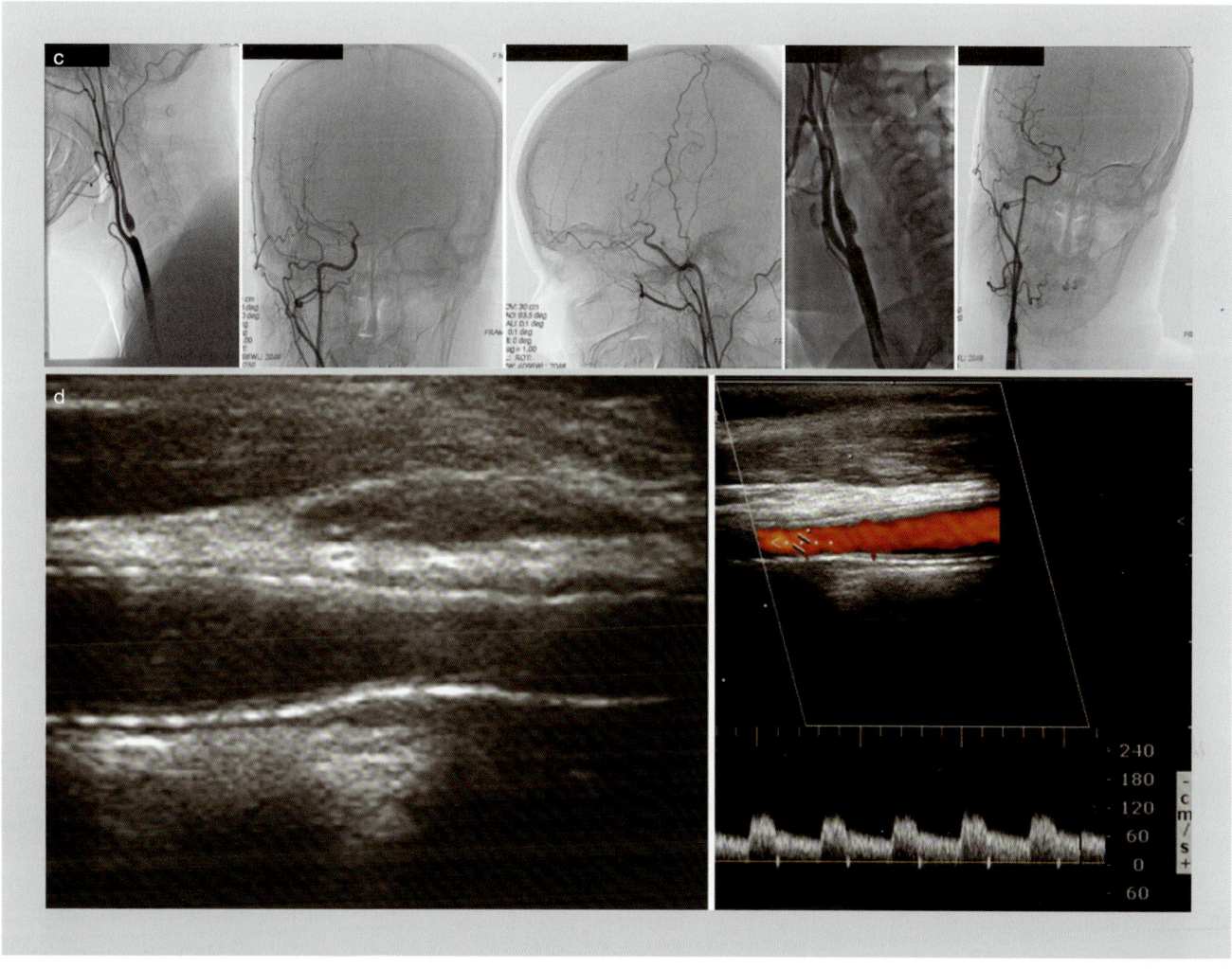

病例 14.3　创伤后双侧颈内动脉夹层

- 38 岁，男性；曾吸烟，偶尔饮酒；无药物滥用史。
- 入院前 4 天头颈部扭伤史。
- 入院前 2 天右上肢感觉异常，持续数小时。
- 入院前 12 h 发作性言语不清。

头颈部 MRI 和对比增强 MRA 示双侧颈内动脉夹层，左侧大脑半球多发亚急性缺血性脑梗死病灶。予以抗凝治疗后，患者无症状。3 个月随访：血管超声和颈部 MRI 示动脉再通。改为抗血小板治疗预防缺血性卒中的再次发生。

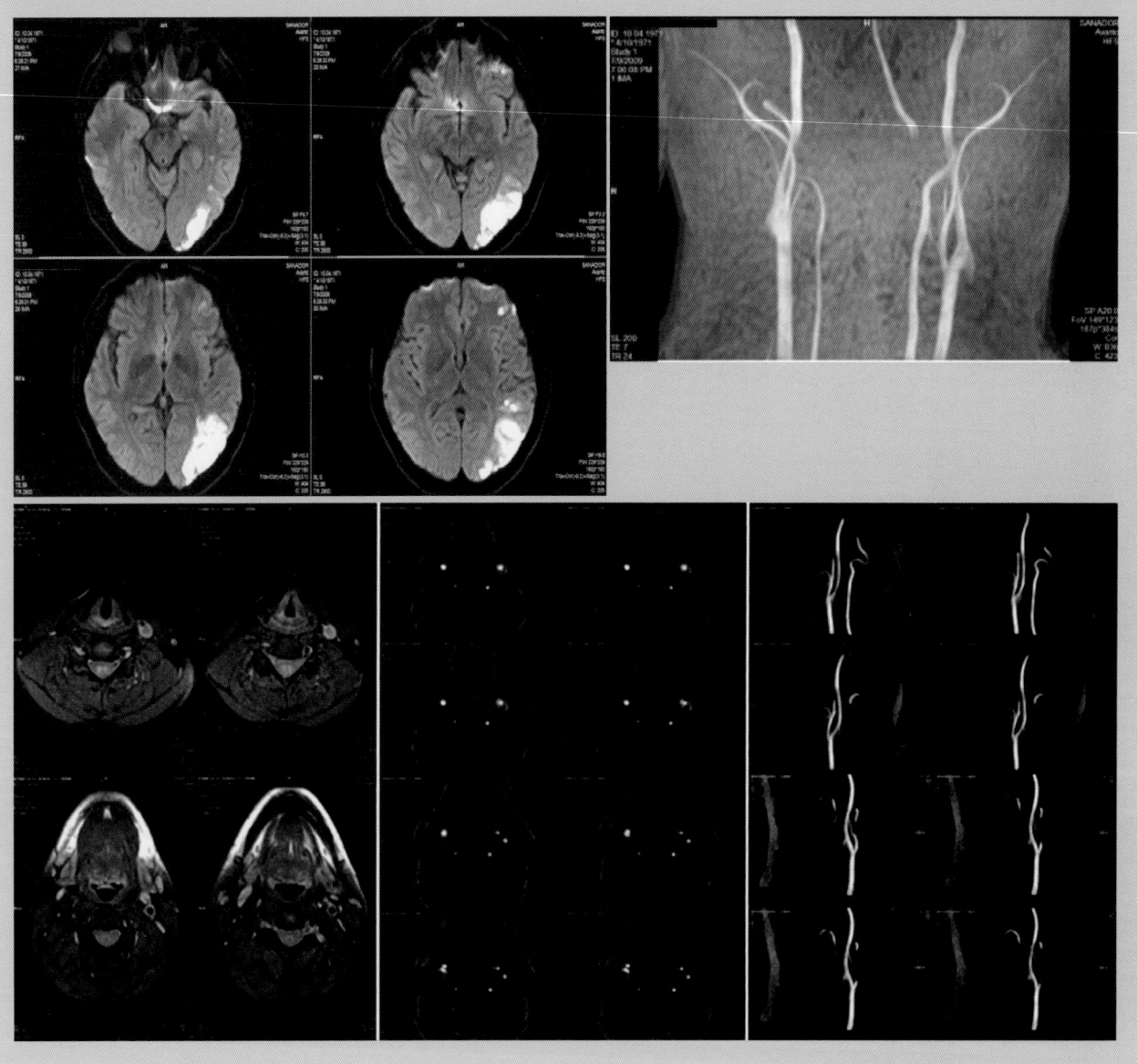

病例 14.4　自发性颅外段颈内动脉夹层及再通

- 39 岁，女性。
- 既往有非先兆性偏头痛病史，入院前 3 周上呼吸道感染伴发热和咳嗽。
- 发作性言语不清伴左肩颈疼痛 1 周。

头颅 CT 扫描显示左侧大脑中动脉供血区脑缺血病灶。头颈部动脉多普勒超声检查（**图 a**）示，左侧颈内动脉管壁内膜掀起，其远端血栓形成，堵塞颈内动脉起始部。头颈部 CTA（**图 b**）示左侧颈内动脉管腔逐渐变窄，C_2 水平血流中断，管壁内血肿形成。全脑血管造影（DSA）（**图 c**）示，左侧颈内动脉起始处闭塞，远端血流来源于 Willis 环代偿。

治疗方法：患者口服阿司匹林和氯吡格雷双重抗血小板治疗。3 个月随访，临床预后良好，头颈部血管超声显示左侧颈内动脉完全自发性再通，且 DSA 证实，左侧颈内动脉再通，管腔内壁不规则，脑灌注良好。

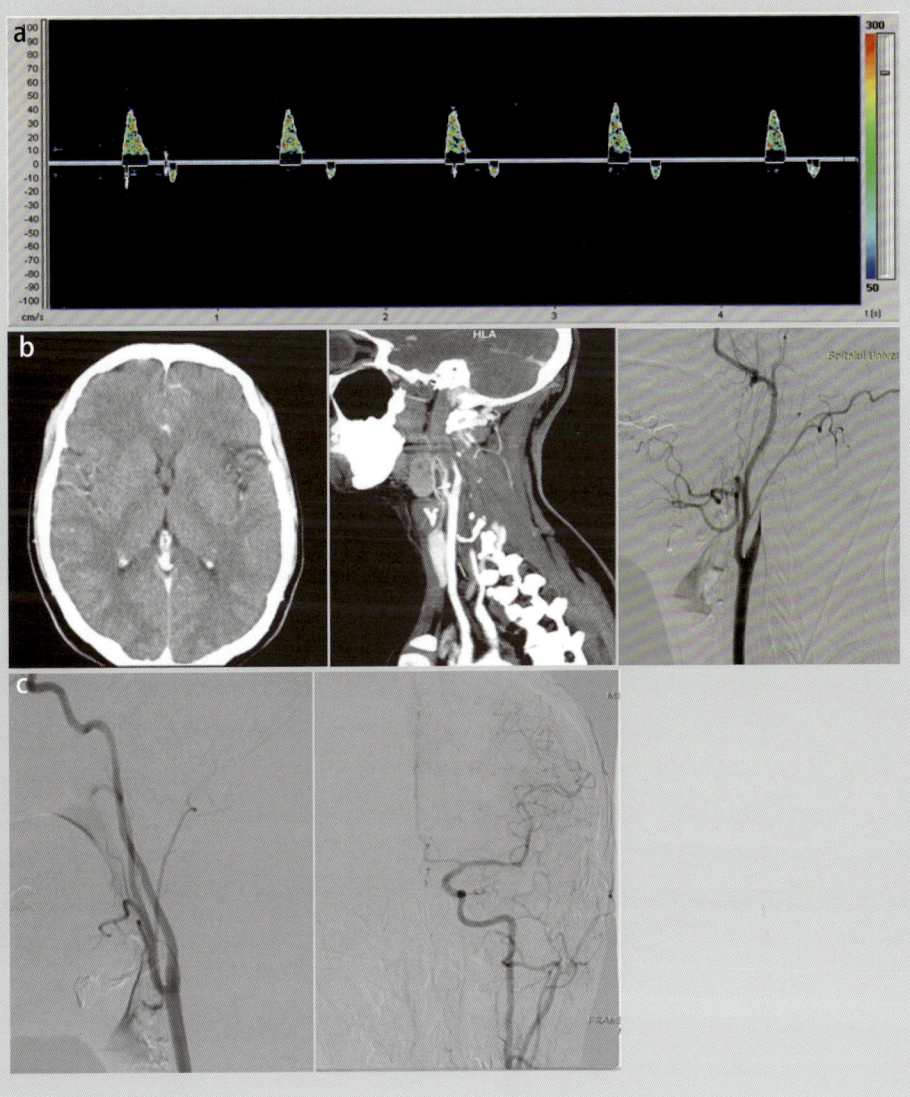

病例 14.5　自发性颈内动脉夹层，合并梭形动脉瘤和 Villaret 综合征

- 37 岁，男性。
- 既往体健，否认家族性遗传病。
- 2 周前托举重物时突发左侧颈部疼痛，伴吞咽困难、瞳孔异常；症状随时间逐渐减轻，入院时临床症状近乎缓解。
- 查体发现右侧 Horner 综合征，右侧第Ⅸ、Ⅹ、Ⅺ、Ⅻ脑神经受累。

头颅 MRI 未见异常。MRA（**图 a**）显示颈内动脉颈段扩张，颈部 MRI 示右侧颈内动脉管壁内小血肿。头颈部数字减影血管造影（DSA）（**图 b**）示右侧颈内动脉颈段小的梭形扩张。头颈部 CTA 和三维重建（**图 c**）示颈内动脉梭形动脉瘤的形状、直径、位置。头颈部血管超声检查未见血栓或动脉粥样硬化斑块。

- 口服华法林抗凝治疗 6 个月后，改口服氯吡格雷抗血小板治疗。
- 预后良好，无新发临床症状。
- 6 个月后复查 MRI 同前。

本例是一例非常罕见的由右侧颈内动脉夹层导致梭形动脉瘤引起的 Villaret 综合征。

第 14 章 头颈部动脉夹层

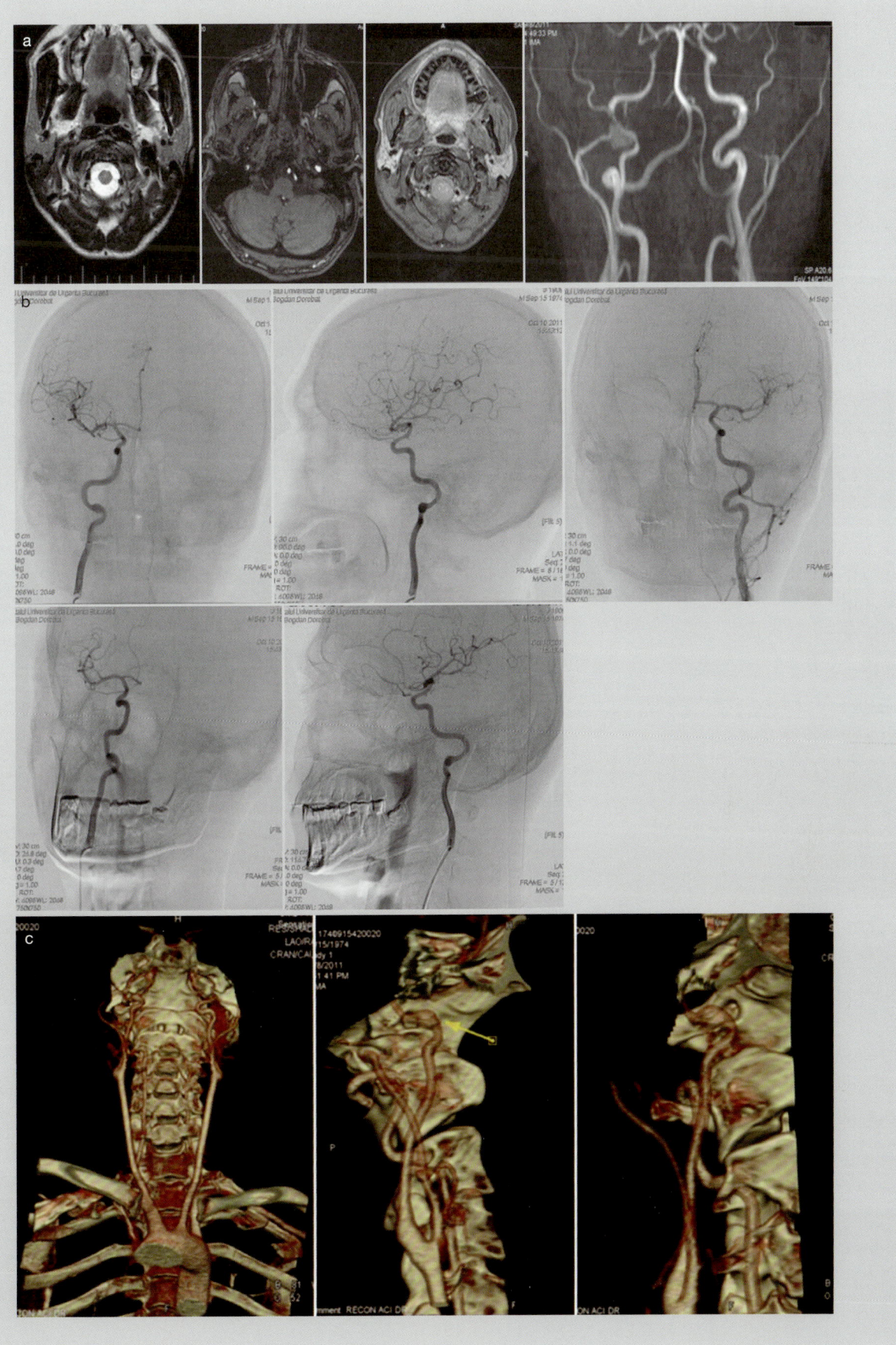

病例 14.6　创伤后双侧颅内段颈内动脉夹层

- 18 岁，女性。
- 既往体健。
- 车祸致头颈部外伤。
- 四肢肌力减弱，尤以双上肢为甚，深浅反射消失，泌尿系统功能障碍。

头颈部 MRI 和对比增强 MRA（图 a）显示双侧颅内段颈内动脉夹层伴 ICA 供血区多发缺血病灶。DSA（图 b）证实存在双侧颈内动脉颅内段夹层。行双侧颈内动脉颅内段经皮血管成形及支架置入术（图 c），术后左侧颈内动脉颅内段（左侧 2 图）和右侧颈内动脉颅内段（右侧 2 图）管腔充盈良好。本例双侧颈内动脉夹层均导致管腔重度狭窄且伴随血流动力学受损。术后使用阿司匹林联合氯吡格雷双重抗血小板治疗，神经功能进一步改善。术后 7 天 DSA 示双侧颈内动脉颅内段通畅，远端血管床充盈良好。

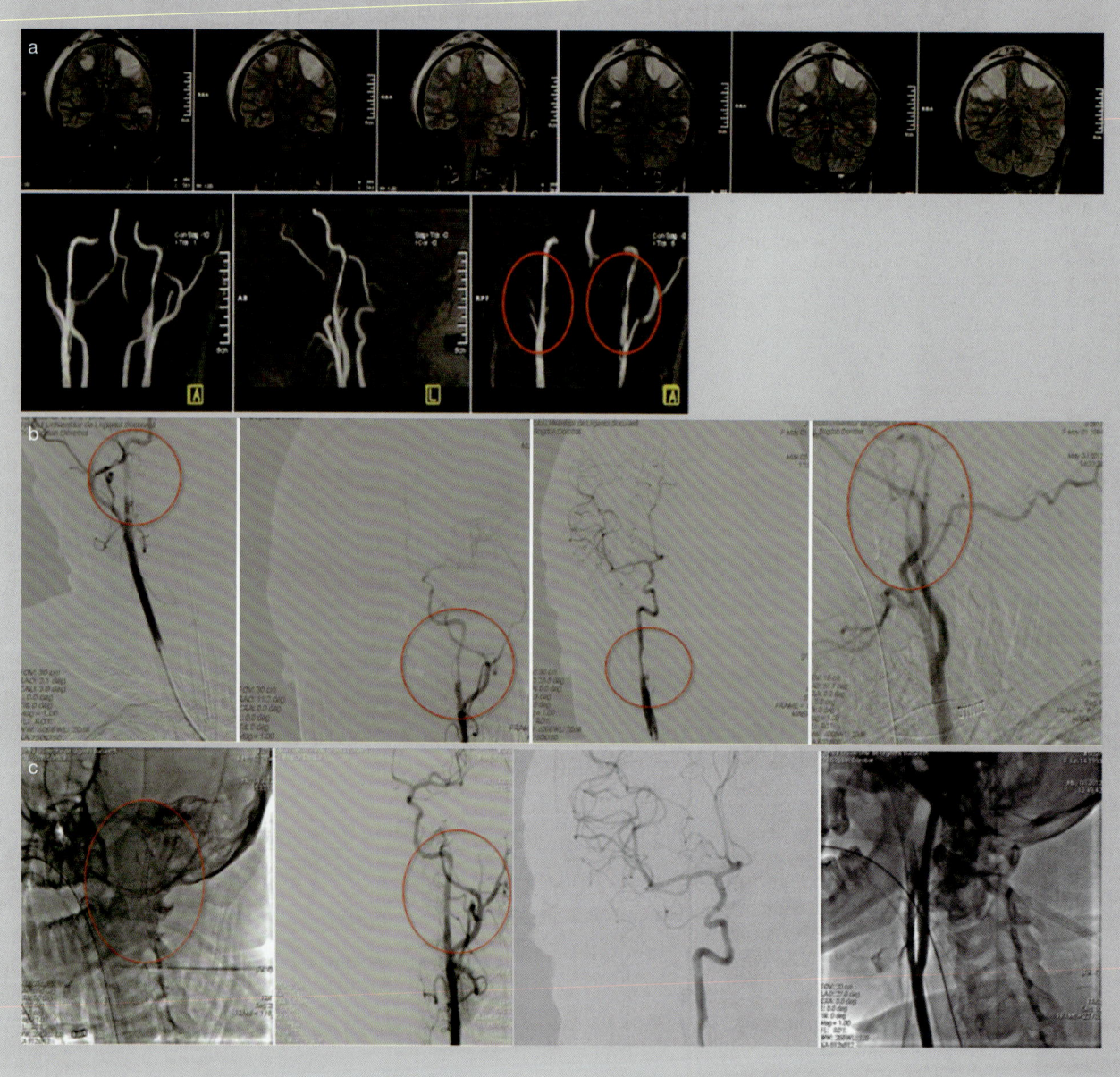

病例 14.7　自发性颅内段颈内动脉夹层

- 64 岁，白人女性。
- 既往体健。
- 因突发言语不利和右侧肢体无力入院。

头颈部 MRI 和对比增强 MRA（**图 a**）示左侧颅内段颈内动脉夹层，壁间血肿，厚 2～3 mm；T2 加权像示左侧大脑中动脉深穿支供血区的透镜样高信号；颈内动脉从入颅至床突上段血流缓慢（约减少 50%），余颅内血管血流正常；左侧大脑中动脉 M1 段第一部分可见血流差（**图 b**）。

给予阿司匹林和氯吡格雷双重抗血小板治疗，预后良好。由于诊断经由 MRI/MRA 确定，后期未行 DSA 检查。无复发性脑缺血发作，也未行血管内治疗。

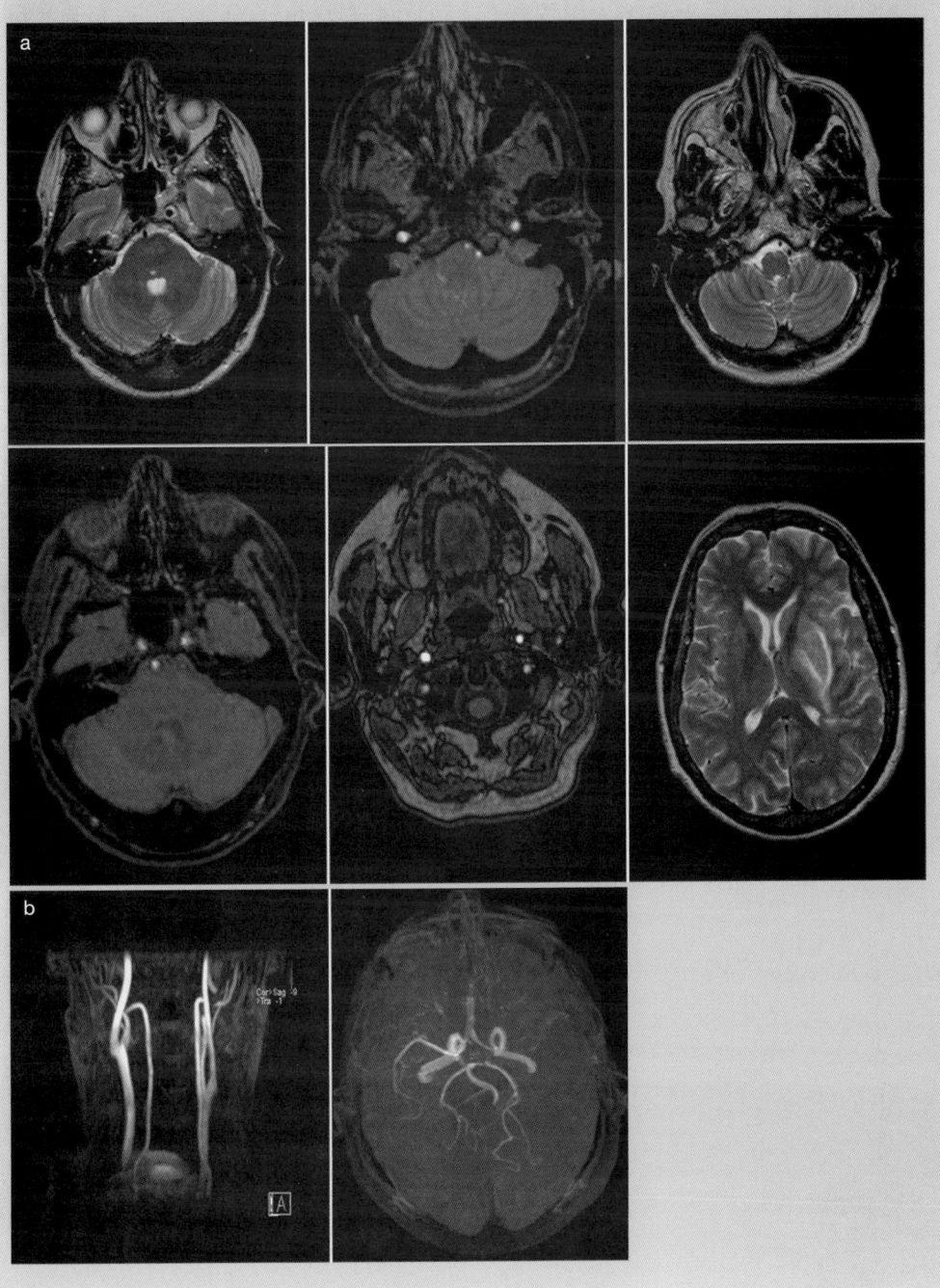

病例 14.8　右侧颅外段椎动脉夹层

- 36 岁，男性。
- 既往体健。
- 主因眩晕、共济失调、呕吐入院。

头颅 MRI/MRA（图 a）提示右侧小脑半球下部 T1WI 呈低信号，T2WI 和 FLAIR 呈高信号，DWI 上弥散受限，右侧椎动脉内血流中断。发病后 4 天颈部 MRA（图 b）示右侧椎动脉 V3、V4 段血流量降低，V2 段血流中断，椎动脉 $C_{4\sim5}$ 水平管壁不均匀增厚，T1WI 呈低信号，T2WI 呈高信号，考虑壁间血肿，右侧小脑后下动脉内血栓形成。头颈部超声（图 c）示右侧椎动脉夹层，V1 和 V2 段血流呈高阻型。予以口服双重抗血小板治疗后症状逐渐改善。

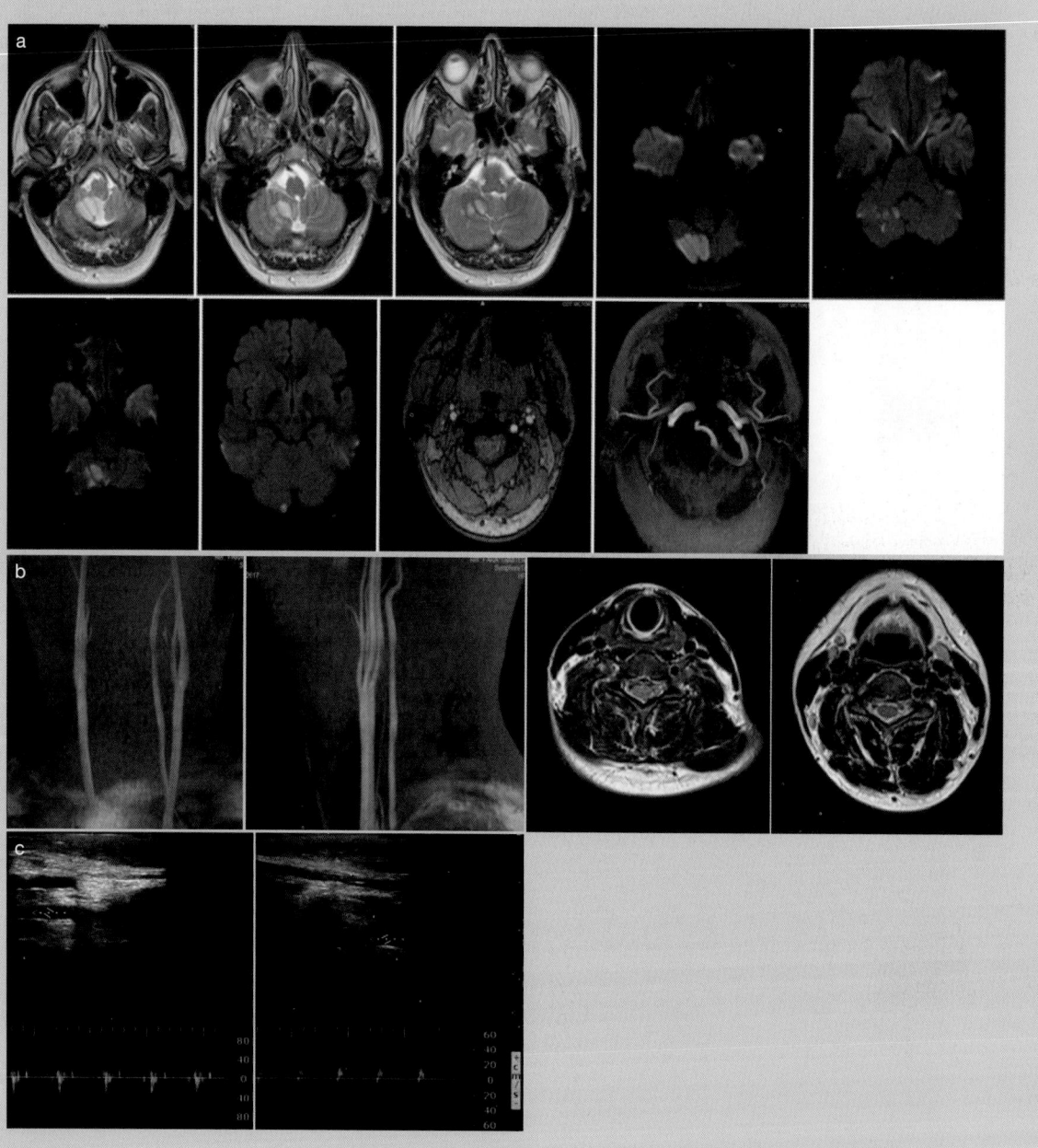

病例 14.9　自发性左侧椎动脉颅外段夹层

- 45 岁，男性。
- 既往体健。
- 主因眩晕、平衡和吞咽障碍、构音障碍、协调障碍、左侧肢体活动不利入院。

头颅 MRI/MRA 显示左侧小脑半球下部和左侧延髓呈 T1 序列低信号，T2 和 FLAIR 序列高信号，DWI 上弥散受限。颈部 MRI/MRA（图 a）示左侧椎动脉 V1 至 V2 段急性期壁间血肿形成，T1WI 呈高信号，T2WI 呈低信号。

患者接受双重抗血小板治疗，症状有所改善。复查头颈部超声示左侧椎动脉夹层形成，管腔狭窄伴血流淤滞。

2 个月后的 DSA（图 b）显示双侧颈动脉正常，右侧椎动脉无狭窄，左侧椎动脉重度狭窄。操作过程中，导管进入左锁骨下动脉，在微导丝尝试通过左侧椎动脉狭窄处时，注射造影剂显示左锁骨下动脉新的夹层形成。遂决定行血管成形及支架置入术（图 c）。随后，导丝置于左椎动脉，球囊预扩张椎动脉起始部，后续支架置入。手术结果满意，无残余狭窄或夹层。

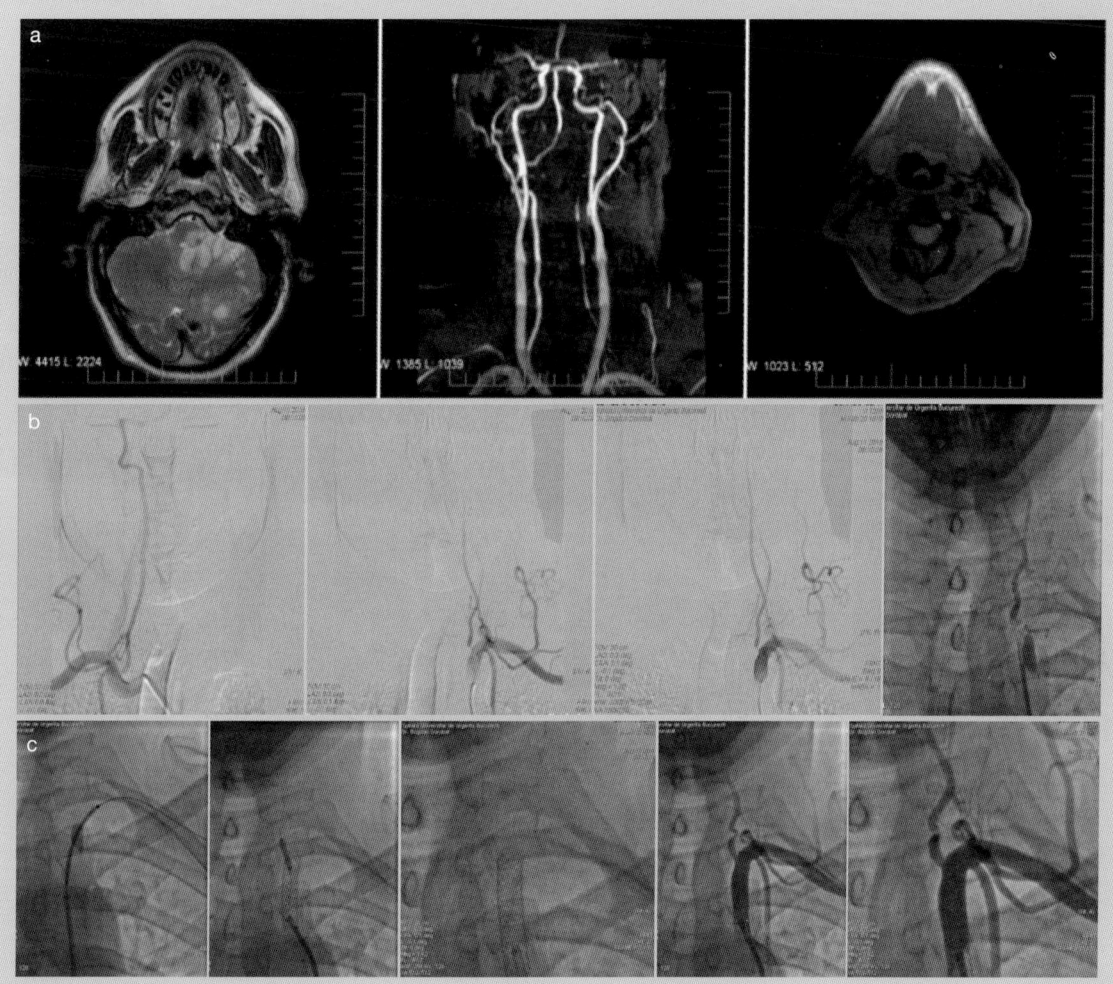

病例 14.10　左侧椎动脉颅内段夹层继发蛛网膜下腔出血

- 69 岁，女性；糖尿病、高血压病史。
- 主因眩晕、平衡失调、呕吐、突发性颈部疼痛就诊。
- 神经系统查体：后退步态，无其他神经系统体征。
- 入院后的前几天，患者出现剧烈头痛、畏光、畏声、颈部僵硬。
- 多次腰椎穿刺均提示脑脊液呈血性，因此穿刺损伤可除外。

头颅 CT（图 a）扫描示颅内未见出血或缺血迹象，左椎动脉直径较大。头颅 MRI/MRA（图 b）显示左椎动脉闭塞（在 V2、V3 段远端和 V4 段近端血栓形成），提示椎动脉夹层伴管腔闭塞。

头颈部血管造影（图 c）证实，左侧椎动脉闭塞，右侧椎动脉起始处 75% 狭窄。

虽然最初的症状提示椎基底动脉系统脑梗死，但随着病情变化，腰椎穿刺和影像结果均提示椎动脉夹层后继发蛛网膜下腔出血。

治疗：患者口服尼莫地平防止血管痉挛，口服氯吡格雷抗血小板治疗预防缺血性脑卒中的复发。患者症状有所改善。

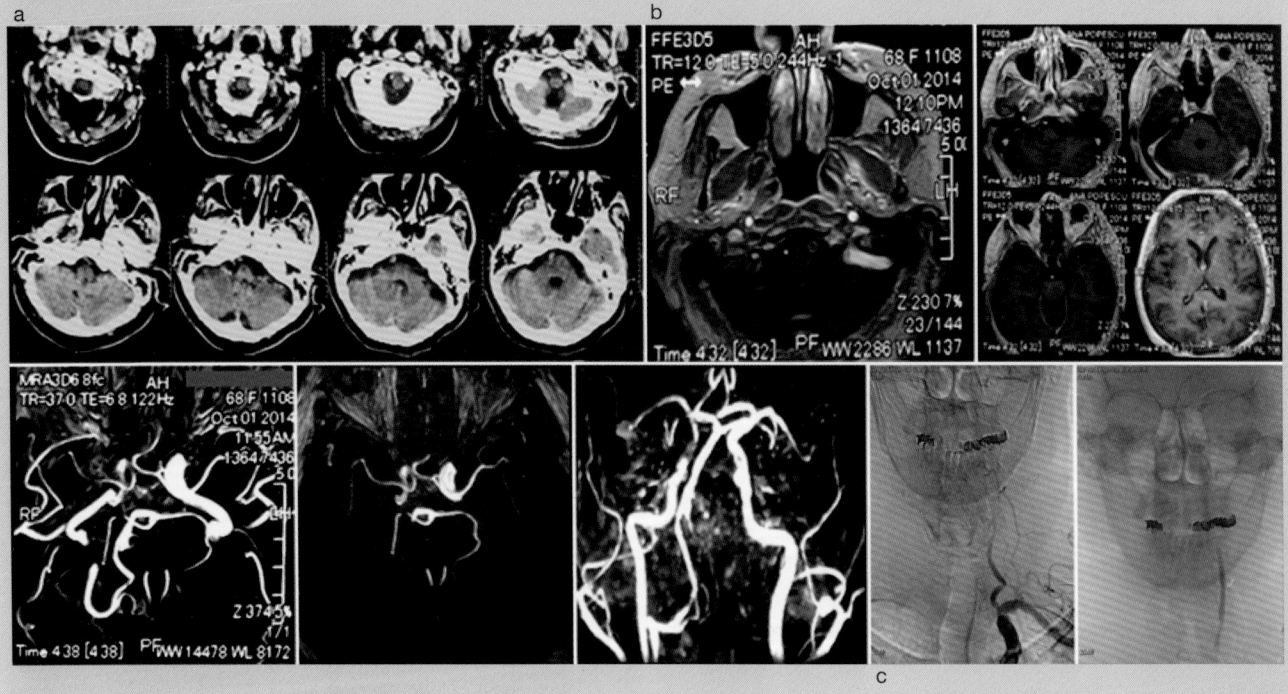

参考文献

1. Kim YK, Schulman S. Cervical artery dissection: pathology, epidemiology and management. Thromb Res. 2009;123(6):810–21.
2. Debette S, Leys D. Cervical-artery dissections: predisposing factors, diagnosis, and outcome. Lancet Neurol. 2009;8(7):668–78.
3. Lee VH, Brown Jr RD, Mandrekar JN, Mokri B. Incidence and outcome of cervical artery dissection: a population-based study. Neurology. 2006;67(10):1809–12.
4. Redekop GJ. Extracranial carotid and vertebral artery dissection: a review. Can J Neurol Sci J Can Sci Neurol. 2008;35(2):146–52.
5. Roldan-Valadez E, Corona-Cedillo R, Ruiz-Gonzalez D, Del Valle R, Herrera-Serrano A, Sanchez-Sanchez JM. Traumatic dissection of extracranial internal carotid artery with middle cerebral artery stroke: imaging diagnosis. Gac Med Mex. 2006;142(5):419–22.
6. Stringer WL, Kelly Jr DL. Traumatic dissection of the extracranial internal carotid artery. Neurosurgery. 1980;6(2):123–30.
7. Haneline MT, Rosner AL. The etiology of cervical artery dissection. J Chiropractic Med. 2007;6(3):110–20.
8. Haneline M, Triano J. Cervical artery dissection. A comparison of highly dynamic mechanisms: manipulation versus motor vehicle collision. J Manipulative Physiol Ther. 2005;28(1):57–63.
9. Schievink WI. Spontaneous dissection of the carotid and vertebral arteries. N Engl J Med. 2001;344(12):898–906.
10. Hart RG. Vertebral artery dissection. Neurology. 1988;38(6):987–9.
11. Tzourio C, Cohen A, Lamisse N, Biousse V, Bousser MG. Aortic root dilatation in patients with spontaneous cervical artery dissection. Circulation. 1997;95(10):2351–3.
12. Calvet D, Boutouyrie P, Touze E, Laloux B, Mas JL, Laurent S. Increased stiffness of the carotid wall material in patients with spontaneous cervical artery dissection. Stroke J Cerebral Circ. 2004;35(9):2078–82.
13. Baracchini C, Tonello S, Vitaliani R, Giometto B, Meneghetti G, Ballotta E. Vasomotion in multiple spontaneous cervical artery dissections. Stroke J Cerebral Circ. 2008;39(4):1148–51.
14. Barbour PJ, Castaldo JE, Rae-Grant AD, Gee W, Reed 3rd JF, Jenny D, et al. Internal carotid artery redundancy is significantly associated with dissection. Stroke J Cerebral Circ. 1994;25(6):1201–6.
15. Debette S. Pathophysiology and risk factors of cervical artery dissection: what have we learnt from large hospital-based cohorts? Curr Opin Neurol. 2014;27(1):20–8.
16. Germain DP. Ehlers-Danlos syndrome type IV. Orphanet J Rare Dis. 2007;2:32.
17. Poppe AY, Minuk J, Glikstein R, Leventhal M. Fibromuscular dysplasia with carotid artery dissection presenting as an isolated hemianopsia. J Stroke Cerebrovascular Dis Off J Natl Stroke Assoc. 2007;16(3):130–4.
18. Mawet J, Boukobza M, Franc J, Sarov M, Arnold M, Bousser MG, et al. Reversible cerebral vasoconstriction syndrome and cervical artery dissection in 20 patients. Neurology. 2013;81(9):821–4.
19. Schievink WI, Michels VV, Piepgras DG. Neurovascular manifestations of heritable connective tissue disorders. A review. Stroke J Cerebral Circ. 1994;25(4):889–903.
20. Schievink WI, Bjornsson J, Piepgras DG. Coexistence of fibromuscular dysplasia and cystic medial necrosis in a patient with Marfan's syndrome and bilateral carotid artery dissections. Stroke J Cerebral Circ. 1994;25(12):2492–6.
21. Rodrigues VJ, Elsayed S, Loeys BL, Dietz HC, Yousem DM. Neuroradiologic manifestations of Loeys-Dietz syndrome type 1. AJNR Am J Neuroradiol. 2009;30(8):1614–9.
22. Hufnagel A, Hammers A, Schonle PW, Bohm KD, Leonhardt G. Stroke following chiropractic manipulation of the cervical spine. J Neurol. 1999;246(8):683–8.
23. Gould DB, Cunningham K. Internal carotid artery dissection after remote surgery. Iatrogenic complications of anesthesia. Stroke J Cerebral Circ. 1994;25(6):1276–8.
24. Norris JW, Beletsky V, Nadareishvili ZG. Sudden neck movement and cervical artery dissection. The Canadian Stroke Consortium. CMAJ Can Med Assoc J J Assoc Med Can. 2000;163(1):38–40.
25. Grau AJ, Brandt T, Buggle F, Orberk E, Mytilineos J, Werle E, et al. Association of cervical artery dissection with recent infection. Arch Neurol. 1999;56(7):851–6.
26. Campos CR, Bassi TG, Pinto F, Abrahao DK. Internal carotid artery dissection in a patient with recent respiratory infection: case report of a possible link. Arq Neuropsiquiatr. 2005;63(2B):523–6.
27. Grond-Ginsbach C, Giossi A, Aksay SS, Engelter ST, Lyrer PA, Metso TM, et al. Elevated peripheral leukocyte counts in acute cervical artery dissection. Eur J Neurol Off J Eur Fed Neurol Soc. 2013;20(10):1405–10.
28. Metso TM, Tatlisumak T, Debette S, Dallongeville J, Engelter ST, Lyrer PA, et al. Migraine in cervical artery dissection and ischemic stroke patients. Neurology. 2012;78(16):1221–8.
29. Debette S, Metso T, Pezzini A, Abboud S, Metso A, Leys D, et al. Association of vascular risk factors with cervical artery dissection and ischemic stroke in young adults. Circulation. 2011;123(14):1537–44.
30. Arauz A, Hoyos L, Cantu C, Jara A, Martinez L, Garcia I, et al. Mild hyperhomocysteinemia and low folate concentrations as risk factors for cervical arterial dissection. Cerebrovasc Dis. 2007;24(2–3):210–4.
31. Vila N, Millan M, Ferrer X, Riutort N, Escudero D. Levels of alpha1-antitrypsin in plasma and risk of spontaneous cervical artery dissections: a case-control study. Stroke J Cerebral Circ. 2003;34(9):E168–9.
32. Debette S, Markus HS. The genetics of cervical artery dissection: a systematic review. Stroke J Cerebral Circ. 2009;40(6):e459–66.
33. Biousse V, D'Anglejan-Chatillon J, Touboul PJ, Amarenco P, Bousser MG. Time course of symptoms in extracranial carotid artery dissections. A series of 80 patients. Stroke J Cerebral Circ. 1995;26(2):235–9.
34. Mokri B, Silbert PL, Schievink WI, Piepgras DG. Cranial nerve palsy in spontaneous dissection of the extracranial internal carotid artery. Neurology. 1996;46(2):356–9.
35. Caplan LR, Zarins CK, Hemmati M. Spontaneous dissection of the extracranial vertebral arteries. Stroke J Cerebral Circ. 1985;16(6):1030–8.
36. Mas JL, Bousser MG, Hasboun D, Laplane D. Extracranial vertebral artery dissections: a review of 13 cases. Stroke J Cerebral Circ. 1987;18(6):1037–47.
37. Saeed AB, Shuaib A, Al-Sulaiti G, Emery D. Vertebral artery dissection: warning symptoms, clinical features and prognosis in 26 patients. Can J Neurol Sci J Can Sci Neurol. 2000;27(4):292–6.
38. Investigators CT, Markus HS, Hayter E, Levi C, Feldman A, Venables G, et al. Antiplatelet treatment compared with anticoagulation treatment for cervical artery dissection (CADISS): a randomised trial. Lancet Neurol. 2015;14(4):361–7.
39. Lucas C, Moulin T, Deplanque D, Tatu L, Chavot D. Stroke patterns of internal carotid artery dissection in 40 patients. Stroke J Cerebral Circ. 1998;29(12):2646–8.
40. Strandberg TE, Tilvis RS. Interpretation of IST and CAST stroke trials. International Stroke Trial. Chinese Acute Stroke Trial. Lancet. 1997;350(9075):442.
41. Kernan WN, Ovbiagele B, Black HR, Bravata DM, Chimowitz MI, Ezekowitz MD, et al. Guidelines for the prevention of stroke in patients with stroke and transient ischemic attack: a guideline for healthcare professionals from the American Heart Association/American Stroke Association. Stroke J Cerebral Circ. 2014;45(7):2160–236.
42. Zinkstok SM, Vergouwen MD, Engelter ST, Lyrer PA, Bonati LH, Arnold M, et al. Safety and functional outcome of thrombolysis in dissection-related ischemic stroke: a meta-analysis of individual

patient data. Stroke J Cerebral Circ. 2011;42(9):2515–20.
43. Kadkhodayan Y, Jeck DT, Moran CJ, Derdeyn CP, Cross 3rd DT. Angioplasty and stenting in carotid dissection with or without associated pseudoaneurysm. AJNR Am J Neuroradiol. 2005;26(9): 2328–35.
44. Pham MH, Rahme RJ, Arnaout O, Hurley MC, Bernstein RA, Batjer HH, et al. Endovascular stenting of extracranial carotid and vertebral artery dissections: a systematic review of the literature. Neurosurgery. 2011;68(4):856–66. discussion 66.
45. Ahlhelm F, Benz RM, Ulmer S, Lyrer P, Stippich C, Engelter S. Endovascular treatment of cervical artery dissection: ten case reports and review of the literature. Interv Neurol. 2013;1(3–4): 143–50.
46. Debette S, Compter A, Labeyrie MA, Uyttenboogaart M, Metso TM, Majersik JJ, et al. Epidemiology, pathophysiology, diagnosis, and management of intracranial artery dissection. Lancet Neurol. 2015;14(6):640–54.
47. Yonas H, Agamanolis D, Takaoka Y, White RJ. Dissecting intracranial aneurysms. Surg Neurol. 1977;8(6):407–15.
48. Berger MS, Wilson CB. Intracranial dissecting aneurysms of the posterior circulation. Report of six cases and review of the literature. J Neurosurg. 1984;61(5):882–94.
49. Kwak HS, Hwang SB, Chung GH, Jeong SK. High-resolution magnetic resonance imaging of symptomatic middle cerebral artery dissection. J Stroke Cerebrovascular Dis Off J Natl Stroke Assoc. 2014;23(3):550–3.
50. Bosch J, Mauleon A, Coscojuela P, Porta I, Grive E, Alvarez-Sabin J, et al. Intraventricular hemorrhage due to the rupture of atherosclerotic dissecting aneurysm of the middle cerebral artery. Rev Neurol. 1999;28(10):973–5.
51. Mizutani T. Subarachnoid hemorrhage associated with angiographic "stenotic" or "occlusive" lesions in the carotid circulation. Surg Neurol. 1998;49(5):495–503; discussion -4.
52. Sikkema T, Uyttenboogaart M, van Dijk JM, Groen RJ, Metzemaekers JD, Eshghi O, et al. Clinical features and prognosis of intracranial artery dissection. Neurosurgery. 2015;76(6):663–70; discussion 70–1.
53. Mohammadian R, Taheraghdam AA, Sharifipour E, Mansourizadeh R, Pashapour A, Shimia M, et al. Endovascular treatment of intracranial artery dissection: clinical and angiographic follow-up. Neurol Res Int. 2013;2013:968380.
54. Kim BM, Kim SH, Kim DI, Shin YS, Suh SH, Kim DJ, et al. Outcomes and prognostic factors of intracranial unruptured vertebrobasilar artery dissection. Neurology. 2011;76(20): 1735–41.
55. Dittrich R, Draeger B, Nassenstein I, Bachmann R, Kuhlenbaumer G, Nabavi DG, et al. Dissection of the common and external carotid artery. Cerebrovasc Dis. 2006;21(3):208–10.
56. Zach V, Zhovtis S, Kirchoff-Torres KF, Weinberger JM. Common carotid artery dissection: a case report and review of the literature. J Stroke Cerebrovascular Dis Off J Natl Stroke Assoc. 2012;21(1):52–60.
57. Schellinger PD, Schwab S, Krieger D, Fiebach JB, Steiner T, Hund EF, et al. Masking of vertebral artery dissection by severe trauma to the cervical spine. Spine. 2001;26(3):314–9.
58. Lu CJ, Sun Y, Jeng JS, Huang KM, Hwang BS, Lin WH, et al. Imaging in the diagnosis and follow-up evaluation of vertebral artery dissection. J Ultrasound Med Off J Am Inst Ultrasound Med. 2000;19(4):263–70.
59. Massalha K, Goyen M, Rudofsky G. Stenosis jet can cause a dissection of the superficial femoral artery. VASA Zeitschrift fur Gefasskrankheiten. 1999;28(2):131–3.
60. Koennecke HC, Trocio Jr SH, Mast H, Mohr JP. Microemboli on transcranial Doppler in patients with spontaneous carotid artery dissection. J Neuroimaging Off J Am Soc Neuroimaging. 1997;7(4):217–20.
61. Bogousslavsky J, Despland PA, Regli F. Spontaneous carotid dissection with acute stroke. Arch Neurol. 1987;44(2):137–40.
62. Thanvi B, Munshi SK, Dawson SL, Robinson TG. Carotid and vertebral artery dissection syndromes. Postgrad Med J. 2005;81(956): 383–8.
63. Vertinsky AT, Schwartz NE, Fischbein NJ, Rosenberg J, Albers GW, Zaharchuk G. Comparison of multidetector CT angiography and MR imaging of cervical artery dissection. AJNR Am J Neuroradiol. 2008;29(9):1753–60.
64. Sturzenegger M. Ultrasound findings in spontaneous carotid artery dissection. The value of duplex sonography. Arch Neurol. 1991;48(10):1057–63.
65. Tola M, Yurdakul M, Cumhur T. B-flow imaging in low cervical internal carotid artery dissection. J Ultrasound Med Off J Am Inst Ultrasound Med. 2005;24(11):1497–502.
66. de Bray JM, Lhoste P, Dubas F, Emile J, Saumet JL. Ultrasonic features of extracranial carotid dissections: 47 cases studied by angiography. J Ultrasound Med Off J Am Inst Ultrasound Med. 1994;13(9):659–64.
67. Sturzenegger M, Mattle HP, Rivoir A, Baumgartner RW. Ultrasound findings in carotid artery dissection: analysis of 43 patients. Neurology. 1995;45(4):691–8.
68. Gardner DJ, Gosink BB, Kallman CE. Internal carotid artery dissections: duplex ultrasound imaging. J Ultrasound Med Off J Am Inst Ultrasound Med. 1991;10(11):607–14.
69. Rodallec MH, Marteau V, Gerber S, Desmottes L, Zins M. Craniocervical arterial dissection: spectrum of imaging findings and differential diagnosis. Radiographics Publ Radiol Soc N Am Inc. 2008;28(6):1711–28.
70. Kitanaka C, Tanaka J, Kuwahara M, Teraoka A. Magnetic resonance imaging study of intracranial vertebrobasilar artery dissections. Stroke J Cerebral Circ. 1994;25(3):571–5.
71. Levy C, Laissy JP, Raveau V, Amarenco P, Servois V, Bousser MG, et al. Carotid and vertebral artery dissections: three-dimensional time-of-flight MR angiography and MR imaging versus conventional angiography. Radiology. 1994;190(1):97–103.
72. Moseley ME, Kucharczyk J, Mintorovitch J, Cohen Y, Kurhanewicz J, Derugin N, et al. Diffusion-weighted MR imaging of acute stroke: correlation with T2-weighted and magnetic susceptibility-enhanced MR imaging in cats. AJNR Am J Neuroradiol. 1990;11(3):423–9.
73. Petro GR, Witwer GA, Cacayorin ED, Hodge CJ, Bredenberg CE, Jastremski MS, et al. Spontaneous dissection of the cervical internal carotid artery: correlation of arteriography, CT, and pathology. AJR Am J Roentgenol. 1987;148(2):393–8.
74. Leclerc X, Godefroy O, Salhi A, Lucas C, Leys D, Pruvo JP. Helical CT for the diagnosis of extracranial internal carotid artery dissection. Stroke J Cerebral Circ. 1996;27(3):461–6.
75. Zuber M, Meary E, Meder JF, Mas JL. Magnetic resonance imaging and dynamic CT scan in cervical artery dissections. Stroke J Cerebral Circ. 1994;25(3):576–81.
76. Chen CJ, Tseng YC, Lee TH, Hsu HL, See LC. Multisection CT angiography compared with catheter angiography in diagnosing vertebral artery dissection. AJNR Am J Neuroradiol. 2004;25(5):769–74.
77. Caplan LR. Dissections of brain-supplying arteries. Nat Clin Pract Neurol. 2008;4(1):34–42.
78. Hart RG, Easton JD. Dissections. Stroke J Cerebral Circ. 1985;16(6):925–7.
79. Hinse P, Thie A, Lachenmayer L. Dissection of the extracranial vertebral artery: report of four cases and review of the literature. J Neurol Neurosurg Psychiatry. 1991;54(10):863–9.
80. Hsu CY, Cheng CY, Lee JD, Lee M, Huang YC, Wu CY, et al. Clinical features and outcomes of spinal cord infarction following vertebral artery dissection: a systematic review of the literature. Neurol Res. 2013;35(7):676–83.
81. Vicenzini E, Ricciardi MC, Sirimarco G, Di Piero V, Lenzi GL. Extracranial and intracranial sonographic findings in vertebral artery diseases. J Ultrasound Med Off J Am Inst Ultrasound Med.

2010;29(12):1811–23.
82. Teasdale E, Zampakis P, Santosh C, Razvi S. Multidetector computed tomography angiography: Application in vertebral artery dissection. Ann Indian Acad Neurol. 2011;14(1):35–41.
83. Sasaki O, Ogawa H, Koike T, Koizumi T, Tanaka R. A clinicopathological study of dissecting aneurysms of the intracranial vertebral artery. J Neurosurg. 1991;75(6):874–82.
84. Yoshimoto Y, Hoya K, Tanaka Y, Uchida T. Basilar artery dissection. J Neurosurg. 2005;102(3):476–81.
85. Yoshimoto Y, Wakai S. Unruptured intracranial vertebral artery dissection. Clinical course and serial radiographic imagings. Stroke J Cerebral Circ. 1997;28(2):370–4.

颅外颈动脉瘤和椎动脉瘤　第15章

Horia Muresian

厉宗祥　译　杨　斌　审

颈动脉和椎动脉颅外段动脉瘤较为少见[1]。其最常见的原因是动脉粥样硬化，且通常是在伴随高血压的情况下发生的。此外，肌纤维发育不良、炎症性疾病、结缔组织病也是颅外动脉动脉瘤发生的原因。在诊断上，需将真性动脉瘤与假性动脉瘤（pseudoaneurysm/false aneurysm）或吻合口动脉瘤进行区分。真性动脉瘤，虽然动脉壁会随着疾病进展而发生改变，但至少所有组分都存在；而假性动脉瘤的瘤壁仅部分由正常动脉壁成分构成。钝性创伤可导致真性动脉瘤的形成，而穿透性创伤更多导致假性动脉瘤。椎动脉（VA）V2段特别容易出现各种类型创伤性损伤，包括血管拉伸、成角和挫伤，也可以因穿透物或骨碎片直接引起撕裂。颅外动脉的真菌性动脉瘤需要特别注意，因为血管重建失败和瘤内血栓脱落造成远端栓塞均可导致病情进展而使病情变得复杂。

颅外段颈动脉动脉瘤可根据病变的位置和累及范围分为以下5型：1型＝仅累及ICA的某一段；2型＝累及包括分叉部的ICA全程；3型＝仅累及分叉部；4型＝累及CCA和ICA；5型＝单纯CCA受累[2]。近端动脉瘤是纺锤形，而远端颈段ICA动脉瘤是囊性，后者还可向颈部器官发展，并压迫咽、喉或邻近神经（喉返神经、迷走神经、交感干、舌下神经）。挥鞭样损伤（急性颈部扭伤）对上颈部ICA和VA的V2段伤害最严重，尤其是当颈部也发生旋转时。

与其他类型的动脉瘤一样，颅外颈动脉和椎动脉动脉瘤也可表现为占位效应（压迫邻近结构）、血栓形成（造成远端低灌注，尤其在某些姿势或头部旋转时）、远端栓塞（与前述相同，有时取决于姿势）、破裂（造成压迫性颈部血肿或直接破裂入咽）和感染等。一个有搏动感、向四周扩张的颈部肿块伴局部杂音可能提示这个位置存在动脉瘤。没有影像支持的临床评估可能具有误导性：颈部肿瘤也可表现为搏动性肿块；动脉瘤的真实大小不能仅通过临床检查来确定；扩张的血管球瘤是富血管的，因此也可能表现为搏动性肿块与杂音。椎动脉颅外段动脉瘤可能表现为颈神经根或交感神经压迫/刺激现象。颈内静脉受压伴或不伴血栓形成也可能提示存在颈动脉动脉瘤。由于舌咽（Ⅸ）和迷走神经（Ⅹ）的受压或咽部的压迫，吞咽也可能变得困难。另外，吞咽动作也可导致颈动脉瘤内血栓脱落引起短暂性脑缺血发作（图15.1）。

诊断性检查必须包括准确的临床评估，包括对侧、颅内或其他各种位置（肾、内脏、腹主动脉等）存在动脉瘤。当然，这取决于动脉瘤疾病的病因。临床诊断必须通过影像学资料的证实，影像学资料还能提供关于动脉瘤的性质、范围和解剖关系等重要信息，以确定最佳修复和治疗方案。还需要其他检查排除感染的存在。超声检查能够为病变局部提供最有价值的信息，其次是血管造影、CT血管造影或MRA（能够为病变局部提供更多信息，同时筛查其他部位是否存在动脉瘤）。

颈区包括多种器官和组织；因此，鉴别诊断应该考虑可能存在类似动脉瘤的疾病，例如淋巴结肿大、肿瘤（特别是甲状腺、甲状旁腺或异位甲状腺组织）、腮腺囊肿和脓肿（扁桃体、咽旁间隙等）。这对于具有明显的腔内血栓形成的动脉瘤尤其如此，其在临床评估中可能搏动较弱。我们推荐常规行耳鼻喉部（ENT）检查，主要有两个原因：一方面对口腔、咽和喉部进行一般检查，另一方面在术前对脑神经Ⅸ、

Ⅹ、Ⅻ的功能进行精确评估。交界性病变或先前存在的神经病变在术前可能被患者忽视，但在手术后症状变得明显，这可能表明术后出现了并发症。

CCA、ICA 或 VA（V1 段）的扭结可能表现为颈部的搏动性肿块，应与真实动脉瘤区分开。深部的血管瘤和创伤后动静脉瘘若没有伴随的皮肤改变，也可以和颈部动脉瘤很像。随着许多影像技术的出现和发展，诊断常常变得"简单粗暴"；将颈部动脉瘤误认为"颈部囊肿"进行切开引流而导致患者死亡的"轶事"仍偶有耳闻。一种特殊类型的病变是在过度迂曲的颈动脉出现交替的节段性狭窄和动脉瘤样扩张（图 15.2）。

目前讨论的核心是治疗方式。颈动脉瘤的诊断率很低，治疗技术上孰优孰劣尚无大型或随机研究证据。血管内修复看起来比外科手术更有吸引力，但选择取决于许多因素（表 15.1）

必须对整个脑循环进行准确的评估，重点如下：

1. 在颅外和颅内区域检测有无其他的动脉瘤。
2. 排除存在大脑动脉解剖变异。
3. 将对侧颈动脉和 VA 的直径作为参考，包括动脉瘤的定义（我们不推荐使用颈动脉的绝对直径，而采用动脉瘤最大径与正常动脉管径的比值，如果前者是正常管径的 2 倍以上，则有修复的明确指征，无论采用介入或手术的方式）。

必须考虑对 VA 进行安全结扎的可能性，例如 VA V2 段的动脉瘤。

修复指征还有更多的细节：

- 动脉瘤的直径（不仅是绝对直径，而且要与相邻的正常动脉节段相比较）
- 发展/扩张的速度
- 动脉壁的厚度（如果易于破裂，无论直径如何，均可进行修复）
- 管腔内血栓形成
- 扩张动脉的内膜（溃疡、初期夹层等）
- 有神经系统症状（短暂性脑缺血发作、脑神经受压）
- 患者的一般情况、年龄、预期寿命

颈动脉内膜切除（CEA）后颈动脉假性动脉瘤的发生率非常低，有两个主要原因：第一，由于 CEA 或感染后非常薄的动脉壁导致的补片-颈动脉吻合口开裂；第二，静脉补片的瘤样扩张退变（如今已很少用）。

表 15.1 颅外动脉瘤修复方式的选择

要素	外科手术	血管内修复
动脉瘤体积	巨大的压迫性动脉瘤需要完全切除和血管重建。	血管内支架（stent graft）可能移位；内漏的可能性更大；大的血栓性颈部肿块可能阻碍生理行为（吞咽、发声）
动脉瘤的位置：颈部高位	ICA 远端至少存在 4～5 mm 的范围可以用于夹闭和吻合	高位动脉瘤；难以手术夹闭
动脉瘤的位置：左颈总动脉的起始部	不常见的位置，但有手术指征	困难或不可能的
感染	切除和自体静脉移植（可选择同种动脉移植）	血管内支架可引起局部感染；局部感染未治愈；血管内支架可移位或形成血栓
颈部解剖复杂/放射治疗后	相对禁忌证	主要指征
动脉瘤内血栓形成	更倾向于外科手术	用远端保护装置放置支架
遗传性结缔组织疾病	切除动脉瘤所在的全段病变动脉	存在支架移植物迟发裂开或移位的可能性
脑神经受压	动脉瘤切除及血管重建	无指征
患者的一般状况和合并症	动脉瘤手术需要全身麻醉	大多数情况下在局部麻醉±镇静下进行

在我们的手术经验中，我们治疗过三例颈动脉动脉瘤的患者：一例位于左侧 CCA 起始部（紧邻主动脉弓；V 型），一例位于 ICA 远端（Ⅰ型），还有一例真菌性动脉瘤位于颈动脉分叉和 ICA（Ⅱ型）。这些病例在图 15.3 和图 15.4 中有详细说明。

参考文献 [3] 对颅外段颈动脉瘤的治疗进行了回顾和评价。

颅外段 VA 的动脉瘤非常罕见，被认为是穿透和钝性创伤造成的。临床表现可以是颈部肿块，但更常见的是颈部神经根病变。有时，VA 动脉瘤可表现为夹层动脉瘤[9]。介入治疗是首选的方法，原因有如下两点。首先，VA 的 V2 段很难通过任何外科手术入路到达，并且颈神经损伤的可能性很高。其次，通过近端和远端手术结扎 VA 动脉瘤并不能阻止动脉瘤的继续发展，因为动脉瘤将继续由许多侧支血管供血。与腘动脉动脉瘤一样，侧支循环导致动脉瘤的发展和破裂。感染仍是另一种重要的并发症。由于这种动脉瘤通常形态特殊（曲折、成角，具有扩张和狭窄交替的区域），血管内修复可能十分困难[4]。

VA 颅外段的原发性动脉瘤发生在具有遗传性结缔组织疾病的个体中。可以通过开放或联合技术进行动脉瘤切除和血管重建，以获得最佳结果[5]。

在暴露困难或伴有对侧 VA 闭塞 / 缺如的情况下，需要考虑在深度循环停滞下行开放性修复[6]；然而，也必须考虑进展性 VA 阻塞可以促进侧支循环的发展。

与血管内治疗相比，开放性手术后的卒中事件发生率更高，但这种差异也可能是由于每种技术所治疗的动脉瘤类型不同引起的[7-8]。

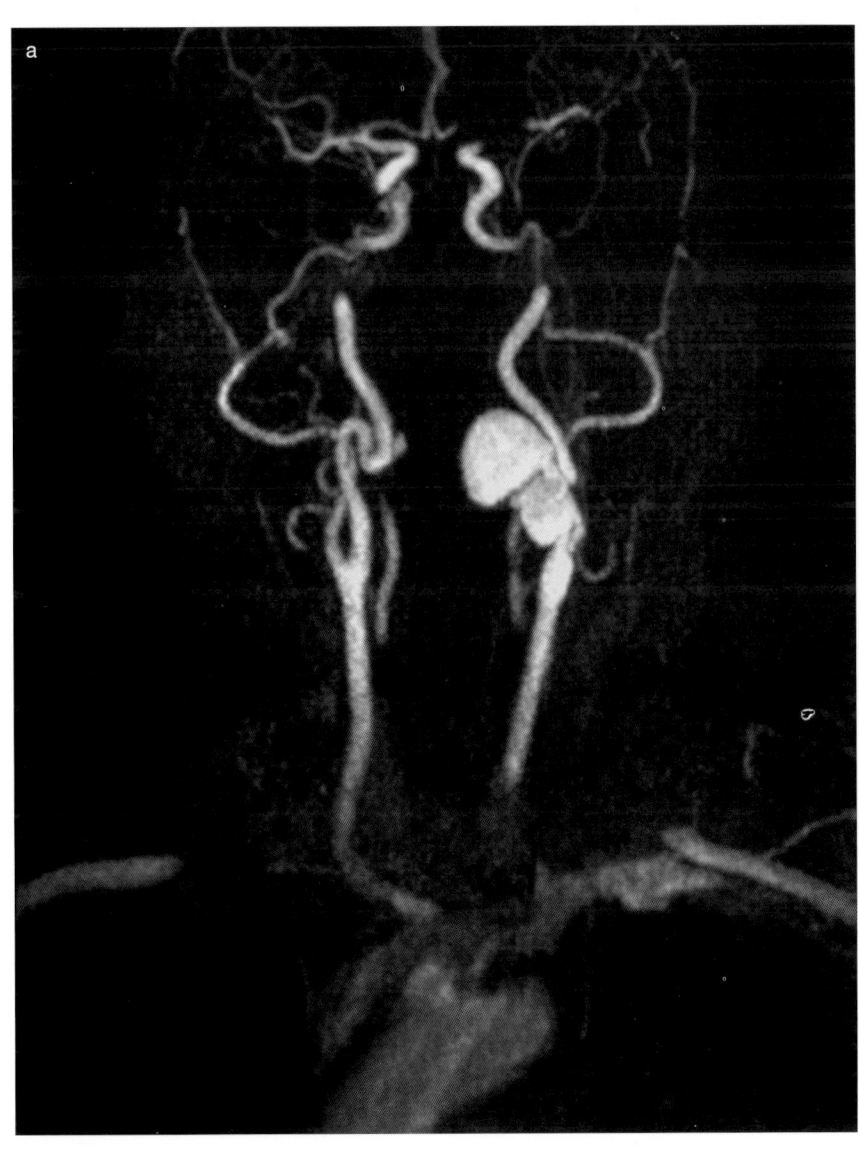

图 15.1 颈动脉瘤的非典型表现。患者出现吞咽困难的短暂性脑缺血发作（TIA）表现。a. MRA 配合随后完成的超声检查显示左侧颈段颈内动脉（ICA）近端的动脉瘤。注意：动脉瘤表现为双腔，形成对咽外侧壁的压迫。耳鼻喉科检查证实动脉瘤的压迫作用。b. 术中所见左颈动脉分叉。动脉瘤位于分叉深部，几乎不可见。c. 松解颈动脉分叉显示整个动脉瘤及其与咽外侧壁的关系。d. 切除动脉瘤。e. 颈动脉的重建。由于动脉瘤发生在 ICA 的近端部分，这一部分和动脉瘤被整体切除。ICA 的其余部分被下拉（注意图 a 中 MRA 上，ICA 严重扭结且长度冗余），并与 ICA 的剩余部分再吻合（可见吻合口位于第Ⅻ脑神经上方）。ECA，颈外动脉；CCA，颈总动脉；Ⅻ，舌下神经；An，动脉瘤

图 15.1（续）

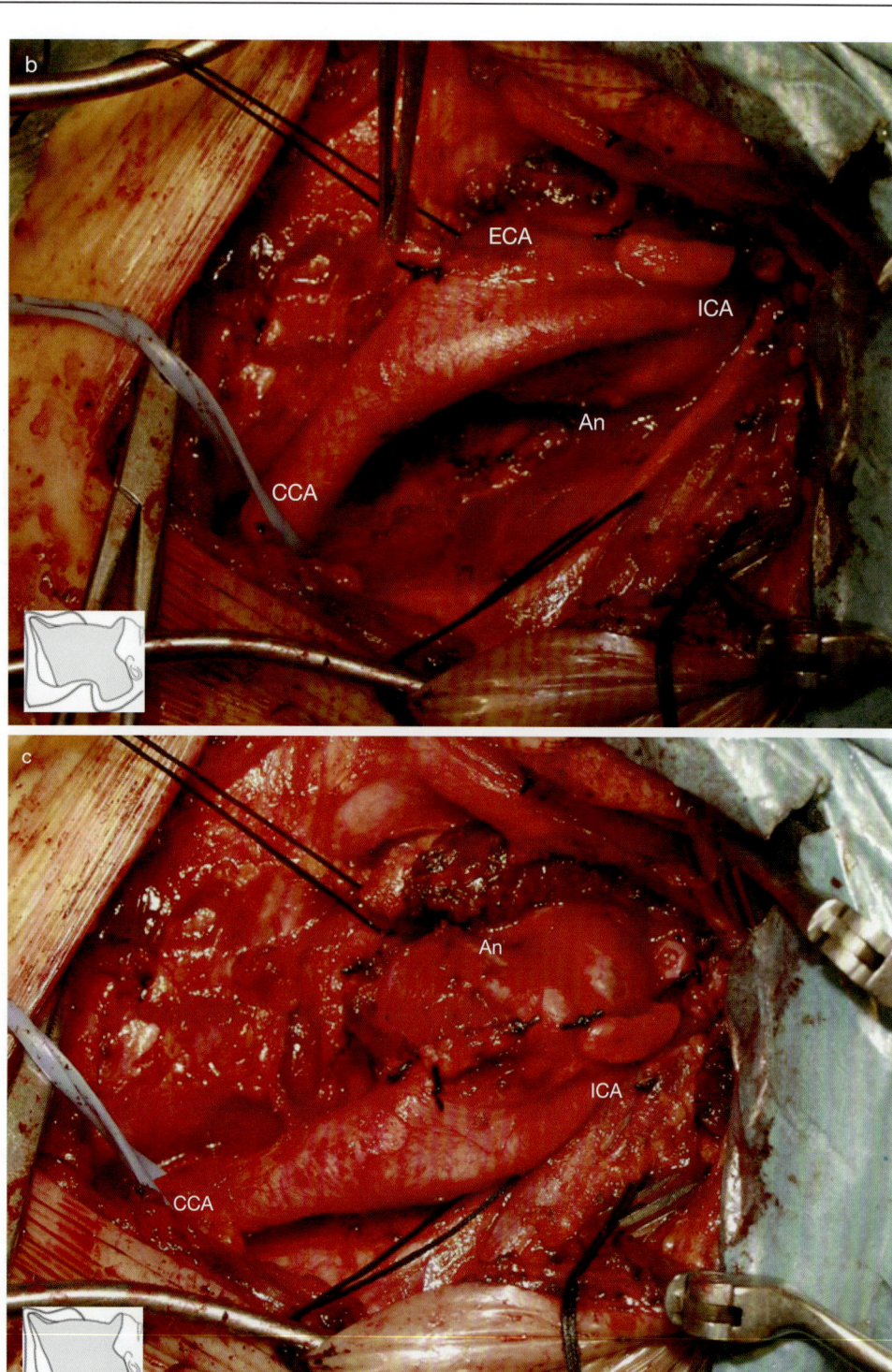

第 15 章　颅外颈动脉瘤和椎动脉瘤　315

图 15.1（续）

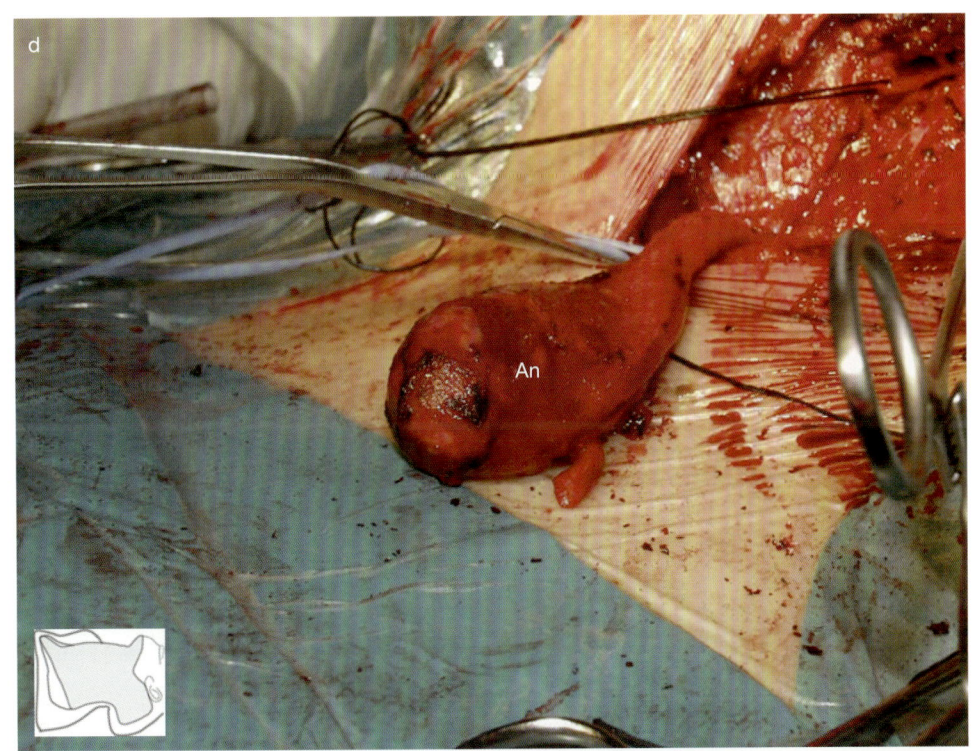

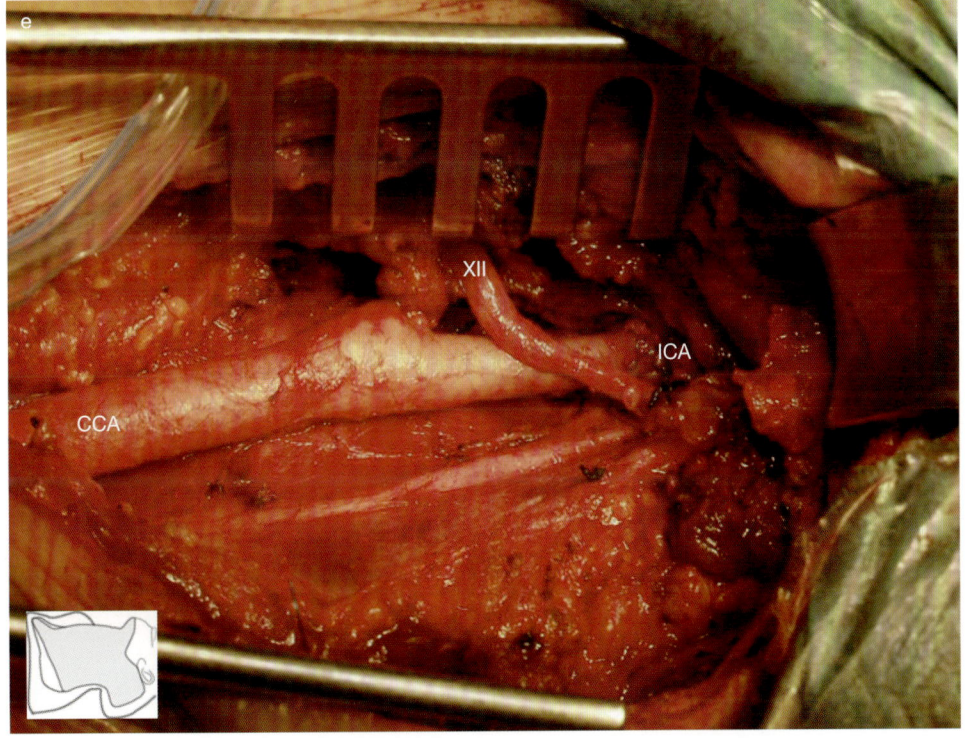

图 15.2 特殊的病变类型：ICA 扭结、狭窄和动脉瘤。动脉粥样硬化的所有表现都存在于此病例：颈段 ICA 过度扭结、狭窄和动脉瘤样扩张。动脉瘤本可以通过介入途径治疗，但动脉瘤远端狭窄的管腔阻碍了手术。a. 斜位血管造影。注意 ICA 出现双重扭曲；ICA 的起始部存在一处严重的狭窄，并且在第一个弯曲处还有一处狭窄。第二个弯曲处呈动脉瘤样扩张。b. 通过将二腹肌后腹、茎突舌骨肌、茎突分开（注意"裸露的"茎突），使得 ICA 远端充分暴露。过程中注意分离并保护第Ⅸ、Ⅹ和Ⅻ脑神经。ICA 的整个病变部分直到颞骨岩部的颈动脉管都被很好地暴露。c. 病变部位已切除，采用外翻技术对右侧颈动脉进行重建，将 ICA 再吻合于 CCA（注意第Ⅻ脑神经位于重新植入的 ICA 左侧深面）。d. 病变部分已切除。左侧为占据远端 CCA 管腔的斑块；中间为颈动脉分叉处的斑块（包括占据 ECA 起始部的斑块）；右边为切除的远端 ICA 颈段，包括动脉瘤样扩张

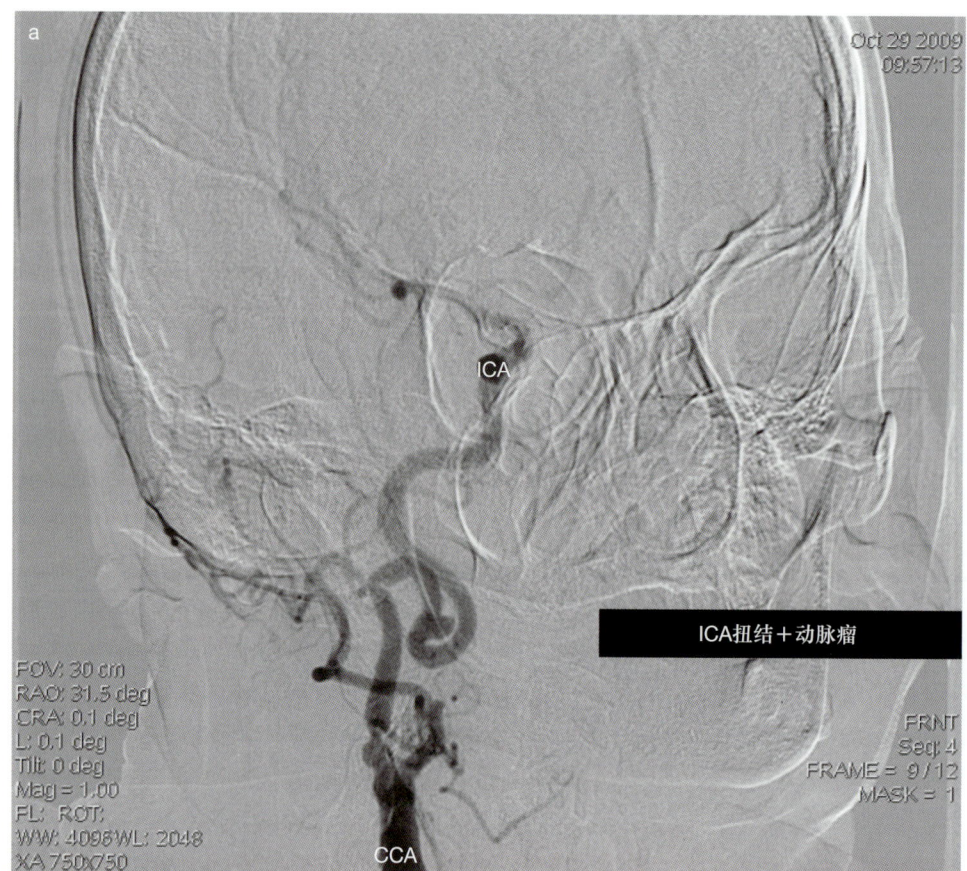

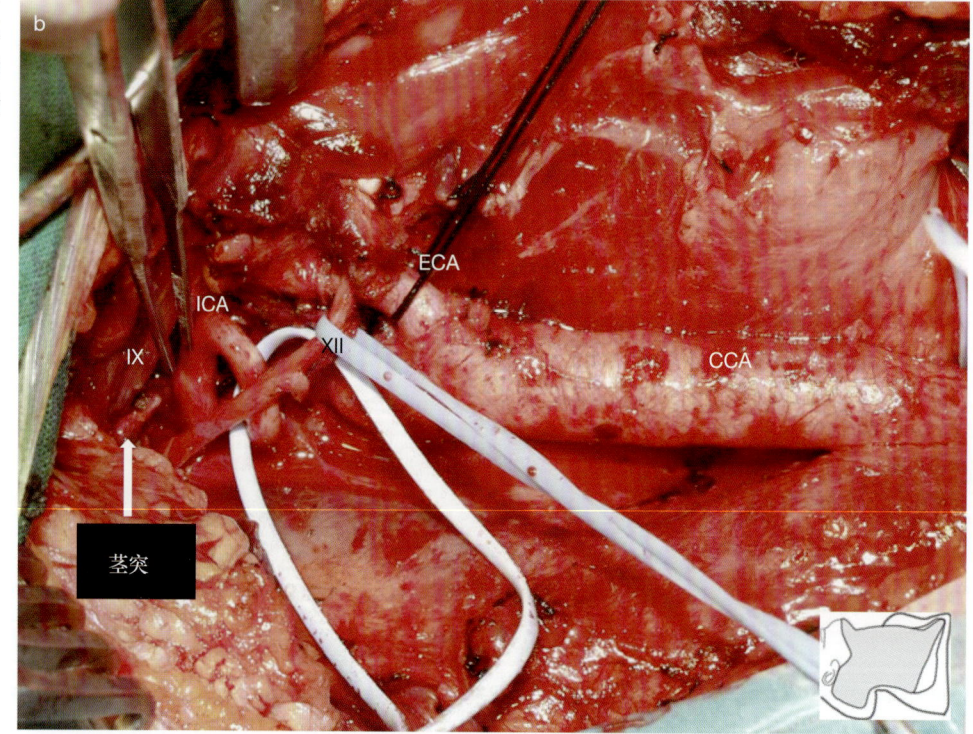

第 15 章 颅外颈动脉瘤和椎动脉瘤

图 15.2（续）

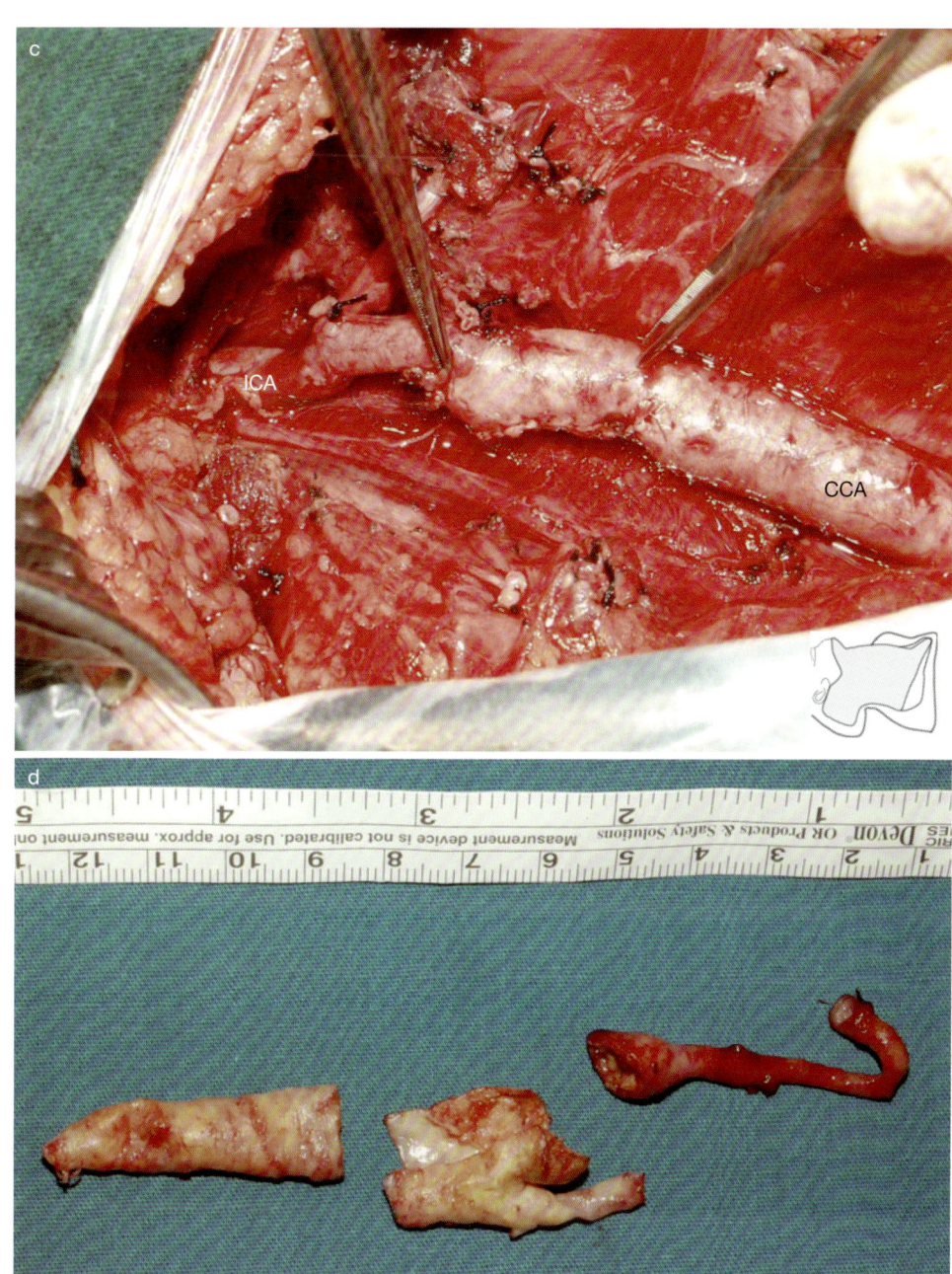

图 15.3 颈段 ICA 远端的动脉瘤。这是一个发生于年轻女性患者的动脉瘤，没有其他的动脉粥样硬化病变。**a.** 注意患者动脉瘤合并 ICA 颈段的重度狭窄。**b.** 术中暴露动脉瘤和颈动脉分叉。在颈部暴露较高的节段是必要的，但不必切断二腹肌后腹及茎突舌骨肌。**c.** 将动脉瘤与周围的粘连分离。将第Ⅻ脑神经和枕动脉轻轻游离。将 ICA 解离至动脉瘤以远，直到颈动脉孔处（白色箭头）。**d.** 切除 ICA 的病变部分，将自体静脉移植物（G）置于颈动脉分叉与远端 ICA（CCA 远端 5 mm）之间。**e.** ICA 的动脉瘤部分被切开。注意血管侧壁的明显改变

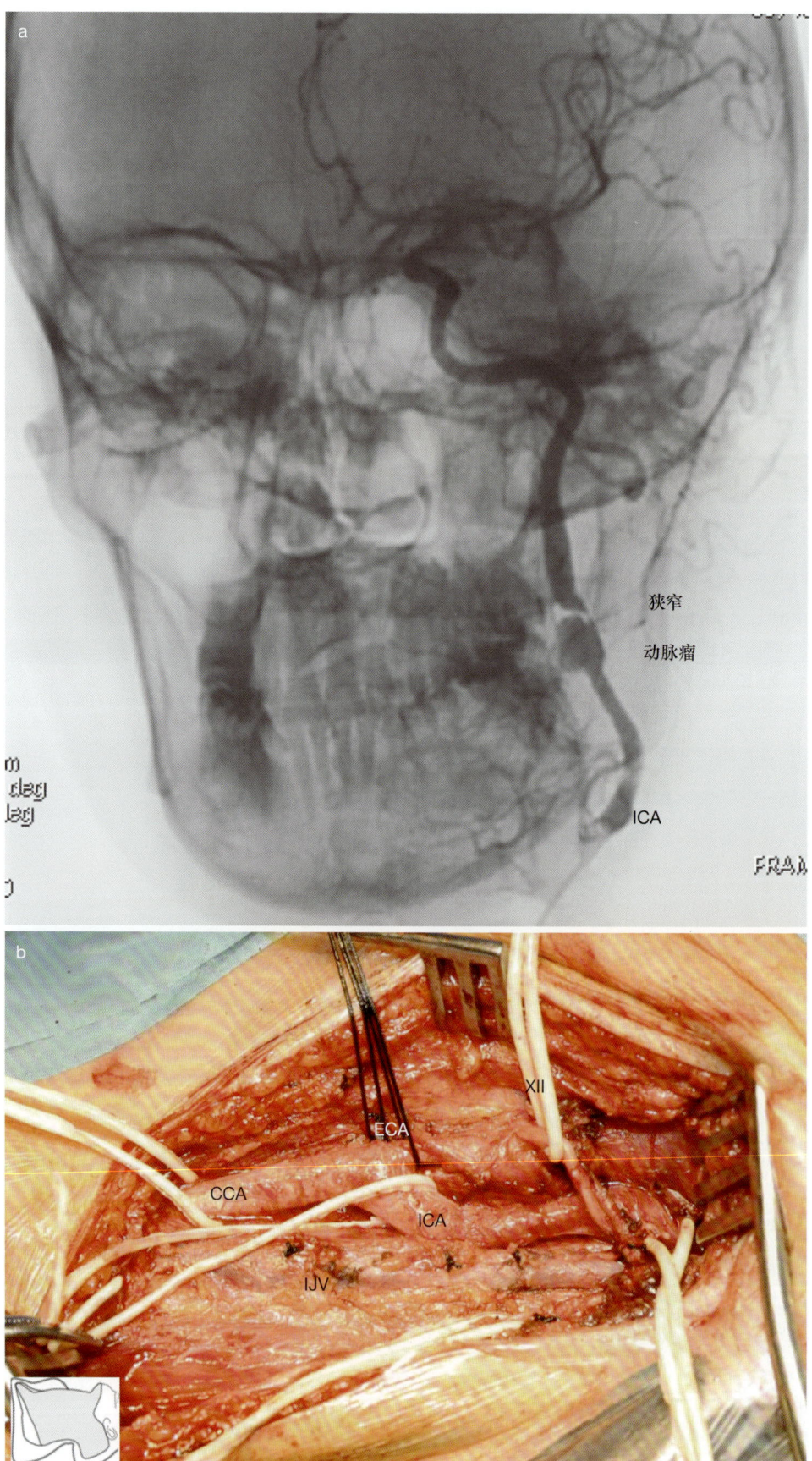

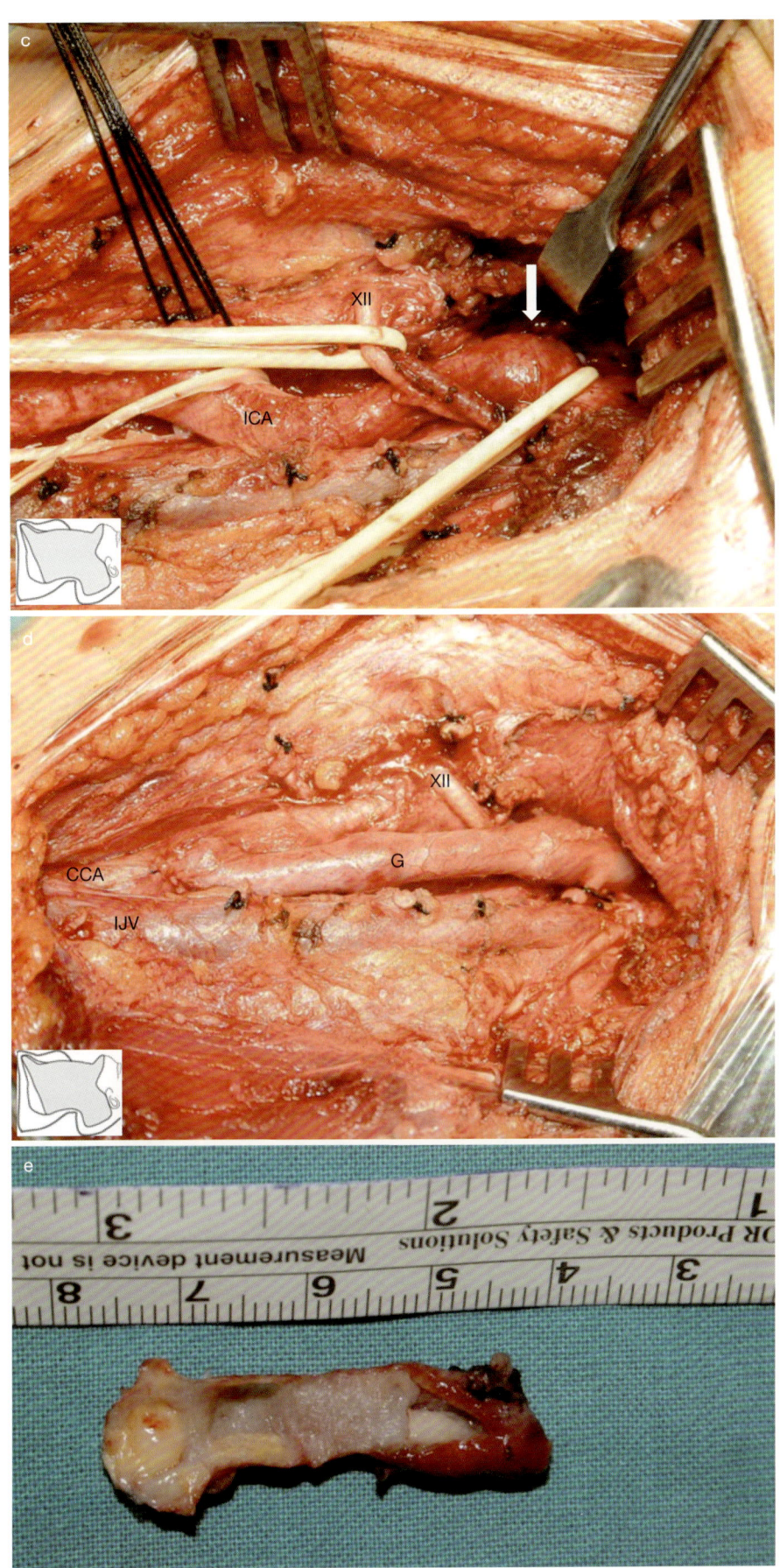

图 15.3（续）

图 15.4 颈段 ICA 的真菌性动脉瘤。a. 在左颈动脉分叉处的动脉瘤的血管造影。b. 将血管（CCA、ECA 和 ICA）近端和远端阻断之后，动脉瘤腔被打开。c. 切除整个病变和感染的颈动脉分叉。在疑似感染的情况下，我们通常会送样品进行直接检查（涂片，革兰氏染色），这样有助于确定真菌的类型，并更有针对性地开始抗生素治疗。d. 颈动脉分叉切除前被抬高，显示病变和感染的邻近组织，与咽壁和椎前肌直接接触。e. 在 CCA 和 ICA 之间置入自体隐静脉移植物（G）。ECA 被结扎。f. 切除的组织。图片上半部分显示颈动脉分叉，下半部分显示构成假性动脉瘤壁的组织。g. 颈动脉分叉内面观，显示管壁缺损（假性动脉瘤发生的部位）

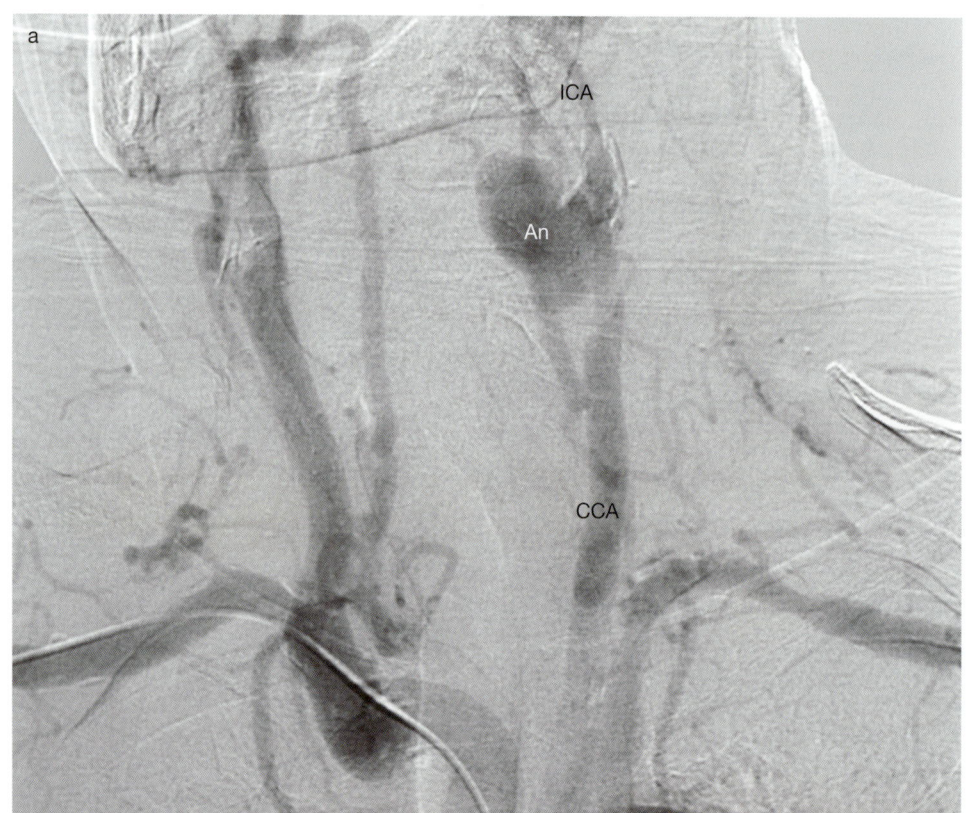

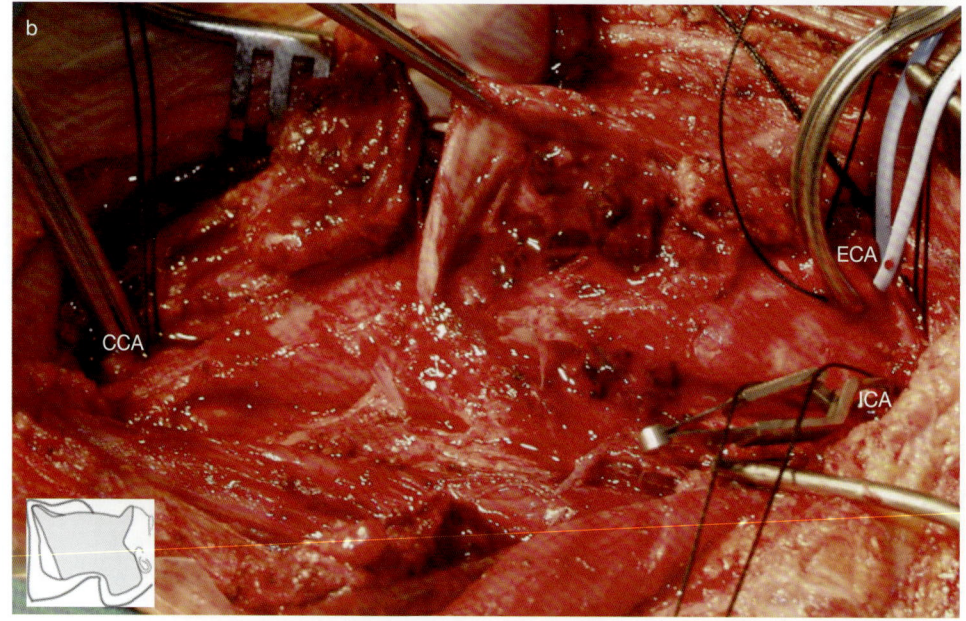

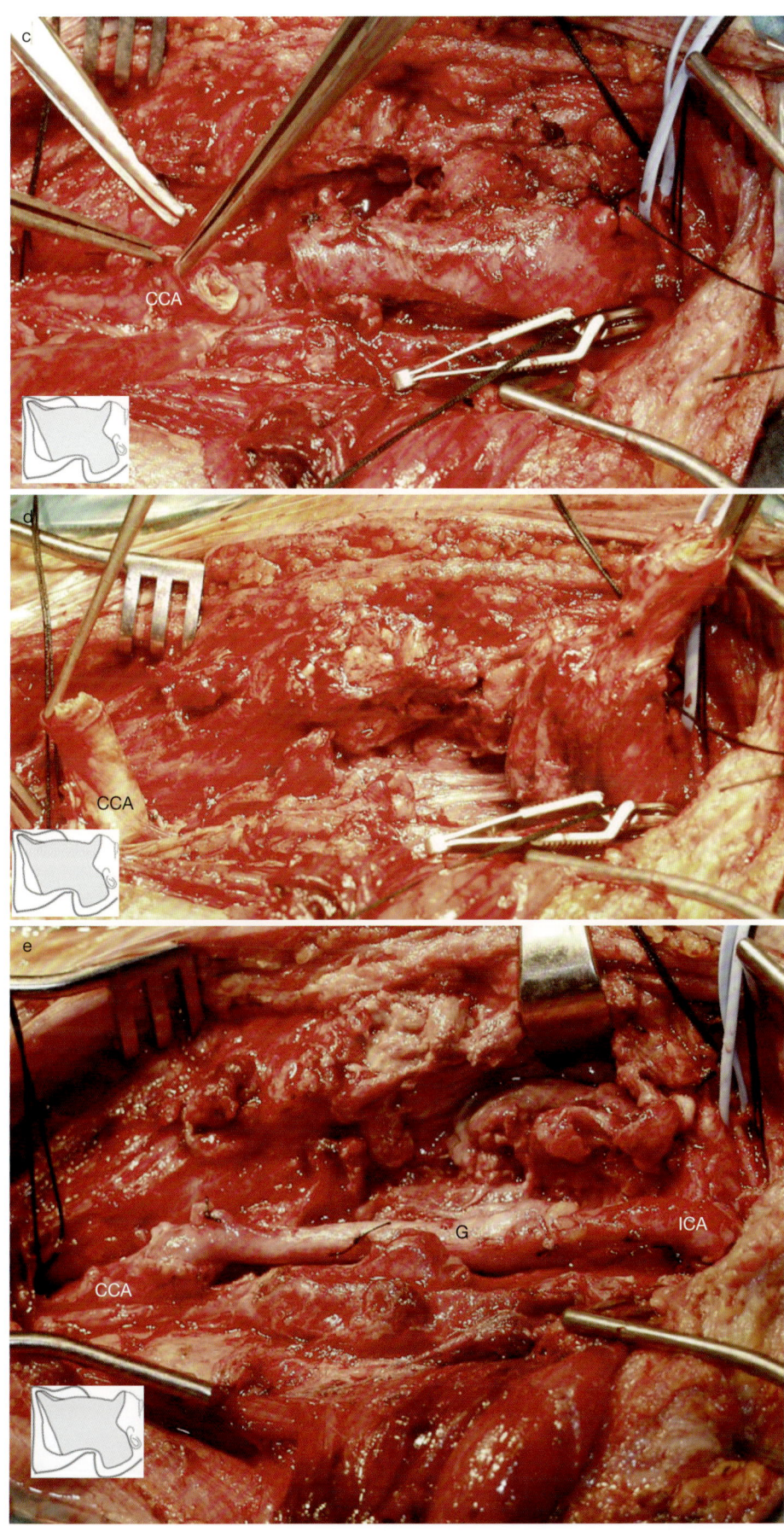

图 15.4（续）

图 15.4（续）

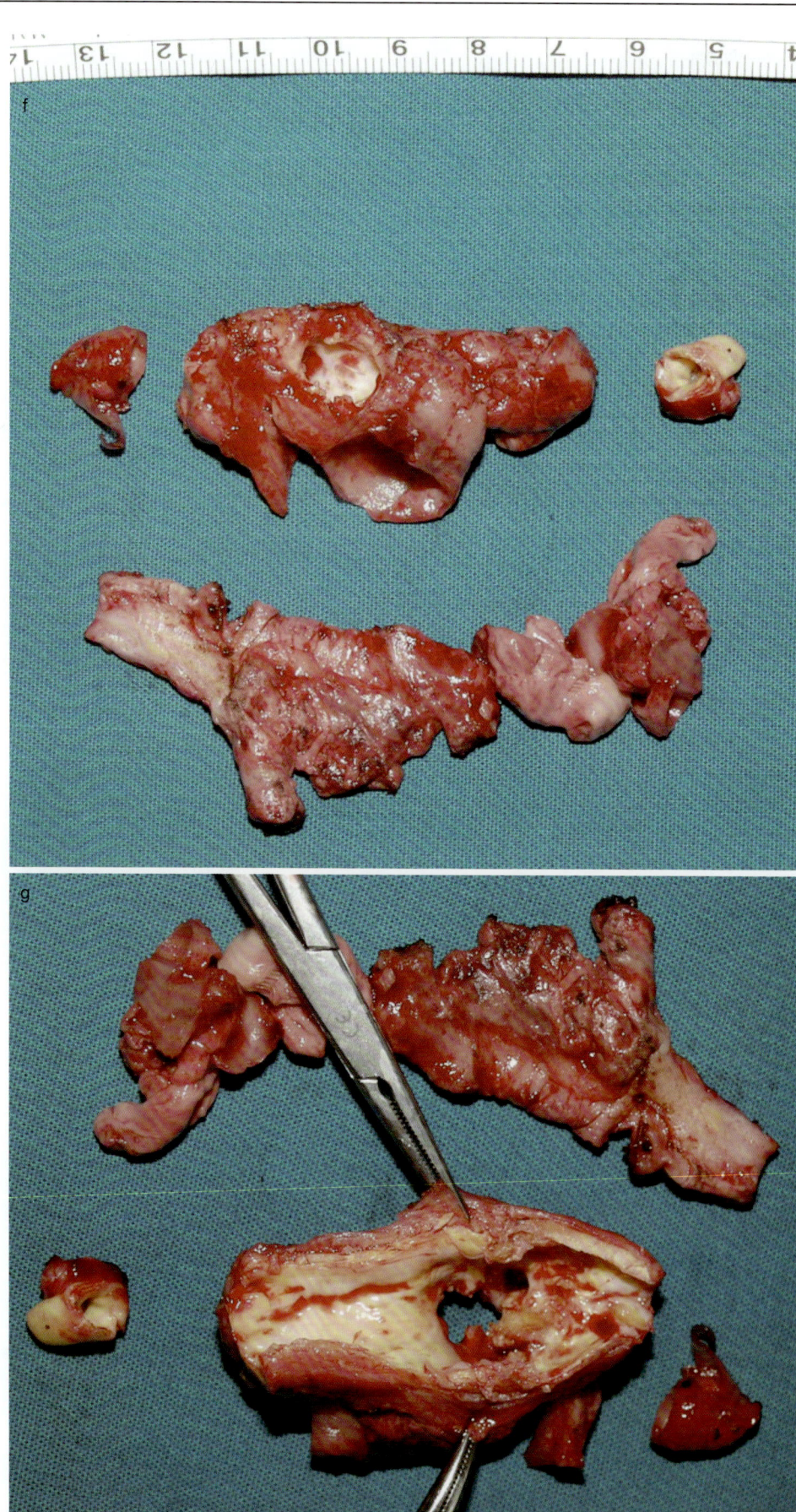

参考文献

1. El-Sabrout R, Cooley DA. Extracranial carotid artery aneurysms: Texas Heart Institute experience. J Vasc Surg. 2000;31(4):702–12.
2. Attigah N, Külkens S, Zausig N, Hansmann J, Ringleb P, Hakimi M, Eckstein HH, Allenberg JR, Böckler D. Surgical therapy of extracranial carotid artery aneurysms: long-term results over a 24-year period. Eur J Vasc Endovasc Surg. 2009;37(2):127–33.
3. Fankhauser GT, Stone WM, Fowl RJ, O'Donnell ME, Bower TC, Meyer FB, Money SR. Surgical and medical management of extracranial carotid artery aneurysms. J Vasc Surg. 2015;61(2):389–93.
4. Schittek A. Pseudoaneurysm of the vertebral artery. Tex Heart Inst J. 1999;26(1):90–5; Stavrinou LCD, Stranjalis G, Stavrinou PC, Bontozoglou N, Sakas DE. Extracranial vertebral artery aneurysm presenting as a chronic cervical mass lesion. Hindawi Publishing Corporation. Case Rep Med. 2010;2010:938219. doi:10.1155/2010/938214.
5. Morasch MD, Phade SV, Naughton P, Garcia-Toca M, Escobar G, Berguer R. Primary extracranial vertebral artery aneurysms. Ann Vasc Surg. 2013;27(4):418–23.
6. Kao C-L, Tsai K-T, Chang J-P. Large extracranial vertebral aneurysm with absent contralateral vertebral artery. Tex Heart Inst J. 2003;30(2):134–6.
7. Garg K, Rockman CB, Lee V, Maldonado TS, Jacobowitz GR, Adelman MA, Mussa FF. Presentation and management of carotid artery aneurysms and pseudoaneurysms. J Vasc Surg. 2012;55(6):1618–22.
8. Li Z, Chang G, Yao C, Guo L, Liu Y, Wang M, Liu D, Wang S. Endovascular stenting of extracranial carotid artery aneurysm: a systematic review. Eur J Vasc Endovasc Surg. 2011;42(4):419–26.
9. Chiras J, Marciano S, Vega Molina J, Touboul J, Poirier B. Spontaneous dissecting aneurysm of the extracranial vertebral artery. neuroradiology. Bories J. 1985;27:327–33.

无症状颈动脉和椎动脉狭窄

第 16 章

Horia Muresian

林甜 译　蔡艺灵 审

无症状颈动脉和椎动脉狭窄的研究包括多个方面。总的来说，导致脑缺血最常见的责任血管病变包括颈总动脉（CCA）远端、颈内动脉（ICA）起始部和椎动脉（VA）开口处（V0 和 V1 段）。这些病变会因为栓塞、血栓形成（狭窄和 / 或斑块溃疡的结果）或血流动力学障碍（血流量降低）导致脑血流量不足和代谢异常。单纯基于以上方面的评估，结合血管狭窄程度、年龄、性别、合并症及预期生存期等，就能初步预测一部分患者能否从血运重建中获益。但是在目前的临床工作中，还有一些因素可能影响血运重建治疗的指征 / 禁忌证，因此在决定无症状颈动脉和椎动脉狭窄患者是否需要进行血运重建前，还应当进行更详细的评估。

在围术期死亡或卒中事件总发生率小于 3% 的中心，颈动脉内膜切除术（CEA）对血管狭窄程度大于 60%、预期寿命大于 5 年的男性患者通常能获益[1]。而通过颈动脉血管成形和支架置入术（CAS）进行血运重建虽然在长期有效性上与 CEA 相当，但短中期随访结果似乎不如 CEA 有效[1]。然而，不管采取何种方式，通过术后严格使用抗血小板药物和他汀类药物、控制血压和血糖，以及更好地控制危险因素（戒烟、减轻体重）等内科治疗手段，都能进一步帮助患者控制病情进展[2]。但是，并不推荐对低风险人群进行无症状颈动脉狭窄的筛查。

高风险的无症状颈动脉狭窄患者包括以下几类：斑块形态不稳定（溃疡形成、溃疡形成＋血栓、纤维帽薄而脂质核心大、斑块较大、斑块内出血）[3-4]、脑血流储备降低、颈动脉狭窄程度和斑块形态迅速进展（通过超声连续监测）、无症状的颈动脉栓塞事件，以及狭窄同侧无症状的脑栓塞（通过 CT 或 MRI 诊断）。尽管后两种情况不能被当作纯粹的"无症状"，但我们认为，无症状的脑栓塞意味着患者存在"活动性颈动脉斑块"，这些患者需要引起特别关注，也表明他们并非完全无症状。

在临床评估和治疗方案的选择上还应考虑的其他重要因素包括：

- 对侧颈动脉的情况（颅外段和颅内段）
- 同侧颈动脉其他位置是否存在病变（包括 CCA 和 ICA 颅内段）
- 对于椎基底动脉系统的严重狭窄，需考虑后循环血流是否受限，以及前循环侧支循环对其的代偿程度
- Willis 动脉环（CoW）及其分支是否存在变异
- 患者发生毫无征兆的颈动脉卒中的可能性（如事先无 TIA 的卒中），特别是颈动脉重度狭窄的无症状患者[5]
- 患者存在的合并症，以及患者的用药和手术情况，包括是否需要大型手术，如主动脉瘤手术、冠状动脉旁路移植术（CARG）等。

关于无症状椎动脉狭窄的研究甚少，目前椎动脉血运重建疗效的指征尚未明确。虽然普遍的观点认为，一侧椎动脉病变可以通过对侧椎动脉（除外严重

发育不全）或者前循环获得代偿，但闭塞 VA 远端的血栓栓塞仍有可能发生。因此在这个为重要脑结构供血的复杂循环系统中，血流动力学损伤的量依然很难进行估量。总的来说，如果病变考虑是造成患者症状的原因，还是应予以介入或外科手术治疗。而无症状的重度椎动脉狭窄（尤其是优势侧），通常建议在颈动脉血运重建手术时一起治疗（很少单独对其进行治疗）。

对伴发的无症状性颈动脉及椎动脉狭窄病变同时进行治疗的研究更少。对此，医生的学识和个人经验具有重要作用。除此之外，还应考虑以下几个重要问题：

- 患者接受介入或手术治疗必须经过充分的评估，认为从长远来看能从该治疗中获益，因为这种治疗超出指南，需要有强有力的指征。
- 不能以"试试看"的心态选择手术治疗。然而，很难对此动机进行限制或评价，因为目前的证据还太少。
- 任何血管内治疗或手术治疗都有潜在的并发症或手术失败的风险，应当尽可能降低这些风险，才能进一步推广。
- 即使患者状况较好且术后无并发症发生，不论通过介入或手术重建的血管最终都还是会再闭塞。因此，一方面必须给患者长时间的治疗，另一方面，应当在先前重建的血管无法再次手术之前预备另一套方案。"并不是我们自己知道或能做的事情都应当去做"这一原则，同样适用于这些无症状颈动脉和椎动脉狭窄的患者。
- 最后值得一提的是，若患者对再次干预感到不安或者担心不处理无症状血管狭窄会发生卒中，可能会要求进行一期血管完全修复手术。

我们相信，以上提到的几点会通过相关病例研究（个案或系列报道）和脑血管诊疗专家的相互沟通进一步得到验证。有关我们的经验，读者可参考第 13 章（扩大范围的脑血管血运重建）和相关图片。我们赞同个人经验不能代替大规模统计和随机研究，但是作为补充，（无症状颈动脉/椎动脉）血运重建治疗是值得进行的，应严格把握指征。

参考文献

1. Goessens BM, Visseren FL, Kappelle LJ, Algra A, van der Graaf Y. Asymptomatic carotid artery stenosis and the risk of new vascular events in patients with manifest arterial disease: the SMART study. Stroke. 2007;38(5):1470–5.
2. Spence JD. Management of asymptomatic carotid stenosis. Neurol Clin. 2015;33(2):443.
3. Spence JD. Asymptomatic carotid stenosis. Circulation. 2013;127(6):739–42.
4. Raman G, Moorthy D, Hadar N, Dahabreh IJ, O'Donnell TF, Thaler DE, Feldmann E, Lau J, Kitsios GD. Management strategies for asymptomatic carotid stenosis: a systematic review and meta-analysis. Ann Intern Med. 2013;158(9):676.
5. Hobson 2nd RW, Weiss DG, Fields WS, Goldstone J, Moore WS, Towne JB, Wright CB. Efficacy of carotid endarterectomy for asymptomatic carotid stenosis. The Veterans Affairs Cooperative Study Group. N Engl J Med. 1993;328(4):221.

动脉粥样硬化的实验研究在未来精准医学中的价值 第17章

Manuela Calin, Elena Butoi, Simona-Adriana Manea,
Maya Simionescu, Adrian Manea
张照龙　文婉玲　译　蔡艺灵　审

在动脉粥样硬化性疾病的临床诊疗中，我们面临的最严重挑战是疾病的诊疗过程本身就可能诱发急性缺血性脑卒中。这一章，我们简要总结动脉粥样硬化分子生物学方面的一些基础和临床前研究，例如炎症、氧化应激等新的概念，以及可能改进疾病诊疗的纳米技术等。

引言

尽管心脑血管疾病的一级和二级预防策略不断进步，冠心病、脑血管病、周围血管病等仍然是人类致残、致死的首要原因。欧洲心脏网络的数据显示，在欧洲心脑血管疾病每年引起超过400万人死亡（http://www.ehnheart.org）。心脑血管疾病的主要病因是动脉粥样硬化，其主要病理过程为脂质在动脉壁沉积，并进一步引发炎症反应。

动脉粥样硬化斑块形成是因为脂代谢的紊乱以及细胞因子、细胞黏附分子等介导的炎症反应。细胞黏附分子位于内皮细胞的表面，它们可以通过复杂的过程招募血液中的白细胞（如单核细胞、淋巴细胞等），使白细胞贴壁、稳定黏附并渗透通过内皮细胞间隙。在内皮细胞下的间隙，招募的单核细胞转变为激活的巨噬细胞，在摄取大量氧化的低密度脂蛋白（LDL）后，转变为泡沫细胞（图17.1 a, b）。泡沫细胞分泌大量的活性氧（reactive oxygen species, ROS）、细胞因子/趋化因子、补体系统成分、组织因子、纤维蛋白原、蛋白酶、蛋白酶抑制剂、前列腺素、白三烯和基质金属蛋白酶等炎症因子，从而促进了炎症反应的产生[1-2]。在动脉壁和心脏瓣膜的粥样硬化斑块发展过程中，单核细胞来源的泡沫细胞数量不断增多，从而造成血管壁或瓣膜的基质紊乱（图17.2）。粥样硬化斑块的生长又促进了血管的新生。在粥样硬化的晚期阶段，由于斑块的不稳定和斑块破裂，血管壁的基质成分直接暴露于血液中，从而导致血栓形成，进而产生心肌梗死、脑卒中等临床症状。

动脉粥样硬化病理生理机制的复杂性和病变的不断进展使得临床上并没有形成一种特定有效的治疗方法。动脉粥样硬化的治疗方面，除了1987年他汀类药物的使用之外，并无重大进展。胆固醇酯转移蛋白（CETP）抑制剂托塞曲匹（torcetrapib）曾被认为可以用来治疗动脉粥样硬化，因为它是一种潜在的可以提高血液中高密度脂蛋白（high-density lipoprotein, HDL）的药物，但是该临床研究最终以失败告终。这也提示我们，关于动脉粥样硬化的治疗，除了聚焦在降低血脂含量上，还需要寻找新的靶点[3]。

事实上，临床中约50%的动脉粥样硬化患者并不伴有高胆固醇血症[4]，这同样提示我们需要寻找新的治疗方式，例如直接作用于炎症分子和血管壁的细胞等。

血管壁炎症在动脉粥硬化中的作用

白细胞的聚集，尤其是单核-巨噬细胞，在动脉粥样硬化的炎症反应中居于核心地位，因为它存在于粥样硬化从早期形成到晚期斑块演变的全过程。血管壁的炎症始于内皮细胞，由于各种细胞黏附分子和趋化因子等的过度表达，内皮细胞的黏附特性受到损害。正常状态下，选择素、免疫球蛋白受体、整合素、钙黏素以及连接蛋白等黏附分子表达于内皮细胞表面，调控细胞-间质的相互作用，维持血管壁的渗透性。在炎症过程中，黏附分子的过度表达介导了白细胞和活化内皮细胞之间的相互作用，进而导致了白细胞的活化并发生迁移[5]。

炎症细胞的招募和平滑肌细胞（smooth muscle cell, SMC）在血管内膜的聚集促进了白细胞与SMC之间的相互作用，加剧了炎症反应[6]，进而加重了动脉粥样硬化。值得注意的是，一些黏附分子的可溶部分释放到血液当中，它们在血浆中的浓度可以作为诊断内皮损伤的生物学标志物[7]。寻找这些特定的分子并研究炎症的机制，能够帮助我们诊断血管疾病，甚至可以应用这些黏附分子或细胞因子抑制剂对血管疾病进行预防和治疗。

在动脉粥样硬化易发区域炎症的早期阶段，内皮细胞中细胞黏附分子的高表达吸引免疫细胞，并诱发炎症反应

血管壁的炎症反应始于病变易发区域表面内皮细胞的激活。内皮细胞激活的标志是细胞黏附分子在内皮细胞表面的重构和高表达，这种变化可以在没有明显高脂血症的情况下发生。随后发生的是白细胞的迁移，这个过程的主要步骤是细胞黏附分子介导白细胞的捕获、翻滚、稳定黏附和穿过内皮细胞间隙的迁移[8]。

在这个过程的第一步——白细胞的捕获和翻滚中，白细胞和内皮细胞之间一过性的相互作用是由选择素介导的，选择素包括内皮细胞选择素E、内皮细胞选择素P、白细胞选择素L和PSGL-1等，它们使白细胞通过内皮细胞表面的速度减慢。有趣的是，当内皮细胞激活时，持续存在于棒状小体（Weibel-Palade body）中的选择素P（CD62P）迅速释放并表达于内皮细胞表面[9]。选择素E（CD62E）在不同的炎症刺激作用下表达上调，例如通过Rho-GTPases和Rac1信号通路激活的TNF-α和IL1-β等[10]。选择素的主要配体是细胞表面的多聚糖，它拥有特殊的唾液酸化LewisX抗原结构。文献报道，将内皮细胞暴露于脂多糖（LPS）中选择素E的表达升高，暴露于过氧化氢中选择素P的表达增高，而高糖环境可以使选择素E和P的表达均升高[11-12]。另外有学者发现，这些选择素表达升高是基于MAPK信号通路和NF-κB以及AP-1转录因子的激活。内皮细胞选择素的高表达不仅调控白细胞经内皮细胞的迁移，而且通过Rho-GTPase激活细胞内的信号通路，进而使肌动蛋白应力纤维产生重构以及钙离子浓度升高[13]。这些过程使内皮细胞的结构及功能发生了重构，使其更易与白细胞黏附。尽管白细胞在血管壁内皮细胞表面的翻滚是进一步稳定黏附的前提，但是只有在免疫球蛋白参与的情况下，选择素介导的白细胞翻滚最终才能变为稳定黏附并发生迁移。在第二步——白细胞的稳定黏附过程中，白细胞与内皮细胞之间的强相互作用是由细胞间黏附分子1（intercellular adhesion molecule 1, ICAM-1）、血管细胞黏附分子1（vascular cell adhesion molecule 1, VCAM-1）等免疫球蛋白与LFA-1、VLA-4等白细胞整合素的黏附开始的。

ICAM-1是固定表达于内皮细胞表面的分子，当内皮细胞活化时其表达显著升高[14]。当白细胞LFA-1/Mac-1与ICAM-1的细胞外域结合时，ICAM-1发生聚集，进而启动细胞内的信号通路，引起内皮细胞肌动蛋白细胞骨架的重构[14-15]。

VCAM-1在静息的内皮细胞中不表达，但当内皮细胞受到炎症因子刺激时VCAM-1的表达会显著升高[14]。既然VCAM-1只在炎症状态下表达，而在静息状态下不表达，所以VCAM-1是一个理想的治疗靶点；关于这方面的一些研究进展将在后文中详细叙述。和ICAM-1类似，VCAM-1的聚集同样会激活细胞内的信号通路，导致ROS的产生、p38MAPK的磷酸化以及酪氨酸磷酸酶1B的活化[16-17]。

综上所述，免疫球蛋白家族成员——ICAM-1和VCAM-1，在免疫炎症反应中表达均上调，进而调控白细胞的稳定黏附。另外，这些分子在白细胞受体

（LFA-1和VLA-4）作用下发生的聚集导致了内皮细胞内一些信号通路的激活，引发细胞内Ca^{2+}浓度升高、许多激酶级联反应和Rho-GTPases的激活等，这使血管内皮功能发生了显著改变，例如白细胞穿越内皮层的迁移。

说到穿越内皮的迁移，许多学者认为白细胞穿越内皮细胞存在两种不同的方式：①旁细胞途径，通过内皮细胞间连接；②经细胞途径，通过内皮细胞本身，不影响内皮细胞间连接[18]。旁细胞途径中，在白细胞渗出的过程中白细胞与内皮细胞膜密切接触，白细胞穿越内皮细胞层后内皮细胞膜重新封闭。当白细胞到达适合进行迁移的部位时（即PECAM-1、CD99和JAMs等黏附分子聚集的区域或是在内皮细胞表面趋化因子表达的部位），迁移过程即启动。在这些部位，白细胞展开，然后经两个内皮细胞之间的间隙进行迁移。这个过程依赖不同的分子，例如LFA-1整合素发挥重要作用。白细胞LFA-1和内皮细胞ICAM-1或JAM-A的结合调控白细胞与内皮细胞之间的相互作用[19]。ICAM-2、JAM-B、JAM-C、PECAM-1和CD99等其他分子用来确保同源或异源的相互反应，这保证了内皮细胞间连接和白细胞与内皮细胞间的相互作用[20]。

经细胞的迁移主要发生于微循环、血脑屏障或是次级淋巴器官中高度内皮化的静脉，而很少发生于大血管结构中[21]。在经细胞的迁移中，白细胞产生伪足与内皮细胞接触，进而形成跨细胞的孔道。这个过程受Ca^{2+}、SNARE复合体以及ICAM-1、小窝蛋白1和波形蛋白等多种分子的调控[22]。

前面提到，在心脑血管疾病相关炎症反应的早期阶段，不同的细胞黏附分子（cell adhesion molecule, CAM）表达上调。这些CAM的可溶部分表达同样升高，这样就可以在患者的血液中进行检测并定量，帮助疾病的早期诊断。在过去的数十年中，可溶性CAM中的数种炎症因子已经被证实可以用来评估颈动脉粥样硬化病变的风险。可溶性选择素P曾被用来当作心脑血管疾病和外周血管病等炎症有关疾病的生物学标志物[23]。一项关于颈内动脉狭窄生物学标志物的大样本对照研究证实，颈动脉狭窄患者的可溶性VCAM-1（soluble VCAM-1, sVCAM-1）较正常对照组明显升高[24]。在另一项研究中，sICAM-1的升高水平与颈动脉粥样硬化的进展相关[25]。另外，Rohde的研究团队发现颈动脉病变与sICAM-1和sVCAM-1的水平均相关[26]。尽管已经有这些数据，但并不是所有关于sCAM和心脑血管疾病相关性的研究都能够获得阳性结果。例如在一项研究中，sICAM-1的含量在颈内动脉狭窄的患者中就未发现升高[24]。有些研究结果存在互相矛盾的原因，一方面可能是由于心脑血管疾病处于不同的阶段，另一方面有些患者已经接受了治疗，例如服用他汀类药物，已知他汀类药物可以降低sICAM-1和可溶性选择素P的含量。

随着对参与血管疾病早期炎症反应的分子和分子机制了解得越来越深入，我们就可以选择合适的靶点进行干预。例如，探究炎症过程中白细胞迁移的机制，我们就可以针对靶分子，进行抗细胞黏附的治疗（这将在后文中详述）。

细胞因子和趋化因子加剧了动脉粥样硬化中的炎症反应

细胞因子

各种免疫细胞和血管壁细胞可以分泌多种低分子量的蛋白、糖蛋白、多肽和细胞因子（目前已经发现100余种），它们可以与特定的受体结合，调节各种细胞及组织的功能。细胞因子大部分是可溶的，少部分与细胞膜偶联或与细胞外基质结合。一种细胞因子作用于不同细胞时，由于细胞类型或条件的不同，会产生不同的生物学作用；相应的，不同的细胞因子可以产生类似的作用[27]。因为这种功能的重叠，使得评价一种特定细胞因子的具体病理生理学作用变得非常困难。

细胞因子可以分为不同的类别，例如肿瘤坏死因子（TNF）、白介素（IL）、干扰素（IFN）、趋化因子、集落刺激因子和转化生长因子等[28]。在动脉粥样硬化的起始和发展阶段均有细胞因子的参与，并且对疾病相关的炎症反应发挥重要作用。粥样硬化斑块中的血管壁细胞及炎症细胞产生细胞因子后，细胞因子又反过来对细胞发挥作用[28]。

动脉粥样硬化中的固有免疫反应和适应性免疫反应是由不同的细胞因子交织在一起共同作用的，它们调控疾病的各个阶段[29]。在粥样硬化的早期阶段，细胞因子通过上调CAM调节内皮细胞功能，改变内皮细胞的渗透性，同时细胞因子对白细胞又有一定的趋化作用[5]。这些内皮细胞的改变进一步引起细胞间连接的重构，导致内皮屏障功能减弱，从而使白细胞发生迁移。一旦进入内膜，迁移过来的单核细胞就被局部的细胞因子激活，变为活化的巨噬细胞，并且产生新的细胞因子[30]。原有的或新分泌的细胞因子会刺激巨噬细胞，使其表达多种清道夫受体，并加强细胞介导的氧化反应，使巨噬细胞转变为泡沫细胞[31]。

在动脉粥样硬化的晚期阶段，促进炎症反应的细胞因子引起细胞外基质的破坏和平滑肌细胞（SMC）的凋亡，从而使斑块变得不稳定[32]。文献报道，许多促进炎症的细胞因子，如IL-1、TNF-α和IFN-γ等，参与了动脉粥样硬化向易损斑块的进展，诱导SMC和巨噬细胞的凋亡，调节基质金属蛋白酶（MMP）及其抑制剂的表达[33]，引起细胞外基质的重构和降解等[34]。

最后，细胞因子，即TNF-α和IL-1，存在导致血栓形成的倾向，它们通过降低组织纤溶酶原激活剂的产生、增加I型纤溶酶原激活剂抑制剂的生成，从而导致血栓的形成，引发急性冠状动脉综合征等疾病[28]。

趋化因子

趋化因子是一类结构类似且具有趋化作用的细胞因子，它们根据N末端半胱氨酸残基的位置（CC，CXC，CX3C，XC）可以分为不同的亚组。它们和受体相互作用，激活异源三聚体G蛋白及其相关的细胞内信号通路。内皮细胞、平滑肌细胞以及迁移的白细胞均可分泌趋化因子，趋化因子最初被发现可以诱导白细胞到达炎症部位。现在，有证据表明趋化因子及其受体在动脉粥样硬化相关的早期炎症阶段和晚期阶段均发挥重要作用。

在动脉粥样硬化早期阶段，趋化因子促进单核细胞从血液中的捕获和跨内皮的迁移。在这个过程中，起主要作用的是单核细胞趋化蛋白（MCP-1）和趋化因子Fractalkine。

MCP-1是使单核细胞在炎症部位增多的潜在趋化因子。它在人的粥样硬化标本和动物模型中均有表达，并且在动脉粥样硬化的发病过程中发挥重要作用[35]。MCP-1与CCR2受体的结合可以启动信号级联反应，产生趋化作用并激活整合素，这是单核细胞在激活的内皮细胞上稳定黏附的关键步骤。有动物实验发现，CCR2基因缺失的小鼠发生动脉粥样硬化的概率明显降低[36]。

在对不稳定型心绞痛患者血清中MCP-1含量的检测中发现，MCP-1的含量与冠状动脉粥样硬化的严重程度具有相关性[37]。在对不稳定冠状动脉综合征患者的研究中发现，即便去掉其他传统危险因素，MCP-1的水平与心肌梗死和死亡风险增高具有相关性[38]。另外本书作者的研究团队发现，糖尿病患者外周血中MCP-1含量较高，这也促进了血管壁对单核细胞的招募[39]。最近一项针对心脑血管疾病患者的研究发现，MCP-1的高表达和低表达均与死亡率增高相关[40]。

趋化因子Fractalkine（CX3CL1）是CX3C趋化因子家族中唯一的成员，它独有的结构特点使其具有双重功能，它既可以作为细胞黏附分子又可以作为趋化因子，既存在于细胞膜上又可溶于血液。当它处于膜偶联的状态时，Fractalkine促进白细胞的稳定黏附和跨内皮细胞的迁移；当处于溶解状态时，它作为趋化因子可以吸引表达CX3CR1的细胞，并辅助白细胞的捕获。至于其他趋化因子，Fractalkine可以识别百日咳毒素敏感的G蛋白偶联受体（CX3CR1）。重要的是，Fractalkine与细胞受体CX3CR1的结合既可以发生在静止状态，也可以发生在流动状态，且相互作用的亲和力较VCAM-1和VLA-4的相互作用更高[41]。另外，整合素系统和Fractalkine与CX3CR1的互相作用，导致这两个系统的活化，产生较单个系统更强的反应。这种协作关系似乎受G蛋白相关的表面整合素配体亲和力加强的调节，这种亲和力的加强是在CX3CR1激活后发生的[42]。通过Fractalkine/CX3CR1通路将单核细胞招募至血管壁可能有两种不同的方式：Fractalkine的膜偶联部分直接黏附CX3CR1来抵抗切应力；或由Fractalkine释放可溶结构域通过经典的趋化方式来招募单核细胞[43]。本书作者既往的研究证实Fractalkine直接参与单核细胞黏附至人内皮细胞的过程[12]。综合这些研究发现，趋化因子Fractalkine是一种多功能的分子，它处于膜偶联状态时可以调节细胞与细胞的相互作用，处于可溶状态时可以调控细胞的迁移。Fractalkine的可溶部分在许多炎症状态下其血清中的浓度均会升高，例如关节炎患者[44]、系统性红斑狼疮活动期患者[45]、冠心病患者尤其是不稳定冠心病患者[46]或者2型糖尿病患者[47]。这些分子的可溶形式可以作为炎症的生物学标志物。

趋化因子Fractalkine和MCP-1均由TNF-α、IL-1和LPS诱导[48-49]。另外本书作者团队曾报道，高糖和抵抗素可以使Fractalkine和MCP-1在血管细胞中的表达升高，其机制主要是MAPK信号通路、AP-1和NF-kB转录因子的激活[50-51]。

其他与动脉粥样硬化进展相关并且在动脉粥样硬化病变中检测到的趋化因子包括CXC趋化因子家族，其中研究最多的是CXCL8（IL-8），它可以结合并且激活CXCR2受体。有研究表明，血清中IL-8的浓度增高与患者颈动脉内膜和中膜的增厚呈正相关[52]。

IL-8受体CXCR2同样参与了血管疾病的发生。LDL基因缺失的小鼠通过移植CXCR2缺失小鼠的骨髓可以减轻动脉粥样硬化病变的形成[53]。CXCR2参与巨噬细胞的聚集以及动脉粥样硬化病变中的血管新生[54]。

迁移抑制因子（migration inhibitory factor，MIF）是CXCR2重要的配体，它由巨噬细胞或血管细胞在炎症刺激下释放，调控单核细胞的招募[55]。许多患者和动物模型的研究都证实，MIF具有促进炎症、促进动脉粥样硬化的作用[56]。除了可以结合细胞表面的CD74，MIF还可以直接与CXCR2和CXCR4相互作用，招募单核细胞，使巨噬细胞和T细胞在粥样硬化病变区域聚集。阻断患有严重动脉粥样硬化小鼠的MIF通路，可以减少斑块中单核细胞和T细胞的数量，使斑块更稳定[55]。

与斑块进展相关的趋化因子受体中，被研究最多的是CCR7。许多研究显示，在动脉粥样硬化病变进展过程中，尽管CCR7缺陷的T细胞进出粥样硬化病变的能力减弱，但它对巨噬细胞的迁移是必需的[56-57]。

总之，越来越多的证据表明，趋化因子直接参与血管疾病的炎症反应。因此，趋化因子和趋化因子受体为我们治疗炎症性血管疾病提供了新的治疗靶点。

斑块中细胞的相互作用加剧炎症反应

在粥样硬化中，引发白细胞迁移的单核细胞和内皮细胞之间的相互作用，以及单核细胞或巨噬细胞与平滑肌细胞的相互作用，要么是直接作用，要么通过许多调控因子间接发生作用。

巨噬细胞是粥样硬化病变中数量最多的白细胞，SMC是粥样硬化病变中最主要的细胞成分。在完成经内皮的迁移后，单核细胞暴露于不同的微环境中，与斑块中的细胞互相作用，导致表型的改变以及炎症的产生。最近作者团队发现，单核细胞和SMC的直接相互作用可以激活单核细胞，导致TNF-α、IL-6、IL-1β、CX3CR1、MMP-2以及MMP-9等基因和蛋白质的高表达[6]。CD36和抵抗素在单核细胞与SMC共培养后表达升高[58-59]，这意味着单核细胞与SMC的相互作用促进了单核细胞向激活的巨噬细胞转变。此外，斑块中的巨噬细胞可以直接或间接与迁移的SMC相互作用，这对巨噬细胞表型的变化和斑块的转归至关重要。作者发现，巨噬细胞和SMC共培养与单核细胞和SMC共培养相比，有些炎症分子的表达更高[6,58]。关于巨噬细胞与SMC相互作用的其他研究显示，人SMC分泌的PCSK9被激活，并且能够降低巨噬细胞中LDL受体的表达[60]。另外，富含乙酰化LDL或胆固醇的溶酶体可由巨噬细胞运送至SMC，从而调节后者的功能[61]。

由于细胞与细胞的信息交流，SMC的细胞表型也发生改变。在动脉粥样硬化中，SMC从"收缩表型"转变为"合成表型"：SMC中具有收缩功能的基因被抑制，而与炎症相关的分子表达上调，从而引起细胞增殖、迁移并产生更多基质成分[62]。另外，在人的动脉粥样硬化病变中，来自血管中膜的SMC是可收缩细胞，可以表达平滑肌肌球蛋白重链、α肌动蛋白、波形蛋白、钙调理蛋白、转胶蛋白和结蛋白。相反，这些蛋白质在血管内膜的SMC中表达较低，内膜的SMC有更高的增殖指数，更高的合成蛋白酶和炎症因子的潜能[63]。应用激光显微切割技术分离人粥样硬化冠状动脉的中膜，并应用蛋白质组学进行研究发现，即使位于血管中膜的SMC同样向合成表型转变[64]。该结果同样被体外实验证实，实验发现，巨噬细胞分泌的可溶因子可以促进人主动脉弓SMC的增殖和迁移[65]。此外，巨噬细胞来源的因子如IL-6或TNF-α可使SMC产生MMP-1增多，使SMC上的缓激肽B1受体表达升高，这主要是受巨噬细胞调控的[67]。

其他一些表明巨噬细胞影响SMC表型的证据来源于细胞共培养的模型，实验显示巨噬细胞可以通过分泌可溶因子促进血管 SMC 的钙化[68]。在一个验证细胞相互作用的直接模型中，IL-6 和 MCP-1 在 SMC 与单核细胞共培养的上清液中浓度明显高于 SMC 或单核细胞单独培养的上清液中浓度[69]。应用相同的单核细胞和 SMC 互相作用的实验模型，将细胞进行分离并分别进行分析发现，在与单核细胞相互作用的过程中，SMC 显著受到影响。在它们相互作用后分离 SMC 进行的检测发现，TNF-α、IL-6、IL-1β、CX3CR1、MMP-2 和 MMP-9 的水平显著升高，这显示 SMC 发生了明显的表型重构[6]。

综合来看，这些实验结果证明在经过与巨噬细胞的相互作用后，SMC 向炎症表型方向发生了转变。这与人动脉粥样硬化样本和动物模型的研究结果一致，它们均发现 SMC 表现为促进炎症的表型，并且分泌细胞因子，表达细胞黏附分子（包括 IL-8、CCL20、IL-6、CXCL6 和 VCAM-1），这些因子的分泌和表达又反过来调节粥样硬化形成中单核细胞和巨噬细胞的黏附以及其他生物学过程[70]。动脉粥样硬化形成过程不同阶段的概略图见图 17.3。

总之，单核细胞或巨噬细胞与 SMC 直接或间接的相互作用对它们的细胞表型产生了重要影响，加重了炎症过程，进而促进了粥样硬化斑块的进展。

氧化应激与动脉粥样硬化密切相关

动脉粥样硬化过程中活性氧和氧化还原反应信号通路的作用及新概念

所有需氧细胞都不断产生活性氧（ROS）。就像其名字一样，ROS 是氧分子在酶或非酶的作用下发生还原反应产生的一种具有高度反应性的分子。氧分子捕获电子发生还原反应，分别产生超氧阴离子（$O_2^{\cdot-}$）或过氧化氢（H_2O_2）。

超氧阴离子是一种只能短暂存在的分子，它迅速与一氧化氮（NO）发生反应，产生高反应性、无毒的自由基，如过氧亚硝基阴离子（$ONOO^-$）。后者是一种极强的氧化物，它使蛋白质、脂质和核酸发生不可逆的结构及功能改变，导致严重的细胞损害和凋亡。

当遇到 Fe^{2+} 或 Cu^{2+} 等可以自由移动的金属离子时，H_2O_2 即发生降解，产生具有高度活性的氢氧根阴离子（HO·），这也是一种只能短暂存在的分子，它立即与多不饱和脂肪酸反应，引发脂质的过氧化链反应。经过一系列非酶的反应，后者产生许多具有生物学活性的脂质过氧化反应产物，例如 4-HHE、4-HNE 和 4-HDDE 等[71]。

ROS 及其产生的一些氧化衍生物，例如脂质过氧化反应产物等，除了是有害分子，还控制着许多重要的生物学过程，例如细胞生长、增殖、迁移、分化、凋亡和蛋白质合成等[72]。ROS 攻击的首要靶点是转录因子和蛋白酪氨酸磷酸酶（PTP），它们高反应的巯基（R-SH）极易被可逆性地氧化，从而导致分子间二硫键的形成[73]。

ROS 的不同生物学功能和参与的不同过程有许多机制，包括 ROS 形成的速率、细胞内的分隔、化学稳定性和反应性、弥散穿越细胞膜的能力和自然产生抗氧化物的存在等[74]。基于 ROS 的过度生成与许多疾病发生相关的事实，例如癌症、心血管和代谢疾病、神经系统退行性变等，氧化应激被认为在这些疾病的不同阶段均发挥重要作用。氧化应激是以氧化还原反应的不平衡为特点的，即 ROS 形成的速率与中和不平衡。越来越多的证据显示，氧化应激反应发生于细胞内不同的细胞器，而不是将这种状态用来形容整个细胞、整个组织或器官。这种独特的特点也反映了检测和有效量化氧化应激相关分子过程是非常困难的。

氧化应激同动脉粥样硬化以及斑块易损性的关系已经比较明确。NO 被 $O_2^{\cdot-}$ 中和产生的 $ONOO^-$ 是引起内皮细胞功能紊乱的主要机制。LDL 的氧化和严重氧化应激与动脉粥样硬化形成密切相关。此外，ROS 诱导 SMC 的表型发生变化，以致对血管损害的适应性变差，对于动脉粥样硬化病变从早期直至斑块形成甚至破裂均发挥了重要作用。然而，ROS 形成并发挥作用的深层机制目前并不完全清楚。了解导致 ROS 上调或中和的分子源头和信号通路是寻找抗动脉粥样硬化更有效治疗方案的先决条件。

动脉粥样硬化中活性氧的来源

引起血管氧化还原反应不平衡和氧化应激相关

损害的许多机制前文已有叙述，包括不同酶来源的 ROS 上调或功能异常、抗氧化系统调节失常以及产生高反应性分子等，这些分子不能有效地被 $ONOO^-$ 和 $HO\cdot$ 等抗氧化剂降解[75]。

ROS 的血管来源主要分为两大类：①酶，它们主要的功能是产生 ROS，也就是 NADPH 氧化酶（Nox）家族；②产生 ROS 作为第二反应产物的酶。后面一组是由线粒体呼吸链、非偶联 NO 合酶、脂肪氧合酶、黄嘌呤氧化还原酶等构成。线粒体呼吸链的主要作用是产生 ATP，非偶联 NO 合酶可使 O_2 减少一或两个电子生成 O_2^-/H_2O_2，脂肪氧合酶与脂质过氧化产物（如前列腺素）的生成相关，黄嘌呤氧化还原酶在嘌呤代谢中有重要作用[76]。

NADPH 氧化酶复合体的作用

NADPH 氧化酶，也被称作 Nox 酶，在多种不同的细胞中均有发现，包括在心脑血管系统和免疫系统。Nox 酶具有独特的生理学作用，即在高度调节作用下产生 ROS，参与调节的物质包括激素、血管活性物质、生长因子、细胞因子、脂质介质以及生理切应力等。Nox 来源的 ROS 可以通过激活氧化还原反应信号通路调控细胞生理的多个方面；然而，越来越多的研究发现，在多种病理过程中 Nox 表现得过于活化，表达显著升高。另外，许多体内和体外关于心脑血管疾病以及代谢紊乱的研究显示，应用药物抑制 Nox 的功能或是采用基因敲除的方法消除 Nox 的作用，可以减轻氧化应激对细胞造成的损害。因此，以 Nox 为靶点的药物在治疗各种心脑血管疾病中非常有前景[77]。

Nox 家族包含 7 个成员（Nox1～5、Duox1 和 Duox2），它们在细胞表型、细胞内成分、调控和生物功能方面都有各自的特点。活化的 Nox1、Nox2、Nox4 和 Nox5 亚型在心血管细胞（如内皮细胞、SMC、周细胞、心肌细胞和外膜的成纤维细胞等）和与血管相互作用的免疫细胞（如单核细胞/巨噬细胞、淋巴细胞、血小板、树突状细胞和肥大细胞等）中均能检测到[78]。另有文献报道，在人主动脉弓 SMC 和巨噬细胞中也能检测到 Duox1 的表达[79-80]，但是它们在心脑血管疾病发生中的意义还需要进一步研究。Nox 一些亚型（如 Nox1 和 Nox2）的激活，除了需要催化核心蛋白，还需要细胞质中的一些调节亚基（如 p40phox、p47phox、p67phox、NoxA1 和 NoxO1 等）。Nox4 具有自发活性，发挥功能需要依赖 Poldip2 酶[79, 81]。Nox1、Nox2 和 Nox4 亚型与 p22phox 形成的复合体是调控电子从 NADPH 转移至 O_2 的重要亚基。不同于 Nox1～Nox4 亚型，Nox5 直接被钙离子激活并磷酸化[78, 82]。

因为心脑血管疾病的许多危险因素均能引起 Nox 的活化，所以调控 Nox 的信号通路被广泛研究，试图寻找能够纠正其在病理状态下（如动脉粥样硬化、高血压、糖尿病或肥胖等）过度表达或激活的靶点。然而，Nox 调控的具体分子机制和 Nox 衍生 ROS 的生物学功能并未完全阐明。

有文献报道了数种促炎转录因子可以调控 Nox 的表达，如核因子 κB（NF-κB）、激活蛋白-1（AP-1）、信号转导和转录激活因子（STAT）1/3 和 CCAAT 增强子结合蛋白（C/EBP）等[75-76, 83]。

既然 NF-κB、AP-1、STAT 1/3 和 C/EBP 等在粥样硬化斑块中高表达，并且能够调控炎症和免疫相关的关键基因，那么就可以应用药物干预这些促炎转录因子来减少 Nox 诱导 ROS 的过度产生[75, 84]。

最近有研究发现，并不是所有的 Nox 亚型都与血管疾病相关。一般认为，上调的 Nox1、Nox2 和 Nox5 诱导产生的 ROS 在动脉粥样硬化的不同阶段均发挥重要作用，例如内皮细胞功能紊乱、脂质条纹的形成、纤维脂质粥样硬化病变的发展和斑块的破裂等[85-86]。这些酶是 O_2^- 的重要来源，而 O_2^- 是中和 NO 最主要的物质，当两者的高毒性产物 $ONOO^-$ 在细胞内聚集，则会使血管病理性舒张并造成损害。

Nox4 不同于前面提到的其他亚型，其产生的 H_2O_2 是一种比较稳定的 ROS，它无法同 NO 发生化学反应。在许多心脑血管疾病过程中都发现过 Nox4 表达的升高，但是其作用目前仍存在争议。有证据表明 Nox4 产生的 H_2O_2 增多可以导致血管 SMC 表型改变、血管重构以及氧化 LDL 引起的巨噬细胞死亡[87-88]。氧化应激在动脉粥样硬化中作用机制的示意图见图 17.4。文献报道，内皮细胞 Nox4 基因的敲除有抗动脉粥样硬化的作用，同时 Nox4 的活化可以通过增强 eNOS

的表达提高NO的生物利用度[89-90]。另外发现，Nox4诱导产生的ROS可以在心脏衰竭高负荷和缺氧状态下，起到保护心肌的作用[91]。

本书作者发现Nox的活化可产生脂质过氧化反应产物，这些产物是过氧化物酶体增殖物激活受体（PPAR）α和β/δ的天然内源性配体[92]。因为PPAR家族中一些成员能够通过调节NF-κB、AP-1和STAT的表达起到抗炎的作用，因此更好地理解Nox-脂质过氧化反应产物-PPAR反应轴的作用，能够帮助我们发现动脉粥样硬化更新或更好的治疗方法。

抑制具有调节促炎转录因子功能的一些蛋白激酶被认为是减弱动脉粥样硬化中炎症反应和ROS过度产生的另一种策略。本书作者发现，酪氨酸磷酸化抑制剂AG-490是JAK2的特异性抑制剂，可以减少Nox的表达，减少$CD68^+$表型的巨噬细胞，并使高脂饮食的载脂蛋白缺乏（$ApoE^{-/-}$）小鼠主动脉粥样硬化病变减轻[93]。重要的是，非受体蛋白酪氨酸激酶JAK2可以转导无数促炎因子和ROS的信号。因此，将Nox上游调节因子作为靶点对于减少ROS的产生是一种很好的思路。

动脉粥样硬化的抗氧化治疗和NADPH氧化酶抑制剂：聚焦于氧化应激的结果或原因

相当多的证据表明ROS的过度产生可以通过多种机制造成细胞损伤，例如通过造成蛋白质、核酸、脂质和碳水化合物等大分子结构和功能的改变，通过NO的中和或通过细胞内信号通路的异常激活等。因此，存在多种方法来减轻氧化应激的不良影响，大多数方案都需要用到抗氧化的维生素E和维生素C。尽管这些方案在很多体内和体外实验中获得了阳性结果，但是HOPE和HPS等数个临床研究的结果是令人失望的，它们发现维生素E和维生素C治疗动脉粥样硬化是无效的[94]。另外，有数个meta分析研究显示，补充抗氧化剂可能加重患者的临床状况，并使死亡风险升高[95]。尽管在心脑血管和代谢性疾病中，ROS和氧化应激的作用是毋庸置疑的，但是这些临床观察研究完全改变了临床医生和研究者对ROS和氧化应激在心脑血管疾病中作用的认知，并且动摇了应用抗氧化药物或补充抗氧化食物治疗血管疾病的理论基础[96]。

基于维生素的抗氧化治疗存在一些重大缺陷，这也许能够解释抗氧化治疗临床试验无效的原因。首先，在血管发生损伤时维生素在血管损伤部位的浓度不足；其次，ROS的一些中间产物无法被维生素E或维生素C有效清除；再次，维生素本身无法主动清除ROS，反而可能变成ROS攻击的对象，并生成自由基，这可能进一步加重了氧化应激反应[97-98]。尽管如此，我们还是可以确定，维生素类抗氧化剂的作用机制是针对ROS的产物，而非针对ROS过度产生的原因。

所有这些研究结果改变了我们对氧化应激在心脑血管疾病中作用的认知。此外，越来越多的证据表明，针对ROS的血管来源进行药物治疗而非对ROS进行清除，也许能够更好地干预心脑血管疾病的进程。因此，Nox酶可能是药物干预合适的靶点，因为它们在受到损害后可以在血管细胞中产生大量不同种类的ROS。许多研究表明Nox的表达和功能受多种传统心脑血管药物的负向调控，包括他汀类药物、血管紧张素转化酶抑制剂、血管紧张素Ⅱ受体拮抗剂和钙通道阻滞剂等[99]。因此，这几种药物起作用的原因除了它们原来的药理作用，还有可能是减轻了氧化应激反应。

最近，Nox1和Nox4的药物抑制剂GKT137831已经被批准进入二期临床试验，用来治疗糖尿病肾病。领头开发Nox抑制剂的Genkyotex公司2015年9月发布消息，应用GKT137831治疗的糖尿病肾病患者肝酶和炎症指标都明显降低。另外，GKT137831也被证实在许多其他疾病的动物模型中起效，如动脉粥样硬化、高血压和糖尿病等[100-102]。然而，Nox抑制剂在心脑血管疾病中的作用还需要进一步的临床研究来证实。

纳米技术在动脉粥样硬化性疾病诊疗中的应用前景

设计"聪明的"纳米载体

靶向治疗正成为医学界关注的焦点之一，因为除了能将药物针对性地送达特定部位之外，还能降低非治疗目标部位的药物浓度，减轻副作用。近年来，随着纳米技术在医学中的成功应用，纳米级药物靶向载体在动脉粥样硬化性疾病中也展现出可观的前景[103]。

生物医药用纳米颗粒直径通常在100 nm以下，与DNA及一些蛋白质大小相近。其原材料多种多样，如有机物（碳水化合物、脂质、多聚物）、金属或无机物质（金、银、金属氧化物等），或几种材料结合应用。

理论上说，在纳米技术辅助下，所有参与动脉粥样硬化进程的分子及细胞都可成为预防斑块进展甚至逆转斑块的潜在靶点。近几年来，纳米载体技术在动脉粥样硬化领域蓬勃发展，已经研制出不同构象、成分和功能的纳米载体，具体将在后文中进一步介绍。

在诊断上，由于纳米颗粒可将造影剂带入病灶部位，因此可提高分子影像学对亚临床动脉粥样硬化病变的识别能力。例如磁共振成像（MRI），可用纳米颗粒携带磁敏感的金属物质（如钆或氧化铁）；对于计算机断层成像（CT），可用纳米颗粒携带高度碘化的有机化合物（如碘普罗胺）；还有用于正电子发射断层扫描（PET）的放射示踪剂（如 $^{18}F/^{64}Cu$），用于单光子计算机断层成像（SPECT）的 ^{111}In 等。通过这些辅助检查，医生可以更精准地了解动脉粥样硬化所处阶段，并给予更合理的治疗。

在治疗上，可设计和生产具有特定功能的纳米颗粒，如调节血脂组分（降低LDL和/或增加HDL）、减轻血管壁炎症反应和氧化应激水平、促进或抑制血管新生、溶栓或抗凝等。纳米颗粒系统的定位性还能使其实现诊断和治疗一体化，如再次定位药物分布或通过显示相关分子标志物的表达来评估治疗效应。下文将介绍能够输送影像增强剂和（或）药物至动脉粥样硬化斑块的靶向纳米颗粒的研发策略。

纳米颗粒与动脉粥样硬化的诊断

动脉粥样硬化斑块的进展通常十分缓慢，常常在发生了临床事件后才被发现。因此，研发新的分子影像学探针用于检测病变早期的亚临床粥样硬化斑块，是研究的重点之一。而纳米颗粒可通过定向附着于早期病变而使病灶局部显影，因此可能是未来的发展方向。

目前用于纳米颗粒定向的标志主要为斑块上高表达的分子（如基质金属蛋白酶、组织蛋白酶、血管新生相关受体）或与斑块进展相关的细胞（如内皮细胞、巨噬细胞）[105]。

另外，还可通过纳米颗粒、纳米小管、纳米丝、纳米复合体标记血液或尿液中的生物标志物（如高敏C反应蛋白、心肌肌钙蛋白 I、肌红蛋白、IL-6及TNF-α），再通过分光光度计或电化学技术进行浓度检测[106]，来在病变早期阶段诊断动脉粥样硬化。

高密度脂蛋白样纳米颗粒对粥样斑块具有天然高亲和力

类似脂蛋白的纳米颗粒，尤其是高密度脂蛋白（HDL），由于对粥样斑块具有高度亲和力，因此备受关注[107]。不同HDL颗粒亚群之间直径相差非常大，如preβ-1仅约6 nm，α-3约8 nm，α-4约7 nm，α-2约9 nm，而α-1可达12 nm。其核心成分主要为胆固醇酯及甘油三酯，其外包被以载脂蛋白（以apo A- I 为主）和单层磷脂，功能是将胆固醇从血管壁中带出，随血流运往肝。在预测冠心病方面，HDL亚群比HDL胆固醇更具价值[108]。极小preβ-1和小型α-3、α-4 HDL水平高度指示临床或亚临床心脑血管疾病[108]。重组HDL纳米颗粒的核心是由磷脂包被的胆固醇酯及甘油三酯，配以重组人载脂蛋白ApoA- I，并由钆（Gd）-螯合剂（Gd-DTPA-DMPE）双标记，因此颗粒可在磁共振成像中显像，也可在共聚焦显微镜下发出绿色荧光。向ApoE敲除的小鼠体内注射重组HDL样纳米颗粒后，通过磁共振检查发现信号强度与斑块巨噬细胞聚集程度相符[107, 109]。其他拟似HDL纳米颗粒还包括氧化铁、Au、量子点修饰的纳米HDL晶体，使它们能够在MRI、CT、光学成像等多种影像技术中显影[110]。

氧化铁修饰纳米颗粒仍需更深入的研究

超微超顺磁氧化铁颗粒（ultra-small superparamagnetic particles of iron oxide，USPIO）已被作为磁共振成像（MRI）显影剂，应用于动物模型或患者颈动脉粥样硬化斑块的成像。由于炎症反应区域内巨噬细胞对颗粒的摄取增加[111-112]，因此被认为可用于鉴别低风险/高风险斑块。此外，USPIO增强MRI还可评估病灶对"抗炎"治疗的反应性[114]。更多关于这种磁性纳米颗粒的合成及生物效应可参见相关综述[115]。

还有一种以活化内皮细胞上表达的血管细胞黏附分子（VCAM-1）为靶点的氧化铁纳米颗粒也被用于动脉粥样硬化性疾病的早期影像诊断。在 ApoE 敲除的小鼠中，粥样斑块中氧化特异性表位可通过脂质包被的超微超顺磁铁颗粒及与丙二醛-赖氨酸或氧化磷脂表位的抗体相结合的超顺磁铁颗粒在磁共振成像（MRI）中显影[117]。

在 ApoE 敲除的动脉粥样硬化小鼠模型中，PET-CT 可通过检测右旋糖酐包被、PET 示踪剂 ^{64}Cu 标记的氧化铁纳米颗粒的聚集来显示斑块[118]。但对于将氧化铁纳米颗粒用于常规临床诊疗，目前尚存一些顾虑，因为氧化铁经巨噬细胞代谢后可能释放具有氧化性的可溶铁，从而加重斑块的氧化应激程度[119]。目前 USPIO 尚未被 FDA 批准，可能部分原因是氧化铁纳米颗粒对斑块稳定性的影响仍需进一步研究。

脂质体是良好的运载体

脂质体是纳米药物运载技术中研究最为广泛的对象。它由单层或双层磷脂包被水溶性成分而成，是人工合成的囊泡状物质[120]。普通或聚乙二醇（PEG）脂质体装载 CT 造影剂（如碘普罗胺）的显影性已在动物模型中得到验证[121]。在 CT 动脉成像中，包被碘海醇、与抗 ICAM-1 抗体结合的脂质体可检测发生炎症反应的内皮细胞[122]。与多种抗体（抗 ICAM-1、抗 VCAM-1、抗纤维蛋白原、抗纤维蛋白）偶联的靶向回波源性大脂质体（500～800 nm），能够利用血管内和经血管超声成像区分动脉粥样硬化病变的发展程度[123]。最近，有学者研发出一种直径约为 200 nm、由磷脂酰丝氨酸组成、^{111}In-次氮基三乙酸标记的可被巨噬细胞识别的脂质体，在 ApoE 敲除小鼠及 Watanabe 遗传性高脂血症家兔中静脉注射 48 h 后，通过 SPECT 成功显示出主动脉上的粥样硬化斑块[124]。

其他正在研发的纳米颗粒

Gd-DTPA 标记的全氟碳化纳米乳剂可通过识别抗纤维蛋白 F(ab)' 片段来靶向识别纤维蛋白，从而检测血栓，并通过 MRI 显影[125]。这种纳米载体系统可在出现心脑血管缺血症状（缺血性脑卒中或心肌梗死）前，早期诊断斑块并及时予以治疗。与此类似的还有以整合素为靶点的纳米乳剂，可探测斑块中的血管新生现象[126]。

Nahrendorf 等研发的多聚纳米颗粒可用于检测动脉粥样硬化斑块中炎性巨噬细胞分泌的蛋白酶。这种颗粒核心为氧化铁，结合荧光标记的失活肽（近红外荧光 VivoTag-S680 标记的赖氨酸寡肽），在蛋白酶剪切后激活并发出荧光。在 ApoE 敲除的小鼠中，通过荧光分子断层成像（fluorescence molecular tomography, FMT）联合高分辨 CT 血管成像可以检测到血管中因蛋白酶剪切作用而发出的信号[127]。

另外还有以检测动脉粥样斑块中凋亡信号为靶点的纳米系统，该系统是采用 Gd-DTPA-di（硬脂酰胺）和罗丹明-PE 双标记的双峰纳米颗粒，通过 MRI 和荧光显像，由微团化的膜联蛋白 A5（annexin A5）激活显影。这些微粒可识别 ApoE 敲除小鼠斑块中凋亡细胞表面的磷脂酰丝氨酸，因此被认为可能在预测斑块易损性方面具有一定前景[128]。纳米技术还被用于检测血液或尿液中心脑血管疾病的生物标志物。柠檬酸盐包被的金纳米颗粒被开发并用作色度法感应因子来检测血清中心脑血管疾病生物标志物——同型半胱氨酸硫内酯诱导的蛋白质修饰物[129]。最近，Lin K 等报道了一种对凝血酶敏感，可随血液在体内流动并在血栓处释放分子信号的氧化铁纳米蠕虫（Nanoworms）。这种分子信号可通过 ELISA 在尿液中检出，因此可用于反映凝血活酶诱导的肺栓塞小鼠模型中肺内血栓负荷[130]。

纳米颗粒与动脉粥样硬化的治疗

如上所述，纳米颗粒技术治疗动脉粥样硬化的原理包括干预低密度脂蛋白（LDL）介导的斑块形成过程，模拟 HDL 功能，减轻氧化应激和血管壁炎症反应，发挥促/抗血管新生作用或溶栓/抗凝性能。以上治疗策略将在下文中简述。

用于调节 LDL/HDL 水平的纳米颗粒

血浆中 LDL 水平升高与心脑血管疾病的发生密切相关，因此降低循环 LDL 胆固醇水平也是预防心脑血管事件的重要途径。载脂蛋白 B（ApoB）是 LDL 相关的主要载脂蛋白，干预 ApoB 可显著降低 LDL 介导的血管炎症反应。将包被小干扰 RNA（siRNA）的脂质体输入猕猴体内可干扰 ApoB 基因表达，降低其 LDL 水平[131]。研究结果也显示肝中 ApoB mRNA 水平显著降低（＞90%），血浆中 ApoB、胆固醇和 LDL 水平降低。

前蛋白转化酶枯草杆菌蛋白酶 kexin-9（PCSK-9）是一种存在于肝的内生型 LDL 受体调节因子，有研究报道，向啮齿类或非人类哺乳动物静脉单次输注携带 siRNA（靶向 PCSK-9）的脂质体后，血浆 LDL 胆固醇水平可下降达 60%，且持续时间长达 3 周，而 HDL 胆固醇或甘油三酯水平均不受影响[132]。该药物已通过随机、单盲、安慰剂对照的Ⅰ期临床试验，获得了较为满意的结果[133]。

最近，一项具有革命意义的哺乳动物细胞基因编辑方法——成簇的规律间隔的短回文重复序列（简称 CRISPR/Cas9）引起了科学界的广泛关注。这种序列存在于细菌基因组中，是细菌抵御病毒入侵的免疫防御手段[134]。Ding 等成功通过脂质纳米颗粒在体外完成了编码 Cas9 核酸酶的转录 RNA 及针对小鼠 PCSK-9 基因的 CRISPR 导向 RNA 的输送，利用纳米技术为 CRISPR/Cas9 系统敲除肝 PCSK-9 基因的原理提供了证明。

除降低血 LDL 胆固醇水平之外，还可通过增强 HDL 对胆固醇的逆向转运达到治疗目的。后者常常作为胆固醇受体，促进其由斑块向肝的转移。因此，研发类似 HDL 的纳米颗粒得到了特别的关注。一项研究发现包含 1,2-二肉豆蔻-sn-甘油-3-磷酯酰胆碱（DMPC）的脂质体可与 HDL 发生相互作用形成复合体，并体现出比 HDL 更强的消融胆固醇的能力。在动物实验中发现，每周向动脉粥样硬化小鼠体内输注 DMPC 脂质体一次，连续 5 周，可减轻主动脉中胆固醇含量，并减少斑块数量[136]。

在一个意大利家族中存在一种 ApoA-Ⅰ的突变体——ApoA-Ⅰ Milano，可抵抗动脉粥样硬化[137]。通过动脉粥样硬化家兔模型发现，输注由重组 ApoA-Ⅰ Milano 及棕榈酰-2-油酰磷脂酰胆碱样 HDL 构成的纳米颗粒比野生型 HDL 具有更好的逆转斑块的效果[138]。

血清淀粉样蛋白 A2.1 是一种与 HDL 相关的蛋白质。体内和体外实验证明，它可刺激胆固醇酯微粒的水化，并促进胆固醇的消融[139]。对 ApoE 敲除小鼠使用通过脂质体包裹的血清淀粉样蛋白 A2.1，能够预防甚至逆转主动脉中脂质的沉积[140]。

一种 HDL 样脂质纳米颗粒被用于包装并向斑块定向运送亲脂性辛伐他汀，其内包含重组人 ApoA-Ⅰ、1-肉豆蔻-2-羟基-sn-甘油-磷酸胆碱（MHPC）及 DMPC。研究发现，无论低剂量长时程给药（他汀 15 mg/kg，ApoA1 10 mg/kg，每 2 周一次，用药 12 周）或短时程高剂量给药（他汀 60 mg/kg，ApoA1 40 mg/kg，每周 4 次，用药 1 周），这些纳米载体均可减轻斑块内炎症反应[141]。

抗血管壁炎症反应的纳米颗粒的靶向输送

炎症反应参与了动脉粥样硬化病变的起始和发展，而内皮细胞及单核细胞来源的巨噬细胞均在炎症反应中扮演重要角色[5]，因此，它们也是治疗动脉粥样硬化的重要靶点。本文作者及其他学者研究出一些基于纳米颗粒的靶向策略，用于向活化内皮细胞或单核胞/巨噬细胞定向运送抗炎化合物以减轻炎症反应，或降低单核细胞与内皮的相互作用以减少前者向斑块内浸润。无论从位置、表面生化分化微域或功能上说，内皮细胞在动脉粥样硬化从起始到最终的全过程中都有重要作用。发生炎症反应时内皮细胞活化，暴露表面特异性细胞黏附分子，如选择素 E、选择素 P 及 VCAM-1 等，因此后者可被当作定向输送药物的靶点。

有学者报道了针对内皮细胞黏附分子的免疫性脂质体研究（偶联抗体的脂质体）[142-143]。本文作者团队也曾发现，由于粥样硬化病变表面活化的内皮细胞上大量表达 VCAM-1，因此有 VCAM-1 靶向性的免疫性脂质体可选择性结合粥样硬化斑块，并被网格蛋白包被的小泡内吞。此发现为免疫性脂质体可通过活化内皮细胞表面表达的分子定位，实现心血管疾病药物的靶向运输和治疗提供了更进一步的支持[144]。在另一项研究中，向动脉粥样硬化小鼠模型（LDL 受体敲除联合促粥样硬化饮食喂养）体内输注搭载有抗炎作用的前列腺素 PGE2 的抗 VCAM-1 偶联免疫性脂质体（每日 1 次，持续 2 周），可发现后者能被病变部位摄取，且粥样硬化病变得以逆转[145]。近期，Kheirolomoom 等报道了一种新的疗法，由 PEG 化多肽修饰、对 VCAM-1 具有亲和力的阳离子脂质颗粒搭载抗 miR-712，并定向沉默炎性内皮细胞内 miR-712，可抑制 ApoE 敲除及部分颈动脉结扎小鼠模型中动脉粥样硬化的发展，且未发现其他组织的相关副作用[146]。

在卒中后神经保护方面，由于转铁蛋白受体表达于构成血脑屏障的内皮细胞，且参与受体介导的转铁蛋白内吞和胞转作用，常常被选作神经保护药物定向运输的靶点。本文作者发现与脂质体共价结合的转铁蛋白可特异性结合转铁蛋白受体，并被内皮细胞内吞[120]。在小鼠卒中模型中，用结合抗转铁蛋白受体并装载有成纤维细胞生长因子或小分子多肽类 caspase-3 抑制剂（z-DEVD-FMK）的壳聚糖纳米颗粒（NP）预处理后，可检测出脑内 NP 的聚集，并显著减轻局灶性缺血 2 h 和再灌注 22 h 后的脑组织梗死体积[147]。这些实验结果显示出脑组织靶向治疗的可行性，及纳米颗粒药物载体在卒中的神经保护治疗中的有效性。

除了以内皮细胞表面分子为靶点外，有学者提出内皮损伤后暴露的基质蛋白也可作为靶向目标。有实验室采用缓慢释放紫杉醇的多聚物作为核心，脂质鞘为内层包膜，结合有可识别 IV 型胶原的多肽的 PEG 为外层，制造出核-壳复合 NP。将后者输入大鼠体内，发现其可结合受损的颈动脉，并持续释放药物达 2 周之久[148]。还有一些纳米颗粒以内皮下基质为靶点，如与硫酸软骨素蛋白多糖（CSPG）高度亲和的含糖皮质激素和泼尼松龙且结合 PEG 的脂质体，可显著抑制动脉粥样硬化家兔裸支架置入后的内膜新生[149]。

由于斑块的稳定性与斑块内巨噬细胞数量显著相关，也有数种针对循环单核细胞的药物或核酸（质粒、siRNA），通过调控单核细胞的功能，达到减少单核细胞侵入粥样硬化病变的目的。单核细胞既可经由动脉管腔侧直接进入斑块，也可通过由滋养血管发出的高渗透性新生血管从外膜侵入病变斑块。还有一种减少斑块中巨噬细胞的方法是以调控循环单核细胞进入内皮下间隙的主要受体（CCR2 趋化因子受体）为靶点，利用 siRNA 在功能上敲除 CCR2 趋化因子受体基因[150]。系统性给予包被特异性针对小鼠 CCR2 的 siRNA 的脂质体，能够阻碍单核细胞向斑块内迁移，缩小斑块体积，并促进梗死区域的修复[151]。

然而以单核细胞为靶点的疗法需要谨慎对待，因为单核细胞本身是机体抵抗外源性病原体的重要防线，作者团队研究出了另一种减少单核细胞向斑块迁移的方法：他们合成了一种 PEG 化的 VCAM-1 靶向脂质体（在脂质体表面偶联对 VCAM-1 有亲和力的多肽），用于运输活化内皮细胞表面趋化因子受体 CCR2 拮抗剂。这种脂质体能够特异性结合 ApoE 敲除的动脉粥样硬化小鼠模型的主动脉，并减少单核细胞的附着和入侵[152]。这是纳米颗粒搭载趋化因子抑制剂且能够减轻趋化因子依赖性炎症反应的首个报道，为靶向治疗包括动脉粥样硬化在内的许多炎症反应相关疾病奠定了基础。

在另一项研究中，为了探索单核/巨噬细胞在高脂血症患者动脉粥样硬化斑块形成中的作用，我们采用搭载氯屈膦酸二钠（二氯亚甲基二膦酸盐）的脂质体敲除高脂血症仓鼠循环血中的单核细胞，发现长时间（每周 2 次，持续 2 个月）输注氯屈膦酸二钠脂质体可产生两种结果：一方面减轻了促炎分子的表达，另一方面也导致主动脉瓣粥样硬化性病变的扩大，并显著增加了病变中脂质和胶原的沉积[153]。该结果与以往的研究相反，以往研究发现在大鼠和高胆固醇血症兔中使用氯屈膦酸二钠脂质体能够减轻颈动脉球囊损伤模型后的内膜增生[154-155]。这种差异可能提示主动脉瓣与颈动脉血管床在斑块形成机制上存在差异。最近，一种糖化双亲和性纳米颗粒被用于抑制巨噬细胞表面清道夫受体的表达，以减少其对氧化脂质的摄取。动物实验证实其能消除脂质的沉积、平滑肌细胞增生和斑块内炎症反应[156]。

单核细胞还被当作"特洛伊木马"携带药物或质粒进入病变处，尤其是脑内[157]。整合素靶向的脂质体或包含磷脂酰甘油的脂质体可以用于单核细胞介导的脑组织靶向治疗[158]。静脉输注携带表达增强型绿色荧光蛋白（EGFP）和成纤维细胞生长因子-2（FGF-2）质粒的阳离子脂质体，可介导脑内巨噬细胞表达 EGFP 和 FGF-2[159]。

还有一种不同的设想是设计对粥样硬化血管剪切力变化敏感的纳米颗粒。透镜状（而非传统球状）的纳米颗粒由于含有 1,3-diaminophospholipids，虽然可以完整通过健康动脉，但却难以通过血管的狭窄部位。在狭窄部位剪切力作用下，它们可释放包裹的硝酸甘油[160]。

用于抑制或刺激血管新生的纳米颗粒

抑制动脉粥样硬化斑块中的血管新生被认为是一种稳定斑块的治疗策略。新生的血管整合素 $α_vβ3$ 表达增加，因此可用作顺磁性纳米颗粒定向运输抗血管生成药物夫马洁林（fumagillin）的靶点。在动脉粥样硬化家兔模型中通过磁共振成像系统发现，单次输注这种纳米颗粒即可有效地抑制血管新生。若持续输注 3 周，主动脉的血管新生得以减轻，若同时口服阿托伐他汀，该作用则被进一步增强[161]。

除抗血管新生治疗之外，血管新生也是梗死后缺血组织新血管形成和组织修复的重要过程。血管内皮生长因子（vascular endothelial growth factor，VEGF）是一种潜在的促血管新生因子，目前研究的目标是实现这种因子向缺血组织的靶向运输。在鼠后肢缺血的外周动脉疾病模型中，结合 VEGF 的金纳米颗粒可通过缺血组织特征性的强化渗透和潴留效应（enhanced permeability and retention，EPR）靶向定位于缺血部位，改善缺血组织血流，使缺血组织血流量达正常组织的 93%，毛细血管密度相对于无 VEGF 组增加 2 倍[162]。为实现缺血区域 VEGF 的可控释放，由壳聚糖、硫酸葡聚糖和 VEGF 组成的纳米颗粒被嵌入三维形态的 PLGA 组架，与无 VEGF 的组架相比，前者显著增强了血管新生[163]。VEGF 纳米治疗的不良反应是纳米颗粒可能在动脉粥样硬化斑块内聚集并促进血管新生[164]。最近 Mroczek-Sosnowska 等在鸡胚给予铜纳米颗粒，能显著上调促血管新生和促增殖的基因。

纳米颗粒与溶栓和抗凝药物的靶向运输

溶栓和抗凝治疗是溶解血栓的重要方法，而血栓是心肌梗死和缺血性卒中最主要的病因。为提高溶栓药物的针对性，可将其包裹在表面结合 RGP 多肽、可定位于血栓中血小板的脂质体中。在与血栓结合后，脂质体释放溶栓药物，实现有针对性的溶栓，相对于全身性用药显著缩短了血栓溶解所需时间[166]。

此外，有报道采用靶向粥样斑块表面沉积的纤维蛋白的微粒来运送抗凝药物比伐卢定，可增加抗凝血酶活性，这提示纳米颗粒系统可应用于预防斑块破裂后血栓形成的风险[167]。Myerson 等研发出全氟化碳纳米颗粒搭载有效的凝血酶抑制剂［phe（D）-Pro-Arg-chloromethylketone］用于局部控制急性血栓形成[168]。一种通过超声释放组织型纤溶酶原激活剂的 PEG 化明胶纳米颗粒被用于溶栓治疗[169]。

用于动脉粥样硬化临床诊疗的纳米颗粒

虽然癌症与动脉粥样硬化在疾病进展方面多有相似之处（如内皮细胞功能异常、黏附分子表达上调、炎症细胞的参与、微血管通透性的增加、缺血介导的血管新生等），但纳米颗粒在癌症的治疗领域已进入临床（如 Doxil、DaunoXome），而在心脑血管疾病的诊疗方面尚未得到认证。原因之一可能是斑块的发生和进展过程十分缓慢，而长时间静脉使用纳米颗粒是不现实的，因为疾病可能处于无症状状态。此外，对于粥样硬化性疾病，在一套纳米系统中实现一种有效治疗与靶向运输的结合仍然十分具有挑战性，还需进一步规范和临床验证。

然而，近期发表了一项针对二氧化硅-金纳米颗粒对动脉粥样硬化保护效应的研究（NANOM-FIM 研究）[170]。此研究评价了两种纳米系统的安全性和有效性：①生物工程合成的二氧化硅-金纳米颗粒；②携带铁元素的二氧化硅-金纳米颗粒。结果发现与支架置入相比，纳米疗法显著逆转了冠状动脉的粥样硬化。

另一项Ⅱ期临床试验（BLAST）探索了阿仑膦酸钠脂质体对治疗冠状动脉行 Presillion™ CoCr 裸金属支架置入术后再狭窄的安全性及有效性。2012 年 6 月，两项由荷兰阿姆斯特丹大学 Academisch Medisch Centrum 发起，针对动脉粥样硬化纳米治疗的临床研究在欧洲展开，并在 www.clinicaltrials.gov 网站注册：一项是静脉注射 PEG-泼尼松龙磷酸钠脂质体（Nanocort）的定向运输及对外周动脉疾病患者动脉粥样硬化组织治疗的有效性研究；另一项是Ⅰ/Ⅱ期临床试验，是评估静脉注射 Nanocort 对重度炎性颈动脉和主动脉粥样硬化斑块有效性的单中心随机对照研究。有关这些试验的信息，受到较多关注。

展望与结论

临床和实验数据表明，氧化应激和炎症反应是动脉粥样硬化形成的重要机制，而目前尚无可减少心血管疾病和急性事件（如心肌梗死和脑卒中）的抗炎及抗氧化应激治疗。

本文作者及其他学者通过实验发现炎症反应与氧化应激在动脉粥样硬化进程中是相互关联的，通过药物或基因敲除 NADPH 氧化酶（Nox）亚群能够减轻促炎因子的选择性转录，并下调其下游基因的表达。

越来越多的临床前试验证据表明 Nox 药物抑制剂比通过抗氧化应激药物清除 ROS 更能有效地延缓粥样硬化斑块的进展，降低血管氧化应激，减轻炎症反应。由于 Nox 酶在血管损伤时产生过量 ROS 的独特生物功能，将其作为心血管疾病药物治疗靶点的价值显得越来越明确。近期，一种 Nox 抑制剂 GKT137831 获得了治疗糖尿病肾病 II 期临床试验审批。因此，利用选择性 Nox 抑制剂治疗心脑血管疾病预期将会应用于临床实践中。

虽然纳米颗粒治疗已经用于治疗癌症，但尚无一种纳米颗粒系统被批准用于动脉粥样硬化的诊疗。在动脉粥样硬化领域，将靶向运输与一种有效的药物结合在一个纳米体系中在技术上仍然十分具有挑战性，纳米技术的应用还需进一步规范和临床验证。然而，近年来纳米科技领域的发展将推动新理念向临床的转化，可以预见，针对动脉粥样硬化发生和发展过程中关键分子和细胞的新疗法将很快成为现实。

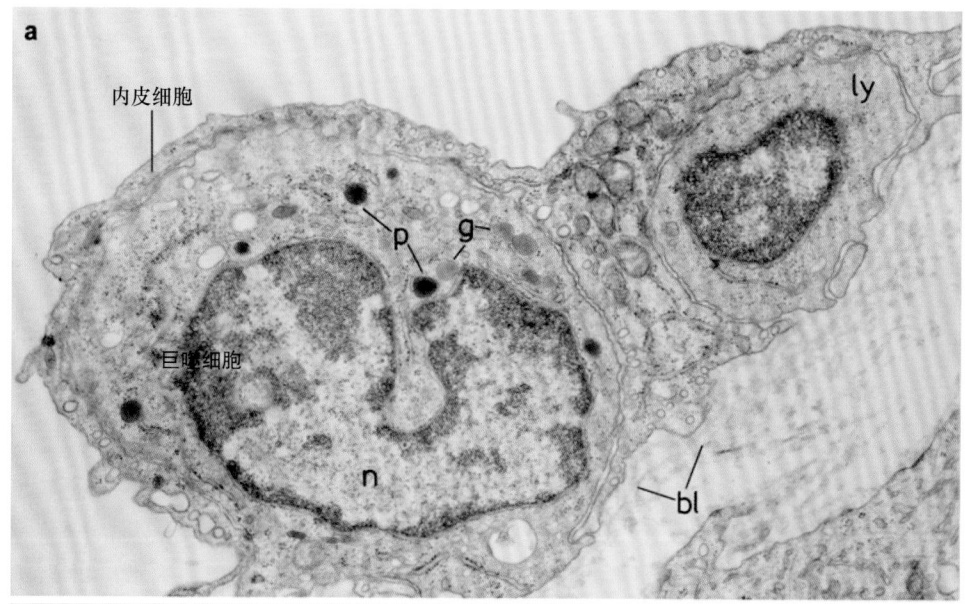

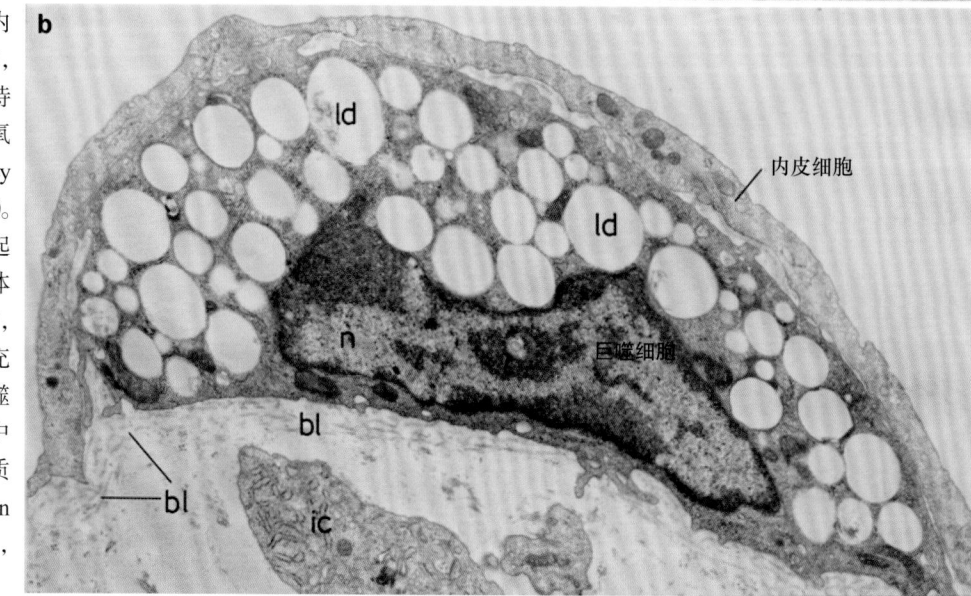

图 17.1 **a.** 高脂饮食诱发单核细胞在小鼠心脏瓣膜渗出至瓣膜内皮细胞下方与基底膜（bl）之间，并转变为巨噬细胞。它们具有特征性的锯齿状细胞核（n）、过氧化物酶体（p）和小颗粒（g）。Ly 可能是渗出的淋巴细胞（×18 000）。**b.** 随着时间推移，高脂饮食引起内皮下巨噬细胞通过清道夫受体摄取 LDL，使 LDL 聚集并重构，同时巨噬细胞也转变为胞质中充满脂滴的泡沫细胞（ld）。巨噬细胞位于基底膜（bl）的间隙中（×16 000）。n，细胞核；ic，间质细胞。(Reproduced with permission from Elsevier after Filip et al., Atherosclerosis, 1987.)

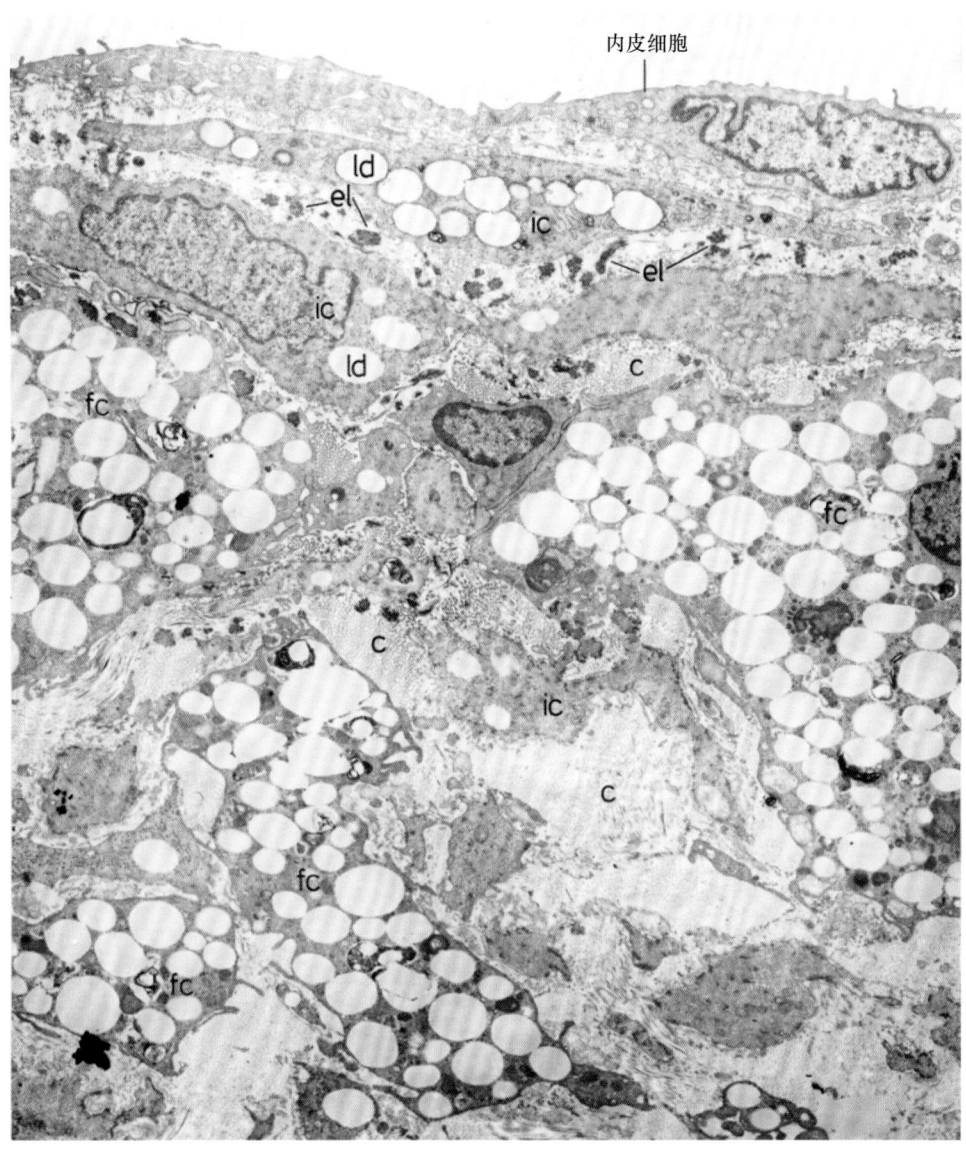

图17.2 在动脉粥样硬化晚期阶段，小鼠心脏瓣膜的斑块显示无数富含脂滴（ld）的巨噬细胞源性泡沫细胞（fc）和间质细胞（ic），位于心脏瓣膜间质内。间质含有丰富的胶原纤维（c）和无数的弹性蛋白片段（el）（×7000）。(Reproduced with permission from Elsevier after Filip et al., Atherosclerosis, 1987.)

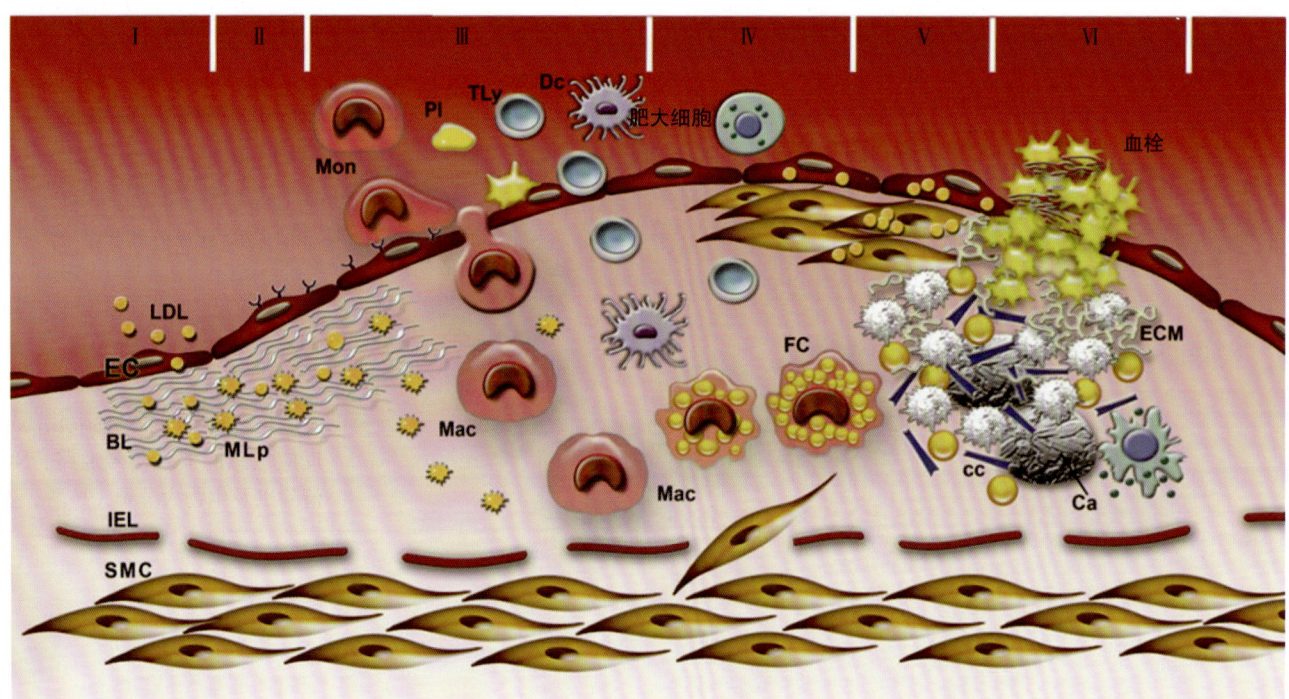

图17.3 动脉粥样硬化形成不同时期的简要图解。第Ⅰ阶段，斑块形成的起始阶段，内皮细胞的固有功能发生改变：LDL的胞吞转运作用和合成功能加强。第Ⅱ阶段，内膜中的LDL发生进一步改变（氧化和糖化），变为修饰的脂蛋白（MLp），它可能引起内皮细胞（EC）功能紊乱，表达新的细胞黏附分子、趋化因子和细胞因子等。第Ⅲ阶段，强烈的炎症反应，在这个过程中血浆中的单核细胞（Mon）在血小板（Pl）、T淋巴细胞（TLy）和树突细胞（Dc）帮助下黏附并进入动脉内膜。单核细胞变为激活的巨噬细胞（Mac）并表达清道夫受体，通过不断摄取MLp逐渐变为泡沫细胞（FC）。第Ⅳ阶段，平滑肌细胞（SMC）从中膜迁移至内膜，并形成纤维帽。第Ⅴ阶段，复杂的纤维脂质斑块包含了SMC、Mac、EC来源的泡沫细胞和胆固醇结晶（cc），以及细胞外基质（ECM）中大的钙化核心（Ca）等。第Ⅵ阶段，复杂斑块变得不稳定，纤维帽变薄弱、过多炎症因子的表达导致EC的损害和死亡，进而使基质暴露于血液中，引起血小板的黏附聚集和血栓形成。BL：基底膜。（Modified with permission from Springer after Simionescu and Sima[171]）

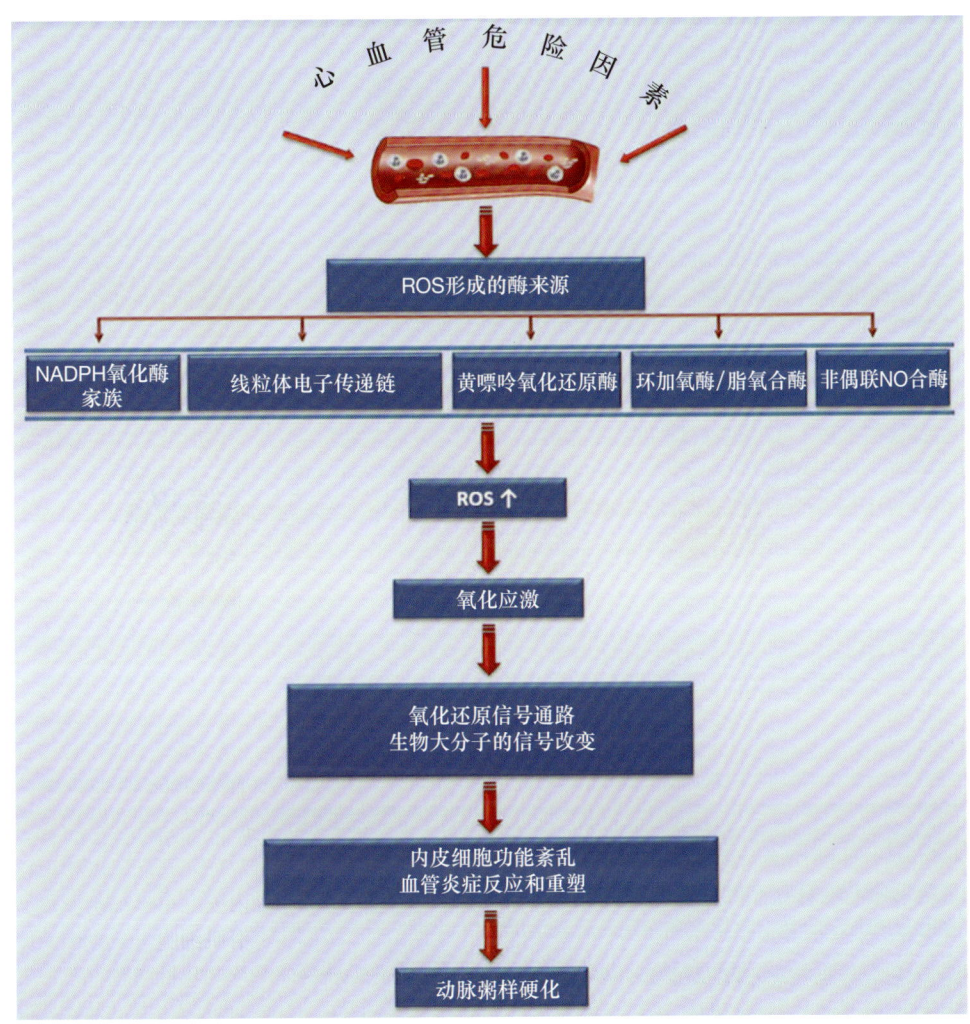

图 17.4 氧化应激在动脉粥样硬化中的作用机制。在心血管疾病危险因素（如糖尿病、高脂血症、肥胖、高血压病、缺血或再灌注损伤，以及生活方式等）的作用下，血管壁细胞通过激活不同的信号通路导致 ROS 形成，ROS 的形成有多种酶来源，如 NADPH 氧化酶家族成员、线粒体、黄嘌呤氧化还原酶、环加氧酶/脂氧合酶以及非偶联一氧化氮合酶等。ROS 的过度产生引发氧化应激，从而激活氧化还原反应敏感的促炎信号通路、NO 清除以及生物大分子（核酸、蛋白质、脂质/脂蛋白和糖类）的氧化等。氧化应激发挥作用的病理机制包括引起内皮功能紊乱、招募和激活免疫细胞、改变血管平滑肌细胞表型等，最终形成粥样硬化病变

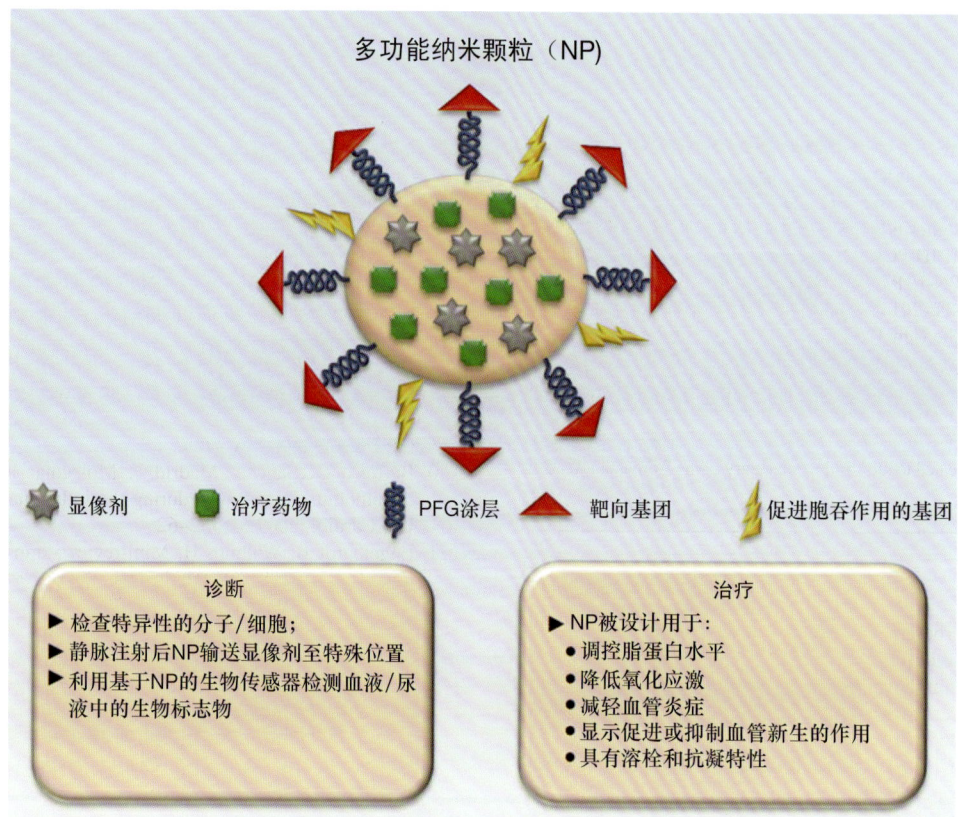

图 17.5 多功能靶向纳米颗粒是诊断和治疗动脉粥样硬化的有效工具。假想的多功能纳米颗粒（NP）具备以下一种或几种特点：①通过表面修饰，能够避免被单核巨噬细胞系统摄取（例如，表面应用 PEG 等高分子聚合物涂层或改变表面电荷）；②将各种用于成像或治疗的药物包埋于靶向输送分子中，偶联至靶向基团（如抗体或其片段、多肽、小分子或核酸适配体等）；③如果需要，能够促进细胞的摄取（如使纳米颗粒偶联细胞渗透肽从而具有相应功能）。基于 NP 的亚临床动脉粥样硬化的诊断方面，主要有两种设想：①应用 NP（HDL 样 NP、氧化铁 NP、脂质体、纳米乳剂、多聚 NP 等）对斑块进展相关的分子（如 MMP、组织蛋白酶、受体等）和细胞（如内皮细胞、巨噬细胞）进行检测；②应用基于 NP 的生物传感器来检测血液和尿液中心脑血管疾病相关的生物学标志物（如高敏感度的 CRP、心肌肌钙蛋白 I、肌红蛋白、IL-6 和 TNF-α 等）。基于 NP 的动脉粥样硬化治疗方面，主要策略是通过调节脂蛋白的水平、减轻氧化应激和血管壁的炎症、促进或抑制血管新生的作用或是通过抗凝或溶解血栓来实现

致谢

We are grateful to Professor Nicolae Simionescu and the many scientists from ICBP whose results and research done over the years led us to the concepts presented here.

We thank Mrs. Marilena Daju for the excellent graphical design and image processing. This work was supported by the Romanian Academy, the Romanian National Authority for Scientific Research (CNCS-UEFISCDI, project numbers PN-II-ID-PCE-2011-3-0548, PN-II-IDPCE-2011-3-0928, PN-II-TE 65/2010, PN-II-RU-TE-2011-3-0142, PN-II-RU-TE-2014-4-0965, and PN-II-RU-TE-2014-4-1837), and European Foundation for the Study of Diabetes – The New Horizons Grant to A. Manea in collaboration with S. Sasson. Simona A. Manea acknowledges the support of the strategic grant POSDRU/159/1.5/S/133391 financed by the European Social Fund within the Sectorial Operational Program Human Resources Development 2007-2013.

This chapter is dedicated to the 150th anniversary of the Romanian Academy.

参考文献

1. Cullen P, Rauterberg J, Lorkowski S. The pathogenesis of atherosclerosis. Handb Exp Pharmacol. 2005;170:3–70.
2. Simionescu M. Implications of early structural-functional changes in the endothelium for vascular disease. Arterioscler Thromb Vasc Biol. 2007;27:266–74.
3. Tall AR, Yvan-Charvet L, Wang N. The failure of torcetrapib: was it the molecule or the mechanism? Arterioscler Thromb Vasc Biol. 2007;27:257–60.
4. Libby P. Inflammation in atherosclerosis. Nature. 2002;420: 868–74.
5. Manduteanu I, Simionescu M. Inflammation in atherosclerosis: a cause or a result of vascular disorders? J Cell Mol Med. 2012;16:1978–90.
6. Butoi ED, Gan AM, Manduteanu I, Stan D, Calin M, Pirvulescu M, et al. Cross talk between smooth muscle cells and monocytes/activated monocytes via CX3CL1/CX3CR1 axis augments expression of pro-atherogenic molecules. Biochim Biophys Acta. 1813;2011:2026–35.
7. Wu JT, Wu LL. Association of soluble markers with various stages and major events of atherosclerosis. Ann Clin Lab Sci. 2005;35: 240–50.
8. Springer TA. Traffic signals for lymphocyte recirculation and leukocyte emigration: the multistep paradigm. Cell. 1994;76: 301–14.
9. Vestweber D, Blanks JE. Mechanisms that regulate the function of the selectins and their ligands. Physiol Rev. 1999;79:181–213.
10. Cernuda-Morollón E, Ridley AJ. Rho GTPases and leukocyte adhesion receptor expression and function in endothelial cells. Circ Res. 2006;98:757–67.
11. Manduteanu I, Voinea M, Antohe F, Dragomir E, Capraru M, Radulescu L, et al. Effect of enoxaparin on high glucose-induced activation of endothelial cells. Eur J Pharmacol. 2003;477: 269–76.
12. Manduteanu I, Pirvulescu M, Gan AM, Stan D, Simion V, Dragomir E, et al. Similar effects of resistin and high glucose on P-selectin and fractalkine expression and monocyte adhesion in human endothelial cells. Biochem Biophys Res Commun. 2010;391:1443–8.
13. Lorenzon P, Vecile E, Nardon E, Ferrero E, Harlan JM, Tedesco F, et al. Endothelial cell E- and P-selectin and vascular cell adhesion molecule-1 function as signaling receptors. J Cell Biol. 1998;142:1381–91.
14. Kluger MS. Vascular endothelial cell adhesion and signaling during leukocyte recruitment. Adv Dermatol. 2004;20: 163–201.
15. van Buul JD, Kanters E, Hordijk PL. Endothelial signaling by Ig-like cell adhesion molecules. Arterioscler Thromb Vasc Biol. 2007;27:1870–6.
16. Deem TL, Abdala-Valencia H, Cook-Mills JM. VCAM-1 activation of endothelial cell protein tyrosine phosphatase 1B. J Immunol Baltim MD 1950. 2007;178:3865–73.
17. van Wetering S, van den Berk N, van Buul JD, Mul FPJ, Lommerse I, Mous R, et al. VCAM-1-mediated Rac signaling controls endothelial cell-cell contacts and leukocyte transmigration. Am J Physiol Cell Physiol. 2003;285:C343–52.
18. Carman CV, Springer TA. Trans-cellular migration: cell-cell contacts get intimate. Curr Opin Cell Biol. 2008;20:533–40.
19. Shaw SK, Ma S, Kim MB, Rao RM, Hartman CU, Froio RM, et al. Coordinated redistribution of leukocyte LFA-1 and endothelial cell ICAM-1 accompany neutrophil transmigration. J Exp Med. 2004;200:1571–80.
20. Barreiro O, Sánchez-Madrid F. Molecular basis of leukocyte-endothelium interactions during the inflammatory response. Rev Esp Cardiol. 2009;62:552–62.
21. Engelhardt B, Wolburg H. Mini-review: transendothelial migration of leukocytes: through the front door or around the side of the house? Eur J Immunol. 2004;34:2955–63.
22. Millán J, Hewlett L, Glyn M, Toomre D, Clark P, Ridley AJ. Lymphocyte transcellular migration occurs through recruitment of endothelial ICAM-1 to caveola- and F-actin-rich domains. Nat Cell Biol. 2006;8:113–23.
23. Ridker PM, Buring JE, Rifai N. Soluble P-selectin and the risk of future cardiovascular events. Circulation. 2001;103:491–5.
24. Debing E, Peeters E, Demanet C, De Waele M, Van den Brande P. Markers of inflammation in patients with symptomatic and asymptomatic carotid artery stenosis: a case-control study. Vasc Endovascular Surg. 2008;42:122–7.
25. Kondo K, Kitagawa K, Nagai Y, Yamagami H, Hashimoto H, Hougaku H, et al. Associations of soluble intercellular adhesion molecule-1 with carotid atherosclerosis progression. Atherosclerosis. 2005;179:155–60.
26. Rohde LE, Lee RT, Rivero J, Jamacochian M, Arroyo LH, Briggs W, et al. Circulating cell adhesion molecules are correlated with ultrasound-based assessment of carotid atherosclerosis. Arterioscler Thromb Vasc Biol. 1998;18:1765–70.
27. Ozaki K, Leonard WJ. Cytokine and cytokine receptor pleiotropy and redundancy. J Biol Chem. 2002;277:29355–8.
28. Ait-Oufella H, Taleb S, Mallat Z, Tedgui A. Recent advances on the role of cytokines in atherosclerosis. Arterioscler Thromb Vasc Biol. 2011;31:969–79.
29. Ramji DP, Davies TS. Cytokines in atherosclerosis: key players in all stages of disease and promising therapeutic targets. Cytokine Growth Factor Rev. 2015;26:673–85.
30. Gordon S. Alternative activation of macrophages. Nat Rev Immunol. 2003;3:23–35.
31. Shashkin P, Dragulev B, Ley K. Macrophage differentiation to foam cells. Curr Pharm Des. 2005;11:3061–72.
32. Gopalakrishnan M, Silva-Palacios F, Taytawat P, Pant R, Klein L. Role of inflammatory mediators in the pathogenesis of plaque rupture. J Invasive Cardiol. 2014;26:484–92.
33. Rosner D, Stoneman V, Littlewood T, McCarthy N, Figg N, Wang Y, et al. Interferon-gamma induces Fas trafficking and sensitization to apoptosis in vascular smooth muscle cells via a PI3K- and Akt-dependent mechanism. Am J Pathol. 2006;168:2054–63.
34. Newby AC. Dual role of matrix metalloproteinases (matrixins) in intimal thickening and atherosclerotic plaque rupture. Physiol Rev. 2005;85:1–31.
35. Lin J, Kakkar V, Lu X. Impact of MCP-1 in atherosclerosis. Curr Pharm Des. 2014;20:4580–8.
36. Boring L, Gosling J, Cleary M, Charo IF. Decreased lesion formation in CCR2-/- mice reveals a role for chemokines in the initia-

tion of atherosclerosis. Nature. 1998;394:894–7.
37. Serrano-Martínez M, Palacios M, Lezaun R. Monocyte chemoattractant protein-1 concentration in coronary sinus blood and severity of coronary disease. Circulation. 2003;108:e75.
38. de Lemos JA, Morrow DA, Sabatine MS, Murphy SA, Gibson CM, Antman EM, et al. Association between plasma levels of monocyte chemoattractant protein-1 and long-term clinical outcomes in patients with acute coronary syndromes. Circulation. 2003;107:690–5.
39. Mine S, Okada Y, Tanikawa T, Kawahara C, Tabata T, Tanaka Y. Increased expression levels of monocyte CCR2 and monocyte chemoattractant protein-1 in patients with diabetes mellitus. Biochem Biophys Res Commun. 2006;344:780–5.
40. Ding D, Su D, Li X, Li Z, Wang Y, Qiu J, et al. Serum levels of monocyte chemoattractant protein-1 and all-cause and cardiovascular mortality among patients with coronary artery disease. PLoS One. 2015;10:e0120633.
41. Haskell CA, Cleary MD, Charo IF. Molecular uncoupling of fractalkine-mediated cell adhesion and signal transduction. Rapid flow arrest of CX3CR1-expressing cells is independent of G-protein activation. J Biol Chem. 1999;274:10053–8.
42. Goda S, Imai T, Yoshie O, Yoneda O, Inoue H, Nagano Y, et al. CX3C-chemokine, fractalkine-enhanced adhesion of THP-1 cells to endothelial cells through integrin-dependent and -independent mechanisms. J Immunol Baltim MD 1950. 2000;164:4313–20.
43. Ludwig A, Weber C. Transmembrane chemokines: versatile "special agents" in vascular inflammation. Thromb Haemost. 2007;97:694–703.
44. Rimaniol A-C, Till SJ, Garcia G, Capel F, Godot V, Balabanian K, et al. The CX3C chemokine fractalkine in allergic asthma and rhinitis. J Allergy Clin Immunol. 2003;112:1139–46.
45. Yajima N, Kasama T, Isozaki T, Odai T, Matsunawa M, Negishi M, et al. Elevated levels of soluble fractalkine in active systemic lupus erythematosus: potential involvement in neuropsychiatric manifestations. Arthritis Rheum. 2005;52:1670–5.
46. Damås JK, Boullier A, Waehre T, Smith C, Sandberg WJ, Green S, et al. Expression of fractalkine (CX3CL1) and its receptor, CX3CR1, is elevated in coronary artery disease and is reduced during statin therapy. Arterioscler Thromb Vasc Biol. 2005;25:2567–72.
47. Shah R, Hinkle CC, Ferguson JF, Mehta NN, Li M, Qu L, et al. Fractalkine is a novel human adipochemokine associated with type 2 diabetes. Diabetes. 2011;60:1512–8.
48. Flierl U, Schäfer A. Fractalkine–a local inflammatory marker aggravating platelet activation at the vulnerable plaque. Thromb Haemost. 2012;108:457–63.
49. Niu J, Kolattukudy PE. Role of MCP-1 in cardiovascular disease: molecular mechanisms and clinical implications. Clin Sci Lond Engl 1979. 2009;117:95–109.
50. Dragomir E, Manduteanu I, Calin M, Gan AM, Stan D, Koenen RR, et al. High glucose conditions induce upregulation of fractalkine and monocyte chemotactic protein-1 in human smooth muscle cells. Thromb Haemost. 2008;100:1155–65.
51. Manduteanu I, Dragomir E, Calin M, Pirvulescu M, Gan AM, Stan D, et al. Resistin up-regulates fractalkine expression in human endothelial cells: lack of additive effect with TNF-alpha. Biochem Biophys Res Commun. 2009;381:96–101.
52. Yamagami H, Kitagawa K, Hoshi T, Furukado S, Hougaku H, Nagai Y, et al. Associations of serum IL-18 levels with carotid intima-media thickness. Arterioscler Thromb Vasc Biol. 2005;25:1458–62.
53. Boisvert WA, Santiago R, Curtiss LK, Terkeltaub RA. A leukocyte homologue of the IL-8 receptor CXCR-2 mediates the accumulation of macrophages in atherosclerotic lesions of LDL receptor-deficient mice. J Clin Invest. 1998;101:353–63.
54. Simonini A, Moscucci M, Muller DW, Bates ER, Pagani FD, Burdick MD, et al. IL-8 is an angiogenic factor in human coronary atherectomy tissue. Circulation. 2000;101:1519–26.
55. Bernhagen J, Krohn R, Lue H, Gregory JL, Zernecke A, Koenen RR, et al. MIF is a noncognate ligand of CXC chemokine receptors in inflammatory and atherogenic cell recruitment. Nat Med. 2007;13:587–96.
56. van der Vorst EPC, Döring Y, Weber C. MIF and CXCL12 in cardiovascular diseases: functional differences and similarities. Front Immunol. 2015;6:373.
57. Luchtefeld M, Grothusen C, Gagalick A, Jagavelu K, Schuett H, Tietge UJF, et al. Chemokine receptor 7 knockout attenuates atherosclerotic plaque development. Circulation. 2010;122:1621–8.
58. Gan AM, Pirvulescu MM, Stan D, Simion V, Calin M, Manduteanu I, et al. Monocytes and smooth muscle cells cross-talk activates STAT3 and induces resistin and reactive oxygen species and production. J Cell Biochem. 2013;114:2273–83.
59. Cai Q, Lanting L, Natarajan R. Growth factors induce monocyte binding to vascular smooth muscle cells: implications for monocyte retention in atherosclerosis. Am J Physiol Cell Physiol. 2004;287:C707–14.
60. Ferri N, Tibolla G, Pirillo A, Cipollone F, Mezzetti A, Pacia S, et al. Proprotein convertase subtilisin kexin type 9 (PCSK9) secreted by cultured smooth muscle cells reduces macrophages LDLR levels. Atherosclerosis. 2012;220:381–6.
61. Weinert S, Poitz DM, Auffermann-Gretzinger S, Eger L, Herold J, Medunjanin S, et al. The lysosomal transfer of LDL/cholesterol from macrophages into vascular smooth muscle cells induces their phenotypic alteration. Cardiovasc Res. 2013;97:544–52.
62. Gomez D, Owens GK. Smooth muscle cell phenotypic switching in atherosclerosis. Cardiovasc Res. 2012;95:156–64.
63. Doran AC, Meller N, McNamara CA. The role of smooth muscle cells in the initiation and early progression of atherosclerosis. Arterioscler Thromb Vasc Biol. 2008;28:812–9.
64. de la Cuesta F, Zubiri I, Maroto AS, Posada M, Padial LR, Vivanco F, et al. Deregulation of smooth muscle cell cytoskeleton within the human atherosclerotic coronary media layer. J Proteomics. 2013;82:155–65.
65. Kang S-W, Kim J-L, Kwon GT, Lee Y-J, Park JHY, Lim SS, et al. Sensitive fern (Onoclea sensibilis) extract suppresses proliferation and migration of vascular smooth muscle cells inflamed by neighboring macrophages. Biol Pharm Bull. 2011;34:1717–23.
66. Zhu Y, Hojo Y, Ikeda U, Takahashi M, Shimada K. Interaction between monocytes and vascular smooth muscle cells enhances matrix metalloproteinase-1 production. J Cardiovasc Pharmacol. 2000;36:152–61.
67. Roy C, Marceau E, Gera L, Marceau F. An in vitro reconstitution system to address the mechanism of the vascular expression of the bradykinin B_1 receptor in response to angiotensin converting enzyme inhibition. Vascul Pharmacol. 2012;57:15–23.
68. Liu H, Yuan L, Xu S, Wang K. Endothelial cell and macrophage regulation of vascular smooth muscle cell calcification modulated by cholestane-3beta, 5alpha, 6beta-triol. Cell Biol Int. 2007;31:900–7.
69. Chen L, Frister A, Wang S, Ludwig A, Behr H, Pippig S, et al. Interaction of vascular smooth muscle cells and monocytes by soluble factors synergistically enhances IL-6 and MCP-1 production. Am J Physiol Heart Circ Physiol. 2009;296:H987–96.
70. Alexander MR, Murgai M, Moehle CW, Owens GK. Interleukin-1β modulates smooth muscle cell phenotype to a distinct inflammatory state relative to PDGF-DD via NF-kB-dependent mechanisms. Physiol Genomics. 2012;44:417–29.
71. Cohen G, Riahi Y, Sunda V, Deplano S, Chatgilialoglu C, Ferreri C, et al. Signaling properties of 4-hydroxyalkenals formed by lipid peroxidation in diabetes. Free Radic Biol Med. 2013;65:978–87.
72. Riahi Y, Sin-Malia Y, Cohen G, Alpert E, Gruzman A, Eckel J, et al. The natural protective mechanism against hyperglycemia in vascular endothelial cells: roles of the lipid peroxidation product 4-hydroxydodecadienal and peroxisome proliferator-activated receptor delta. Diabetes. 2010;59:808–18.
73. Tonks NK. Protein tyrosine phosphatases: from genes, to function,

to disease. Nat Rev Mol Cell Biol. 2006;7:833–46.
74. Hilenski LL, Clempus RE, Quinn MT, Lambeth JD, Griendling KK. Distinct subcellular localizations of Nox1 and Nox4 in vascular smooth muscle cells. Arterioscler Thromb Vasc Biol. 2004;24:677 83.
75. Manea A. NADPH oxidase-derived reactive oxygen species: involvement in vascular physiology and pathology. Cell Tissue Res. 2010;342:325–39.
76. Manea A, Simionescu M. Nox enzymes and oxidative stress in atherosclerosis. Front Biosci Sch Ed. 2012;4:651–70.
77. Altenhöfer S, Radermacher KA, Kleikers PWM, Wingler K, Schmidt HHHW. Evolution of NADPH oxidase inhibitors: selectivity and mechanisms for target engagement. Antioxid Redox Signal. 2015;23:406–27.
78. Manea A, Manea S-A, Gan AM, Constantin A, Fenyo IM, Raicu M, et al. Human monocytes and macrophages express NADPH oxidase 5; a potential source of reactive oxygen species in atherosclerosis. Biochem Biophys Res Commun. 2015;461:172–9.
79. Rada B, Park JJ, Sil P, Geiszt M, Leto TL. NLRP3 inflammasome activation and interleukin-1β release in macrophages require calcium but are independent of calcium-activated NADPH oxidases. Inflamm. Res Off J Eur Histamine Res Soc Al. 2014;63:821–30.
80. Kalinina N, Agrotis A, Tararak E, Antropova Y, Kanellakis P, Ilyinskaya O, et al. Cytochrome b558-dependent NAD(P)H oxidase-phox units in smooth muscle and macrophages of atherosclerotic lesions. Arterioscler Thromb Vasc Biol. 2002;22:2037–43.
81. Lyle AN, Deshpande NN, Taniyama Y, Seidel-Rogol B, Pounkova L, Du P, et al. Poldip2, a novel regulator of Nox4 and cytoskeletal integrity in vascular smooth muscle cells. Circ Res. 2009;105:249–59.
82. Pandey D, Gratton J-P, Rafikov R, Black SM, Fulton DJR. Calcium/calmodulin-dependent kinase II mediates the phosphorylation and activation of NADPH oxidase 5. Mol Pharmacol. 2011;80:407–15.
83. Manea A, Manea SA, Gafencu AV, Raicu M, Simionescu M. AP-1-dependent transcriptional regulation of NADPH oxidase in human aortic smooth muscle cells: role of p22phox subunit. Arterioscler Thromb Vasc Biol. 2008;28:878–85.
84. Manea S-A, Todirita A, Manea A. High glucose-induced increased expression of endothelin-1 in human endothelial cells is mediated by activated CCAAT/enhancer-binding proteins. PLoS One. 2013;8:e84170.
85. Sorescu D, Weiss D, Lassègue B, Clempus RE, Szöcs K, Sorescu GP, et al. Superoxide production and expression of nox family proteins in human atherosclerosis. Circulation. 2002;105:1429–35.
86. Guzik TJ, Chen W, Gongora MC, Guzik B, Lob HE, Mangalat D, et al. Calcium-dependent NOX5 nicotinamide adenine dinucleotide phosphate oxidase contributes to vascular oxidative stress in human coronary artery disease. J Am Coll Cardiol. 2008;52:1803–9.
87. Lee CF, Qiao M, Schröder K, Zhao Q, Asmis R. Nox4 is a novel inducible source of reactive oxygen species in monocytes and macrophages and mediates oxidized low density lipoprotein-induced macrophage death. Circ Res. 2010;106:1489–97.
88. Schröder K, Zhang M, Benkhoff S, Mieth A, Pliquett R, Kosowski J, et al. Nox4 is a protective reactive oxygen species generating vascular NADPH oxidase. Circ Res. 2012;110:1217–25.
89. Schürmann C, Rezende F, Kruse C, Yasar Y, Löwe O, Fork C, et al. The NADPH oxidase Nox4 has anti-atherosclerotic functions. Eur Heart J. 2015;36:3447–56.
90. Sánchez-Gómez FJ, Calvo E, Bretón-Romero R, Fierro-Fernández M, Anilkumar N, Shah AM, et al. NOX4-dependent Hydrogen peroxide promotes shear stress-induced SHP2 sulfenylation and eNOS activation. Free Radic Biol Med. 2015;89:419–30.
91. Smyrnias I, Zhang X, Zhang M, Murray TVA, Brandes RP, Schröder K, et al. Nicotinamide adenine dinucleotide phosphate oxidase-4-dependent upregulation of nuclear factor erythroid-derived 2-like 2 protects the heart during chronic pressure overload. Hypertension. 2015;65:547–53.
92. Manea A, Manea S-A, Todirita A, Albulescu IC, Raicu M, Sasson S, et al. High-glucose-increased expression and activation of NADPH oxidase in human vascular smooth muscle cells is mediated by 4-hydroxynonenal-activated PPARα and PPARβ/δ. Cell Tissue Res. 2015;361:593–604.
93. Fenyo IM, Florea IC, Raicu M, Manea A. Tyrphostin AG490 reduces NAPDH oxidase activity and expression in the aorta of hypercholesterolemic apolipoprotein E-deficient mice. Vascul Pharmacol. 2011;54:100–6.
94. Heart Protection Study Collaborative Group. MRC/BHF Heart Protection Study of antioxidant vitamin supplementation in 20,536 high-risk individuals: a randomised placebo-controlled trial. Lancet Lond Engl. 2002;360:23–33.
95. Lonn E, Bosch J, Yusuf S, Sheridan P, Pogue J, Arnold JMO, et al. Effects of long-term vitamin E supplementation on cardiovascular events and cancer: a randomized controlled trial. JAMA. 2005;293:1338–47.
96. Schmidt HHHW, Stocker R, Vollbracht C, Paulsen G, Riley D, Daiber A, et al. Antioxidants in translational medicine. Antioxid Redox Signal. 2015;23:1130–43.
97. Förstermann U. Oxidative stress in vascular disease: causes, defense mechanisms and potential therapies. Nat Clin Pract Cardiovasc Med. 2008;5:338–49.
98. Zadák Z, Hyspler R, Tichá A, Hronek M, Fikrová P, Rathouská J, et al. Antioxidants and vitamins in clinical conditions. Physiol Res Acad Sci Bohemoslov. 2009;58(Suppl 1):S13–7.
99. Schramm A, Matusik P, Osmenda G, Guzik TJ. Targeting NADPH oxidases in vascular pharmacology. Vascul Pharmacol. 2012;56:216–31.
100. Gorin Y, Cavaglieri RC, Khazim K, Lee D-Y, Bruno F, Thakur S, et al. Targeting NADPH oxidase with a novel dual Nox1/Nox4 inhibitor attenuates renal pathology in type 1 diabetes. Am J Physiol Renal Physiol. 2015;308:F1276–87.
101. Somanna NK, Valente AJ, Krenz M, Fay WP, Delafontaine P, Chandrasekar B. The Nox1/4 dual inhibitor GKT137831 or Nox4 knockdown inhibits Angiotensin-II-induced adult mouse cardiac fibroblast proliferation and migration. AT1 physically associates with Nox4. J Cell Physiol. 2016;231:1130–41.
102. Gray SP, Di Marco E, Okabe J, Szyndralewiez C, Heitz F, Montezano AC, et al. NADPH oxidase 1 plays a key role in diabetes mellitus-accelerated atherosclerosis. Circulation. 2013;127:1888–902.
103. Lobatto ME, Fuster V, Fayad ZA, Mulder WJM. Perspectives and opportunities for nanomedicine in the management of atherosclerosis. Nat Rev Drug Discov. 2011;10:835–52.
104. Naahidi S, Jafari M, Edalat F, Raymond K, Khademhosseini A, Chen P. Biocompatibility of engineered nanoparticles for drug delivery. J Control Release Off J Control Release Soc. 2013;166:182–94.
105. Sanz J, Fayad ZA. Imaging of atherosclerotic cardiovascular disease. Nature. 2008;451:953–7.
106. Qureshia A, Gurbuz Y, Niazi J, Gurbuzb Y. Biosensors for cardiac biomarkers detection: a review. Sensors and Actuators B. 171–172:2012;62–76.
107. Frias JC, Williams KJ, Fisher EA, Fayad ZA. Recombinant HDL-like nanoparticles: a specific contrast agent for MRI of atherosclerotic plaques. J Am Chem Soc. 2004;126:16316–7.
108. Asztalos BF, Cupples LA, Demissie S, Horvath KV, Cox CE, Batista MC, et al. High-density lipoprotein subpopulation profile and coronary heart disease prevalence in male participants of the Framingham Offspring Study. Arterioscler Thromb Vasc Biol. 2004;24:2181–7.
109. Cormode DP, Chandrasekar R, Delshad A, Briley-Saebo KC, Calcagno C, Barazza A, et al. Comparison of synthetic high density lipoprotein (HDL) contrast agents for MR imaging of athero-

sclerosis. Bioconjug Chem. 2009;20:937–43.
110. Cormode DP, Briley-Saebo KC, Mulder WJM, Aguinaldo JGS, Barazza A, Ma Y, et al. An ApoA-I mimetic peptide high-density-lipoprotein-based MRI contrast agent for atherosclerotic plaque composition detection. Small Weinh Bergstr Ger. 2008;4: 1437–44.
111. Nighoghossian N, Wiart M, Cakmak S, Berthezène Y, Derex L, Cho T-H, et al. Inflammatory response after ischemic stroke: a USPIO-enhanced MRI study in patients. Stroke J Cereb Circ. 2007;38:303–7.
112. Ruehm SG, Corot C, Vogt P, Kolb S, Debatin JF. Magnetic resonance imaging of atherosclerotic plaque with ultrasmall superparamagnetic particles of iron oxide in hyperlipidemic rabbits. Circulation. 2001;103:415–22.
113. Chan JMS, Monaco C, Wylezinska-Arridge M, Tremoleda JL, Gibbs RGJ. Imaging of the vulnerable carotid plaque: biological targeting of inflammation in atherosclerosis using iron oxide particles and MRI. Eur J Vasc Endovasc Surg Off J Eur Soc Vasc Surg. 2014;47:462–9.
114. Tang TY, Howarth SPS, Miller SR, Graves MJ, Patterson AJ, U-King-Im J-M, et al. The ATHEROMA (Atorvastatin Therapy: Effects on Reduction of Macrophage Activity) Study. Evaluation using ultrasmall superparamagnetic iron oxide-enhanced magnetic resonance imaging in carotid disease. J Am Coll Cardiol. 2009;53:2039–50.
115. Herranz F, Almarza E, Rodríguez I, Salinas B, Rosell Y, Desco M, et al. The application of nanoparticles in gene therapy and magnetic resonance imaging. Microsc Res Tech. 2011;74:577–91.
116. Nahrendorf M, Jaffer FA, Kelly KA, Sosnovik DE, Aikawa E, Libby P, et al. Noninvasive vascular cell adhesion molecule-1 imaging identifies inflammatory activation of cells in atherosclerosis. Circulation. 2006;114:1504–11.
117. Briley-Saebo KC, Cho YS, Shaw PX, Ryu SK, Mani V, Dickson S, et al. Targeted iron oxide particles for in vivo magnetic resonance detection of atherosclerotic lesions with antibodies directed to oxidation-specific epitopes. J Am Coll Cardiol. 2011;57: 337–47.
118. Tassa C, Shaw SY, Weissleder R. Dextran-coated iron oxide nanoparticles: a versatile platform for targeted molecular imaging, molecular diagnostics, and therapy. Acc Chem Res. 2011;44: 842–52.
119. Stadler N, Lindner RA, Davies MJ. Direct detection and quantification of transition metal ions in human atherosclerotic plaques: evidence for the presence of elevated levels of iron and copper. Arterioscler Thromb Vasc Biol. 2004;24:949–54.
120. Voinea M, Simionescu M. Designing of "intelligent" liposomes for efficient delivery of drugs. J Cell Mol Med. 2002;6:465–74.
121. Sachse A, Leike JU, Schneider T, Wagner SE, Rössling GL, Krause W, et al. Biodistribution and computed tomography blood-pool imaging properties of polyethylene glycol-coated iopromide-carrying liposomes. Invest Radiol. 1997;32:44–50.
122. Danila D, Partha R, Elrod DB, Lackey M, Casscells SW, Conyers JL. Antibody-labeled liposomes for CT imaging of atherosclerotic plaques: in vitro investigation of an anti-ICAM antibody-labeled liposome containing iohexol for molecular imaging of atherosclerotic plaques via computed tomography. Tex Heart Inst J Tex Heart Inst St Lukes Episcop Hosp Tex Child Hosp. 2009;36:393–403.
123. Lindner JR. Molecular imaging of cardiovascular disease with contrast-enhanced ultrasonography. Nat Rev Cardiol. 2009;6: 475–81.
124. Ogawa M, Umeda IO, Kosugi M, Kawai A, Hamaya Y, Takashima M, et al. Development of 111In-labeled liposomes for vulnerable atherosclerotic plaque imaging. J Nucl Med Off Publ Soc Nucl Med. 2014;55:115–20.
125. Flacke S, Fischer S, Scott MJ, Fuhrhop RJ, Allen JS, McLean M, et al. Novel MRI contrast agent for molecular imaging of fibrin: implications for detecting vulnerable plaques. Circulation. 2001;104:1280–5.
126. Winter PM, Morawski AM, Caruthers SD, Fuhrhop RW, Zhang H, Williams TA, et al. Molecular imaging of angiogenesis in early-stage atherosclerosis with alpha(v)beta3-integrin-targeted nanoparticles. Circulation. 2003;108:2270–4.
127. Nahrendorf M, Waterman P, Thurber G, Groves K, Rajopadhye M, Panizzi P, et al. Hybrid in vivo FMT-CT imaging of protease activity in atherosclerosis with customized nanosensors. Arterioscler Thromb Vasc Biol. 2009;29:1444–51.
128. van Tilborg GAF, Vucic E, Strijkers GJ, Cormode DP, Mani V, Skajaa T, et al. Annexin A5-functionalized bimodal nanoparticles for MRI and fluorescence imaging of atherosclerotic plaques. Bioconjug Chem. 2010;21:1794–803.
129. Gates AT, Fakayode SO, Lowry M, Ganea GM, Murugeshu A, Robinson JW, et al. Gold nanoparticle sensor for homocysteine thiolactone-induced protein modification. Langmuir ACS J Surf Colloids. 2008;24:4107–13.
130. Lin KY, Kwong GA, Warren AD, Wood DK, Bhatia SN. Nanoparticles that sense thrombin activity as synthetic urinary biomarkers of thrombosis. ACS Nano. 2013;7:9001–9.
131. Zimmermann TS, Lee ACH, Akinc A, Bramlage B, Bumcrot D, Fedoruk MN, et al. RNAi-mediated gene silencing in non-human primates. Nature. 2006;441:111–4.
132. Frank-Kamenetsky M, Grefhorst A, Anderson NN, Racie TS, Bramlage B, Akinc A, et al. Therapeutic RNAi targeting PCSK9 acutely lowers plasma cholesterol in rodents and LDL cholesterol in nonhuman primates. Proc Natl Acad Sci U S A. 2008;105:11915–20.
133. Fitzgerald K, Frank-Kamenetsky M, Shulga-Morskaya S, Liebow A, Bettencourt BR, Sutherland JE, et al. Effect of an RNA interference drug on the synthesis of proprotein convertase subtilisin/kexin type 9 (PCSK9) and the concentration of serum LDL cholesterol in healthy volunteers: a randomised, single-blind, placebo-controlled, phase 1 trial. Lancet Lond Engl. 2014;383:60–8.
134. Jinek M, Chylinski K, Fonfara I, Hauer M, Doudna JA, Charpentier E. A programmable dual-RNA-guided DNA endonuclease in adaptive bacterial immunity. Science. 2012;337:816–21.
135. Ding Q, Strong A, Patel KM, Ng S-L, Gosis BS, Regan SN, et al. Permanent alteration of PCSK9 with in vivo CRISPR-Cas9 genome editing. Circ Res. 2014;115:488–92.
136. Cho BHS, Park J-R, Nakamura MT, Odintsov BM, Wallig MA, Chung B-H. Synthetic dimyristoylphosphatidylcholine liposomes assimilating into high-density lipoprotein promote regression of atherosclerotic lesions in cholesterol-fed rabbits. Exp Biol Med Maywood NJ. 2010;235:1194–203.
137. Franceschini G, Sirtori CR, Capurso A, Weisgraber KH, Mahley RW. A-IMilano apoprotein. Decreased high density lipoprotein cholesterol levels with significant lipoprotein modifications and without clinical atherosclerosis in an Italian family. J Clin Invest. 1980;66:892–900.
138. Ibanez B, Giannarelli C, Cimmino G, Santos-Gallego CG, Alique M, Pinero A, et al. Recombinant HDL(Milano) exerts greater anti-inflammatory and plaque stabilizing properties than HDL(wild-type). Atherosclerosis. 2012;220:72–7.
139. Kisilevsky R, Tam SP. Macrophage cholesterol efflux and the active domains of serum amyloid A 2.1. J Lipid Res. 2003;44:2257–69.
140. Tam SP, Ancsin JB, Tan R, Kisilevsky R. Peptides derived from serum amyloid A prevent, and reverse, aortic lipid lesions in apoE-/- mice. J Lipid Res. 2005;46:2091–101.
141. Duivenvoorden R, Tang J, Cormode DP, Mieszawska AJ, Izquierdo-Garcia D, Ozcan C, et al. A statin-loaded reconstituted high-density lipoprotein nanoparticle inhibits atherosclerotic plaque inflammation. Nat Commun. 2014;5:3065.
142. Bendas G, Krause A, Schmidt R, Vogel J, Rothe U. Selectins as new targets for immunoliposome-mediated drug delivery. A potential way of anti-inflammatory therapy. Pharm Acta Helv. 1998;73:19–26.

143. Bloemen PG, Henricks PA, van Bloois L, van den Tweel MC, Bloem AC, Nijkamp FP, et al. Adhesion molecules: a new target for immunoliposome-mediated drug delivery. FEBS Lett. 1995;357:140–4.
144. Voinea M, Manduteanu I, Dragomir E, Capraru M, Simionescu M. Immunoliposomes directed toward VCAM-1 interact specifically with activated endothelial cells – a potential tool for specific drug delivery. Pharm Res. 2005;22:1906–17.
145. Homem de Bittencourt PI, Lagranha DJ, Maslinkiewicz A, Senna SM, Tavares AMV, Baldissera LP, et al. LipoCardium: endothelium-directed cyclopentenone prostaglandin-based liposome formulation that completely reverses atherosclerotic lesions. Atherosclerosis. 2007;193:245–58.
146. Kheirolomoom A, Kim CW, Seo JW, Kumar S, Son DJ, Gagnon MKJ, et al. Multifunctional Nanoparticles Facilitate Molecular Targeting and miRNA Delivery to Inhibit Atherosclerosis in ApoE(-/-) Mice. ACS Nano. 2015;9:8885–97.
147. Yemisci M, Caban S, Gursoy-Ozdemir Y, Lule S, Novoa-Carballal R, Riguera R, et al. Systemically administered brain-targeted nanoparticles transport peptides across the blood-brain barrier and provide neuroprotection. J Cereb Blood Flow Metab Off J Int Soc Cereb Blood Flow Metab. 2015;35:469–75.
148. Chan JM, Zhang L, Tong R, Ghosh D, Gao W, Liao G, et al. Spatiotemporal controlled delivery of nanoparticles to injured vasculature. Proc Natl Acad Sci U S A. 2010;107:2213–8.
149. Joner M, Morimoto K, Kasukawa H, Steigerwald K, Merl S, Nakazawa G, et al. Site-specific targeting of nanoparticle prednisolone reduces in-stent restenosis in a rabbit model of established atheroma. Arterioscler Thromb Vasc Biol. 2008;28:1960–6.
150. Leuschner F, Dutta P, Gorbatov R, Novobrantseva TI, Donahoe JS, Courties G, et al. Therapeutic siRNA silencing in inflammatory monocytes in mice. Nat Biotechnol. 2011;29:1005–10.
151. Majmudar MD, Keliher EJ, Heidt T, Leuschner F, Truelove J, Sena BF, et al. Monocyte-directed RNAi targeting CCR2 improves infarct healing in atherosclerosis-prone mice. Circulation. 2013;127:2038–46.
152. Calin M, Stan D, Schlesinger M, Simion V, Deleanu M, Constantinescu CA, et al. VCAM-1 directed target-sensitive liposomes carrying CCR2 antagonists bind to activated endothelium and reduce adhesion and transmigration of monocytes. Eur J Pharm Biopharm. 2015;89:18–29.
153. Calin MV, Manduteanu I, Dragomir E, Dragan E, Nicolae M, Gan AM, et al. Effect of depletion of monocytes/macrophages on early aortic valve lesion in experimental hyperlipidemia. Cell Tissue Res. 2009;336:237–48.
154. Cohen-Sela E, Rosenzweig O, Gao J, Epstein H, Gati I, Reich R, et al. Alendronate-loaded nanoparticles deplete monocytes and attenuate restenosis. J Control Release Off J Control Release Soc. 2006;113:23–30.
155. Danenberg HD, Golomb G, Groothuis A, Gao J, Epstein H, Swaminathan RV, et al. Liposomal alendronate inhibits systemic innate immunity and reduces in-stent neointimal hyperplasia in rabbits. Circulation. 2003;108:2798–804.
156. Lewis DR, Petersen LK, York AW, Zablocki KR, Joseph LB, Kholodovych V, et al. Sugar-based amphiphilic nanoparticles arrest atherosclerosis in vivo. Proc Natl Acad Sci U S A. 2015;112:2693–8.
157. Park K. Trojan monocytes for improved drug delivery to the brain. J Control Release Off J Control Release Soc. 2008;132:75.
158. Afergan E, Epstein H, Dahan R, Koroukhov N, Rohekar K, Danenberg HD, et al. Delivery of serotonin to the brain by monocytes following phagocytosis of liposomes. J Control Release Off J Control Release Soc. 2008;132:84–90.
159. Tanaka S, Kitagawa K, Sugiura S, Matsuoka-Omura E, Sasaki T, Yagita Y, et al. Infiltrating macrophages as in vivo targets for intravenous gene delivery in cerebral infarction. Stroke J Cereb Circ. 2004;35:1968–73.
160. Holme MN, Fedotenko IA, Abegg D, Althaus J, Babel L, Favarger F, et al. Shear-stress sensitive lenticular vesicles for targeted drug delivery. Nat Nanotechnol. 2012;7:536–43.
161. Winter PM, Caruthers SD, Zhang H, Williams TA, Wickline SA, Lanza GM. Antiangiogenic synergism of integrin-targeted fumagillin nanoparticles and atorvastatin in atherosclerosis. JACC Cardiovasc Imaging. 2008;1:624–34.
162. Kim J, Cao L, Shvartsman D, Silva EA, Mooney DJ. Targeted delivery of nanoparticles to ischemic muscle for imaging and therapeutic angiogenesis. Nano Lett. 2011;11:694–700.
163. des Rieux A, Ucakar B, Mupendwa BPK, Colau D, Feron O, Carmeliet P, et al. 3D systems delivering VEGF to promote angiogenesis for tissue engineering. J Control Release Off J Control Release Soc. 2011;150:272–8.
164. Celletti FL, Waugh JM, Amabile PG, Brendolan A, Hilfiker PR, Dake MD. Vascular endothelial growth factor enhances atherosclerotic plaque progression. Nat Med. 2001;7:425–9.
165. Mroczek-Sosnowska N, Sawosz E, Vadalasetty KP, Łukasiewicz M, Niemiec J, Wierzbicki M, et al. Nanoparticles of copper stimulate angiogenesis at systemic and molecular level. Int J Mol Sci. 2015;16:4838–49.
166. Vaidya B, Nayak MK, Dash D, Agrawal GP, Vyas SP. Development and characterization of site specific target sensitive liposomes for the delivery of thrombolytic agents. Int J Pharm. 2011;403:254–61.
167. Peters D, Kastantin M, Kotamraju VR, Karmali PP, Gujraty K, Tirrell M, et al. Targeting atherosclerosis by using modular, multifunctional micelles. Proc Natl Acad Sci U S A. 2009;106:9815–9.
168. Myerson J, He L, Lanza G, Tollefsen D, Wickline S. Thrombin-inhibiting perfluorocarbon nanoparticles provide a novel strategy for the treatment and magnetic resonance imaging of acute thrombosis. J Thromb Haemost. 2011;9:1292–300.
169. Uesugi Y, Kawata H, Jo J, Saito Y, Tabata Y. An ultrasound-responsive nano delivery system of tissue-type plasminogen activator for thrombolytic therapy. J Control Release Off J Control Release Soc. 2010;147:269–77.
170. Kharlamov AN, Tyurnina AE, Veselova VS, Kovtun OP, Shur VY, Gabinsky JL. Silica-gold nanoparticles for atheroprotective management of plaques: results of the NANOM-FIM trial. Nanoscale. 2015;7:8003–15.
171. Simionescu M, Sima AV. In: Wick G, Grundtman C, editors. Morphology of Atherosclerotic Lesions. Inflammation and atherosclerosis. Wien/New York: Springer; 2012.

脑卒中的个体化防治策略

第18章

Horia Muresian

玄 璜 译　蔡艺灵 审

心脑血管疾病的治疗方法是指药物治疗、血管内治疗及外科手术。这三种方法就像"三脚架"，不仅各有应用，也常常联合使用，包括同时应用于同一患者及序贯治疗。最好的例子就是药物活性支架和血管内治疗联合外科手术的治疗（复合手术）。

另一方面，患者人群在不断变化，如年龄更加极端，需要处理的合并症更多或更严重，且对患者转归的评价与几十年前相比也有所不同。终点事件"死亡率"也变为"生活质量"和"回归社会"。随着对发病机制更深入的了解，新的医疗策略和药物疗法将进一步发展，使外科手术量减少，或更有针对性且更符合生理规律。

专业化，一方面使许多医生在各自领域成为了造诣深厚的专家，能够高效、高质量地实施治疗；但另一方面，这些专家在制订个体患者的治疗策略时，也需要有持续的"头脑风暴"般的讨论过程。因此，建立一个多学科团队无疑是迄今为止最好的解决方案，但多数情况下无法实现。这就是第一个难点。

第二个难点是之前提到的"三脚架"之后的另一个"三脚架"：预防、患者随访和康复。对于脑卒中，预防和随访与治疗同样重要。本书在很大程度上对治疗措施和方法进行了探讨，并阐述及图解了专家对脑血管疾病的诊断和治疗经验。每天的实践丰富了我们的个人经验，并在讨论和辩论我们所负责的特殊病例时找到了乐趣。虽然我们都治疗过不少患者，积累了不少治疗经验，但对于预防措施仍然经验不足。本书第8章提到了一些关于预防脑卒中的措施。急诊来诊的患者常常伴有各种合并症，要么被漏诊，要么未得到治疗。至少在我们的经验中，大多数患者的动脉粥样硬化负荷非常严重，使得治疗选择变得困难。更甚的是，许多患者对治疗及二级预防依从性较差。多发的动脉疾病使复杂的手术方式得以应用，如第13章（扩大范围的脑血管血运重建）中所阐述，动脉疾病不仅包括了主动脉弓上系统的主干及分支病变，还包括了主动脉弓下系统中的类似疾病。因此，不论是通过血管内途径，还是外科手术，或是二者兼有之，都需要广泛而充分的血运重建治疗。许多患者也会愿意选择一次性手术治疗，而不是连续多次住院小范围（或微创）手术。

只有每日的临床实践及复杂病例的磨炼，加上我们每个人对致力于医疗事业的真正决心，才能形成一个良好的团队。而这样做的最终受益者就是患者。

我们遵循并推荐进行全面的临床检查（包括动脉系统的详细检查）、神经系统检查和心脏系统检查（包括超声心动图）、肺活量测定、血液学检查，以及弓上动脉多普勒超声检查。多普勒超声需由一名受过训练的神经学家进行操作，这样最能通过超声数据证实临床细节。其他补充的诊断方式包括血管造影、CT血管成像（CTA）或MRI（MRA）。在所有病例中都要求用CTA和MRA对脑实质进行评价。明确诊断后，最终患者将面临药物治疗、血管内治疗或外科手术治疗的选择。这些治疗之间并没有绝对的界限。我们团队的最大优势就是技术全面，不受治疗方式的限制。但由此产生的问题就是："脑血管病是否应该只在具有所有必要设施（包括卒中单元在内）的更大中心得到治疗？"如果是在理想的情况下，那的确是这样，但要考虑到许多其他因素，包括卫生政策和经济资源。

CEA 和 CAS 两者之间适应证的区别并不明显，治疗方式（血管内治疗和外科手术）的选择取决于很多因素。不同病例中，患者对治疗的依从性和动脉粥样硬化性疾病的进展速度不同，这都给推荐和选择最佳治疗方式增加了很多难度。

动脉粥样硬化性疾病的危险因素是患者管理中要考虑的问题。不可改变的危险因素包括年龄、性别、家族史和基因的异常。可改变的危险因素有高脂血症、高血压病、吸烟和糖尿病。另外，心脑血管病的危险因素还包括肥胖、久坐、更年期以及感染/炎症（如衣原体感染）。所有的危险因素都要考虑到，并给予相应的处理。也许，最好的方法是将脑血管病看作由多个阶段组成的病程，那么患者的一生中可能将经历一次或多次血管内治疗及外科手术治疗。药物治疗无疑将有助于控制动脉粥样硬化的过程，并降低其在各动脉血管的负荷。针对动脉粥样硬化和炎症密不可分的关系，阻断动脉粥样硬化与炎症反应这个恶性循环成了研究和治疗的新方向。

需要特别考虑及注意的是患者的康复及重新回归社会。就目前来看，在患者管理中，有关患者康复及重返社会方面的宣传很少，而且对其的预期很低。

诊断和治疗脑血管疾病的所有专家之间应该建立一个相关的、有意义的、有效的对话。专家们分享经验、知识、偏好，尤其是不好的结果，无疑为治疗多种多样的复杂病例和不同患者人群，提供最好的方式。

索引

A
阿替普酶 183

C
CT 血管造影（CTA） 151
侧支循环 44
超微超顺磁氧化铁颗粒 335
迟发性脑卒中 66
重组组织型纤溶酶原激活剂 183
出血性卒中 63
磁共振血管造影（MRA） 151
卒中 63

D
大脑后动脉 44
大脑前动脉 43
大脑中动脉 43
短暂性脑缺血发作 65
短暂性视力丧失 65

E
二腹肌三角 4

F
副神经 7

G
国际标准化比值（INR） 188
过度灌注综合征 209

H
Herring 神经 7
Horner 综合征 7
喉返神经 7
喉上神经 7
后交通动脉 43
患者随访 351
活性氧 332

J
肌三角 4
基底动脉 44
交感干 7
近红外光谱学 207
经颅多普勒 101
经颅多普勒超声（TCD） 206
经颅脑血氧定量测定 207
经皮腔内血管成形术和支架置入术（PTAS） 215
颈部动脉夹层 289
颈动脉 1
颈动脉残端压 207
颈动脉窦／颈动脉球 5
颈动脉窦神经 7
颈动脉和椎动脉颅外段动脉瘤 311
颈动脉内膜切除术（CEA） 229
颈动脉鞘 5
颈动脉三角 4
颈动脉双功能超声 101
颈动脉支架置入术（CAS） 216
颈动脉粥样硬化性血管疾病（CAVD） 151
颈后三角 4
颈筋膜及颈筋膜层 5
颈静脉氧饱和度 207
颈内动脉 5
颈内静脉 2，6
颈前入路 69
颈前三角 4
颈外动脉 5
颈总动脉 5
局部麻醉 203
巨噬细胞 331

K
康复 351
抗高血压治疗 194
抗血栓治疗 192
抗血小板治疗 192
颏下三角 4
溃疡病／胃肠出血 202

353

L

颅内动脉夹层　290

M

脉络膜前动脉　43
慢性阻塞性肺疾病　202
迷走神经　7
面静脉　6
面神经　7

N

NADPH 氧化酶复合体　333
纳米技术　334
纳米颗粒　335
脑池段　9
脑电图　206
脑段（终段）　9
脑血流自动调节　3
内膜厚度　101
内皮细胞激活　328

P

皮质浅静脉　2

Q

前交通动脉　43
腔隙性梗死　63
趋化因子　330
全身麻醉　203
缺血半暗带　63
缺血性卒中　63

R

软脑膜动脉　1

S

舌下神经　7
舌咽神经　7
深静脉　2
神经监测　204
术前评估　201
数字减影血管造影　123
栓塞性脑卒中　65

栓子保护装置（EPD）　216
锁骨上入路　68
锁骨上三角　4

T

他汀类药物　195
糖尿病　202
体感诱发电位　206
同期双侧颈动脉内膜切除术（SBCE）　265

V

VA 再植入 CCA　253

W

Willis 动脉环　2
维生素 K 拮抗剂（VKA）　188
无症状颈动脉和椎动脉狭窄　325
无症状性脑梗死　65

X

细胞因子　329
小脑后下动脉　44
新型口服抗凝药（NOAC）　189
胸锁乳突肌　67
胸锁乳突肌区　4
血管壁炎症　328
血管内治疗　351
血脑屏障　2
血栓形成性脑卒中　65

Y

岩段　9
氧化应激　332
药物治疗　351，353
一过性黑矇　65
预防　351

Z

枕三角　4
中央静脉　2
椎动脉　5
椎基底动脉　1
自动调节突破　3